JN143351

伴侶動物の
臨床病理学

第3版

石田卓夫 著

JBVP 一般社団法人 日本臨床獣医学フォーラム 名誉会長

緑書房

第3版のまえがき

本書の前身は，私が日本獣医畜産大学(現・日本獣医生命科学大学)で臨床病理学を教えていたときに学生諸君のために作製したコピー本で，『獣医臨床病理学1，2』という2分冊の「教科書」でした。ちょうど米国のコピー専門店Kinko'sが東京の虎ノ門に24時間営業の支店を開店した，1995(平成7)年のことです。その後もマイナーな改訂を続け，1998(平成10)年に立ち上げた日本臨床獣医学フォーラム(JBVP)主催のレクチャーシリーズでも使用するようになりました。会場でも販売し，日本全国の非常に多くの人の手に渡っていったのです。

この教科書にカラーの図版を加えて内容を大きく書きかえたものを，緑書房から『伴侶動物の臨床病理学』第1版として書籍化したのが2008(平成20)年。レクチャーシリーズは1シリーズ2年間(全24回)の講義として続けていたので，書籍刊行後も2年ごとに講義内容をアップデートしていました。その内容を反映し，再度大幅に改訂した第2版を刊行したのが2014(平成26)年のことです。この第2版は中国でも翻訳出版されました。

第2版の刊行から5年が経過し，時代は令和に移りました。獣医学領域の情報のアップデートにしたがい，私自身の講義ファイルも大きく変更を加えました。この第3版ではそれをすべて盛り込み，加筆修正しています。はじめは教科書として執筆したため参考文献などはほとんど入れていませんでしたが，今回からは常識を覆すような知見，あまり知られていないような情報について，最小限ではありますが文献情報を加えています。今回は編集スタッフも代替わりしました。若い力を発揮してくれた編集部の出川藍子氏，長佐古さゆみ氏のたいへん緻密な編集作業により，本書はさらにすばらしいものになりました。

これから学校を卒業する方々，そして卒業して間もない獣医師の方々が最初に接する学校の教科書以外の獣医学書として，幅広い教養が身につくものであると自負しています。ぜひ手元に置いて勉強してください。通読せずとも，興味のあるところから読めば必要な知識を得ることができるように執筆しています。また，知識はリニューアルすることが必要です。旧版で勉強した先生方もぜひこの第3版を読んでください。きっと新たな発見があるはずです。

2019年　6月

一般社団法人　日本臨床獣医学フォーラム会長

石田卓夫

初版のまえがき

今から12年ほど前に，当時教鞭をとっていた日本獣医畜産大学(現・日本獣医生命科学大学)の学生諸君のために，獣医臨床病理学講義のまとめをコピー製本で作ったのが本書のはじまりです。その後，JBVPレクチャーシリーズで，北海道から沖縄まで，臨床病理学の講義を行うようになり，少しずつ改訂を重ねながら，コピー製本のままの形で，全国の若い獣医師たちからの要望で販売してきました。

12年前と比べると，現在では本の作り方，インターネット環境もがらりと変わり，これまで蓄積したコンピュータ上の仕事を，メールに添付して送る形で出版に持って行けるようになりました。そこで，内容の大幅な加筆修正とともに，すべての画像を高解像でカラー印刷に耐えるように準備しなおし，2分冊であったものを1冊にまとめ，全編カラーで出版することとなりました。

伴侶動物獣医学をとりまく社会の環境も，過去20年くらいで大きく変化しています。伴侶動物の家族たちは，家族の一員としての動物の病気について，より正確な診断とより正確な説明を求めるようになりました。獣医学における臨床病理学の重要性は昔も今も変わってはいないのですが，インフォームド・コンセントの重要性が増し，そのなかで正確な診断というものの占める位置が，はるかに重要なものになってきている気がします。したがって，伴侶動物医療を正しく行うためには，臨床病理学の知識が今や不可欠であるといえましょう。

本書では，獣医内科学のなかで，臨床検査が関係する器官系を対象に，広く全身の病気について診断を中心に説明しています。しかしながら，治療においても，臨床病理学によるモニターは必須であるため，治療に関する記述も大幅に増やしてあります。したがって，広範囲をカバーする獣医内科学から，神経病学，心臓病学，呼吸器病学を除く全分野を対象としました。

記述に関しては，広い分野を網羅する関係上，必要最小限の基本的なものになっています。したがって，各分野について深い知識を求める読者は，当然のことながら専門の参考書で勉強を深めていただきたいと思います。そのようなことから，ページ数を抑えるため参考文献は省略してあります。

本書は，最初から通読するタイプの教科書ではなく，POMR診断法とスクリーニング検査によって異常な器官系が特定されたら，その項目を開いて読むタイプの参考書です。そのため，鑑別診断リストなどの記述は，同じものが複数回出てくる場合もありますが，その章を読むために必須の事項として掲載してあります。日々の臨床例に即して，異常な器官系を発見したらその章を読むという努力を続けていけば，次第に臨床病理学の実力はつくものと思われます。

伴侶動物獣医学を実践するわれわれの仕事は，伴侶動物の病気の診断と治療を通じて，人の心に対するケアもしつつ，幸せで豊かな家庭を作り，よりよい子供たちを育て，よりよい社会作りに貢献することです。そのための勉強を怠ってはいけません。この道を進む若い獣医師たちに伝えたいことはすべてここに記したつもりですので，どうかすべてを吸収していただきたいと思います。

最後に，本書の企画，編集，出版すべての面でお世話になりました，緑書房/チクサン出版社，森田猛社長ならびに羽貝雅之氏に御礼申し上げます。

2008年　盛夏

一般社団法人　日本臨床獣医学フォーラム会長

石田卓夫

目次

05 CBC：赤血球系の評価 70

06 骨髄検査と評価法 92

07 血液凝固系検査と評価法 114

08 スクリーニング検査 134

09 血漿蛋白の検査 146

10 腎疾患の検査 154

11 肝疾患の検査 190

12 消化器，膵外分泌疾患の検査 218

13 膵内分泌疾患の検査 240

14 副腎疾患の検査 262

15 甲状腺疾患の検査 284

16 副甲状腺疾患の検査 300

17 貯留液の検査 310

18 水と電解質の異常 324

付録 335

Coffee Break

01

POMRに基づいた論理的診断法

はじめに

問題指向性医学情報記録システム Problem-Oriented Medical Record (POMR)とは，診断の進め方，医療記録に関する理論である。「問題に向かってアプローチしていく方法」がその考え方の中核をなす。1960年代に医学領域で使用されるようになり，70年代初頭から獣医学領域でも大学病院を中心に使われるようになった。

ここでの「問題」(プロブレム)とは，いうまでもなく「患者」のかかえる問題である。POMRの本質は，患者の問題の発見，認識，問題が発生する機序の解明，そしてその問題を解決することにある。つまり「問題に向かってアプローチしていく」という概念は，いうまでもないことであるが「問題を解決する」という臨床的な目的を持っている。問題を解明して解決するための論理の展開は「診断理論」とよばれ，いくつかの論理的なアプローチが存在する。

POMRとは

POMRでは病気を「生体の解剖学的構造，機能を変化させ，その結果，症状あるいは徴候を作りだすもの」と捉える。したがって，POMRでいうプロブレムとは，この解剖学的，機能的な変化をさす。症状symptomとは自覚あるいは他覚的変化である。医学領域の場合は患者自身がとくに専門的知識なしに検出できる異常であり，獣医学領域では動物の保護者，すなわち家族が気づき，主訴として報告されることが多いものと言い換えることもできる。これに対し徴候signは，医師や獣医師によって行われる診察，すなわち身体検査Physical Examination (PE)などで認識される医学的な問題である。もちろん，両者に同じ問題が入る場合もあるが，一般には医学的な目で捉えられたもののほうがより正確と考えられる。しかし，医学でいえば患者本人，獣医学領域では家族しか気づくことのできない異常もあるため，症状の報告は決して軽視できない。症状も徴候も，単に現在表面化している異常であって本質的なプロブレムではないかもしれないが，真のプロブレムを認識する手がかりとなるかも知れない。したがって，診断に早くたどり着くためにはこのような情報は必須である。

POMRの本質は，ある症状あるいは徴候からその原因となる構造異常，機能異常をある程度突き詰め，病態生理を理解したうえで真のプロブレムを認識し，それに対する除外(鑑別診断)リストを作成し，解決することにある。たとえば「元気消失」というひとつの症状から膨大な除外リストを作成するのではなく，元気消失の原因となっているプロブレムを発見し，なおかつそのプロブレムの原因および機序をしっかりと認識して，診断治療にあたるものである。プロブレムの原因となる機構が認識できれば，原因となる病名ははっきりと確定できるはずである。

臨床現場ではこれらのステップを(1)データベース構築(2)プロブレムの特定(3)プランニング(4)評価および追跡，の順に行う。

初診とは

初診とは定められた時間と料金のなかで行うものであり，その範囲は，後述するミニマムデータベースをとること，問題点を列挙すること(プロブレムリストの作成)，問題点の解明および解決についてのプランを提示すること(イニシャルプランニング)までをさす。その先には診断あるいは治療のための作業があるが，それは初診のあとそのまま行われるものであったとしても，時間的にも料金的にも初診の範囲ではない。

初診症例の診察順序は以下のとおりである。

1)家族が受付でカルテに住所・氏名と動物に関する情報を記入する。これが患者情報(PP，家族の情報も含む)となる。

2)家族がヒストリー質問票へ記入する。これが主訴(CC)ならびにヒストリー(Hx)となる。ヒストリーのうち質問票では，現病歴，既往歴，予防歴，飼育環境，食事歴を聞く。

3)獣医師はヒストリーに目を通したうえで診察室に入り，問診(SR)をする。問診には問診票を使い，どの症例に対しても同じように行う。

4)獣医師が身体検査(PE)を行う。これも一定のチェックリストに沿って，系統的に全身にわたる検査を行う。

5)ヒストリーおよび身体検査結果をカルテに転記する。あわせて，ここまでに分かった問題点を列挙する(イニシャルプロブレムリスト)。

6)イニシャルプロブレムリストのなかの明確な問題については，除外リストを参照し，考えられる病気を列挙する。

7)当初の方針決定(イニシャルプランニング)を行う。これは

　a. 診断の進め方に対する方針決定

　b. 治療に関する方針決定

　c. クライアントエデュケーション
　　(考えられる病気の説明など)

に分けて動物の家族に提示する。

8)家族が方針を選択する。

POMRのデータベース構築

1. ミニマムデータベースとは

データベースとは，プロブレムの発見のために必要な情報の集まりである。POMRではどこまでデータを集めるか，すなわちデータベースの大きさはどれくらいにするかをあらかじめ決めておくのが特徴である。

データベースには，病気で来院した動物から必ず集めるべき最小限の情報を規定した「ミニマムデータベース」あるいは「必須データベース」というものと，プロブレムごとに指定される「プロブレム特異的データベース」というものがある。前者はスクリーニング的情報，後者は診断確定や鑑別のための各種検査などと考えてよい。ミニマムデータベースには「患者」に関する各種情報と主訴はもちろん含まれなければならない。そのほかには通常，ヒストリーと身体検査がミニマムの範囲と考えられる。

血液検査(CBC)，血液化学スクリーニング検査(Chem)，尿検査(UA)は確かに全身のスクリーニングという点では有効な検査であり，米国の専門医などはこれらも含めてミニマムデータベースとよぶが，それは二次診療病院であるからこそであって，一次診療病院では必ずしもこれらを行わなくとも診断できる病気も数多く存在する。したがって，POMRにおける真のミニマムデータベースとは，あくまでも前述の身体検査までのデータである。

プロブレムは，ヒストリーと身体検査から十分認識できる場合も多い。プロブレムが認識された時点でどのプロブレムにアプローチするかを決定し，そこから最も可能性の高い疾患を優先的に考えていけばよい。そして，考えられるいくつかの疾患を除外あるいは診断するための検査項目および予想される検査結果をイメージしたうえで，スクリーニング検査や追加検査を行う。プロブレムが漠然としていて除外リストを作ることができない場合(たとえば元気消失など)やプロブレムが特定できない場合は，さらにデータを集めて特異的なプロブレムをみつけるため，あるいは異常のある臓器系を特定するためにスクリーニング検査を行うこともある。

表１　POMR のデータベース構成順序

A. ミニマムデータベース	1．主訴：CC
	2．患者情報：PP
	3．ヒストリー：Hx（現病歴，既往歴，予防ワクチン，飼育環境，食事，問診）
	4．身体検査：PE（全身に関する検査所見）
B. イニシャルプロブレムリスト	問題点①
	問題点②
	問題点③
C. イニシャルプランニング	1．診断プラン：Dx ――→ D. へ
	2．治療プラン：Tx
	3．クライアントエデュケーション：CE
D. スクリーニングおよび 問題特異的データベース	1．問診追加
	2．臨床検査 ↓ 検査データ（LD）

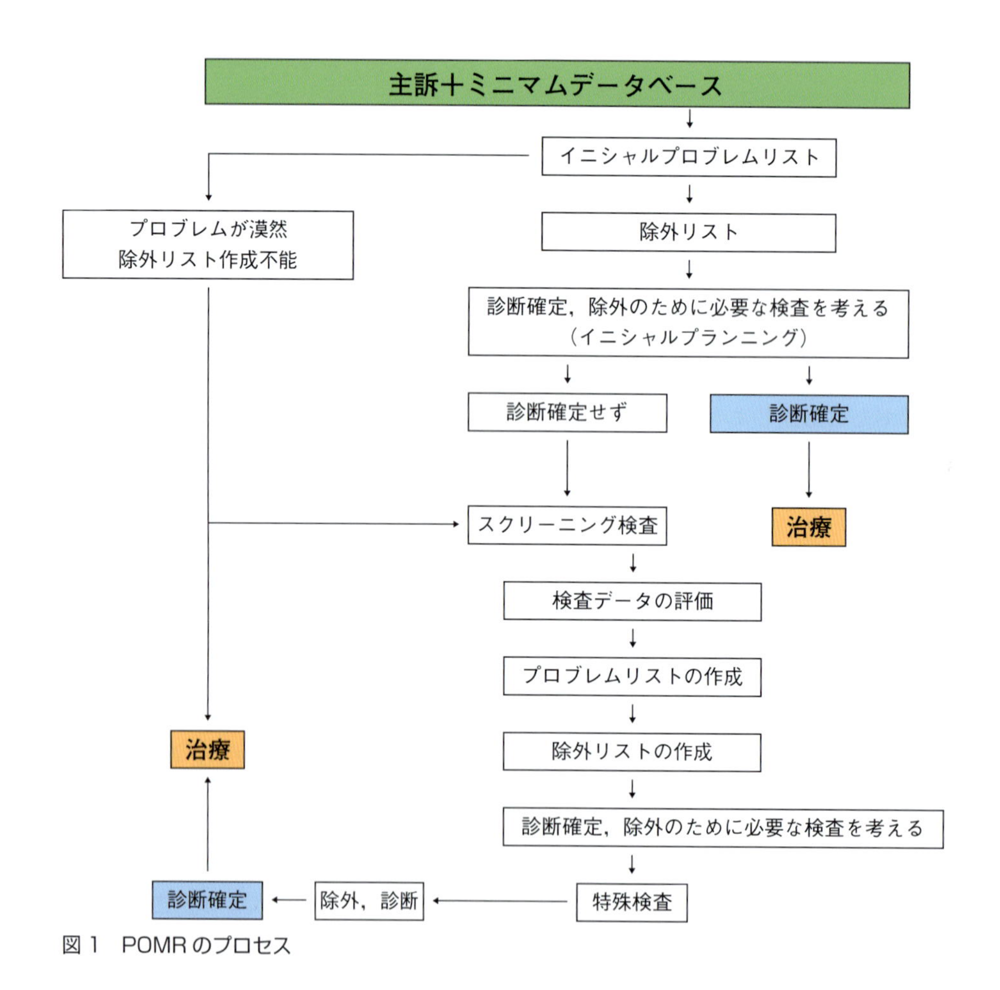

図１　POMR のプロセス

POMR のプロセスでとるデータの順序を表１に，また診断・治療までのプロセスを図１に示す。

2．患者情報 Patient Profile（PP）

患者の家族に関する情報，住所などは診断には直接関係ない情報だと思うかもしれないが，たとえば特定の疾患を除外や診断するうえで，住所あるいは転居に関する情報（レプトスピラ常在地に最近まで住んでいたなど），職業的情報（医療関係者であれば医学領域での耐性菌などを考慮する，家に塗料が置いてある仕事であれば有機溶媒中毒などの可能性を考える）なども有用な情報になりうる。

患者の動物種，品種，年齢，性別，去勢不妊の有無などは疾患の好発要因とも関係する項目であり，後に診断，除外を行う際に重要な情報となる。

3. 主訴 Chief Complaint（CC）

主訴とは来院の理由である。プロブレム認識のための最初の情報であり，各種検査の必要性を直接示唆するなど重要な情報である。しかしながら，主訴が何であれ，以下のミニマムデータベースは必ず集める必要がある。プロブレムの認識はヒストリーと身体検査をもとに行うものであることを忘れてはならない。

病院に来た際に主訴である症状を示しているとは限らないので，動物の家族からの情報は，正しい観察に基づくものであればやはり貴重な情報であるといえよう。

4. ヒストリー History（Hx）

（1）現病歴 History of present illness（HPI）

現病歴とは主訴を構成する異常がいつから始まりどのような経過をたどったのか，すなわち急性か慢性か，進行性か，再発性か，ときおり発症するのかなどに関する情報である。よく主訴と混同してカルテに記入してしまうことが多いが，主訴とは違う情報なので別に記載したほうがよい。

（2）既往歴 Past Hx（PH）

①内科的疾患 Medical Hx（Med）

これまでに経験されている内科的疾患についての情報。ウイルス検査・抗体検査の結果，その他これまでに臨床病理学的異常があれば記載する。

②外科的疾患 Surgical Hx（Surg）

これまでに行われた外科手術，外科的疾患についての情報。

③創傷 Trauma Hx（Tra）

ケガをしたことがあるかなどの情報。

（3）ワクチン・予防歴 Prophylaxis & Vaccination Hx（PV）

ワクチンの種類と最終接種時期。あわせてフィラリア，ノミ・ダニなどの予防を行っていればこれも記載する。

（4）飼育環境／同居動物 Environmental Hx（Env）

飼育場所，生活の割合（屋内と屋外），ほかの同居動物に関する情報。

（5）食事 Diet

食事の回数，量，人の食べ物，フードの種類など。

ここまでのヒストリーは待合室で質問票に記入してもらうことで時間の節約になる。表2にヒストリー質問票の質問項目を示す。大切なことは，欲しい情報を網羅しながら，カルテに転記しやすいように情報の順を一定にしておくこと，すべての情報を書いてもらえるように家族に理解してもらえる言葉にすることである。ヒストリー質問票には市販のものもある（図2）。通常はカルテの1ページ目にヒストリーを転記する（図3）。

ここでは紙のカルテの例を示しているが，データの構造，診断を進める理論など，電子カルテになっても何も変わるものではない。ユーザーインターフェースの優れた電子カルテでは，書くという作業を，メニューから選ぶ，チェックする，あるいは音声入力を行うなどで，大幅に省力化できるものもある（図4）。

（6）系統的問診 Systems Review（SR）

すべての器官系について，系統的に問診を行う。問診はヒストリーの一部と位置づけ，必要な情報が得られるようにあらかじめ項目を設定しておき，どの患者に対しても，同じ内容を質問する。この問診はどの器官系に問題点があるか探るためのものであるので，ス

表２　ヒストリー質問票の質問項目

項　目		問　診
患者情報(PP)		飼い主の情報→地理的／職業的情報 動物に関する情報 動物種，品種，年齢，性別，去勢避妊の有無→生殖器疾患の除外，考慮
主訴(CC)		本日はどうされましたか？ 本日はどのような診療を御希望ですか？
現病歴(HPI)		急性か慢性か，進行性，再発性，時折の発症のいずれかを聞く いつ頃気付かれましたか？ いつもみられますか，時折ですか？ 悪くなっていますか，変わりませんか？
既往歴(PH)	内科的疾患(Med)	今までにかかった病気はありますか？ 輸血をしたことがありますか？ 注射，薬のアレルギーが起こったことはありますか？
	外科的疾患(Surg)	去勢，または不妊手術を受けていますか？ それ以外に手術を受けたことは？
	創傷(Tra)	今までにケガをしたことはありますか？
ワクチン・予防歴(PV)		ワクチンは接種していますか？ ワクチンの種類が分かりますか？ 　犬：５種・７種・８種・狂犬病 　猫：３種・５種・FeLV 最後の接種はいつですか？ ノミ予防はしていますか？ フィラリア予防はしていますか？ ウイルス検査は受けたことがありますか？ 　FeLV(猫白血病ウイルス)(陽性・陰性) 　FIV(猫免疫不全ウイルス)(陽性・陰性) 　FCoV(猫コロナウイルス・FIP)(　　　　)
飼育環境／同居動物(Env)		どちらから／どの様な経緯でお手元に来ましたか？ 現在の生活環境を教えて下さい 散歩はどれ位行きますか？ 他に同居している動物はいますか？ 同居の動物／人間に同じような病気がみられていますか？
食事(Diet)		食事内容(回数，量，種類〔ペット用，人の食事〕など)を教えてください

クリーニング的内容にする。プロブレムに特異的な問診は，プロブレムが明らかになってから行えばよい。

問診で確認すべき器官系と質問する項目を図５に示す。問診表としてカルテメーカーで作成されているものもある。

5．身体検査 Physical Examination (PE)

問診同様，身体検査も全身について系統的に行う(表３)。したがってこれもあらかじめチェックリストやそれに類するものを作っておいたほうがよい。身体検査では体重測定，体温・心拍数・呼吸数(TPR)の確認に続けて行う。全身状態から始まり，皮膚，筋骨格系，循環器系，呼吸器系，消化器系(口腔内から腹腔内触診，直腸の観察まで)，泌尿生殖器系(腎・腹腔内触診，陰部検査)，眼，耳，神経系，リンパ節，粘膜の検査を行う。これもミニマムのものはすべての患者に対して同一の内容で行う。たとえば神経学的異常が身体検査で認められたときに，そこで身体検査を打ち切って，詳細な神経学的検査に移ることは好ましくない。あくまでもミニマムデータベースの一環として，全身についてくまなく身体検査を行う。神経学的検査は，神経学的異常というプロブレムに基づいた特

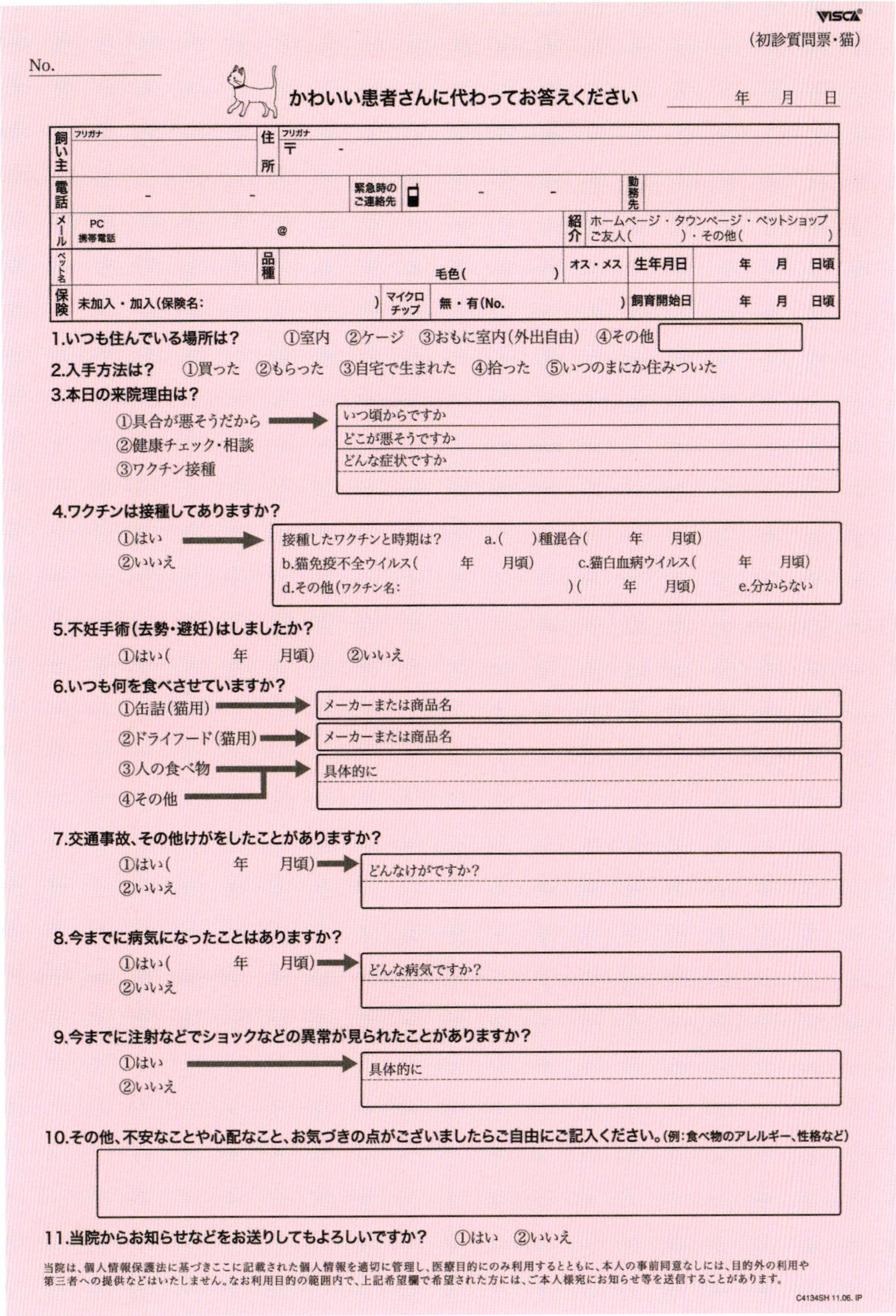

VISCA®
（初診質問票・猫）

No.

かわいい患者さんに代わってお答えください　年　月　日

飼い主	フリガナ	住所	フリガナ 〒　-		
電話	-　-	緊急時のご連絡先	-　-	勤務先	
メール	PC 携帯電話　@	紹介	ホームページ・タウンページ・ペットショップ ご友人(　)・その他(　)		
ペット名		品種	毛色(　)	オス・メス	生年月日　年　月　日頃
保険	未加入・加入(保険名:　)	マイクロチップ	無・有(No.　)	飼育開始日	年　月　日頃

1.いつも住んでいる場所は？　①室内　②ケージ　③おもに室内(外出自由)　④その他

2.入手方法は？　①買った　②もらった　③自宅で生まれた　④拾った　⑤いつのまにか住みついた

3.本日の来院理由は？
①具合が悪そうだから → いつ頃からですか / どこが悪そうですか / どんな症状ですか
②健康チェック・相談
③ワクチン接種

4.ワクチンは接種してありますか？
①はい → 接種したワクチンと時期は？　a.(　)種混合(　年　月頃)　b.猫免疫不全ウイルス(　年　月頃)　c.猫白血病ウイルス(　年　月頃)　d.その他(ワクチン名:　)(　年　月頃)　e.分からない
②いいえ

5.不妊手術(去勢・避妊)はしましたか？
①はい(　年　月頃)　②いいえ

6.いつも何を食べさせていますか？
①缶詰(猫用) → メーカーまたは商品名
②ドライフード(猫用) → メーカーまたは商品名
③人の食べ物 → 具体的に
④その他

7.交通事故、その他けがをしたことがありますか？
①はい(　年　月頃) → どんなけがですか？
②いいえ

8.今までに病気になったことはありますか？
①はい(　年　月頃) → どんな病気ですか？
②いいえ

9.今までに注射などでショックなどの異常が見られたことがありますか？
①はい → 具体的に
②いいえ

10.その他、不安なことや心配なこと、お気づきの点がございましたらご自由にご記入ください。(例:食べ物のアレルギー、性格など)

11.当院からお知らせなどをお送りしてもよろしいですか？　①はい　②いいえ

当院は、個人情報保護法に基づきここに記載された個人情報を適切に管理し、医療目的にのみ利用するとともに、本人の事前同意なしには、目的外の利用や第三者への提供などはいたしません。なお利用目的の範囲内で、上記希望欄で希望された方には、ご本人様宛にお知らせ等を送信することがあります。

C4134SH 11.06. IP

図２　市販のヒストリー質問表　（画像提供：日本ビスカ㈱）

殊検査として身体検査後に行われるべきである。ただしこれはあくまでも原則論であり，実際の症例では，緊急を要するために先に特殊検査を行うこともよくある。とくに緊急の症例では，最小限のヒストリー，身体検査所見をもとに，必要ならば緊急検査やFAST超音波検査を行い，患者が今何を必要としているか，何をしないといけないかを考えつつ，診断よりも評価に基づいてただちに治療に入る場合が多い。

問題へのアプローチ

1．最初の問題点列挙：イニシャルプロブレムリスト(IPL)

診断を進める余裕がある症例では，ここまでに得られたミニマムデータベース(患者情報，主訴，ヒストリー，身体検査)で認められた異常をひとまず列挙してみる。これは次のステップ，すなわちイニシャルプ

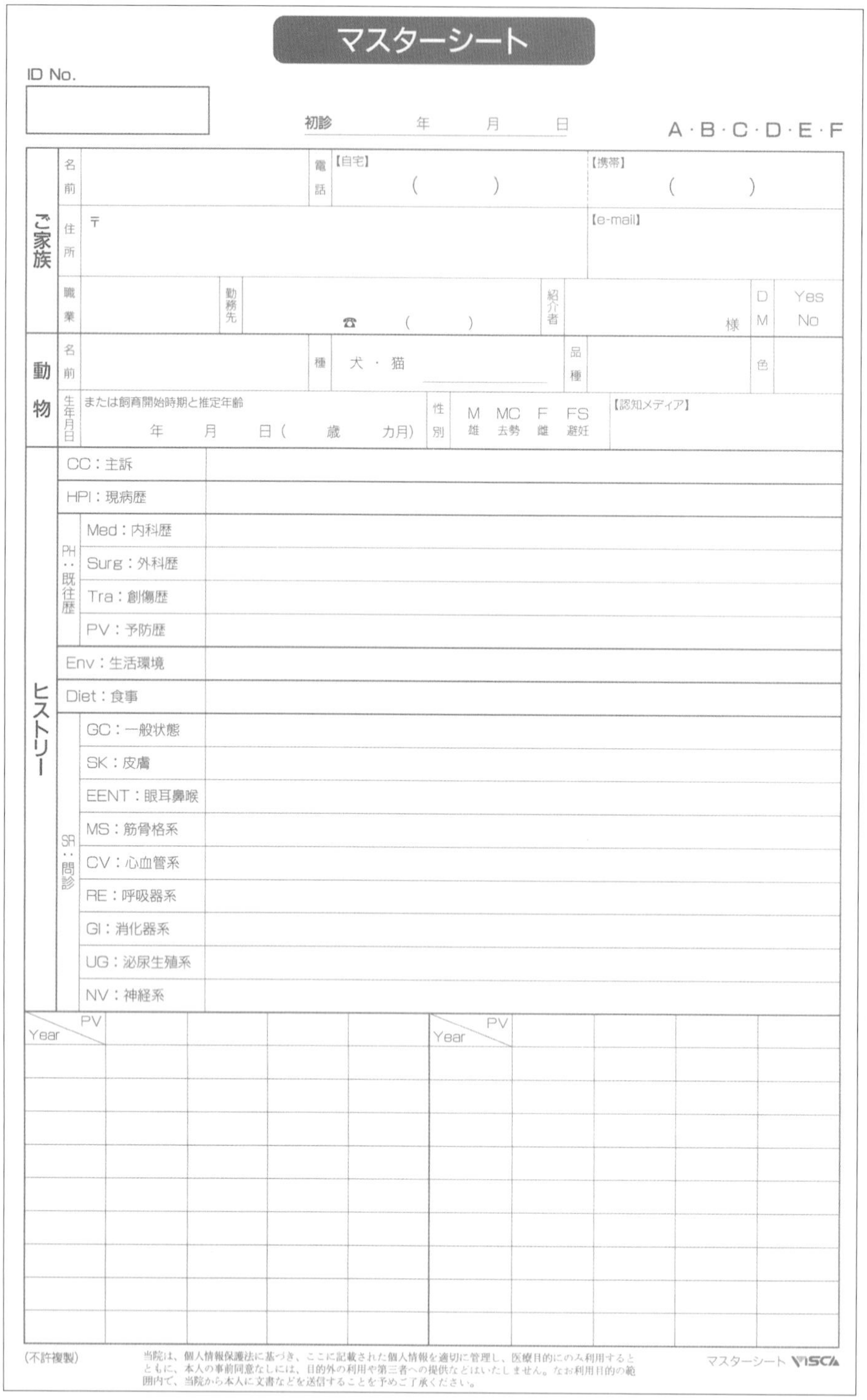

マスターシート

ID No.

初診　年　月　日

A・B・C・D・E・F

ご家族

名前　電話【自宅】(　　)　【携帯】(　　)

住所 〒　【e-mail】

職業　勤務先 ☎ (　　)　紹介者　様　DM Yes No

動物

名前　種 犬・猫　品種　色

生年月日 または飼育開始時期と推定年齢 年 月 日(　歳　カ月)　性別 M 雄 MC 去勢 F 雌 FS 避妊　【認知メディア】

ヒストリー

CC：主訴

HPI：現病歴

PH：既往歴
- Med：内科歴
- Surg：外科歴
- Tra：創傷歴
- PV：予防歴

Env：生活環境

Diet：食事

SR：問診
- GC：一般状態
- SK：皮膚
- EENT：眼耳鼻喉
- MS：筋骨格系
- CV：心血管系
- RE：呼吸器系
- GI：消化器系
- UG：泌尿生殖系
- NV：神経系

Year / PV				

Year / PV				

当院は、個人情報保護法に基づき、ここに記載された個人情報を適切に管理し、医療目的にのみ利用するとともに、本人の事前同意なしには、目的外の利用や第三者への提供などはいたしません。なお利用目的の範囲内で、当院から本人に文書などを送信することを予めご了承ください。

マスターシート VISCA

図３　POMR システムカルテの１ページ目　　(画像提供：日本ビスカ㈱)

ランニングを考えるための根拠となる表で，イニシャルプロブレムリスト(IPL)とよばれる。次のステップでは「このような異常があるからこう処置しよう」「このような異常がみられるのでその原因を探ってみよう」などの方針決定を行うので，異常を取りこぼさないようにするためにも作成したほうがよい。この時点で列挙できる異常は，主訴や問診，身体検査から得られるものであるため，病名よりも症状あるいは徴候のほうが多い。**表４**に，各器官別によく検出されるプロブレムの例を挙げる。

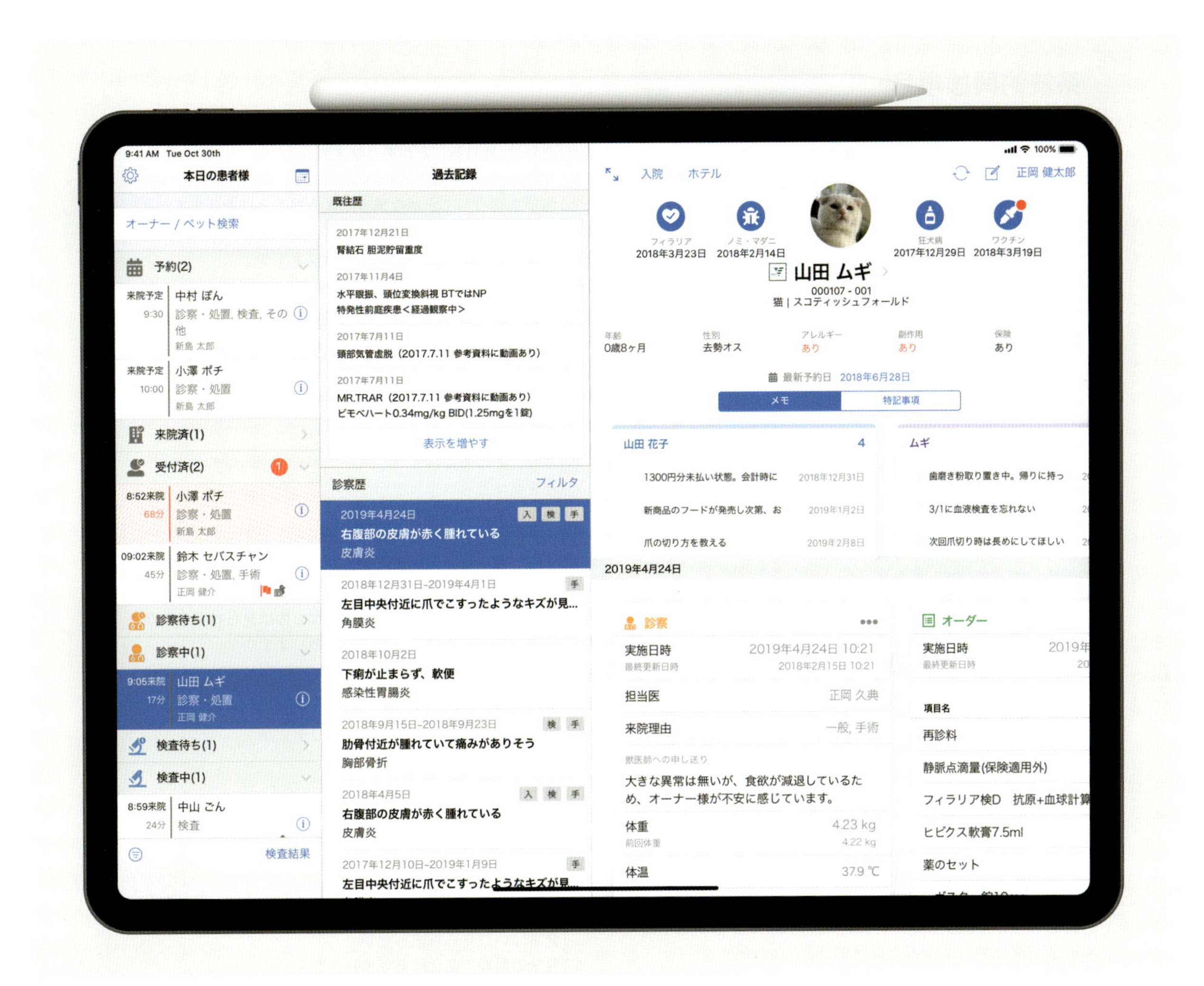

図４　クラウドに接続し病院内では iPad を端末に使用できる電子カルテの例

画像は共立製薬㈱と日本アイ・ビー・エム㈱の共同開発による動物医療プラットフォーム「VRAINERS」のもの。

2. 最初の方針決定：イニシャルプランニング(IP)

ここで最初の方針を決定するための作業が行われる。主訴と問診，身体検査から，たとえば異常は皮膚の創傷のみであり，ほかに重大な疾患は何も起こっていないと判断されたならば，その創傷に対してどう処置するかという治療についての方針決定を行えばよい。また，この時点で明らかに家庭での食事が問題と考えられる症例であれば，食事の変更を指示するといったクライアントエデュケーションに関する方針であってもよい。それに対して，プロブレムが特定され，それが起こる真の原因について診断アプローチを行う場合には，「A という病気が疑われているので B という検査を行う」ということが診断プランとなる。

3. 診断アプローチ

(1)仮説演繹法

①問題が明らかになっている場合

たとえば「下痢」のように明らかな問題が確認された場合を考えてみよう。これについては決まったアプローチ法がすでに示されているので，それにしたがって作業を進めていけばよい。アプローチを単純なものにするために，小腸性か大腸性か，急性か慢性か，そして全身症状があるかないかで分類する方法が便利である。これらすべてのカテゴリーについて，犬と猫の疾患の除外リストはすでに存在している。すなわち，下痢という大きな問題に取り組む場合，あらゆる検査を行って考えられる下痢の原因をすべて検討するのではなく，グループ分けを行うことで余計な仕事を省く

系統的問診項目　（石田卓夫先生　監修）

一般状態(GC)
a)元気はいままでどおりですか？
b)力強さはいままでどおりですか？
c)疲れやすいようすはありませんか？
d)運動には変化がありませんか？
e)いままでより眠ることが多くなりましたか？
f)食欲はいままでどおりですか？
g)水はいままでどおり飲みますか？
h)体重に変化はありましたか？
i)熱はあるようでしたか？
j)ぐったりしたようすが見られましたか？
k)落ちつかない様子が見られましたか？
l)攻撃的になったことはありますか？

皮膚(SK)
a)色に変化はありますか？
b)毛づや、手ざわりに変化はありませんか？
c)毛が抜けたりしたことがありますか？
d)かゆがっていましたか？
e)皮膚に傷やできもの、あるいは盛り上がったところがありましたか？

眼・耳鼻咽喉(EENT)
a)視力や視野に変化はありましたか？
b)眼が赤くなっていたことはありますか？
c)眼やにが出ていましたか？
d)聴力に変化はありましたか？
e)耳の中が臭いことはありましたか？
f)耳から分泌物が出たことはありましたか？
g)頭を左右に激しく振ることはありましたか？
h)耳にかゆみや痛みがあるようでしたか？
i)鼻から鼻水や分泌物は出ていましたか？
j)くしゃみや鼻をずるずるすることはありましたか？
k)声に変化や、いびきなどは気がつきましたか？
l)咳に気づいたことはありましたか？
m)呼吸をするときに音が聞こえませんでしたか？
n)呼吸が困難なようすは見られましたか？
o)チアノーゼが見られたことはありましたか？

骨格筋系(MS)
a)手足や全身に痛みが見られるようでしたか？
b)関節が腫れたことはありますか？
c)硬直やぎくしゃくした動きは見られましたか？

心血管系(CV)
a)運動時、疲れることがありますか？
b)運動時、咳をすることがありますか？
c)腹部が膨らんで水がたまったようなことはありますか？
d)全身が水腫れのようになったことはありますか？
e)チアノーゼを起こしたことはありますか？
f)気絶したことはありますか？

呼吸器系(RE)
a)息苦しいようすは見られましたか？
b)呼吸のようすはいままでと変わっていますか？

消化器系(GI)
a)物を食べられないようすですか？
b)吐くことはありますか？
c)吐き気は見られましたか？
d)腹痛のあるようすでしたか？
e)便の回数はいままでどおりですか？
f)便は下痢や軟便が見られましたか？
g)便の中に血や粘液が混じっていましたか？
h)便の中や肛門の周りに虫のようなものは見られましたか？
i)全身や眼が黄色くなったことはありますか？

泌尿生殖器系(UG)
a)尿の回数に変化がありますか？
b)夜中に尿をするようなことがありますか？
c)尿の量に変化がありますか？
d)尿をするとき、痛みがあるようですか？
e)尿をもらすことはありませんか？
f)尿に赤い色がついていることはありませんか？
g)尿のにごりに気づいたことはありますか？
h)尿の中に砂や石のようなものを見たことはありますか？
i)外陰部から分泌物が出たことはありますか？
j)発情はいつ見られましたか？
k)発情の周期に変化はありましたか？

神経系(NV)
a)意識を失ったことはありますか？
b)ふるえたりすることはありますか？
c)痙攣を起こしたことはありますか？
d)歩き方に異常はありませんか？
e)麻痺がみられたことはありませんか？

VISCA 日本ビスカ株式会社

図５　系統的問診項目
ヒストリー質問表は市販されているものもある。　（画像提供：日本ビスカ㈱）

ことができる。小腸性かつ急性の下痢で全身症状を伴わないもの，といった比較的簡単なものならば，除外リストはそれほど膨大なものではなく，鑑別に必要なデータベースはごく少なくなる。

分類を行うにあたり，急性か慢性か，また全身症状を伴うかどうかについては，これまでのヒストリー，現病歴，身体検査から明らかであるので，ここで新たに検討するのは小腸性と大腸性の鑑別だけである。鑑別のためには表５に示すような質問を追加して行うが，このようなものをミニマムデータベースにおける問診と区別して，プロブレム特異的問診とよんでいる。質問をもとに表６に示すような，小腸性と大腸性下痢の鑑別の要点にしたがって鑑別する。

分類ができたならば表７にしたがって必要な検査を行えばよい。ただしこれはあくまでも二次診療病院における原則であって，一次診療病院で最初からすべての検査に入ることは勧められない。

診断アプローチの方法は，診療科，あるいは専門医の考え方によりさまざまなものがあるが，よく利用されているのは仮説演繹法を利用した診断法である。演

表３　系統的身体検査

カルテNo ＿＿＿＿＿＿＿　家族名 ＿＿＿＿＿＿＿　患者名 ＿＿＿＿＿＿＿　担当医 ＿＿＿＿＿＿＿

動物種 ＿＿＿＿＿　品種 ＿＿＿＿＿　性別　M　F　MC　FS　年齢 ＿＿＿　体重 ＿＿＿ kg　T ＿ P ＿ R ＿

1．全身状態	2．被毛／皮膚	3．眼	4．耳	5．口腔
□ 正常	□ 正常	□ 正常	□ 正常	□ 正常
□ 反応悪い	□ 乾燥，鱗屑	□ 視力異常	□ 炎症／感染	□ 口臭
□ 元気消失／沈鬱	□ 油性脂漏	□ 分泌物	□ 肥厚／狭窄	□ 歯列異常
□ 虚脱	□ 元気消失	□ 赤色	□ 多量の耳垢	□ ぐらつき
□ 削痩	□ 被毛粗剛	□ 流涙	□ 毛が密生	□ 歯石
□ 肥満	□ 脱毛，抜け毛	□ 白濁	□ 油性／湿性	□ 歯肉炎
□ 黄疸	□ 腫瘤	□ 白内障	□ 耳疥癬	□ 口内炎
□ 脱水	□ 外部寄生虫	□ 牛眼	□ 腫瘤	□ 潰瘍
□ CRT異常＿＿sec	□ そう痒	□ 眼瞼の異常	□ その他	□ 舌の異常
□ 可視粘膜蒼白	□ 皮疹	□ 腫瘤		□ その他
□ その他	□ その他	□ その他		

6．鼻腔／咽喉／頚部	7．四肢	8．心臓	9．肺／胸腔	10．腹腔
□ 正常	□ 正常	□ 正常	□ 正常	□ 正常
□ 鼻分泌物	□ 跛行	□ 頚静脈努張	□ 異常呼吸音	□ 腹部膨大
□ 鼻腔狭窄	□ 関節痛／こわばり	□ 心臓触診異常	□ 呼吸困難	□ 腹部緊張
□ 顔面非対称／変形	□ 神経学的異常	□ 心拍数異常	□ 咳	□ 圧痛自発痛
□ 扁桃炎	□ 靭帯損傷	□ 心音微弱	□ 打診音異常	□ 腹腔内腫瘤
□ 咽喉炎	□ 腫瘤	□ 心雑音	□ その他	□ 腹水
□ 気管圧迫発咳	□ 爪の異常	□ 不整脈		□ その他
□ リンパ節腫大	□ 趾間／肢端の異常	□ その他		
□ 下顎部腫瘤	□ その他			
□ その他				

11．消化器系	12．泌尿生殖器系	13．神経系	14．リンパ節
□ 正常	□ 正常	□ 正常	□ 正常
□ 蠕動音異常	□ 前立腺肥大	□ 動作異常	□ 1カ所腫大
□ 便の異常（下痢／宿便）	□ 排尿異常	□ 歩様異常	□ 複数腫大
□ 嘔吐／嘔吐動作	□ 外陰部腫脹／分泌物	□ 震せん	
□ 寄生虫（虫体，片節）	□ 肛門周囲の異常	□ 運動失調	
□ ガス貯留	□ 精巣腫大	□ 不全麻痺	
□ その他	□ 陰睾	□ 麻痺	
	□ その他	□ 昏迷	
		□ 発作	
		□ 痙攣	

表４　プロブレムリストに記載する問題点の例

項　目	問題点
全身性の徴候	熱，食欲減退，多食，多飲多尿，衰弱
行動異常	攻撃的，自己損傷，食糞症，猫の尿スプレー
全身状態	腹部膨満，浮腫，発育遅延，体重減少，肥満
皮膚	そう痒症，脱毛，色素異常，皮膚病変
血液	出血時間延長，リンパ節腫大
心血管系	心音，心拍異常，不整脈，心雑音，可視粘膜蒼白，チアノーゼ
呼吸器系	咳，呼吸困難，吐血，肺音異常，くしゃみ，鼻分泌物
消化器系	流涎，採食困難，嘔吐，吐出，下痢，便秘，鼓腸，腹痛，黄疸
泌尿器系	無尿，尿意頻数，排尿困難，尿色の異常，失禁
生殖器系	膣・包皮周囲分泌物，外陰部異常，流産，発情周期異常，不妊
筋骨格系	跛行，骨・関節・骨格周囲腫脹
神経系	不全麻痺，麻痺，運動失調，斜頸，てんかん，シンコピー，睡眠発作，昏睡
感覚器系	失明，瞳孔不同，眼球運動・位置異常，赤色・涙眼，眼痛，眼瞼痙攣，角膜・レンズ異常，嗅覚麻痺，聴覚異常

表５　下痢のためのプロブレム特異的問診

問診内容
便の量は多いですか？　少ないですか？
便は頻繁になりましたか？　あるいはきわめて頻繁ですか？
便が勢いよく出たり，肛門に圧がかかって力む様子がありますか？
便の色は黒いですか，それとも鮮血がみられましたか？
便と一緒に粘液がみられましたか？
便の中に脂肪がみられましたか？（これは実際に糞便検査で確かめる）
下痢の発生と同時に激しい嘔吐がみられましたか？
脱水は激しかったですか？
体重減少は激しかったですか？

表６　小腸性，大腸性下痢の鑑別

	小腸性	大腸性
便の量	増加	増加か正常
便の頻度	増加	きわめて増加
テネスムス	なし	あり
血便	下血（メレナ）	鮮血便
粘液便	なしまたは少量	大量
脂肪便	時にあり	なし
症状	あり	なし
体重減少	あり	なし
脱水	あり	わずか

表７　下痢の鑑別診断に必要な問題特異的データベース

分類			必要となるデータ・検査
小腸／大腸	急性／慢性	多臓器症状	
小腸性	急性	なし	ヒストリー，身体検査，糞便検査（浮遊法・原虫検査３回）
		あり	ヒストリー，身体検査，糞便検査，CBC，Chem，UA，電解質，膵リパーゼ，細菌培養
	慢性		ヒストリー，身体検査，糞便検査，CBC，Chem，UA，電解質，膵リパーゼ，細菌培養，血清トリプシン様免疫活性（TLI），腸生検
大腸性	急性		ヒストリー，身体検査，糞便検査（浮遊法・原虫検査３回）
	慢性		ヒストリー，身体検査，糞便検査，CBC，Chem，UA，便の塗抹検査，X 線（単純，造影），内視鏡，腸生検

繹法とは「病気Ａなら検査結果Ｂが得られるはずである」ということを知ったうえで検査を行い「この症例は病気Ａにみえるので検査をしたら結果はＢと出た。故にこの病気はＡである」と考える論理の展開法である。ここで「この症例は病気Ａではないか」という診断仮説を立てるためには，除外リストに加えて疫学の情報や経験による知識が必要であり，さらにＡという病気を診断するための検査法も知っておく必要がある。また，初期の段階で診断仮説を１つだけに絞るのは思い込みによる誤診を招きやすくなるため，通常は３つ程度の診断仮説を立てる。経験を積んだ獣医師や指導医がこの作業を行った場合，絞りこん

だ3つの疾患のいずれかが当たっている確率は一般に90%以上であろうとされている。検査を行う場合も，1つの疾患だけを狙って行うのではなく，一緒にほかの病気を除外できる，比較的広範囲な検査から行うのが理想的である。したがって，診断仮説が3つに絞り込まれていても，全体を見渡せるスクリーニング検査から行うことが一般的である。これは同じスクリーニング検査でも，何も考えずにとりあえず検査に入るという考え方とは根本的に異なっている。「02　検査診断学総論」で述べる検査前確率を上げてから検査に臨むことが正しい検査の利用法である。

②問題が漠然としている(病気のカテゴリー分けは可能な)場合

問題は漠然としてはいるが，たとえば皮膚疾患，神経疾患，のように大きなカテゴリー分けが可能な場合には，それぞれのカテゴリーに特異的なアプローチを開始する。そしてそのアプローチのなかからプロブレムを特定し，除外リストを作成すればよい。皮膚病の場合には，まず皮膚病用問診(**表8**)を行い，次に皮膚の基本的な検査に進む。最初に行う検査はスクリーニング的なもので，徐々に特殊検査に進んでいく。

(2)スクリーニング検査

イニシャルプロブレムリストでさまざまな臓器にわたる疾患あるいは全身性疾患が示唆された場合や，病気であることは明らかであってもプロブレムが漠然としていてさっぱり見当がつかない場合には，スクリーニング検査を行う。

スクリーニング検査はあくまでも広く浅く検査するもので，これだけで診断を確定することを目的としたものではない。だからといって何の考えもなく検査を行うのではなく，このような症状や徴候を示す全身性疾患は何だろうと考えたうえで，それらをひとつひとつ除外していく読み方でデータを検討する。臨床検査におけるスクリーニング検査はCBC，Chem，UAを同時に行うことをさす。さらに胸部・腹部の単純X線検査などの画像診断も組み合わせることが多い。

(3)検査データを評価してマスタープロブレムリストを作成する

ミニマムデータベース(主訴，ヒストリー，身体検査)だけでは診断がつかない難しい症例の場合，スクリーニング検査結果までを総合的に評価することで，動物の持つ問題点あるいはプロブレムの原因になる異常が明らかになる。したがってイニシャルプランニングの際に使用したプロブレムリストよりは，一層明確になったプロブレムリスト(マスタープロブレムリスト)が作成されるであろう。

たとえば元気・食欲の消失，動作緩慢という主訴で来院した動物では，イニシャルプランニングのみでは簡単に除外リストを作成することはできない。したがって，さらに情報を得る目的でCBC，Chem，UA，糞便検査が行われる。これらの検査でもほとんど異常は発見されなかったものの，軽度の非再生性貧血と高コレステロール血症がみられたとしよう。この場合の考え方として，この動物はほとんど検査で異常を示さないほど健康に近いと考えるのは適切ではない。主訴のような問題点がある以上どこかに疾患は隠されていて，スクリーニング検査では2項目しか異常が記録されなくても，特殊検査に進めばさらに異常が出てくるだろうということを常に念頭においておく。この場合にはプロブレムリストに

1. 非再生性貧血
2. 高コレステロール血症

と記入し，それにしたがって除外リストを作成する。軽度の非再生性貧血は，慢性腎臓病によるもの，各種の慢性疾患に関連したものなど多岐にわたり，高コレステロール血症の除外リストのほうが簡単かつ特異的なリストになりそうであるため，この場合は先に高コレステロール血症の除外リスト(**表9**)を検討したほうがよい，と考える。

このように除外リストにしたがって疾患を除外あるいは確定していく。除外リストとは本来，あるプロブレムの原因が列挙されていて，それを確定，除外するための検査法，必要データまで示されたものでなくてはならない。

表８　皮膚科ヒストリー用質問

質　問	回　答	
皮膚病の状態を説明してください		
はじめてみられたのはいつですか		
発生は急でしたか，徐々に起こりましたか	急	徐々
発生は季節と関係があるようでしたか	いいえ	はい → 春 夏 秋 冬
最初に変化がみられたのは， 体のどの部分でしたか		
はじめてみられたのはどんな変化でしたか		
かゆみはあるようでしたか	はい	いいえ
どんなときにかゆみがありますか	いつも	ときどき　夜間
皮膚や毛をなめたり，噛んだり，擦ったり， 掻いたりしますか	はい	いいえ
耳の病気は今までありましたか	いいえ	はい → 説明してください
皮膚病はずっと続いていますか	ずっと	治ったり再発したり
皮膚病はどんどん悪くなっていますか	はい	いいえ
皮膚病の悪化と季節は関係あるようですか	いいえ	はい → 春 夏 秋 冬
他の動物と接触はありますか（同居，近くの動物など）		
他の伴侶動物を飼っていますか	いいえ	はい → 説明してください
他の同居している伴侶動物に同様の病気がみられますか	はい	いいえ
近所の伴侶動物に同様の病気がみられますか	はい	いいえ
この動物の親兄弟などの家族に 同様の病気がみられますか	はい	いいえ
この動物に皮膚病が出てから，同居の人間に 皮膚病が見られましたか	はい	いいえ
この動物はずっとこの地域に住んでいますか	いいえ	はい
生活環境は屋内と屋外どちらですか	屋内（　　%）	屋外（　　%）
どこで寝ていますか		
家の外の環境は	芝生	草木　その他
これまでに受けていた治療を説明してください （薬品名，量，期間など）		
治療を受けてよくなりました	いいえ	はい → どの薬が
現在薬を使っていますか	いいえ	はい → 最後に使ったのはいつ
家庭薬を何か使いましたか	いいえ	はい → 何を使いましたか
何が原因か，気がついたことはありますか 何かで悪くなることはありましたか		
この動物にはノミがいますか	いいえ	はい → 最後にみたのは
家で飼っている動物にはノミがいますか	はい	いいえ
ノミを駆除すると皮膚の状態もよくなるようでしたか	はい	いいえ
どんなノミ駆除を行っていますか		
食事は何を食べていますか	メーカー	混合割合など
最後の発情はいつでしたか	どのくらいの長さでしたか	
去勢，避妊手術はいつ受けましたか	去勢	不妊 → いつ
これまでに皮膚病とは関係ない病気をしましたか		
どんな治療を受けましたか		
そのような病気で現在薬を使っていますか		
皮膚病と一緒に，健康状態，行動で変わったことはありますか		

表9で挙げる疾患のうち，甲状腺疾患を除外するためには甲状腺検査が必要となる。糖尿病はこれまでのヒストリー(多飲多尿など)，Chem，UAで除外可能である。クッシング症候群についてもヒストリー，臨床症状，CBC(リンパ球・好酸球減少症がみられない)，Chemである程度の除外は可能である。ネフローゼ症候群については，低蛋白，浮腫，尿蛋白の所見がなければこれまでのデータで除外でき，食事性のものは食事内容から，膵炎は腹痛や嘔吐などの症状とChem(リパーゼおよびアミラーゼ)，超音波検査，あるいは疑いが残るならば膵特異的リパーゼで除外可能であろう。犬種特異性の疾患については犬種およびヒストリーのみで除外可能である。肝胆道系疾患は黄疸がないこととChemでアラニンアミノトランスフェラーゼ(ALT)やアルカリホスファターゼ(ALP)の上昇がなければ除外される。これまでのデータでほかの疾患がすべて除外され，甲状腺機能低下症だけが残った場合，これを診断するための特殊検査が指示される訳である。この先行うべき検査というのは，総チロキシン(T_4)，犬甲状腺刺激ホルモン(cTSH)と遊離T_4(fT_4)の測定ということになる。これが，除外リストに基づき必要となる特殊検査である。

このように系統的に作業を進めていけば疾患は当然絞られてくるものであり，最初から考えなくてよい疾患は無視して，この動物の持つ問題点に向かって一直線にアプローチすることが可能である。また，途中でデータが増加して，プロブレムがより一層明確になったときには，プロブレムリストを更新し，それにしたがって診断を進めていくのがよいだろう。

表9　高コレステロール血症の除外リスト

除外リスト
甲状腺機能低下症
糖尿病
クッシング症候群
ネフローゼ症候群
食事性
膵炎
シュナウザーの遺伝性疾患
肝胆道系疾患(胆汁うっ滞)

(4)帰納法

前述のような診断に到達しやすいプロブレムが利用できない，すなわち考える病気の幅が広すぎて絞り込み不可能な場合には帰納法という論理展開を利用する。

帰納法とは，得られた複数のデータから1つの仮説を導き，後にそれを実験的に証明する方法である。イニシャルプロブレムリストで仮説を作ることができなければ，今度は情報を追加したセカンダリープロブレムリストから，主に臓器・器官系の異常を特定し，そこから診断仮説を考えればよい。そして，診断仮説が立てられたなら，仮説演繹法で証明を行う。すなわち，この場合もこの臓器の異常を特定する検査法は何か，という情報に基づき，次の検査を指示する。

SOAPシステムによる記述

1．SOAPシステムとは

POMRシステムには，その診療経過を筋道立てて記録していく方法がある。これはPOMRの特徴のひとつで，記録をプログレスノートで残すものである。プログレスノートは市販されている(図6)。記載方法は原則として日付順に，プロブレムごとに記入するものである。これらは後述の4つの項目に論理的に分けて記載する。この記録法の特徴は，診療の過程における論理の展開をあとで確認できるということであり，すべてを記録するという特徴もあるので「なぜそうしたか」がわかる。そのため，訴訟への対応のみならず多人数診療のなかでの情報伝達手段としても優れている。

4つの項目とは主観情報subjective (S)，客観情報objective (O)，評価assessment (A)，プランplan (P)のことで，それぞれの頭文字からSOAPシステムと名付けられている。これらをより簡単に表現すると，日々刻々の診療記録を

S：動物の家族はこう言っている，動物の状態や病変はこのようにみえる。

O：検査によりこのようなデータが得られた。

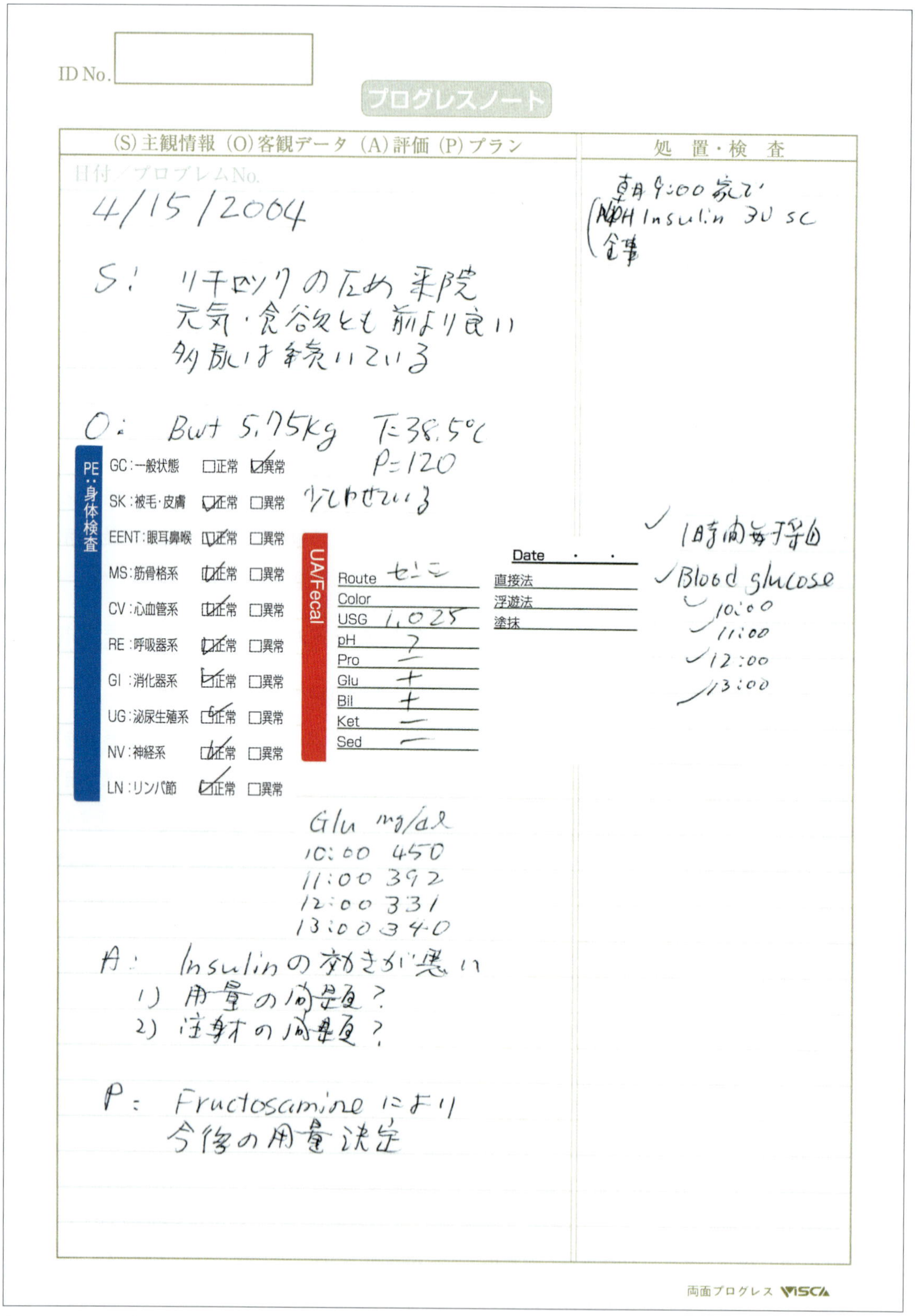

ID No.

プログレスノート

(S)主観情報 (O)客観データ (A)評価 (P)プラン	処 置・検 査
日付／プロブレムNo.	
4/15/2004	朝9:00 家で NPH Insulin 3U SC 食事
S: リチロックのため来院 元気・食欲とも前より良い 多飲は続いている	
O: Bwt 5.75kg T=38.5℃ P=120	
PE：身体検査 GC：一般状態 □正常 ☑異常 少しやせている SK：被毛・皮膚 ☑正常 □異常 EENT：眼耳鼻喉 ☑正常 □異常 MS：筋骨格系 ☑正常 □異常 CV：心血管系 ☑正常 □異常 RE：呼吸器系 ☑正常 □異常 GI：消化器系 ☑正常 □異常 UG：泌尿生殖系 ☑正常 □異常 NV：神経系 ☑正常 □異常 LN：リンパ節 ☑正常 □異常	✓1時間毎採血 ✓Blood glucose ✓10:00 ✓11:00 ✓12:00 ✓13:00
UA/Fecal Route セミこ Color USG 1.025 pH 7 Pro − Glu + Bil + Ket − Sed − Date . . 直接法 浮遊法 塗抹	
Glu mg/dl 10:00 450 11:00 392 12:00 331 13:00 340	
A: Insulinの効きが悪い 1) 用量の問題？ 2) 注射の問題？	
P: Fructosamineにより 今後の用量決定	

両面プログレス VISCA

図６　カルテのプログレスノート

（提供：日本ビスカ㈱）

A：得られた検査データはこのように評価される。

P：次の処置，検査，動物の家族への指示として次のことを計画した。

という順番で記載することである。カルテを縦割りにして，左側にこのSOAPの４項目を，右側に実施した検査，処置，治療，投薬内容を記入する。理想的には，同じ日に診察しても，全く別のプロブレムで診療を行っている場合，それぞれの経過は別の用紙に記入するのがよい。なぜならば頭のなかでは全く別の問題として診断治療を行っているはずであるし，後に症例検討などのために経過処置などをまとめる際に都合がよいからである。ただしいくつものプロブレムがひとつの疾患から発生し，互いに関連している場合もあるので，関連づけられる場合には「プロブレム1とプロブレム2に関しての診療」というようにまとめて記載してよい。

2. SOAPの各項目ごとの記載法

(1)主観情報(S)

最初のSの項目には主観情報として，客観的ではないデータをすべて記入する。継続で診療している症例ならば，そのときの主訴あるいは家族が気づいたこと，家族が考える改善傾向などを記入し，入院症例では毎日診察したときの一般的な所見を記入する。たとえば元気はある，表情は明るい，食欲はやや改善された，周囲の音に反応する，急に太ったようだ，などがこの項目のデータである。

(2)客観情報(O)

Oの項目は客観情報であり，これはすべての検査データを含む。たとえば，体重，TPR，皮膚検査所見，X線検査所見，心電図所見，細胞診所見，CBCデータ，血液検査データなどである。

細胞診などの顕微鏡検査などは，当然主観的な情報を本質的に含むものではあるが，データの質を整理するという意味では客観情報に含ませてよい。

(3)評価(A)

Aの項目にはSとOの所見に対する総合的評価を書く。すなわちここまでで診断が確定したなら診断名を書いてもよいし，除外リストができたならそれを列挙してもよい。さらにプロブレムがはっきりと認識されたならばそれを書いてもよい。

あるいは検査データの評価そのものを書いてもよい。たとえば，重度の肝障害，非再生性貧血，高コレステロール血症などは診断名ではないが，はっきりとしたプロブレムである。

(4)プラン(P)

Pの項目にはこれから行おうとするプランを記入する。これは「診断がまだ確定していない症例では当然必要となる診断プラン(P/Dx)」「診断が確定していない場合でも対症療法などを行う場合の治療プラン(P/Tx)」「動物の家族への指示，予後に関する情報，治療法の選択などを含んだクライアントエデュケーション(P/CE)」に分けて記入する。

02

検査診断学総論

はじめに

検査は大別すると，検体を使用する臨床検査と，身体に対する検査(画像診断，機能検査など)に分けられる。このうち臨床病理学ならびに検査診断学で主に扱うものは，体外に検体を取り出して検査を行う臨床検査 laboratory examinations である。検査はさらに，スクリーニング的な性質を持つ検査または一次検査と，確定診断のために行われる二次検査や特殊検査に分けられる。

一般には，ある臓器の異常がスクリーニング検査で示唆された場合，特殊検査としてその臓器の異常に対する特異的な検査あるいは機能検査を行う。このように検査には順番があり，通常は広く浅く調べるものを行ってから，絞り込んだ検査を行う。たとえば身体検査の結果から甲状腺疾患を疑ったとしよう。疑いを持つこと自体はよいことだが，真っ先に甲状腺ホルモンの検査を行うのは間違いであり，他臓器の評価も行いながら甲状腺疾患に対する疑いを強め，そのうえで特殊検査として内分泌検査を行うべきである。スクリーニング検査であっても，検査には明確な目的がなくてはならない。○○を探すため，○○を除外するため，といったように明確な目的を持って行うものであり，とりあえず検査して何が引っかかるか試してみよう，という姿勢は避けるべきである。

スクリーニング検査の種類

1．検査の順序

検査は，身体検査，スクリーニング検査，特殊検査の順序で行う。

表1　血液検査(CBC)に含まれる検査項目

赤血球系	白血球系	血漿成分
RBC	WBC	II
PCV	Band-N	TP
Hb	Seg-N	**血小板系**
MCV	Lym	Plat
MCH	Mon	
MCHC	Eos	
Ret	Bas	

RBC：赤血球数，PCV：赤血球容積比，Hb：ヘモグロビン量，MCV：平均赤血球容積，MCH：平均赤血球ヘモグロビン量，MCHC：平均赤血球ヘモグロビン濃度，Ret：網赤血球数，WBC：白血球数，Band-N：桿状核好中球，Seg-N：分葉核好中球，Lym：リンパ球，Mon：単球，Eos：好酸球，Bas：好塩基球，II：黄疸指数，TP：血漿総蛋白濃度，Plat：血小板数

スクリーニング検査には，臨床検査として血液検査(CBC，表1)，血液化学スクリーニング検査(Chem，表2)，尿検査(UA，表3)が含まれる。若齢で健康な動物に対する麻酔前検査では，主訴がなく身体検査所見も正常であればCBCは通常の検査を行う。Chemは検査項目をかなり省略してよい(表4)。さらに凝固系に関する評価を含む必要がある(表5)。

身体に対する検査には画像診断(X線検査，超音波検査)，機能検査(心電図検査，血圧測定など)が含まれる。医学領域における健診，すなわち健康診断ではコンピュータ断層撮影(CT)検査や磁気共鳴画像法(MRI)検査も多用されるようになっているが，動物では通常，これらの検査では麻酔をかける必要がある。そもそも動物におけるスクリーニング検査とは，麻酔をかけた際に安全であるかどうかを調べるものでもあるので，これらの高度画像診断はどちらかといえば二次検査に分類されるものである。したがって，X線検査や超音波検査で何かがみつかった場合，あるいは

表２　血液化学スクリーニング検査に使用される検査項目の例

略号	単位	項目
TP	g/dL	総蛋白
Alb	g/dL	アルブミン
Glb	g/dL	グロブリン*
A/G	—	アルブミン／グロブリン比*
ALT	U/L	アラニンアミノトランスフェラーゼ
AST	U/L	アスパラギン酸アミノトランスフェラーゼ**
ALP	U/L	アルカリホスファターゼ
GGT	U/L	ガンマグルタミルトランスペプチダーゼ
TBil	mg/dL	総ビリルビン
TG	mg/dL	トリグリセリド**
TCho	mg/dL	総コレステロール
Glu	mg/dL	グルコース
BUN	mg/dL	血液尿素窒素
Cre	mg/dL	クレアチニン
BUN/Cre	—	尿素窒素／クレアチニン比
P	mg/dL	リン
Ca	mg/dL	カルシウム
Amy	U/L	アミラーゼ***
Lip	U/L	リパーゼ***
CK	U/L	クレアチンキナーゼ**
Na	mmol/L	ナトリウム
K	mmol/L	カリウム
Cl	mmol/L	クロール

＊：計算値，＊＊：スクリーニングには含めないことが多い，
＊＊＊：猫では測定しない。

表３　尿検査(UA)の検査項目

尿検査(UA)の検査項目
尿の物理的性状検査
官能的検査
USG
尿の化学的性状検査(尿スティック検査)
pH，Pro，Glu，Ket，Bil，OB
尿の顕微鏡検査
Sed

USG：尿比重，Pro：尿蛋白，Glu：グルコース，Ket：ケトン体，Bil：ビリルビン，OB：尿潜血，Sed：沈渣所見

表４　若齢動物の麻酔前血液化学スクリーニング検査の例

TP (g/dL)	Glu (mg/dL)
Alb (g/dL)	BUN (mg/dL)
Glob (g/dL)*	Cre (mg/dL)
ALT (U/L)	BUN/Cre*
ALP (U/L)	

TP：総蛋白，Alb：アルブミン，Glob：グロブリン，ALT：アラニンアミノトランスフェラーゼ，ALP：アルカリホスファターゼ，Glu：グルコース，BUN：血液尿素窒素，Cre：クレアチニン，BUN/Cre：BUN／クレアチニン比
＊：計算値

表５　麻酔前検査に含むべき凝固系検査

一次検査	CBC 中の血小板数(Plat) 活性化凝固時間(ACT) 粘膜出血時間(BT)*
二次検査**	プロトロンビン時間(PT) 活性化部分トロンボプラスチン時間(APTT)

＊：必ずしも実施しなくともよい。
＊＊：一次検査で異常が認められた場合に実施。

何もみつからなかったがさらに精密な検査が必要と思われる場合に実施する。

なお「健診」という用語に対して「検診」という用語もあるが，これは特定の臓器を検査することを目的とした検査をさすもので「がんの検診」「歯科検診」「眼科検診」といったように使われる。

2. スクリーニング検査の目的

スクリーニング検査を行う目的は２つある。１つは主訴のない動物に対する健診，もう１つは主訴を持った動物に対する診断アプローチの最初に行われるスクリーニング検査である。どちらの目的であってもその使い方や評価法は同じである

(1)主訴のない動物に対する健診

健診を１歳から７，８歳まで毎年のように行って健康な時期にデータを集積しておくことで，その個体独自の基準値範囲を確立することが可能である。これはウェルネス臨床検査とよばれる方法で，品種ごとの基準値範囲の設定がないことに対するひとつの解決策となる。たとえばクレアチニン(Cre)は一般によい腎機能の指標と考えられているが，実はそれほど腎臓の異常に対して鋭敏ではなく，筋肉量の影響を受けることも知られている。筋肉量は犬種によって，また若齢の動物であるか老齢の動物であるかによっても異なるはずであるが，犬の基準値は一律で 0.4～1.4 mg/dL とされている。このように，基準値は通常１つの指標に対し１種類しか設定されていない。ウェルネス臨床検査を行い，ある個体における１歳から８歳までの測定値に基づいてその個体独自の基準値を作っておくことで，その後わずかな異常が起こっても鋭敏に検出できる可能性が高くなる。少数のデータでは必ずしも正規分布とはならないかもしれないが，便宜的に算術平均値

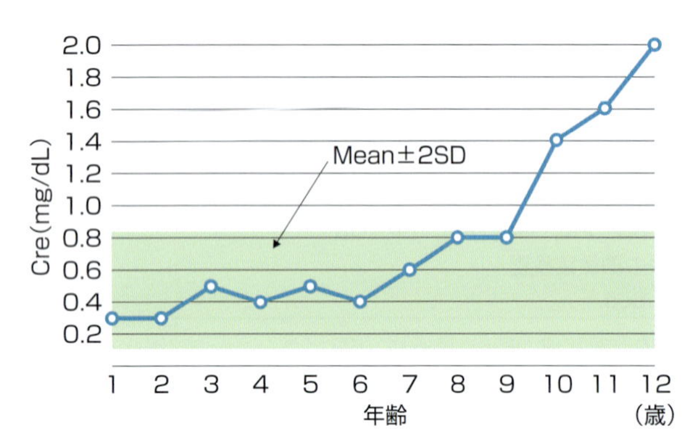

図1　1～8歳までの測定値からその個体の基準値範囲を求める方法

この場合，算術平均値(mean)は0.475，標準偏差(SD)は0.17となる。この値を用いてmean ± 2SDの基準値範囲を求める。

(mean)と標準偏差(SD)を計算しmean ± 2SDの基準値範囲を作る(図1)。図1の場合，10歳以降のCre値が一律で定められている犬の基準値の範囲内であったとしても，この個体の基準値から鑑みると高値になったと評価できる。

(2)臨床検査としてのスクリーニング検査

臨床検査としてのスクリーニング検査は，しばしば全身のスクリーニングといわれる。しかし，それぞれの検査が必ずしも全身にわたって評価できるわけではなく，得られるデータも疾患の性状(どのような病気であるか)から部位(どの臓器系に発現しているか)までさまざまである。

CBCは主に疾患の性状を示唆するが，血液疾患あるいは炎症性疾患でなければ異常値が認められないこともある。ただし，痛みがある場合や状態が悪い場合にはストレスがかかっていると判断でき，慢性疾患があれば多くの場合貧血がみられるため，診断名や臓器名が示唆できなかったとしても価値のある検査であることは間違いはない。

表6はChemで評価可能と思われる器官系を最大限示したリストである。しかし，これでも全身の臓器系を確認できるわけではない。肺，脾臓，脳といったように評価対象外の臓器も多い。

UAも比較的全身状態をよく反映するといわれているが，たまたま尿には何もでないという疾患も多い。

通常はこれらの検査にX線検査，超音波検査を加

表6　血液化学スクリーニング検査で評価可能な器官系

蛋白	副腎
肝臓	副腎皮質機能亢進症
肝細胞	副腎皮質機能低下症
胆道系	甲状腺
肝機能	甲状腺機能低下症
腎臓	甲状腺機能亢進症
腎機能	副甲状腺
ネフローゼ症候群	筋肉
膵外分泌(犬のみ)	脂質
膵内分泌	電解質

える。すべてを一括して実施することで全身の病気を検出できる可能性を高めることができる。

(3)生化学検査と血液化学検査

医療を管轄する厚生労働省では『診療報酬の算定方法』を定めており，『別表第1 医科診療報酬点数表(医科点数表)』(平成30年3月5日改訂版)ではさまざまな臨床検査が記載されている。第1章では基本診療料，第2章では特掲診療料について述べており，検査は第2章のなかの「第3部 検査，第1節 検体検査料，第1款 検体検査実施料」において，尿・糞便等検査，血液学的検査，生化学的検査(I)，生化学的検査(II)，免疫学的検査，微生物学的検査に大別されている。血液化学検査は生化学的検査(I)の下位項目であり，生化学的検査(II)の下位項目には内分泌学的検査，腫瘍マーカー，特殊分析などの特殊検査が含まれている。臨床現場でよく使用されている「生化学検査」という名称は決して間違いではないが，正確には何を示すものか不明確であり，厚生労働省の定義に照らしあわせると一般に利用されている腎臓や肝臓の検査を含むものは「血液化学検査」という名称を用いるのが適切である。

日本の獣医学領域で「血液化学検査」という用語がはじめて使用されたのは1978年2月のことである。友田 勇(元東京大学教授)「臨床血液化学検査の考え方」(日本獣医誌会誌31巻)という連載で用いられた。その後，1998年に刊行された『臨床血液化学検査』(友田 勇，学窓社)でも使用され，獣医学領域における正式名称として確立している。

検査の基準値範囲

基準値範囲を設定するには，対象となる動物ごとに臨床的に健康な 30 例以上のデータを用意する。得られた結果を一定の範囲で分割したものを横軸に，例数を縦軸にしてヒストグラムを作成する。このとき，酵素の測定値のように低いほうに分布が集まるデータであれば対数など適当な方法で横軸をとり，正規分布になるように調整することもある。mean と SD を算出し，mean ± 2 SD の範囲を基準値範囲とする。そうするとこの範囲は正規分布の釣り鐘曲線内の 95％を含むようになり，釣り鐘の裾野にあたる低値，高値それぞれ 2.5％の範囲が基準値範囲から除外される（図2）。この除外された範囲も健康な動物から得られたデータであるため，健康な動物を測定すると一定の確率でこの除外された範囲のデータを示すものがでてくる。すると健康であるにもかかわらず，基準値を外れた値＝異常値と判定されてしまう。経験的には，健康な動物で 10 項目の検査を行うと 1 項目程度は異常値に入るものがみられてしまうといわれている。実際の確率を計算すると，1 項目の検査で基準値に入る確率が 0.95（95％）であるので，2 項目の測定では基準値に入る確率が 0.95×0.95＝0.9（90％）と，検査項目を増やすにしたがって異常なしと判定される確率が下がっていく。健康動物が異常なしと判定される確率は，10 項目検査すると 0.60，20 項目検査すると 0.36 というように下がる。このような異常値は基準値範囲から大きく外れてはいないはずであるが，検査数値を判定する際は，常にこのことを念頭に置く必要がある。

次に考慮すべきことは，動物種である。医学領域の検査センターで得られたデータは人用の基準値しかないと思われるので動物に適応しても正しくは評価できない。同じ動物であっても特定の検査項目では若齢，成年，老齢で基準値が異なることがある。したがって，新しい機器を購入する際にはメーカーがこれらの基準値を供給する，あるいは自分で設定する必要がある。一般に mg/dL や mol/L，すなわち重量をもとにした濃度で表示される物質は検査法が異なっても数値が大きく異なることはない。しかし U/L，すなわち活性で表示される酵素は全く数値が異なることもあるので注意が必要である。したがって，教科書に記載されている酵素活性の数値も測定法が異なれば全く参考にならない。

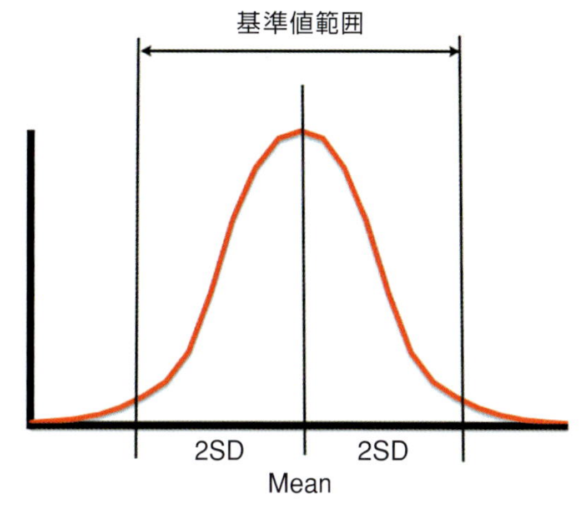

図 2　正規分布データからの基準値範囲の求め方
mean：算術平均値，SD：標準偏差

ちなみに，平均を意味する英語には average もあり，通常は mean と同じ算術平均を意味するものとして使われている。しかし本来は代表値と訳されるべき語であり，平均値，中央値（median），最頻値（mode）まで含む分布の中心的位置を意味するものである。

検査の感度と特異度

ここまで，病気の診断アプローチにおいて，スクリーニング検査を行い疾患を絞り込んで，最後に特殊検査で診断を確定する方法を述べてきた。最初のスクリーニング検査で発生している疾患のタイプが特定され，かつ特定の臓器の異常が示唆されることで，次にどの臓器，どの疾患に特異的な検査を行えばよいかが決まる。これはつまり，最初に感度の高い検査で疾患のあたりをつけ，次に確定診断のために特異度の高い検査を利用するということである。

ある検査で「感度が高い」とは，ある疾患を真に持つ患者でその検査数値の異常がでる確率が高いということである。「真に」とは「現状で最も真実を反映すると思われる検査によって確定する診断」を意味す

表7　アルカリホスファターゼ(ALP)高値がみられた場合の肝疾患検出に対する感度，特異度を計算する方法

	病理学的肝病変あり	病理学的肝病変なし
ALP 高値	80	49
ALP 基準値内	20	51
計	100	100

表内の数字は症例数を示す。
感度＝80/100＝80％
特異度＝51/100＝51％

る。たとえば，病理組織学的に肝臓に病変ありと診断された犬100例を利用してアルカリホスファターゼ(ALP)を測定したとする。そのうちALPが基準値上限を超える患者の割合が80％だったとすれば，犬の肝疾患検出におけるALPの感度は80％ということになる(表7)。ただし，この結果からは「肝疾患ならばALPは高い」ことが示されるのみであり，診断に有用か否かでいえばそれほど便利とはいえない。肝疾患ならばという仮定は，これから肝疾患かどうか診断しようとしているのだから無意味である。それよりも，臨床的には「ALPが高い場合に肝疾患といってよいか」ということが重要である。

「特異度が高い」とは，ある疾患を真に持たない患者でその検査数値が基準値範囲に入っている確率が高いことをいう。病理組織学的に肝疾患なしと判定された犬100例に対してALPの検査を行ってALPが基準値範囲のものは51％だったとすると，犬の肝疾患検出におけるALPの特異度は51％ということになる(表7)。特異度51％ということは，肝疾患がなくても49％の犬でALPの高値がでてしまう，すなわち検査結果の約半分は誤りということになる。この結果から，犬ではALPが高かったとしても必ずしも肝疾患とは診断できないといえる。

つまり犬の肝疾患の診断においてALP検査結果が高値であった場合，感度は高いが特異度は低い。肝疾患が起こっているとALPが高値を示す確率は高いものの，ALPが高値だからといって肝疾患とは言い切れないということである。ただしこれは犬の場合であり，同じALPでも動物種が異なれば感度も特異度も異なる。猫の肝疾患診断におけるALP検査では感度50％，特異度93％である。肝疾患があっても値が上がっていないことが多い反面，上がっていたら肝疾患である可能性が高い。

通常は，感度の高い検査をスクリーニング検査に入れておき，異常値はもしかしたら別の病態によるものかもしれないが，とりあえず漏らさずつかまえておくという姿勢でよい。ただし簡単な検査なら，感度が高いものと特異度が高いものをペアにしてスクリーニング検査に加えてもよい。たとえば，肝細胞障害を検出するALT（高特異度）とAST（高感度)や，胆道系疾患を検出するALP（犬では高感度)とGGT（犬では高特異度)がその例である。なお，ALPとGGTに関しては猫では全く逆の組み合わせになる(ALPのほうが高特異度)。

特異度の高い検査は確定診断のための検査として実施されることが多いが，精密な検査，複雑な検査であるものが多い。費用も時間もかかる検査であれば，対象の臓器を絞り込んでから実施するのが普通である。特殊検査を最初から一般集団に行うのは無駄が多い。たとえば，何ら疾患についての疑いを強めていない一般集団にはいきなり行わない検査として，生検，リンパ腫クローナリティー検査(PCR法を用いて行う)，低用量デキサメタゾン抑制試験，アンモニア負荷試験などがある。Chemに含まれるアミラーゼ(Amy)，リパーゼ(Lip)は犬では膵外分泌部の異常を示唆する項目として利用されているが，猫では感度も特異度もないため，猫のChemには含まれない。そのかわりに，たとえば猫の慢性膵炎の特徴的な徴候(食欲不振など)を呈す場合は「疑いを強めた集団」と考えられるので特殊検査を行うことが正当化される。この場合

表８ 陽性適中率および陰性適中率の計算法

	真に疾患あり	真に疾患なし	計
検査陽性	a	b	a+b
検査陰性	c	d	c+d
計	a+c	b+d	a+b+c+d

表内の数字は症例数を示す。
陽性適中率＝a/(a＋b)
陽性適中率＝感度×有病率／{感度×有病率＋(1－有病率)(1－特異度)}
陰性適中率＝d/(c＋d)
陰性適中率＝特異度×(1－有病率)／{特異度×(1－有病率)＋有病率×(1－感度)}

表９ 陽性適中率および陰性適中率の計算法①

	FeLV PCR 陽性	FeLV PCR 陰性	計
抗原検査陽性	95	5	100
抗原検査陰性	5	95	100
計	100	100	200

表内の数字は症例数を示す。
感度95%，特異度95%のFeLV抗原検査を有病率50%の集団に実施した場合。
陽性適中率＝95/100＝95%
陰性適中率＝95/100＝95%

の特殊検査は猫膵特異的リパーゼ(f-PLI)という項目で，報告されている感度，特異度はそれぞれ67%，91%である(Forman MA, et al. *J Vet Intern Med.* 18: 807-815, 2004)。

検査の誤り

1．陽性適中率・陰性適中率

検査には2種類の誤りがつきものである。1つは「あわてものの誤り」とよばれ，本当はAではないものを「Aである」といってしまう誤りである。もう1つは「のろまの誤り」で，本当はAであるのに「Aではない」といってしまう誤りである。もちろん，生物学に0%も100%もありえない。とはいえ感度と特異度が高い検査を利用すれば間違いは少ないはずであるのに，なぜこのような誤りが問題になるのだろうか。実は検査の誤りを考えるうえで，検査の対象とした集団における，ある疾患の発生頻度(有病率＝疫学データ)が非常に大切になる。発生頻度によって陽性と陰性の実個体数は変わる。すなわち陽性適中率，陰性適中率は検査を行う集団によって変化する。通常の集団(一般集団)では陽性は少なく，陰性が圧倒的に多いのが普通である。そのため，わずか数%の誤りであっても個体数で考えるとかなりの数に上ってしまうことがある。

陽性適中率 positive predictive value は検査で陽性という結果がでた患者のうち，本当に病気である患者の確率のことである。陽性適中率＝感度×有病率／{感度×有病率＋(1－有病率)(1－特異度)} の式で計算される。陰性適中率 negative predictive value とは，検査で陰性という結果がでた患者のうち本当に病気ではない患者の確率で，陰性適中率＝特異度×(1－有病率)／{特異度×(1－有病率)＋有病率×(1－感度)}で計算される(表８)。

たとえば新たなFeLV抗原検査が開発され，感度95%，特異度95%と示されたとする。これらの数字は陽性50%，陰性50%の集団をもとに計算されたものである。この検査を有病率50%の集団に実施した場合，感度95%，特異度95%となり，陽性適中率・陰性適中率はそのまま95%と95%になるので，非常に優れた検査だといえる(表９)。しかし，FeLV感染症で有病率50%とはどのような集団であろうか？ 現実にそのような集団は存在するのだろうか？ 地域差はあるにせよ，動物病院のドアを開けて入ってくる一般集団でのFeLV陽性率は，100例の猫が来院したとしてたかだか5例程度であろう。そうすると，一般

表10　陽性適中率および陰性適中率の計算法②

	FeLV PCR 陽性	FeLV PCR 陰性	計
抗原検査陽性	95	95	190
抗原検査陰性	5	1805	1810
計	100	1900	2000

表内の数字は症例数を示す。
感度95%，特異度95%のFeLV抗原検査を有病率5%の集団に実施した場合。
陽性適中率＝95/190＝50%
陰性適中率＝1805/1810＝99.7%

表11　陽性適中率および陰性適中率の計算法③

	FeLV PCR 陽性	FeLV PCR 陰性	計
抗原検査陽性	99	9	108
抗原検査陰性	1	1881	1882
計	100	1900	2000

表内の数字は症例数を示す。
感度99%，特異度99%のFeLV抗原検査を有病率5%の集団に実施した場合。
陽性適中率＝99/108＝91.6%
陰性適中率＝1881/1882＝99.9%

集団における有病率は5%ということになる。感度95%，特異度95%の一見優秀と思われるFeLV抗原検査を有病率5%の集団に実施すると，陽性適中率・陰性適中率はどのようなものになるのだろうか？（表10）

すなわち，感度，特異度ともに95%の優れた検査でも有病率が低い一般集団（この場合は5%）では陽性結果のうち半分は偽の陽性であり，逆に陰性結果はほぼ信用できるということになる。陽性適中率・陰性適中率を左右する変数は，有病率以外には検査の感度と特異度であるので，有病率が低い一般集団でも陽性結果を信じられる検査にするためには，感度と特異度を上げるしかない。実際に，現行の市販FeLV抗原検査のなかで最も感度・特異度の高い検査（感度99%，特異度99%）であれば，有病率5%の集団に実施してもかなりよい結果が得られることになる（表11）。

2. 検査前確率

疫学データというものは一定期間は変動するものではない。では，ある集団での有病率が固定であるとすれば，われわれはすべての検査で常に99%といった高い感度，特異度を求めなければならないのだろうか。必ずしもそうではない。獣医師の考え方ひとつで，違う集団を考えることが可能である。疫学は変えられないとしても，ある症例の検査前確率は変えることができるのだ。

「検査前確率が高い」とは，ある症例が属す集団を一般集団から有病率が高い集団に変更することである。たとえばある猫に対してFeLV検査を実施するにあたり，何も情報がなければFeLV陽性の有病率は一般的な5%と考えるしかない。しかし，若齢で，以前は野良猫であったというプロフィールと，呼吸困難という主訴，前縦隔のマスと胸水を疑う身体検査所見が揃えば，この猫のFeLV陽性の有病率はおそらく90%であると考えることが可能になる。「若い猫かつ前縦隔型リンパ腫がある場合，FeLV陽性率は90%」という教科書的記述（疫学情報）を知っていれば，FeLV検査を実施する際の検査前確率が5%（一般集団）から90%（特殊な集団）に上昇する，ということである。

つまり大切なことは，検査を行う，あるいは検査データを確認するにあたって，その症例のすべてのミニマムなデータをしっかり検討することである。健診症例のように主訴もヒストリーも身体検査所見も特記事項がない場合は有病率が比較的低い一般集団であると認識し，陽性結果がでた場合にはこの結果は嘘かもしれないと疑ってみることも必要で，そのような場合には通常，フォローアップとして再検査，経過観察，ほかの検査を行うなどのアクションがとられる。これに対して問題点が明らかな症例では，ある疾患に対する疑いを強めてあるので，有病率が高い集団に追い込んだことになる。したがってこの症例に関してはある検査における検査前確率が高いため，検査結果の陽性適中率が上がるということになる。

検査の尤度比(ゆうどひ)

尤度比には陽性尤度比と陰性尤度比がある。陽性尤度比は英語でpositive likelihood ratio(LR＋)といわれるとおり，検査が陽性であった場合の「本当らしさ」の比率である。この比は感度と特異度に依存するため有病率とは関係しないが，それでも有病率を上げる努力，すなわち検査前確率を上げる努力を忘れなければ，最大の陽性尤度比を実現することが可能になる。陽性尤度比は感度/(1－特異度)で計算される。たとえば感度99%，特異度99%の検査ならば陽性尤度比＝0.99/(1－0.99)＝0.99÷0.01＝99であり，検査が陽性であった場合，検査前に対して検査後の「陽性らしさ」は99倍になる。すなわちほぼ確実であるといえる。一方，感度50%，特異度50%の検査ならば陽性尤度比＝0.5/(1－0.5)＝0.5÷0.5＝1であり，検査が陽性であっても確率は上がらないので，このような検査はやっても意味がないと考える。尤度比が1から上に向かうにつれて本当にその疾患である確率が上昇し，疾患ありという診断確定へのインパクトが高まる。

図3に示すのはFagan nomogramというグラフである(Fagan TJ. *N Engl J Med*. 293: 257, 1975)。これは特定の陽性尤度比を持った検査(感度，特異度で決まる)を利用する際に，検査前確率をどれだけ上げることができるかによって検査後確率(診断確率)が決まるというものである。中央の縦線は尤度比を示す。尤度比の値は検査により一定である。尤度比を支点に赤い棒を検査前確率の側で下に動かすと(検査前確率が高い)，赤い棒は右上がりになる(検査後確率が高い)。尤度比自体の計算に疫学は無関係であるが，疫学により左右される検査前確率を上げる努力によって，検査後確率すなわち診断確定へのインパクトがどれだけ変化するかは一目瞭然である。

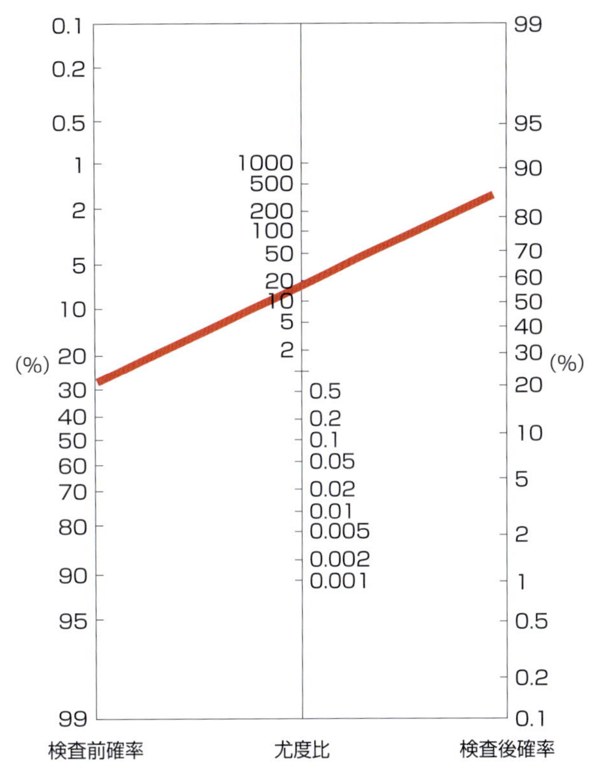

図3　Fagan nomogram
検査後確率を上げるためには検査前確率を上げることが重要。

まとめ

検査は，魚釣り旅行のように「何か引っかかるだろう」という考えで行ってはいけない。仮説演繹法で最低限3つの病気をイメージするか，帰納法を用いて問題点から臓器を絞り込み検査前確率を上げる作業を必ず行っておく。これが有病率が高い集団に追い込むという作業であり，検査データの診断へのインパクトを変えてくれる。検査前確率を上げる努力の基本となるデータは，患者情報，主訴，ヒストリー，問診，身体検査から得られるものであり，これらを通じて特定の疾患への疑いを強めることで，はじめて検査データが有効に利用できるようになる。

03

血液検査法

はじめに

血液の血球成分すべての詳細な計数を行う検査を全血球計算 complete blood count（CBC）とよぶ。これはスクリーニング検査のなかでも尿検査と並んで，全身状態を反映する検査として重要である。血液化学スクリーニング検査（Chem）を行う場合，CBC や尿検査（UA）を同時に行うことはほぼ必須と考えてよい。CBC は健康診断，術前検査，あるいは主訴を持って来院した動物の診断アプローチにおける，基本的な診断的検査である。

CBC を行う際に大切なことは常に一定の方法で一定の範囲について情報を集めることで，これには赤血球系，白血球系，血小板の情報，そして血漿成分から追加で得られる情報が含まれる（「02　検査診断学総論」表 1 参照）。

病気の動物を前にして正しい処置を行おうとするならば，正しい評価が必要となる。正しい評価のためには CBC が必須であるといっても過言ではない。正しい評価は，できるならばその場で得られるに越したことはない。理想的にはその場で検査を行い，30 分～1 時間のあいだに結論を出したい。CBC のデータを出すのはテクニシャンである。テクニシャンには塗抹の評価まで含めて任せ，大きな異常があったときには報告させるようにする。報告のあった異常，あるいはテクニシャンの所見から見る必要があると思った塗抹については自分で確認するとよいだろう。

CBC で評価するもの

1．血液の成分

CBC では血液を構成する血球成分を中心に，一部の血漿成分まで評価する。血漿とは血液から血球成分を除いた液体成分のことである。通常，採血した血液は凝固してしまうが，CBC では後述の凝固防止剤を使用して検査を行うので血球と血漿は分離される。血液が凝固したあとに染み出して分離できる液体成分は血清とよばれ，血漿と比べると凝固のために消費される各種蛋白が有意に減少している。

血球成分には白血球，赤血球，血小板がある。白血球は顆粒球，単球（Mon），リンパ球（Lym）に分けられ，顆粒球はさらに細胞質に含む顆粒の性状から好中球（Neu），好酸球（Eos），好塩基球（Bas）に分けられる。血液 1 μL 中のこれらの細胞の数を実数で計測し，その変化から病態を考える材料とする。好中球は成熟好中球（または分葉核好中球〔Seg-N〕）と桿状核好中球（Band-N），またそれ以上若いものとして後骨髄球（Meta）に分けられる。化膿性炎症などで要求が高まった際には幼若型が有意な数で出現することが多い。好酸球なども幼若型が出現することがあるが，通常はとくに分類しない。

赤血球については血液 1 μL 中の数（RBC），血液中に占める体積の比率（PCV），血液全体のヘモグロビン濃度（Hb）を測定する。加えて，幼若な赤血球である網赤血球数（Ret）も測定することが多い。これらの数値から，計算により赤血球 1 個の平均的な大きさ（MCV），赤血球 1 個に含まれる平均的なヘモグロビン量（MCH）やヘモグロビン濃度（MCHC）が得られ，どのような性状の赤血球が多いのかといった情報を得ることができる。

血液凝固に働く血小板は，血液1μL中の数(Plat)で求める。なお，PCVは医学用語としては「赤血球容積比」となっているが，実際には体積を示す値である。

あわせて血漿成分に関して多少評価することも可能であるため，CBCのなかで確認しておくことが勧められる。これには血漿総蛋白濃度(TP，または血漿であることを示すためTPP)と，血漿の色から黄疸の程度を判定する黄疸指数icterus index (II)がある。たとえば赤血球数やPCVが多少増加した際，TPの増加は，真の増加なのか血液濃縮なのかを判定する材料になる。同様に赤血球数が減少した際に，出血によるものであればTPの低下も伴うので，それを疑う材料になる。

2. 白血球系の評価

(1)炎症はあるか？　あるとすればどのような炎症か？

炎症の存在は通常，桿状核好中球増加症と単球増加症，さらに特殊な好酸球性炎症の可能性も含めた好酸球増加症のいずれかで検出される。成熟好中球数は炎症があれば増加していることが多いが，増加があればただちに炎症があるとは言い切れない。炎症以外の好中球増加症の原因として興奮(アドレナリン)，ストレス／ステロイド反応などがある。また炎症があっても，好中球数は逆に減少しているかもしれない。

炎症は過急性炎症(変性性左方移動)，急性炎症，慢性活動型炎症，慢性炎症に分類する。成熟好中球数や単球数は慢性になるほど増加するのが普通である。好酸球増加症の症例ではアレルギーや寄生虫など，特殊な形の炎症を考える。しかし，腫瘍性の増加も考慮に入れておく必要がある。

(2)壊死はあるか？

壊死の存在は単球増加症でみる。

(3)ストレスはあるか？

ストレスの存在はリンパ球減少症でみる。リンパ球減少症はストレス，クッシング症候群，リンパ系腫瘍の一部でみられることがある。全身状態の悪化などストレスがかかっていて，当然リンパ球が減少すると考えられる病態にもかかわらず，リンパ球が基準値内あるいは高めである場合には，ストレスホルモンが分泌されなくなる状態(副腎皮質機能低下症)あるいはリンパ球自体の異常(免疫疾患，リンパ球系腫瘍)を考えることが可能になる。

(4)異常細胞の出現は？

赤芽球とは，赤血球系造血の途中の段階のまだ核を持っている幼若細胞である。これが少数出現することは貧血への反応としては異常なものではないが，貧血を伴わない場合や非再生性貧血時の出現は異常所見である。まず鉛中毒を除外する必要があるが，脾臓腫瘍や骨髄の異常で末梢血中に出現している可能性も疑われる。核小体を持った幼若細胞は，本来であれば末梢血中に出現してはならない。もし認められた場合は骨髄由来の急性白血病(急性骨髄性白血病，急性リンパ芽球性白血病)，リンパ腫ステージVが疑われる。肥満細胞の出現は内臓型肥満細胞腫を示唆する所見である。高蛋白血症(高グロブリン血症)を伴ったプラズマ細胞の出現は，多発性骨髄腫を示唆する。

(5)異常な血球減少は？

好中球減少あるいは重度のリンパ球減少については，感染症や腫瘍性疾患の存在も含め慎重に検討する必要がある。

3. 赤血球系の評価

(1)赤血球増加症はあるか？　あるとすれば原因は？

赤血球増加症には相対的増加症と絶対的赤血球増加症がある。相対的増加症には脱水，急性出血性下痢症候群(AHDS，かつて出血性胃腸炎とよばれていた病態)がある。絶対的増加症は何らかの原因で実際に赤血球が増加している状態をさす。すなわち二次性赤血

表1　赤血球増加症の分類

相対的 　腹水 　その他 絶対的 　低酸素による造血 　EPO産生腎腫瘍による造血 　骨髄増殖性疾患(真性)

EPO：エリスロポエチン

球増加症としての心疾患・呼吸器疾患(これらの臓器の腫瘍ももちろん含まれる)，腎臓の腫瘍(エリスロポエチン産生)によるものがあり，慢性骨髄増殖性疾患によるものとして真性赤血球増加症も含まれる(表1)。

(2)貧血はあるか？　あるとすれば原因は？

貧血はRBC，PCV，Hbのいずれか，あるいはすべての低下により検出される。貧血がみられた場合，再生像を判定する。再生像は塗抹上の赤血球大小不同，多染性所見，あるいは網赤血球数(実数または指数)から評価する。

4．血小板の評価

血小板減少症は，骨髄での産生低下，消費・破壊の亢進(免疫介在性破壊，腫瘍に伴う大出血など)，脾腫，高体温，門脈高血圧に起因する分布の異常(脾臓や肝臓の腫瘍など)でみられる。

血小板増加症は一般に急性出血や悪性腫瘍でみられるが，脾臓腫瘍に伴う脾機能低下症でもみられる。

骨髄の増殖性疾患である巨核芽球性白血病や本態性血小板血症では，血小板数はその分化の程度により減少していることも著増していることもある。

5．血漿成分の評価

(1)黄疸は？

黄疸は一般に溶血性貧血，肝臓の異常の指標である。したがって，赤血球系の評価で貧血が認められ，それが再生性で，TPの低下を伴わず黄疸がみられる場合には溶血性貧血の可能性も考える。ただし，溶血性貧血の場合はあまりにも激しい黄疸は起こらない。激しい黄疸は常に肝胆道系疾患を示唆するものであり，肝臓の炎症性疾患，腫瘍性疾患などに対する幅広い検査が必要となる。なお，猫では細菌感染，その他の炎症(猫伝染性腹膜炎なども含む)によって軽度の黄疸が起こることが知られている。

(2)高脂血症は？

高脂血症は各種内分泌疾患，代謝性疾患，肝疾患などを示唆する所見である。

(3)溶血は？

溶血は免疫介在性貧血，あるいは犬フィラリア症の大静脈症候群(VCS)のような血管内での赤血球破壊を示唆する所見である。

(4) TPの異常は？

高蛋白血症は，脱水が除外できれば，高グロブリン血症に対するアプローチが必須となる。血清蛋白電気泳動によってポリクローナルガンモパチーとモノクローナルガンモパチーの鑑別ができ，後者であれば多発性骨髄腫や一部のリンパ腫が強く示唆される。TPの低下は，出血，あるいはアルブミン(Alb)やグロブリン(Glob)の産生減少，出血以外の喪失を示唆する所見である。

CBCの実施法

1．CBCで行うべきこと

CBC実施にあたり，現時点でベストと考えられる方法は2つある。1つは従来のインピーダンス方式血球計算機による検査にヘマトクリット管検査，塗抹標本による形態観察と白血球分類を組み合わせたもの。もう1つはレーザーフローサイトメトリー方式の白血球5分類自動検査機器による検査にヘマトクリット管検査，塗抹標本による形態観察を組み合わせたものである。なぜヘマトクリット管の検査が必要なのか，なぜ塗抹検査は省略できないのかについては後述する。

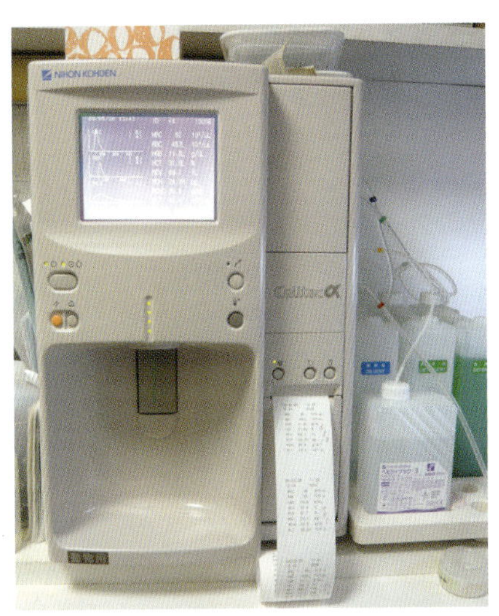

図１　インピーダンス方式血球計算機

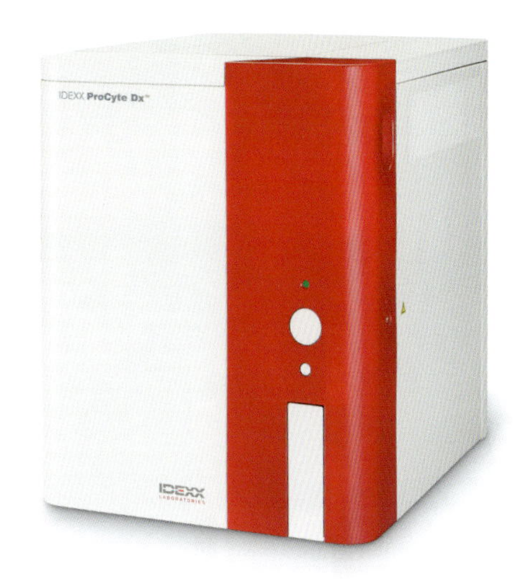

図２　レーザーフローサイトメトリー機器
IDEXX プロサイト Dx™
（画像提供：アイデックス ラボラトリーズ(株)）

(1)インピーダンス方式とレーザーフローサイトメトリー方式

インピーダンス方式血球計算機（図１）の利点は，機器の構造が比較的単純で，長い歴史のなかで安定した機器が開発されているため安心して使えることである。欠点は，自動白血球分類ができないこと（２分類，３分類ができる機器もあるが，それでは白血球分類とはいえない），猫の血小板は計測できないこと，有核赤血球は白血球として数えられること，網赤血球の計測はできないことが挙げられる。

レーザーフローサイトメトリー機器の利点は，自動で白血球５分類が可能なこと，猫の血小板も正確に計測できること，有核赤血球は計測から除外されること，網赤血球数が計測できることである。アイデックス ラボラトリーズから販売されているレーザーフローサイトメトリー方式の自動血球計算装置である IDEXX プロサイト Dx™（図２）は，医学領域で長年使用され実績のあった日本のシスメックスの機械を動物用に改良したもので，白血球５分類，赤血球系，血小板，網赤血球数を含む検査が１検体２分で完了することが特徴である。このような高い性能を実現できた背景は，レーザーフローサイトメトリー方式とインピーダンス方式を同じ機械の中で同時に作動させ，白血球や血小板に関する検査はレーザーフローサイトメトリー方式，赤血球は速度の速いインピーダンス方式でそれぞれ計測するようにしたことにある。犬の血小板数は従来どおりのインピーダンス方式で測定しても多くの場合問題はない。しかし米国には少ないが欧州および日本で比較的多くみられるキャバリア・キング・チャールズ・スパニエルでは遺伝的に大型血小板が出現するので，この犬種の血小板数を正確に測定するには，猫用のモードにしてレーザーフローサイトメトリー方式で測定したほうがよい。

将来性を考えた場合，インピーダンス方式では粒子の大きさでの検出に限られているため今後の大きな発展は望めないが，レーザーフローサイトメトリー方式は新たな解析パラメータを導入（ソフトウェアを変更）するだけで，さらに多くの検査が可能になる可能性を秘めている。

(2)ヘマトクリット管の検査と塗抹検査

インピーダンス方式血球計算機とレーザーフローサイトメトリー機器，どちらを利用するにしてもヘマトクリット管の検査と塗抹標本の鏡検を組み合わせる。なぜ優秀な機器を使用しながら手作業の検査も行うかといえば，第一に機器によるデータの品質管理のため，第二に有用な追加情報が得られるためである。

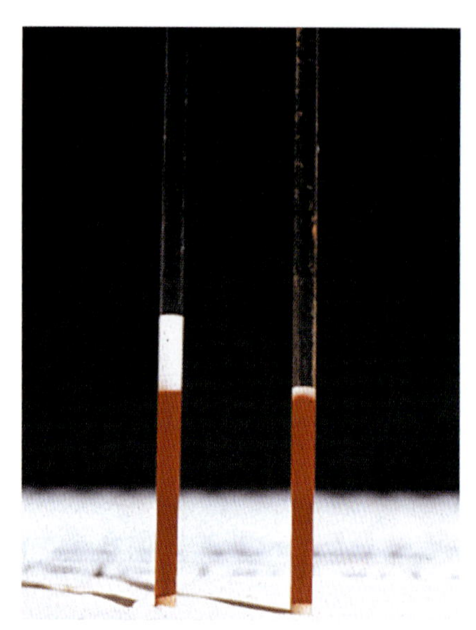

図３　ヘマトクリット管

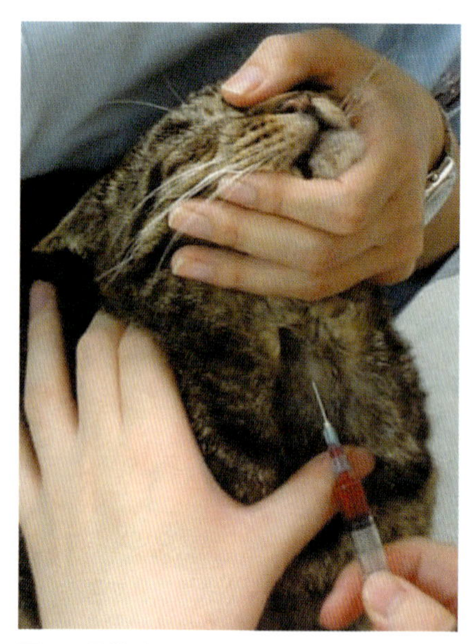

図４　頸静脈からの採血

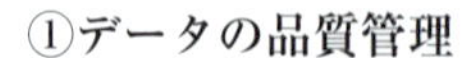

①データの品質管理

CBC データの品質管理としては，ヘマトクリット管２本の PCV が一致しているかどうかで検体の均一性を評価したうえで，機械の PCV とヘマトクリット管の PCV が合っているかを確認する。あまりにかけ離れている場合には，機械のほうの調整ミス，あるいは測定エラーが疑われる。次に，PCV とヘモグロビン濃度の比がおおよそ３：１になっているかをみる。ここでの PCV はヘマトクリット管の値を採用するが，ヘモグロビンが多すぎる（比が小さくなる），あるいは少なすぎる（比が大きくなる）というのはたいていヘモグロビン濃度測定のエラーである。

次に，塗抹標本上の白血球数の印象と WBC 測定値が一致するかをみる。対物レンズを 40 倍，接眼レンズを広視野の 10 倍にした場合，通常は白血球数 10000/μL につき１視野５個の白血球がみられるはずである。同様に塗抹上の血小板数の印象と検査データが一致しているかどうかを評価する。

②追加情報

ヘマトクリット管の検査で得られる追加情報は，バフィーコートからの白血球数の概算（図３），血漿成分に関する情報である。たとえば TPP は，PCV の上下を評価する際に重要である。すなわち脱水による PCV の上昇や，出血による PCV の低下を評価するための追加情報になる。

塗抹検査は，白血球分類のためだけのものではない。赤血球の並び方の異常，形態の異常，貧血の原因，大小不同，多染性が評価でき，血小板では凝集の有無や大小不同などが評価できる。白血球系では個々の白血球の形態，とくに好中球の中毒性変化，左方移動の程度，そして異常細胞の出現など重要な追加情報が得られる。

2．CBC を行う場合の効率よい順序

採血には何も入れていない新しいディスポーザブルシリンジと 23 G 針（図４）を使用し，血液は EDTA チューブ（図５）に入れる（血液１mL あたり１mg の 2K-EDTA）。血液量は１～２mL あれば十分で，ほかの検査を行う場合には，採取した残りの血液をほかの抗凝固剤チューブに入れればよい。

3．個々の検査実施法

（1）塗抹標本を作製する

血液が新鮮なうちに，まず最初に塗抹標本を作製する。これには染色に時間がかかるという理由もある。

標本を作製するには，まずカバーグラスに竹串の太いほうの端やマッチの軸で血液を１滴とり，もう１枚

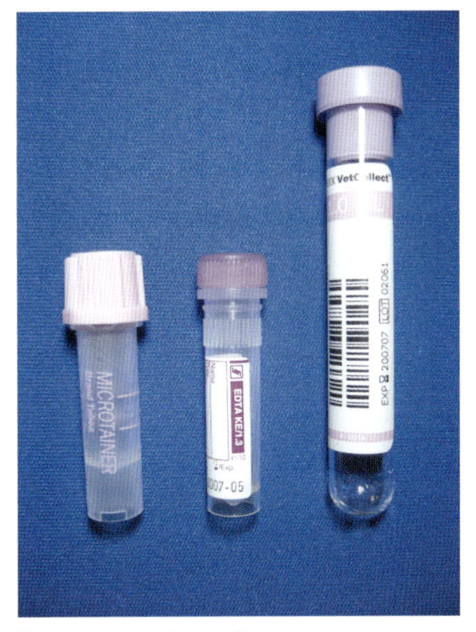

図5　EDTA チューブ

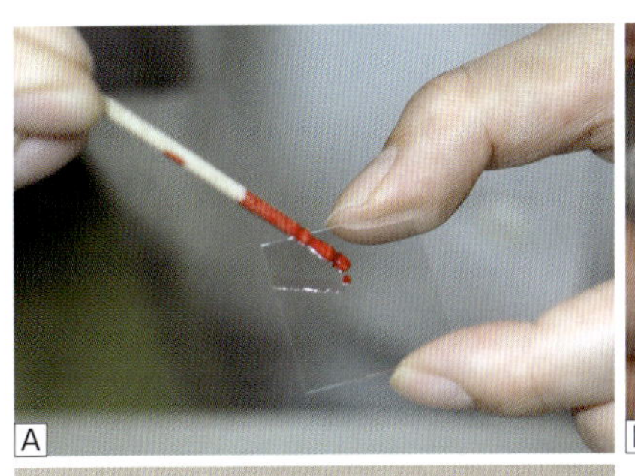

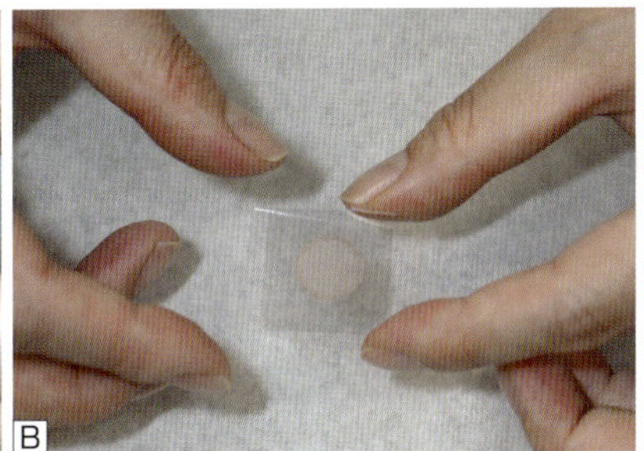

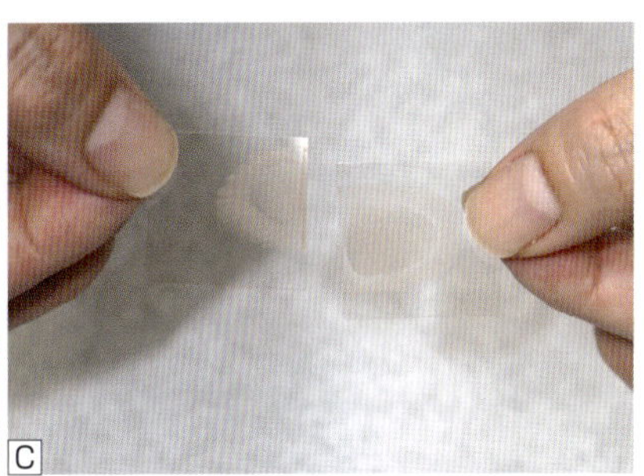

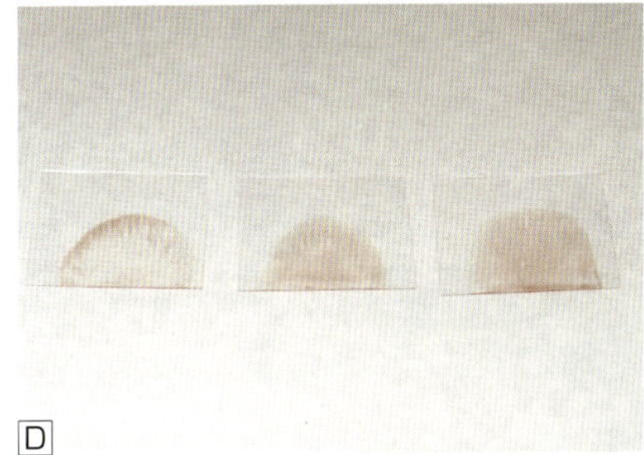

図6　塗抹標本作製法①

A：カバーグラスに血液を1滴とる。
B：カバーグラスをもう1枚静かに重ねて血液を広げる。
C：両方のグラスを水平に引き離す。
D：できあがったカバーグラス標本。

のカバーグラスを静かに重ねる。血液が広がったら両方のグラスを水平に素速く引き離し，空気中で激しく振って風乾する(図6)。この方法が最良の塗抹標本を作製する唯一の方法である。次によいのは平坦な脱脂洗浄済みのスライドグラスを用いて同様の手順で作製する方法(図7)である。スライドグラス上に押しガラスで塗抹を引く方法(図8)もあるが，この方式での塗抹標本作製に自信がない場合，小動物用にはあまり勧められない。白血球分布が一様でなく，数え方でかなりのばらつきが生じるからである。

(2)機械に血液を入れる

血球計算機を使用する場合には指定の希釈をこの段階で行うか，そのまま血液を機械に入れる。

(3)ミクロヘマトクリット管を2本遠心分離

ミクロヘマトクリット管2本に血液を7～8分目ほど，毛細管現象を利用して入れる(図9)。血液で濡れたほうの端を紙で拭き，管を持ちかえて，血液を吸ったほうとは反対側をパテに差し込んで栓をする。パテを外側に向けて遠心分離機にセットし，11000～12000 rpmで5分間遠心分離する(図10)。1本は

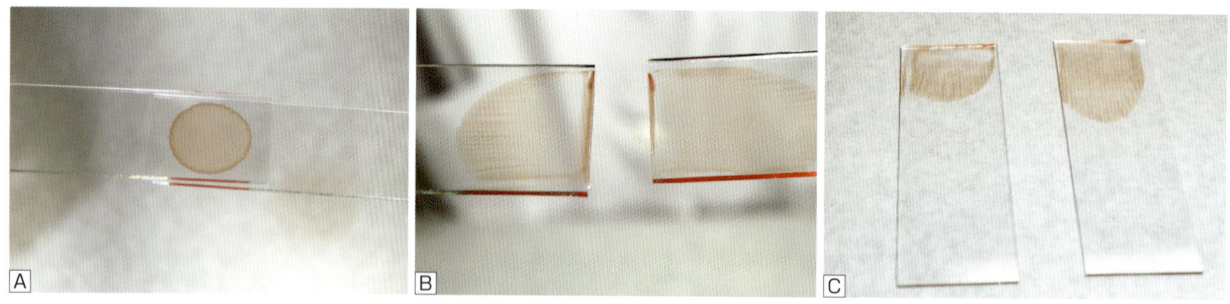

図７　塗抹標本作製法②

A：スライドグラスを上下に重ねる，B：上下のグラスを水平に引き離す，C：できあがったスライドグラス標本。

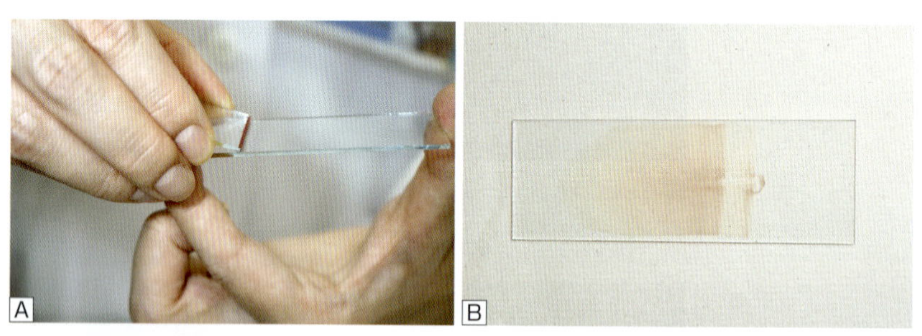

図８　塗抹標本作製法③

A：スライドグラスと押しガラスを利用する，B：押しガラス法は小動物にはあまり向いていない。

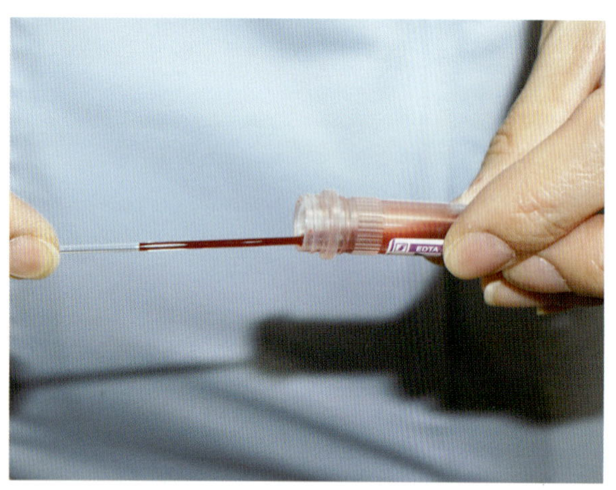

図９　ヘマトクリット管への血液の入れ方

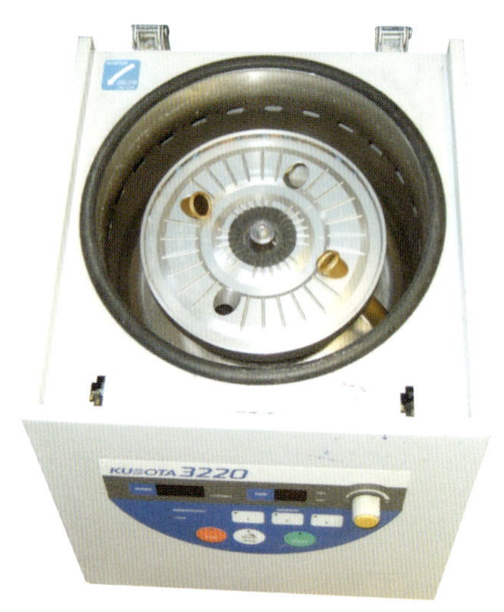

図 10　ヘマトクリット遠心分離機

PCV，II，TPP 測定用，もう１本はフィブリノーゲン測定用である。最近はフィグリノーゲンの定量ができる院内用機器も使われるようになったことから，ヘマトクリット管上清での測定は行わないことも多い。

(4)塗抹標本の染色開始

通常の染色には時間がかかるので，早めに染色を開始したほうがよい。迅速染色液を使用する場合は比較的短時間でできるが，かかりっきりで染色を行わなくてはならない。それに対してライトギムザ染色(表 2)は少々時間はかかるが，放置しておいてそのあいだにほかの検査ができるという点でメリットは大きい(図 11)。ライトギムザ染色を行うためにはメタノール(図 12)，市販のライト液，ギムザ液，染色用バッファー(図 13)を準備する。

ライトギムザ染色と同様の染色結果が得られる各種迅速染色液も市販されている。実際のライトギムザ染

表2　ライトギムザ染色簡易法

1.　標本風乾	
2.　新鮮なメタノールを塗抹にのせて固定（2～3分）	
3.　ライトギムザ混合液*で30分染色	
染色用リン酸バッファー（pH6.4）	8.6 mL
ライト原液（メルク）	1 mL
ギムザ原液（メルク）	0.4 mL
4.　水洗（水道水を直接あてて十分に）	

＊：混合液は使用のたびに調製。

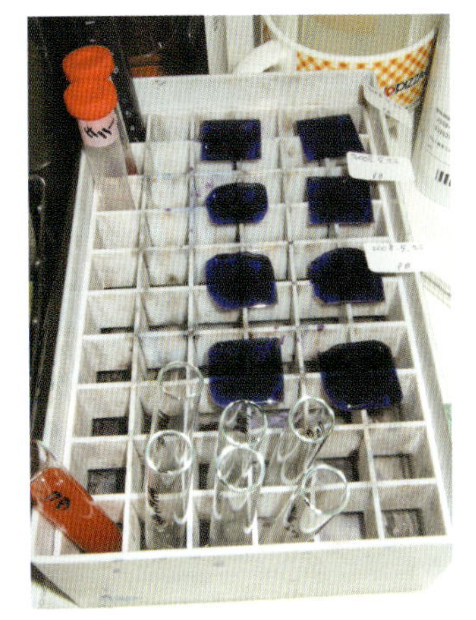

図11　染色用パッド

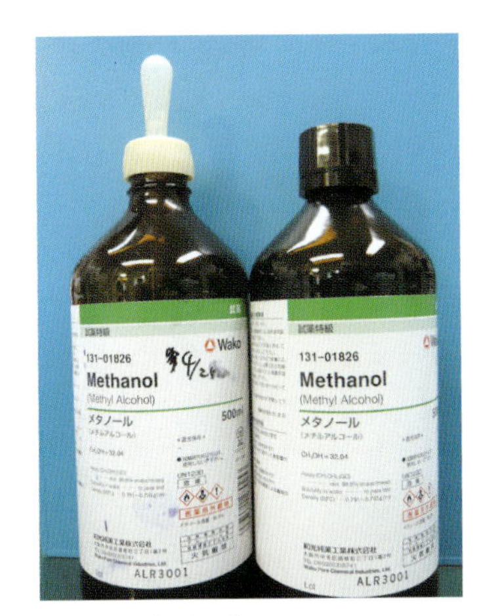

図12 メタノール

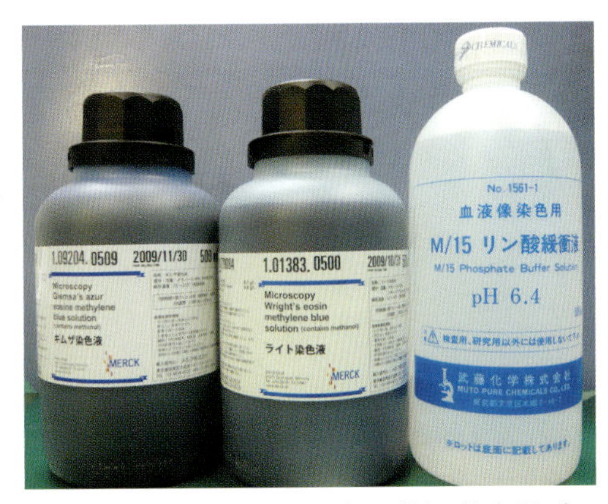

図13　市販のライト液，ギムザ液，染色用バッファー

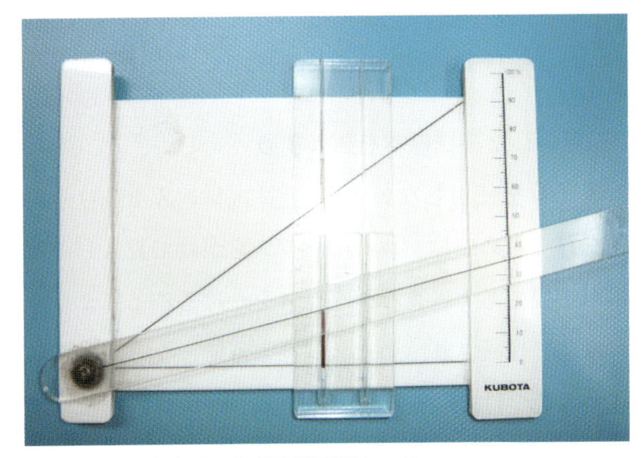

図14　ヘマトクリット値を読むスケール

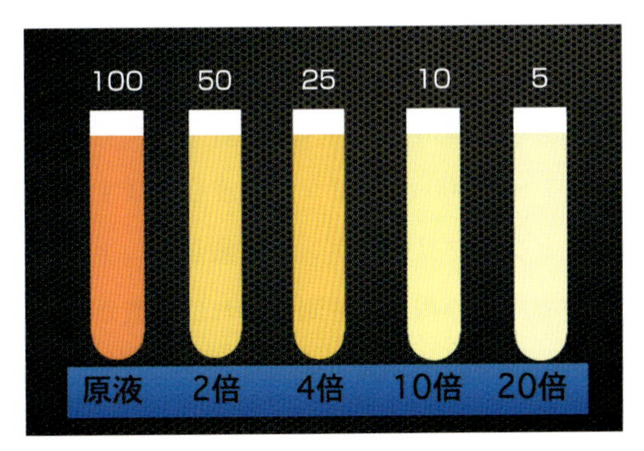

図15　黄疸指数（II）のスケール
白字で示すのがIIのスケールである。

色と比較すると染色結果は若干見劣りするものの，迅速である点，手技が簡単なため染色に失敗することがまずないという点などから染色入門用にはよいと思われる。しかしながら，染色結果に不満が出るようになればもはや入門者ではないので，ライトギムザ染色液に移行したほうがよい。

(5) 1本のヘマトクリット管でPCV，II，TPPを測定

ヘマトクリットはスケールで読む（図14）。IIは重クロム酸カリウムで標準液を作成しておき，それに色をあわせてみる（図15，表3）。TPPはヘマトクリット管の血漿部分を折って，蛋白屈折計で読む（図16）。

表３　黄疸指数(II)スケールの作り方

1．１%重クロム酸カリ水溶液を作製する
2．それの２倍，４倍，10倍，20倍希釈を作製する
3．ヘマトクリット管に入れ，両側をパテで栓をして白い厚紙に貼る
4．１%原液のIIは100なので，２，４，10，20倍は，それぞれ50，25，10，５となる

表４　永久標本作製のための封入法

1．よく乾燥させる(ドライヤー)
2．キシロールに漬ける
3．細胞の上にキシロールで適当な濃さに希釈した封入剤(商品名：ビオライト)を１滴
4．空気を押し出すように封入

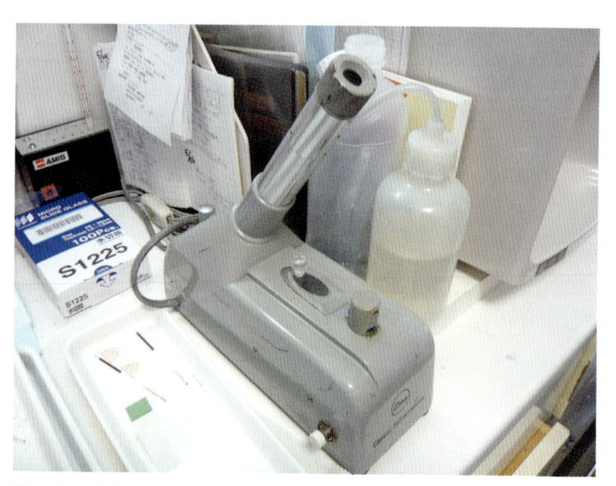

図 16　蛋白屈折計

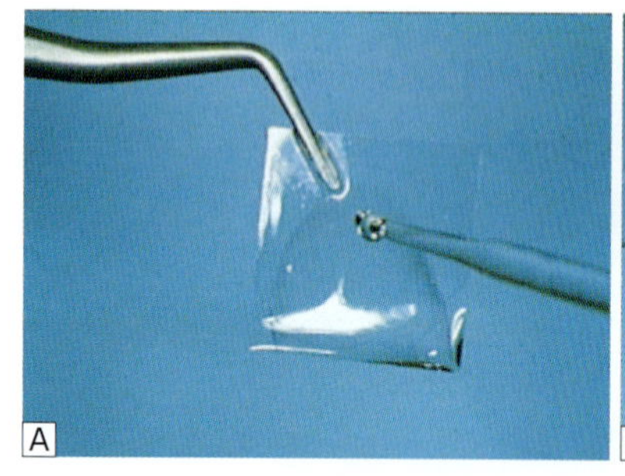

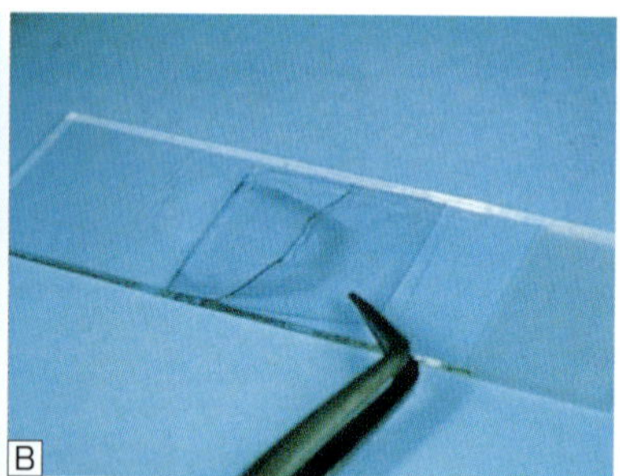

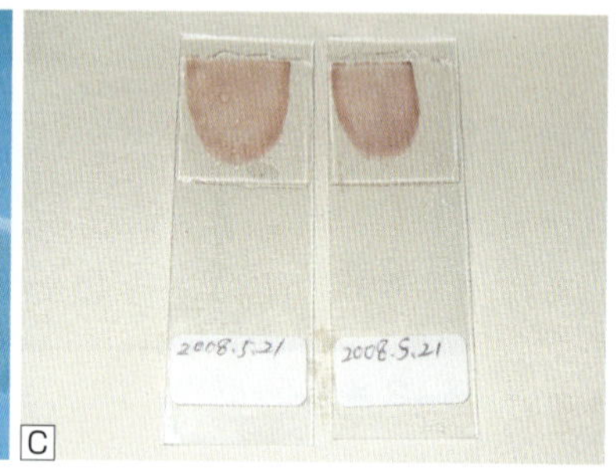

図 17　封入の手順

A：キシロールにつける，B：空気を押し出すように封入，C：封入の完了。

(6)フィブリノーゲン用ヘマトクリット管を加温(オプション)

遠心分離が終わった１本のヘマトクリット管を，58℃に保った恒温漕に入れて３分待つ。その後，もう１回 11000 ～ 12000 rpm で５分間遠心分離する。遠心分離するとフィブリノーゲンが沈澱して，上清に血清が残るので，その蛋白量を測定すれば血漿からフィブリノーゲンを除いた蛋白量，すなわち血清蛋白量(TSP)になる。したがって Fibn = TPP − TSP の式で計算する。計算結果は g/dL で出る。

(7)機械による測定が終了する

通常はデータがプリントアウトされる。

(8)乾燥した塗抹標本を封入する

オイルを使用しない中倍率(対物レンズ 40 倍)の鏡検を行うためには，カバーグラスをかけて封入した標本が必要である。カバーグラスをかけることにより標本は常に保護され，半永久保存も可能となる。さらにオイルをつけて鏡検しても拭き取りが簡単になる。現在，封入には合成樹脂が使われている。合成樹脂の溶媒としてはキシロールが使われるが，キシロールは水と混じらないため，標本の脱水を完全に行っておく必要がある。ライトギムザ染色標本はアルコールで脱水することは不可能なので，ドライヤーを使用する。細胞中の水分が完全になくなり細胞内にキシロールが浸透していることが必要で，このキシロールに向かって封入剤が浸透することで封入が完了する(表４，図17)。

(9)塗抹標本鏡検

鏡検には一定の順序がある。**表5**のチェックリストにしたがえば異常所見を見逃すこともない。鏡検のための形態学的な評価は「04　CBC：白血球系の評価」「05　CBC：赤血球系の評価」「07　血液凝固系検査と評価法」で述べる。

表5　塗抹標本鏡検のチェックリスト

□血小板はあるか
□血小板の数は(白血球1個につき何個みられるかで概算)
□血小板に異常な形態や凝集はないか
□赤血球に連銭形成(数珠繋ぎのような連なり)や凝集はないか
□大きな赤血球や小さな赤血球はないか(赤血球大小不同)
□やや青く染まる赤血球はないか(赤血球の多染性)
□形のおかしい赤血球はないか(奇形，菲薄など)
□赤血球上に異常なものはみえないか(封入体，ハインツ小体，寄生体など)
□白血球の数は妥当か
□異常な白血球は出ていないか
□赤芽球(有核赤血球)はないか
□白血球分類
□ミクロフィラリアはないか(犬)

04

CBC：白血球系の評価

はじめに

血液検査(CBC)ではまず白血球系を評価する。白血球の動きは炎症や壊死，ストレスの存在といった全身の状態を反映するものであり，また骨髄に異常が起きた場合に最初に白血球系に変化がみられることが多いからである。さらに貧血など赤血球系の変化は白血球系の変化に関連して認められることもある。

本章では，白血球各成分についてその生成から説明し，異常値の起こるメカニズムや形態の変化について詳説する。

白血球系評価の概要

白血球系を構成する細胞には顆粒球(好中球，好酸球，好塩基球)に加え，単球，リンパ球があり，それぞれ特徴的な機能を有している。その増減や形態変化はさまざまな病理学的変化を表す指標として利用可能であり，CBC に含まれる白血球系の検査によってさまざまな病気の診断や評価が行われる。

白血球系を数値で評価する場合は，血液は流れており血管の中での流れも一様でなく，検査でみているのはその一カ所に過ぎないこと，さらにその細胞がそこにとどまっているわけではなく，組織で起こっている変化と血管中の血液成分の変化は必ずしも一致するとは限らないことを必ず覚えておく。

白血球の分化と生成

1．造血幹細胞の分化

末梢血中にみられる白血球成分のうちリンパ球を除く各血球は骨髄で分化・成熟するが，リンパ球はリンパ組織において成熟する。リンパ系細胞も本質的には骨髄に由来するが，形態学的には判別不可能である。また，血小板も骨髄において分化・成熟する。

すべての血球成分は造血幹細胞 hematopoietic stem cell (HSC)から作られるが，造血幹細胞には自己複製と分化という 2 通りの方向性がある。造血幹細胞の分化は造血因子とよばれる物質により促進される。これらの因子は生体内で各種細胞から産生されるため，サイトカインであると考えられる。造血を促進するサイトカインとして，以下のものなどが知られている。

- インターロイキン(IL) -1 ～ 7，IL-9，IL-11
- コロニー刺激因子(CSF)の顆粒球系(G-CSF)，顆粒球-マクロファージ系(GM-CSF)，マクロファージ系(M-CSF)にそれぞれ特異的なもの
- 白血球遊走阻止因子(LIF)
- 赤血球系に働くエリスロポエチン(EPO)
- 巨核球系に働くトロンボポエチン(TPO)

IL-1 はマクロファージ，血管内皮細胞，線維芽細胞などに働き，IL-6，各種 CSF の産生を促すという点で間接的に造血と関わっている。IL-2 も直接的に造血と関わるわけではないが，白血球のなかのリンパ球の増殖と深く関わり，免疫調節に重要な役割を果たしている。IL-3 は実験的には巨核球系前駆細胞

(CFU-Meg)に働き，そのコロニー形成を助けること，好酸球分化に関係すること，そのほか幅広い作用が確認されており，人の臨床試験においても白血球・血小板の増加を起こさせることが分かっている。ただし，正常時には生体内でそれほど重要な働きを行ってはいないと考えられている。IL-4はBリンパ球の増殖に重要な因子である。単独では造血幹細胞に対して作用をおよぼさないが，ほかの因子と組み合わさることで作用を発揮すると考えられている。作用は組み合わせにより促進と抑制の両面を持つ。IL-5は好酸球系前駆細胞(CFU-Eo)に作用して好酸球コロニーを作らせるが，IL-3やGM-CSFが主に幼若段階を刺激して，IL-5は成熟の最終段階を刺激あるいは成熟好酸球の活性化を促すと考えられている。IL-6もBリンパ球分化の最終段階に働く作用以外に，休止期の造血幹細胞が分裂し次に自己複製能だけを失って分化方向に向かう多能性造血前駆細胞 multipotential hemopoietic progenitor (多能性幹細胞ともよばれる)が産生される過程で，IL-3やTPOなどと協同で働いている。多能性幹細胞は次第に多方向への分化能を失い，寡能性造血前駆細胞 oligopotent hematopoietic progenitor，単能性造血前駆細胞 monopotent hematopoietic progenitorとなって分化の方向が運命づけられた前駆細胞として働く。骨髄の造血幹細胞群が存在するのは，ストローマ細胞，細胞外マトリックス，微小血管，神経およびそれらの細胞が分泌するサイトカインから成る「造血微小環境」(ニッチ)とよばれる場所である。IL-7は最初にB細胞の前駆細胞(pre-B細胞)の増殖を促進する造血性サイトカインとして発見されたが，より上位の，リンパ球系全体の前駆細胞が生まれるところでも働くとわかった。IL-9はさまざまな造血細胞の調節因子として機能し，肥満細胞および好酸球の拡大と動員を促進する。IL-11はIL-6に似た活性を持つと考えられてきたが，より上位でも働き，単独あるいはIL-3，IL-4，IL-7，幹細胞因子(SCF)，TPO，GM-CSFなどと共同して，造血幹細胞の増殖を促進する。IL-15は非T非Bリンパ球であるNK細胞 natural killer cellの分化に関わる。

古典的には，造血幹細胞が多能性幹細胞になったあと，骨髄系共通前駆細胞 common myeloid progenitorとリンパ系共通前期細胞 common lymphoid progenitorに分かれ，前者が巨核球と赤芽球，顆粒球系を作り，後者がT細胞，B細胞，NK細胞を作るという単純なモデルが示されてきた。これは最新の獣医学書にも骨髄，胸腺，末梢血，組織におよぶ古典的・空間的な造血のモデルとして記載されている(Boes KM, et al. In: Zachary JF (ed). Pathologic basis of veterinary disease, 6th ed. Elsevier Saunders, St. Louis. 2014, pp724-804)。しかし最近では研究が進み，造血幹細胞から多分化能を失った多能性幹細胞が生まれて骨髄球系とリンパ球系の前駆細胞に分かれるのではなく，造血幹細胞の次に自己複製能を持ち続けながらも分化が骨髄球系に限定した前駆細胞が作られ，リンパ球系に関しては造血幹細胞からただちに寡能性造血前駆細胞が作られてリンパ球系への分化が起こるというモデルも提唱されている(Yamamoto R, et al. *Cell.* 154: 1112-1126, 2013)。さらに，個々の前駆細胞について，T細胞，B細胞，骨髄細胞への分化能を同時に調べるクローナルアッセイが開発されたのをきっかけに，ミエロイド基本型モデルという概念が紹介された。「基本型のミエロイド細胞が全血液細胞のプロトタイプの造血幹細胞で，そこから骨髄球系赤芽球系前駆細胞が分化して骨髄球系と赤芽球系を作る。一方，リンパ球系の前駆細胞はミエロイドTB前駆細胞であり，ミエロイドTB前駆細胞からミエロイドT前駆細胞とミエロイドB前駆細胞が分化して，骨髄球系細胞，T細胞，B細胞も生まれる。しかしこれまで提唱されてきたT-Bの前駆細胞は存在しない」というかなり複雑なモデルが提唱されている(Kawamoto H, et al. *Immunity.* 12: 441-450, 2000)。

2. 血球の生成

(1)顆粒球

血球の分化過程は，形態学的に検出可能な部分とそうでない部分がある。赤血球，顆粒球，単球，巨核球はすべて多能性幹細胞という単一の起源から発生するが，多能性幹細胞は次の段階として二能性幹細胞である顆粒球-マクロファージ-コロニー形成単位(GM-CFU)に分化し，そこから顆粒球および単球が分化，成熟する。このような顆粒球系生成初期の，幹細胞からCSFの作用で骨髄芽球myeloblastが産生される過程は通常の光学顕微鏡観察では検出不可能である。また骨髄芽球が顆粒球のどの系統に分化するかは光学顕微鏡での観察では区別できないが，実際にはGM-CFUの次の段階ですでに分化が運命づけられたCFUが存在している。骨髄芽球以降の増殖，分化過程は形態学的に認識可能であり，核小体を持った大型の芽球から分葉した核を持った顆粒球に成熟する。分化の過程の形態学的特徴については「06　骨髄検査と評価法」で説明する。

骨髄における成熟は4～7日間かけて行われる。産生の刺激は顆粒球消費の亢進であり，リンパ球，マクロファージ系，内皮細胞，線維芽細胞によりCSFが産生される。また循環中の顆粒球が，顆粒球産生に対してはネガティブフィードバックとして働く。

体内の顆粒球系，とくに好中球の集団は，骨髄におけるプールと末梢血におけるプールに分けて考えられる。骨髄では分裂増殖中の集団，すなわち骨髄球までを増殖プールとし，後骨髄球から成熟好中球までを成熟プールとする。この成熟プールはかなり膨大なもので，急激に白血球数を増加させなければならない場合に速やかに対応できるように大きな貯蔵プールを含んでいる。末梢血中でも，実際に循環している循環プールと血流の辺縁部にあたる辺縁プールに分けられる。辺縁プールからは組織への好中球の移行が起こるが，白血球数を増加させなければならない場合の第2の保存プールとしても機能する。通常は人を含めて循環プールと辺縁プールの細胞数の比は1：1であるが，猫での比は1：3であり循環プールに対して辺縁プールが3倍ほど存在する。骨髄から出た好中球の血液中の滞在時間は数時間と短く，そのあいだに循環プールから辺縁プール，そして内皮細胞間隙を通過して組織中に出ていく。好中球はこのあいだ分葉が進むが，好中球の核が分葉する理由は細胞の変形を容易にして，狭い内皮細胞間隙をアメーバのように通過していくためであろうと考えられる。グルココルチコイドは細胞表面と血管内皮細胞表面あるいは各種レセプターとの相互作用を妨害して好中球が血管外に遊走するプロセスを遅らせる。その結果，末梢血中に分葉が進んだ過分葉好中球が増加する。

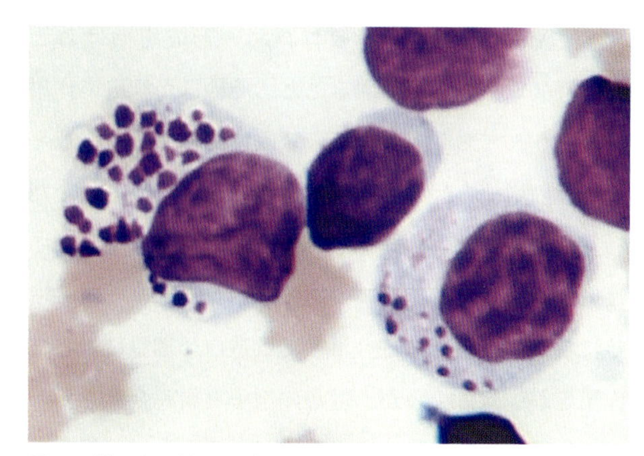

図1　猫の大顆粒リンパ球
この標本は腫瘍性増殖のもの。

(2)リンパ球

リンパ球は血液中に多数みられるが，ほかの血球とは異なり骨髄で産生されて出現するものではない。起源としてはもちろん骨髄とも関係するが，通常の増殖と分化・成熟は胸腺，リンパ節，脾臓などのリンパ濾胞およびその周囲で行われる。

骨髄から胸腺に移行して分化・成熟したものはTリンパ球とよばれ，$\alpha\beta$-T細胞レセプター($\alpha\beta$-TCR)を保有する。胸腺において，胸腺上皮細胞が発現する自己の抗原に反応できるTリンパ球の分化・成熟が停止させられることで，自己には反応しない免疫寛容が成立すると考えられている。胸腺を通過せず腸管の粘膜内で成熟する特殊なT細胞集団もあるが，これは細胞傷害性蛋白からなる顆粒を細胞質内に持つ大顆粒リンパ球(LGL)とよばれ，$\gamma\delta$-T細胞レセプター($\gamma\delta$-TCR)を保有する。犬ではその存在は不明なところが多いが，少なくともその腫瘍性増殖は知られており，猫を含むほかの動物では生理的状態での働きなどもよく調べられている(**図1**)。

鳥類の場合はファブリキウス嚢相同器官，哺乳動物

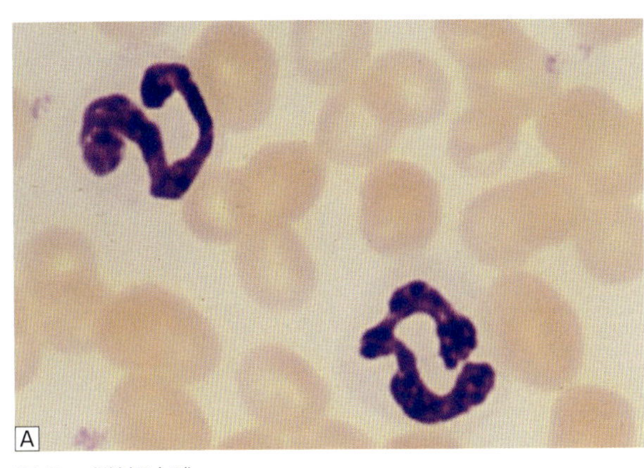

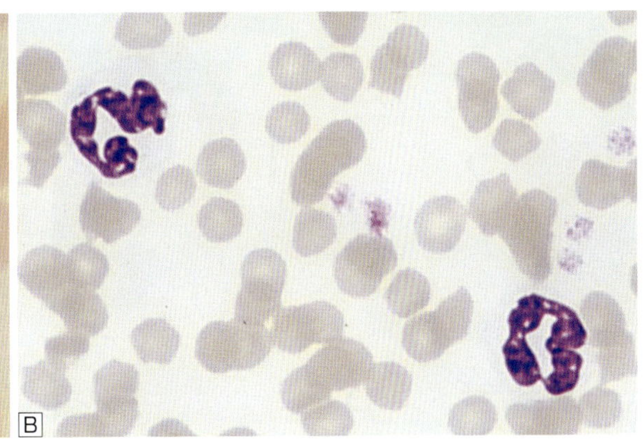

図 2　成熟好中球
A：犬の成熟好中球，B：猫の成熟好中球。

の場合は腸管のリンパ装置で分化したものをBリンパ球とよぶ。一般に，液性免疫はBリンパ球によって，細胞性免疫はTリンパ球によって行われているとされているが，実際にはTリンパ球がヘルパー，制御性細胞としてすべての免疫反応をコントロールしている。制御性の細胞は以前はサプレッサーT細胞とよばれていたが，現在では制御性T細胞(Treg)とよばれている。末梢で抗原特異的に誘導される制御性T細胞や，CD8^{+}T細胞から分化する制御性T細胞が知られる。そのほか，非T非BのナチュラルキラI細胞(NK細胞)，T-NK細胞なども存在するが，動物ではそれらの分化過程はあまり分かっていない。

(3)単球

顆粒球およびマクロファージ系の産生を刺激するコロニー刺激因子，GM-CSFの影響により幹細胞から単芽球が発生し，前単球を経て単球が成熟する。単芽球は骨髄芽球，リンパ芽球と形態学的な区別が難しい。

正常の骨髄では分類の対象となるほど多くないが，単球系の白血病の骨髄では明らかに認められる。

白血球の正常形態と機能

1. 好中球

好中球とは，濃縮したクロマチンからなる分葉核あるいは多形核を持った白血球である。直径は10～15 μmと比較的大きく，通常のロマノフスキー染色(ライトギムザ染色，ライト染色，ギムザ染色など)では細胞質はほぼ透明で，ほとんど染まらないか，わずかに薄いピンクに染まる顆粒を有している(図2)。ただしニワトリ，ラット，モルモット，ウサギではピンクがかった赤色の顆粒を有しており，これは偽好酸球ともよばれる。

正常な状態においても，核にくびれのない桿状核好中球(図3)がわずかにみられることがあるが，これは分葉核の一段階前の幼若なものである。

好中球は組織中を遊走し，細菌の貪食，殺菌を行うことが知られている(図4)。好中球の化学走性因子は，補体成分のC5a，C567複合体，免疫複合体，キニン誘導体などである。またIL-2や白血球遊走阻止因子 leukocyte inhibitory factor (LIF)などにより遊走は阻止される。細菌の貪食は抗体，C3b，ファイブロネクチンのようなオプソニン(後述)でコートされた場合に効率よく起こり，細胞膜に付着した細菌は貪食されてファゴライソゾーム内で酸素依存性あるいは非依存性に殺菌が行われる。好中球は細菌感染以外にも急性ウイルス感染の壊死巣，免疫複合体沈着部位など幅広く炎症に参加するが，細胞内の蛋白融解酵素やスーパーオキサイドラジカルにより好中球自体が組織障害を引き起こすことも多い。末梢における滞在時間は短く，6～10時間でしかない。

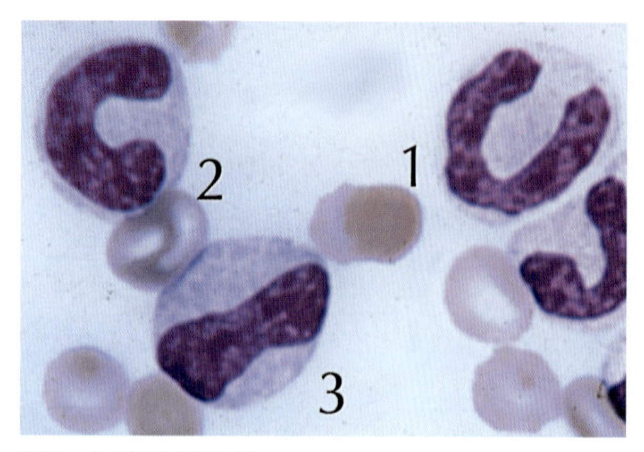

図３　犬の桿状核好中球

1が最も成熟している。2はやや核が太く，後骨髄球に近い。3はこのなかで最も未熟な後骨髄球。

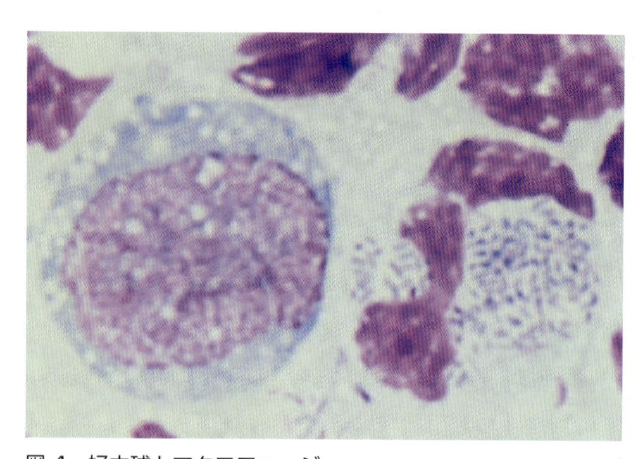

図４　好中球とマクロファージ

右は組織内で細菌を貪食する好中球。左の円形核の細胞は活性化マクロファージ。

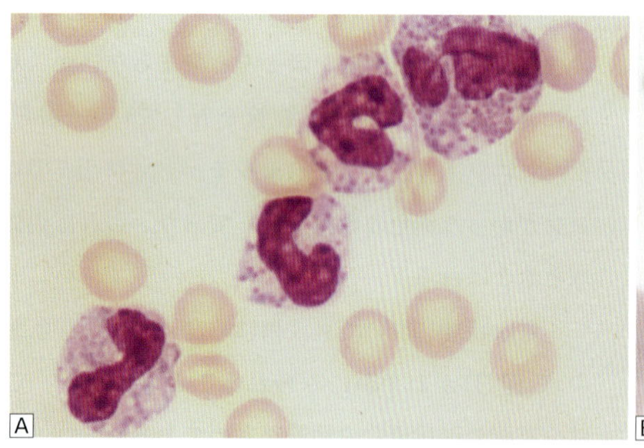

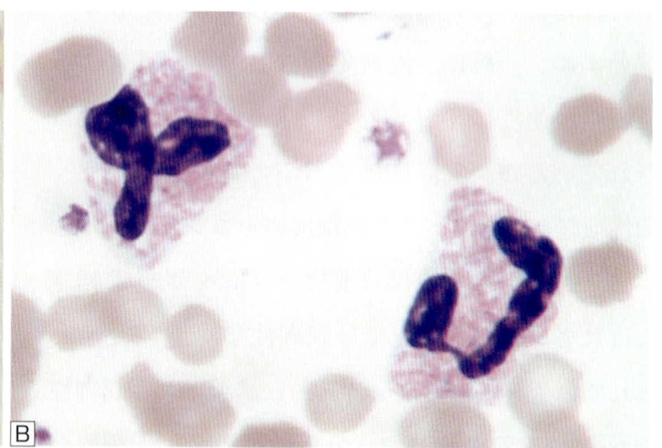

図５　好酸球

A：犬の好酸球，B：猫の好酸球。

2. 好酸球

好酸球は好中球よりわずかに大型で，同様の分葉核とオレンジがかった明るい赤色のはっきりした細胞質顆粒を持つ顆粒球である。顆粒の形態は動物種により大きく異なる。みることの多い動物のなかでは馬の好酸球が一番大きな顆粒を持っている。牛や豚や犬の好酸球顆粒は中型で，猫の顆粒は短い桿状である（図５）。

好酸球の機能には寄生虫感染に対するものと，アレルギー反応および炎症反応の制御がある。寄生虫の破壊は，免疫学的機序に依存してリンパ球，抗体，肥満細胞などとの共同作用によって行われるが，最終的には脱顆粒に由来する好酸球内の物質によるところが大きい。炎症反応のなかでは，Ⅰ型アレルギー（即時型過敏症）の好酸球化学走性因子が好塩基球や肥満細胞から放出されることで好酸球が局所に集まり，好塩基球や肥満細胞から放出される別の起炎物質であるヒスタミン，ロイコトリエン，血小板活性化因子などを不活化するように働く。好酸球は細菌の貪食も行うが，好中球よりもその作用は低い。

循環中での半減期は30分（犬）から10時間（ラット）といわれているが，組織中では数日以上の生存も確認されている。

3. 好塩基球

好塩基球は好中球に似た分葉核を持ち，細胞質には好塩基性に染まる顆粒がみられる（図６）。ただし正常時には末梢血中にはほとんどみられない。顆粒はそれほど多くはなく，固定時に流失してしまうこともあるが，通常のライトギムザ染色では核と同じかやや暗い紫色に染まる。猫の好塩基球には２種類の顆粒があ

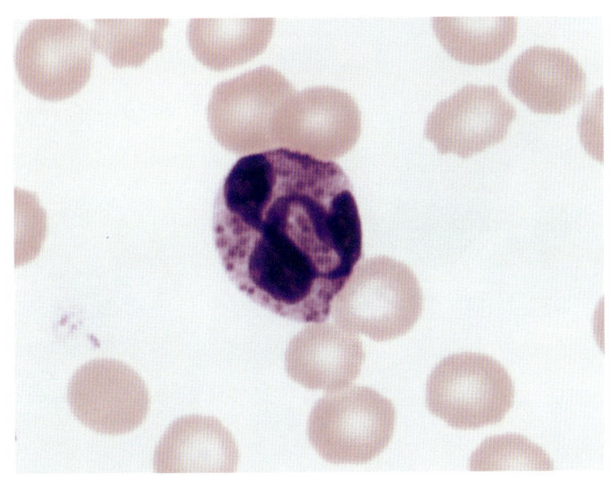
図６　犬の好塩基球

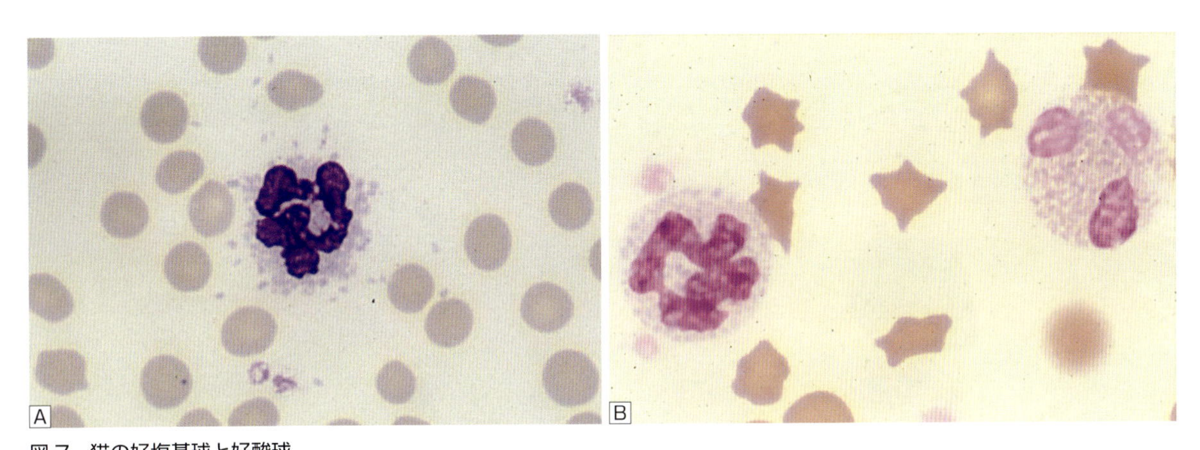

図７　猫の好塩基球と好酸球
A：好塩基球，B：好塩基球(左)と好酸球(右)の比較。好塩基球の顆粒は粒状でラベンダー色である。

り，骨髄中に存在する若いものでは紫色の大型の顆粒とバックグラウンドのラベンダー色の粒状顆粒がみられるが，成熟したものではバックグラウンドの顆粒だけ持つ(図７)。

顆粒の中にはヘパリン，ヒスタミン，即時型過敏症の好酸球化学走性因子(ECF-A)，血小板活性化因子などが含まれ，即時型過敏症において働くものと理解されている。また表面には免疫グロブリン(Ig) E を結合し，IgE に特異抗原が捕捉された場合に脱顆粒が起こるという点で組織中の肥満細胞(図８)と同等の機能を有している。脱顆粒により局所では血小板の活性化，血栓形成，血管透過性の亢進と水腫，平滑筋収縮といった炎症の場が作られる。血中半減期はほかの顆粒球と同等(6 時間程度)であるが，組織中にランダムに移行したものは 10 日前後生存するとされている。

4. リンパ球

(1)形態

リンパ球は，柔軟で容易に形を変えることのできる類円形の核を持った比較的小型の細胞(直径は赤血球と同等から 1.5 倍程度)で，顆粒球とは容易に区別される。核クロマチンは中等度の凝集を示し，通常は好中球より弱い斑状の凝集が認められる。核の辺縁はほぼスムーズであるが，若干の切れ込みがみられることもある。核細胞質比は高いものが多く，わずかな細胞質はライトギムザ染色では無色から弱好塩基性(水色)に染色されるものが多い(図９)。また細胞質が好塩基性(水色から青色)を呈するものでは，核の周囲に核周明庭(図 10)とよばれる白く抜けた部分がみられることもある。

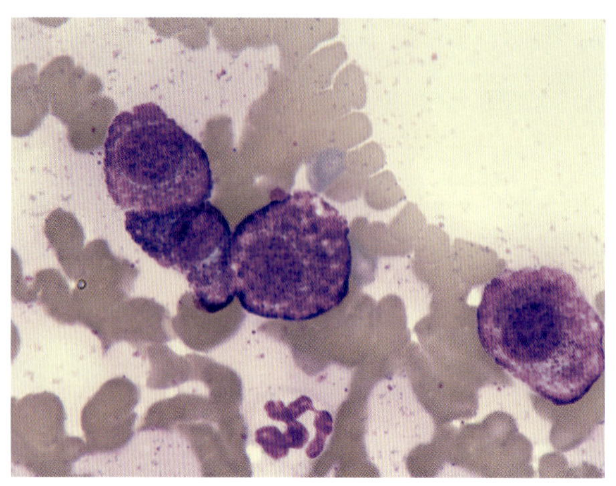

図８　猫の肥満細胞（腫瘍性）
赤紫色の顆粒をぎっしり持つ。

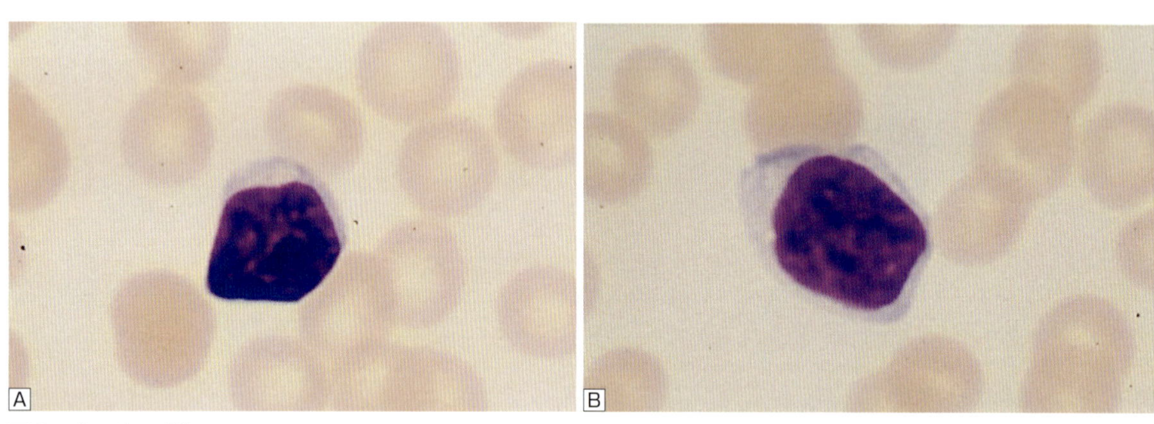

図９　犬のリンパ球
A：小リンパ球，B：中リンパ球。

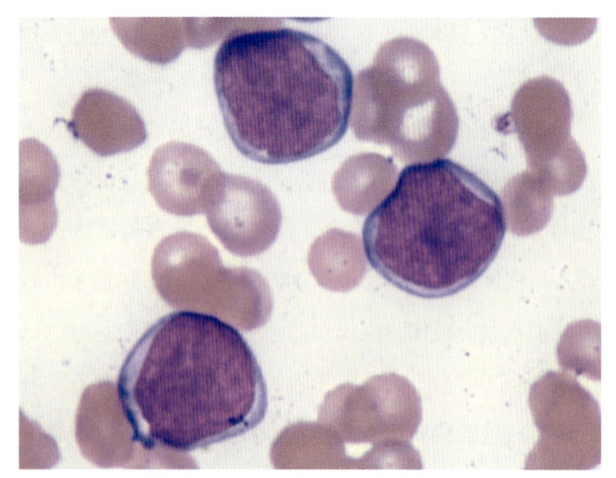

図 10　核周明庭が明瞭な腫瘍性幼若リンパ球

リンパ球集団にはかなりの多形性が認められ，とくに免疫反応などで刺激を受けた際には異なった形態のものに遭遇することが多い。大型のもの，細胞質の広いもの，細胞質好塩基性の強いもの，細胞質にアズール好性顆粒を持つもの（図 11A），核の形がやや不整なもの（図 11B），細胞質が広いもの（図 11C），核が若干幼若なものなどがある（図 11D）。これらを異型リンパ球とよぶが，異型性（悪性所見）を意味する名称ではない。非定型リンパ球 atypical lymphocyte ということであり，反応性のリンパ球を意味する。

T リンパ球や B リンパ球，そして非 T 非 B のリンパ球集団は，通常の染色では区別することはできない。B リンパ球は分化してプラズマ細胞となり抗体を産生するが，正常な個体では末梢血中にプラズマ細胞が出現することはない。

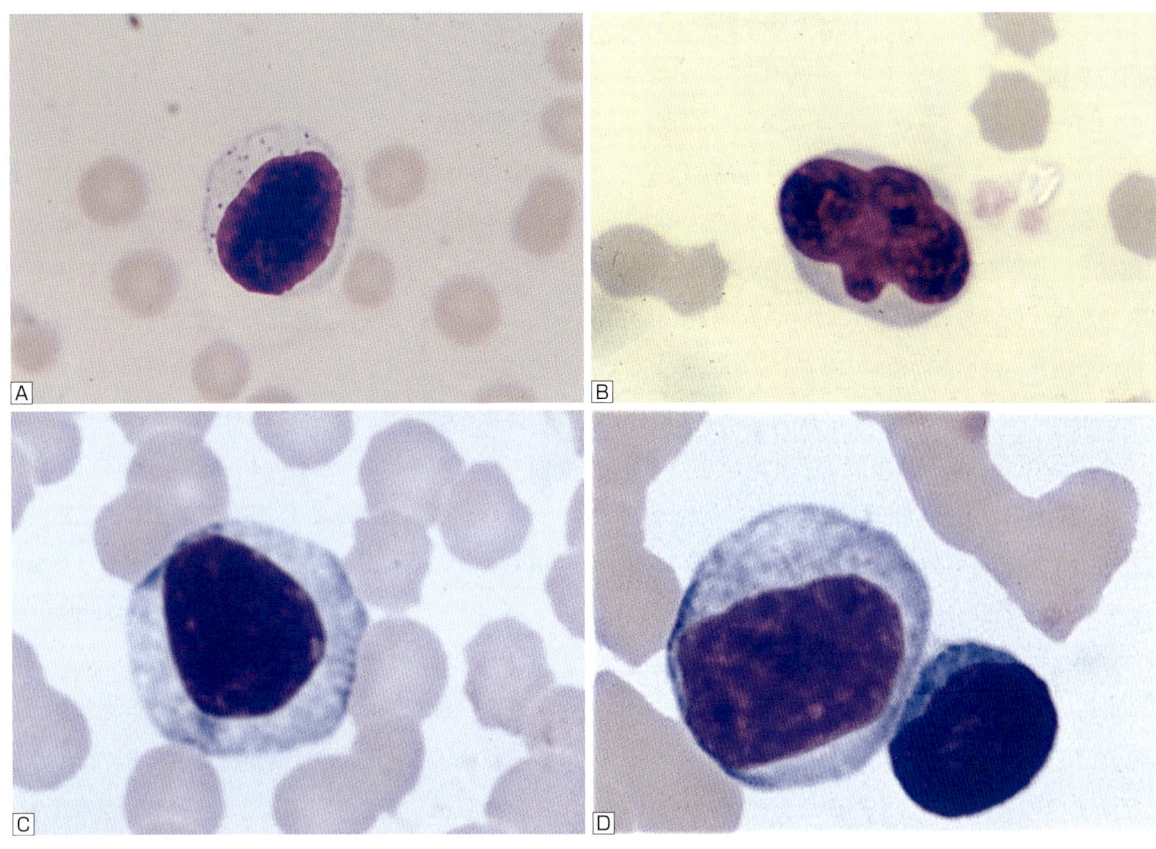

図 11　異型リンパ球

A：細胞質にアズール顆粒を持つリンパ球は，アズール顆粒リンパ球ともよばれる。おそらく NK 細胞と考えられる。
B：核の輪郭が不整な異型リンパ球。
C：細胞質の広い異型リンパ球。
D：小リンパ球と大リンパ球。右の小リンパ球に比べ，左の大きなリンパ球は核のクロマチン結節に乏しく，幼若型と思われる。

(2)リンパ球とサイトカイン

抗原認識には抗原提示細胞としての樹状細胞(後述)と Th0 ヘルパー T 細胞の相互作用が必要である。サイトカインとよばれる細胞間の相互作用のメディエーターである液性因子が，Th0 ヘルパー T 細胞を細胞性免疫に関わる Th1 ヘルパー T 細胞や，液性免疫に関わる Th2 ヘルパー T 細胞に分化させる。

一般にサイトカインの作用は，細胞の増殖や活性化を引き起こすもので，免疫反応だけでなく造血にも深く関わっている。免疫系で中心的な作用を持つサイトカインは，マクロファージから分泌される IL-1，T リンパ球が IL-1 の刺激により産生しほかの T リンパ球の増殖を助ける IL-2，T リンパ球が産生し B リンパ球の分化を促す IL-6 などがある。

IL-12 は B 細胞および単球系細胞より産生され，T 細胞や NK 細胞に対して細胞増殖の促進，細胞傷害活性誘導，インターフェロン(IFN)-γ 産生誘導，リンホカイン活性化キラー(LAK)細胞誘導などの作用を示す。こうした細胞性免疫機能への役割から，IL-12 には感染防御や抗癌療法，免疫不全症の改善における臨床応用が期待されている。たとえば，ヒト免疫不全ウイルス(HIV)感染者の末梢血リンパ球における IL-12 産生，IFN-γ 産生あるいは NK 細胞活性はいずれも有意に低下しているが，IL-12 の投与によってこれらを健康な人と同程度に増強することが可能であるとされる。

(3)液性免疫

液性免疫の主体をなす抗体とは，抗原刺激に対応して，リンパ球によって抗原特異的に作られる蛋白分子である。その作用は，抗原と結合してその生物学的作用を阻止することにあり，ウイルスの中和，毒素の中和などがこれにあたる。また，抗原と結合することで生体内の食細胞に貪食されやすくする作用（オプソニン作用）も含まれる。

抗体の種類として重要なものはIgG，IgM，IgA，IgEである。IgGは血中における感染防御あるいは毒素中和などの作用を持つ血中免疫グロブリンの主要なクラスである。免疫の二次反応において多量に産生される抗体であり，抗原との頻回の接触により効率よく産生される。IgMは免疫の初期における一次反応に際して多く産生される。Y型分子を5個つないだ5量体で大型であるため，1分子あたり多数の抗原分子と結合可能で，また補体もよく結合する。IgAは唾液，呼吸器系・腸管内分泌液，涙，乳汁などのなかに多量に存在しており，粘膜面での免疫に重要な役割を演じている。IgEはI型アレルギー（即時型過敏症）で中心的役割を持つ抗体で，ある抗原に対して産生されると肥満細胞の表面に結合する。そして抗原がIgEの2分子を橋渡しするように結合すると肥満細胞の脱顆粒が起こり，激しい炎症反応が引き起こされる。

(4)細胞性免疫

細胞性免疫は，表面に抗原を持つようになった自己の細胞あるいは非自己の細胞や異物を生体内の免疫系細胞が破壊する，あるいはほかの細胞に破壊させる指示を与える現象である。ほかの免疫系に調節作用をおよぼす特殊任務を持った細胞集団の作用も細胞性免疫に含まれる。細胞性免疫の中心をなす細胞傷害性Tリンパ球はウイルス感染後約1週間で発現し，1個の細胞が複数の感染細胞を破壊する。エンベロープウイルスの場合は，とくにエンベロープ蛋白が膜に表現されるので，これがよく認識される。Ⅳ型アレルギーともよばれる遅延型過敏症反応は，感染防御という観点では肉芽腫性炎症を特徴とする感染細胞と細胞内寄生病原体を封じ込めることが主な目的である。遅延型過敏症に関与するTリンパ球は，ウイルス抗原と，多くの場合自己のMHCクラスⅡ抗原を認識し，この刺激によってマクロファージ遊走阻止因子（MIF）を産生する。マクロファージがMIFで活性化し，活性化マクロファージは局所にとどまり，感染細胞を包囲する。

(5)その他

液性免疫と細胞性免疫の合併した反応として，各種の感染細胞破壊機構が存在する。補体依存性細胞傷害（CDC）は，ウイルス抗原に対する抗体に補体が結合し，補体が第2補体活性化経路で活性化を受けると，感染細胞の溶解が起こるという感染防御機構である。抗体依存細胞媒介細胞傷害（ADCC）では，感染細胞表面のウイルス抗原に抗体が結合し，抗体のFc部分をリンパ球の一種であるK細胞が認識することで標的細胞の破壊が起こる。また特異的免疫が関与しないリンパ球の反応として，非T非BのNK細胞による腫瘍細胞あるいは感染細胞の破壊がある。

リンパ系細胞の寿命は種類によってさまざまであるが，顆粒球系と比べてはるかに長い。とくに免疫学的記憶に関わるTリンパ球などは年単位で生存する。

5. 単球

血液塗抹標本では，単球は好中球より若干大型の血球として確認できる（図12，13）。単球の核の形態は多形で，長型，卵円型，馬蹄型，そらまめ型，分葉型などをとる。唯一共通した特徴は，核のクロマチン結節が乏しいことである。細胞質は比較的豊富で，はっきりしないグレーあるいは薄いピンク色に染まる。空胞やアズール好性顆粒（紫色）がみられることもある。マクロファージは組織中に遊離および固定のものが存在しており，形態的にかなりのバリエーションがあるが，機能的にも発生的にも単球と同類のものである。単球は循環を離れ，組織中でマクロファージとして機能することが多い。

単球-マクロファージ系の機能は非常に多様である。細胞内寄生細菌，ウイルス，真菌，原虫感染症においてはその貪食作用により病原体の破壊を行う。また壊死組織，古くなった赤血球などや，大型の免疫複合体，抗体でコートされた細胞，異物などを貪食して体内の清掃を行う。後述する樹状細胞とよばれる集団は，リンパ球に対する抗原の提示を行い，免疫系との

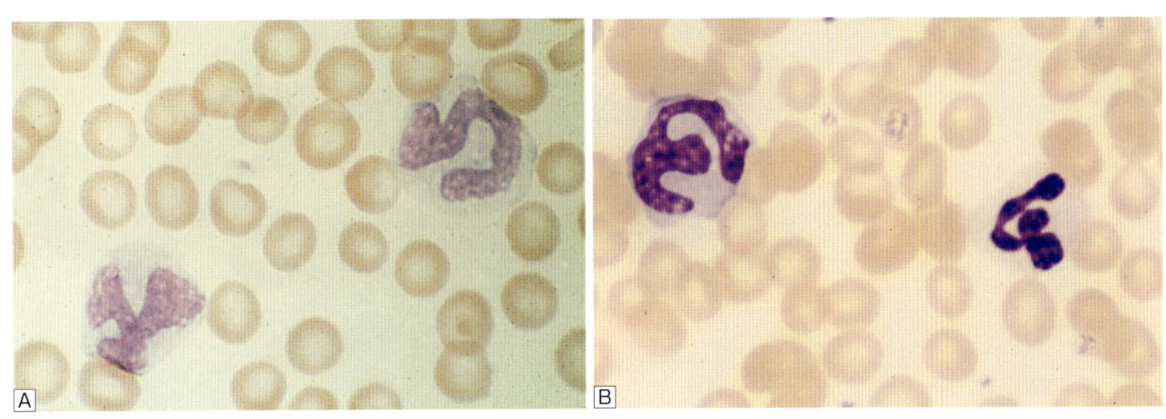

図 12　犬の単球

A：2 個ともに単球。核の形態は分葉核好中球に似ているが，クロマチン結節がほとんどない。
B：左が単球で，右が好中球。単球はやや大型で，クロマチン結節に乏しい。

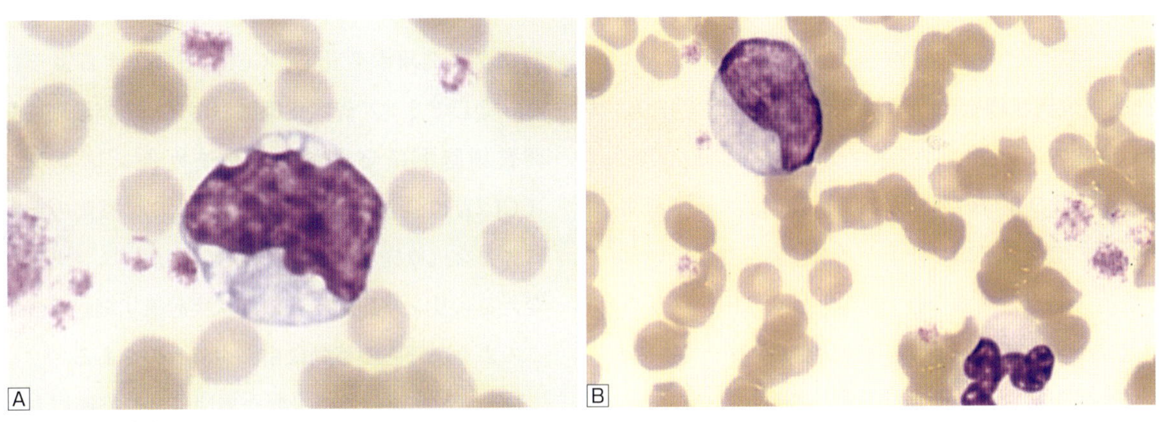

図 13　猫の単球

A：猫の単球はリンパ球に少し似たものもあり，大型である。
B：上が単球で，下が好中球。核の染まり方が単球のほうがはるかに薄い。

関係が深い。さらにモノカインを含む各種の因子を放出してほかの細胞機能を調節，または自身が活性化して感染細胞や腫瘍細胞を破壊，あるいは肉芽腫反応により取り囲む重要な役割を持つ。そのほか造血の調節，血液凝固と線維素溶解への参加，炎症反応の制御，組織修復などがある。血中半減期は動物では 1 日程度と考えられているが，その後組織で長く生存する。ひとたび組織に出たものは血液に戻ることはない。

6．組織球系細胞

組織球とは骨髄の $CD34^+$ 単分化能幹細胞あるいは血液中単球に由来し，組織内に分布する白血球集団である。血液中には骨髄由来の単球に加えて，樹状細胞(DC)，プレ樹状細胞(Pre DC)が存在し，これらが組織内に移行すると考えられる。血液からこれらの細胞を分離する手法は存在するが，数が非常に少ないため通常の CBC ではこれらを数えたり形態学的に識別することはない。すなわち組織球には，マクロファージと種々のタイプの DC が含まれる。

マクロファージは主に組織の壊死産物や病原体を貪食し，それらを分解あるいは不活化する役割を持つ。DC は強力な抗原提示細胞であり，異物に対する免疫反応を起こすために必須の役割を持つ。正常な犬のマクロファージと DC は $\beta 2$ インテグリンの発現により区別が可能である。DC は CD11c をしばしば発現しているが，マクロファージは主に CD11b (赤脾髄と骨髄のマクロファージは CD11d)を発現する。

組織内の DC には間質樹状細胞(皮膚では真皮内に

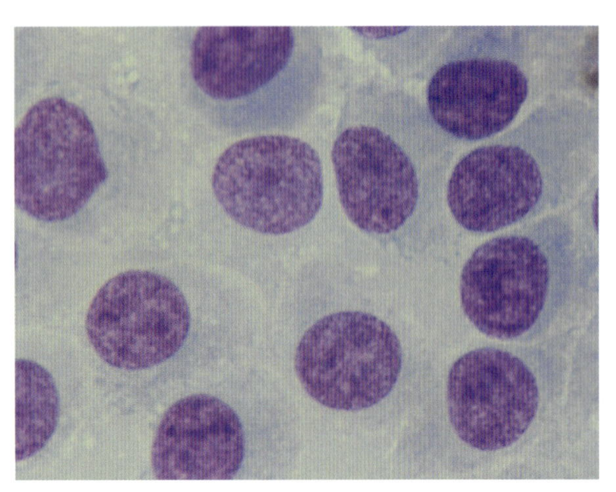

図 14　ランゲルハンス細胞の良性腫瘍性増殖である犬の皮膚組織球腫

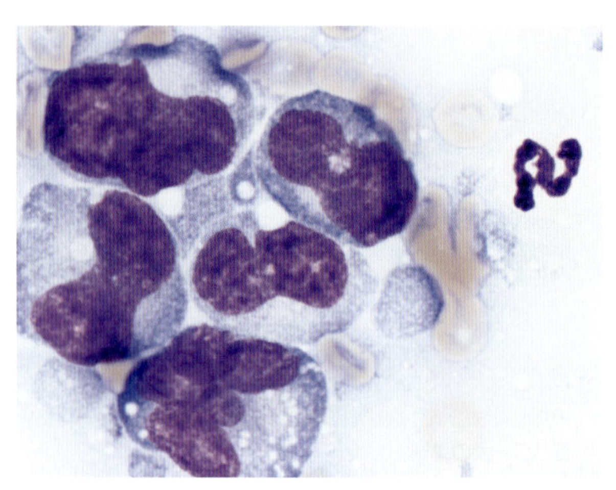

図 15　間質樹状細胞の悪性腫瘍性増殖である犬の組織球性肉腫

局在），上皮樹状細胞（ランゲルハンス細胞〔LC〕，皮膚では表皮内に局在），プラズマ細胞様樹状細胞（リンパ節に局在）の3つの系統がある。DCは抗原提示細胞としての機能に必須の分子が多量に表現されていることで同定される。すなわち細胞表面のMHCクラスⅠ，ⅡおよびCD1分子が，T細胞にペプチド，脂質，糖脂質を提示する役割を果たしており，なかでもCD1蛋白ファミリーの発現はほぼDCだけに限定されている。それに対してMHCクラスⅠ，Ⅱはほかの細胞系統にも表現されているため特異性は低い。

犬の皮膚のDCは2つの場所において存在することが分かっている。表皮内に存在するのがLCで（図14），真皮内の後毛細管小静脈に隣接して存在するのが間質樹状細胞である（図15）。表皮LCと真皮内の間質樹状細胞はThy-1（CD90）の表現によって識別ができる。表皮LCはThy-1を発現せず，間質樹状細胞はThy-1を豊富に発現する。表皮LCはE-カドヘリンも表現するが，これは表皮細胞（ケラチノサイト）が表現するE-カドヘリンと同型接着することにより表皮内に局在できるようにするための機構である。DCはこれらの部位において抗原処理を行い，最終的には抗原提示細胞として機能してT細胞と相互作用を行う。皮膚のDCは抗原と接触した後，リンパ管内を通って（隠れた細胞 veiled cellsとよばれる），リンパ節の副皮質に移動する。その際DCはケモカインレセプター発現が変化し，CCR7を発現するようになる。そしてリンパ管内皮細胞およびリンパ節副皮質の間質細胞上に発現されるケモカインレリガンド（CCL21）に引き寄せられる。DCはこの移動のあいだに強力な抗原提示細胞に分化し，表面フェノタイプを変える。リンパ節副皮質の指状突起樹状細胞は，一部このような細胞の移動に由来するものである。

DCのもうひとつの主要な集団はリンパ節において発生するものである。このような細胞は表面フェノタイプがほかのDCとは異なる未成熟前駆細胞として血液からリンパ節に入る。すなわち，骨髄から放出され血中を流れるPre DCとしてはDC1（myeloid）とDC2（lymphoid）の2種類があり，DC1が$CD11c^+$の皮膚のDCに，DC2は$CD11c^-$で1型IFNを産生するプラズマ細胞様樹状細胞となる。これらはCD4，CD45RA，CD123，IL-3レセプターαサブユニットを豊富に発現する。ただし，犬では鍵となる表面分子識別用の特異抗体が利用できないため（とくにCD123），未だ確認されていない。

白血球系の評価法

1．数的評価

白血球系の数的評価は必ず絶対数で行う。白血球の各成分の割合（%）で評価する方法は正しい評価に結びつかないので行うべきではない。白血球数概算法を

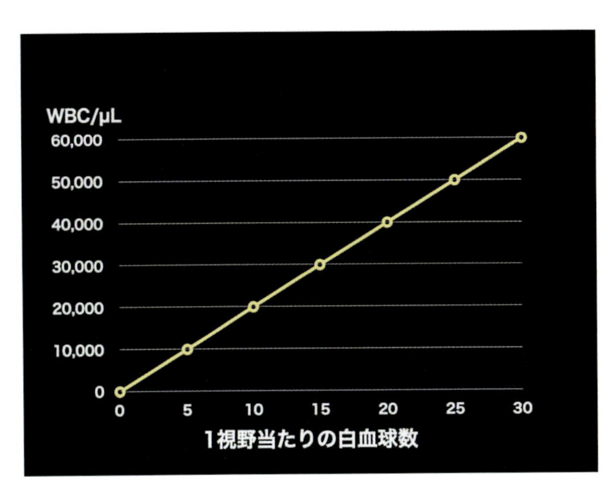

図 16　1 視野あたりの白血球数と総白血球の関係を示したグラフの例

知っていると緊急の場合などに便利である。

白血球数概算法には遠心分離後のミクロヘマトクリット管のバフィーコートの高さから概算する方法と，血液塗抹標本を作製して顕微鏡 200 ～ 400 倍の 1 視野内の白血球数から μL 当たりの白血球数を概算する方法がある。バフィーコートから白血球数を概算するには，最初の 1 mm は 10000/μL として考え，以降 1 mm 高くなるごとに 20000/μL を加算すればよい。この方法では 10000 単位のおおざっぱな評価は可能である。血液塗抹標本から概算する方法は，押しガラスで塗抹標本を作製した場合とカバーグラス標本の場合で，観察部位も評価法も異なる。スライドグラスの塗抹標本の場合は分布が均等でないとこの方法は使えないが，カバーグラス標本では真ん中の薄い部分で赤血球が混み合っていない場所を選べばよいので，誰が観察してもおおむね同じ場所で評価できる。対物レンズを 40 倍にして接眼レンズ 10 倍で白血球数既知の標本を何枚か観察して，1 視野にいくつみられたら白血球はいくつなのかというグラフを作っておけばよい(図 16)。オリンパスの広視野の顕微鏡では，おおよそ白血球数 10000/μL につき 40×10 倍(400 倍)の 1 視野に 5 個の白血球がみえる。接眼レンズが広視野の 10 倍でないときには当然この 1 視野が狭くなるので，機械で計測した白血球数をもとに自分の顕微鏡の場合のグラフを作っておく必要がある。広視野ではない接眼レンズで 40 倍の対物レンズを使用すると 1 視野が比較的狭く，多数の視野を観察して平均をとる必要がある。もっと広い視野で観察するためには 20 倍の対物レンズを使用すればよい。この場合は 1 視野の白血球数の平均をとり，それを 400 倍にするとおおよその白血球数 /μL が得られる。

インピーダンス方式の検査機器では，赤血球を溶血させ，白血球の細胞質も破壊して核の塊を白血球として数えている。そのため白血球分類は理論的に困難で，赤芽球も白血球として数えられる(図 17)。したがって塗抹観察による白血球分類の際に赤芽球の割合も別に計算しておき，多い場合には白血球総数から赤芽球を引く必要がある。赤芽球増加時の白血球数補正は，赤芽球が 5% を超える場合には白血球数に大きく影響するので実施したほうがよい。以下の式で補正する。

$$\text{WBC 補正値}(/\mu\text{L}) = \frac{\text{WBC }(/\mu\text{L}) \times 100}{100 + \text{有核赤血球}(\%)}$$

レーザーフローサイトメトリー方式の機器では赤血球を溶血させ，白血球の核の状態や細胞質の状態をレーザー光の反射により解析している(図 18, 19)。このように厳密なプロセスで白血球の 5 分類が行われるため，信頼性の高いデータが得られるが，白血球の破壊が起こった場合や分類不能の細胞が出現した場合には，塗抹標本を参照するようにメッセージが出る。桿状核好中球のような幼若な白血球は大きな細胞として認識されるため，リンパ球や単球の分画に入り込む。この際に表示上のリンパ球数や単球数は異常な高値になることがあるが「桿状核好中球出現の可能性」というメッセージが出るので，塗抹標本で白血球分類を行う必要がある。赤芽球に関しては最初から数えていないため，白血球数への影響は出ないはずではある。貧血の症例などでは赤血球形態を必ず観察するので，その際に赤芽球の有無を記録すればよい。

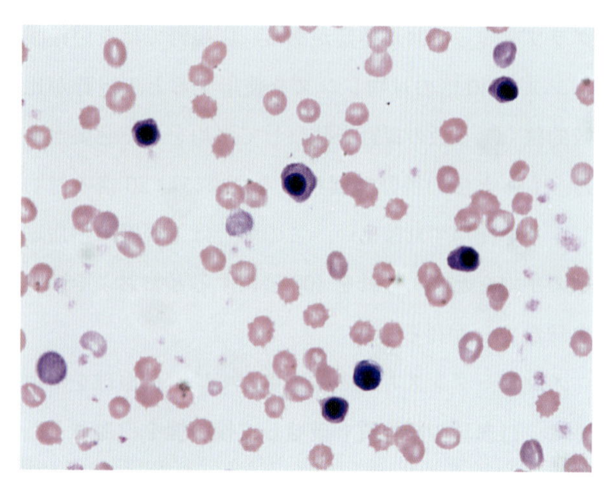

図 17　赤血球が非常に増加している血液の塗抹標本

このような血液では，赤芽球は白血球数に大きく影響する。

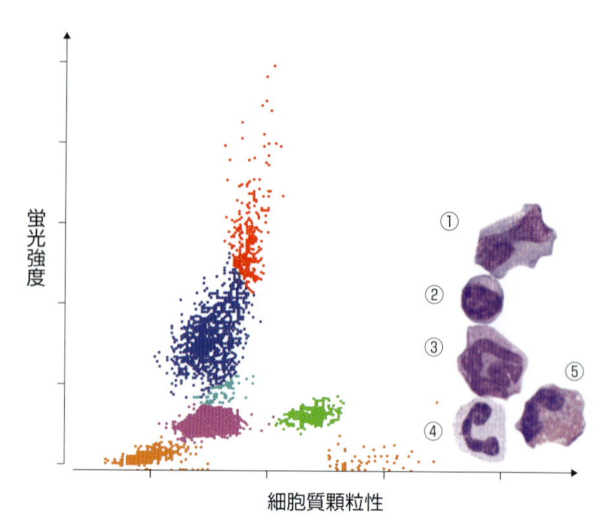

図 18　正常な犬の白血球ドットプロット

赤色および①：単球，青色および②：リンパ球，水色および③：好塩基球，紫色および④：好中球，緑色および⑤：好酸球，オレンジ色：非溶血赤血球
（レーザーフローサイトメトリー検査機器〔IDEXX プロサイト Dx™，アイデックス ラボラトリーズ〕のデータをもとに作成）

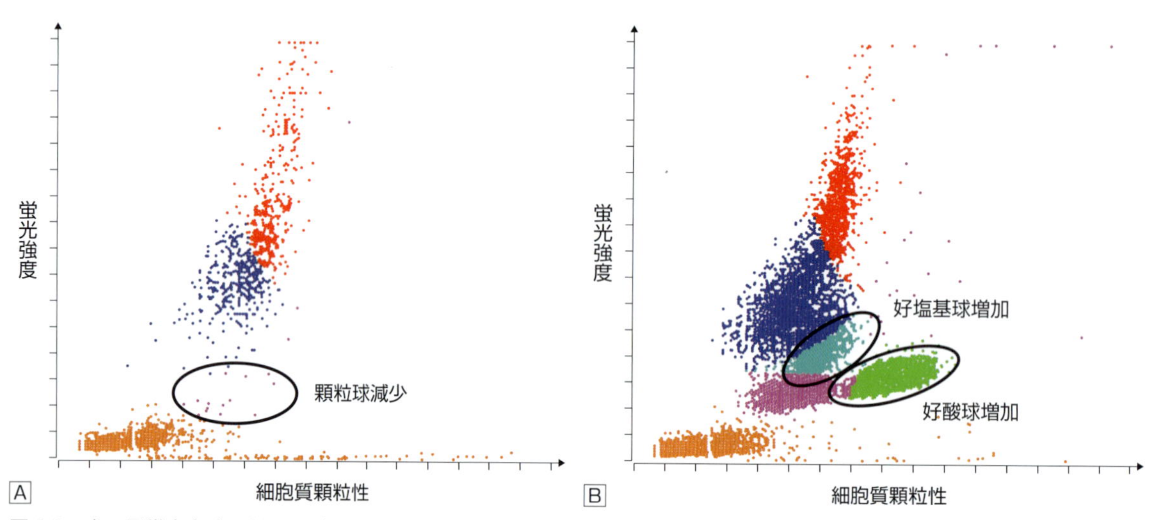

図 19　犬の異常白血球のドットプロット

A：顆粒球減少症，B：好酸球増加症および好塩基球増加症。
赤色：単球，青色：リンパ球，紫色：好中球，水色：好塩基球，緑色：好酸球，オレンジ色：非溶血赤血球
（レーザーフローサイトメトリー検査機器〔IDEXX プロサイト Dx™，アイデックス ラボラトリーズ〕のデータをもとに作成）

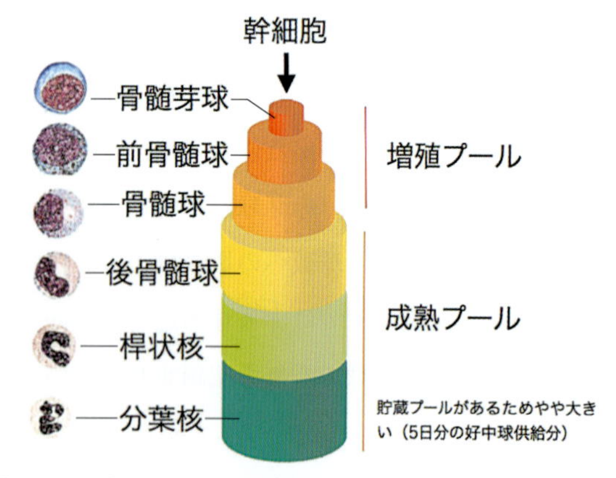

図 20　骨髄における白血球生成模式図

2. 好中球増加症

前述のとおり，好中球生成は骨髄内で分裂増殖する増殖プール(骨髄芽球，前骨髄球，骨髄球)と，分裂を伴わない成熟／貯蔵プール(後骨髄球，桿状核好中球，分葉核好中球，図 20)，さらに末梢血では辺縁プール，循環プールといった複数のコンパートメントからなっている。したがって好中球増加には，骨髄での増殖を伴うものと，コンパートメント間の細胞の一時的な移動によるものがある。

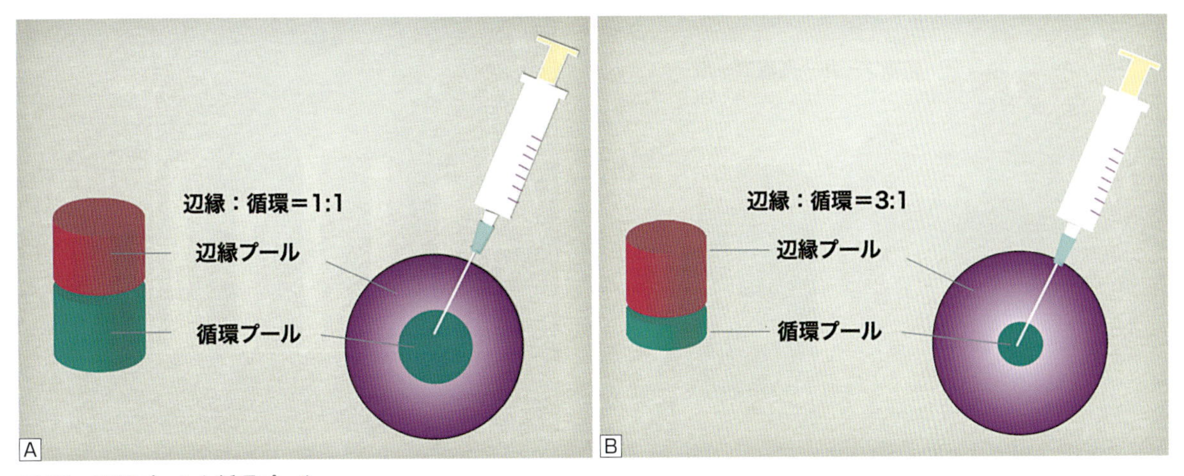

図 21　辺縁プールと循環プール

A：犬の辺縁プールと循環プール，B：猫の辺縁プールと循環プール。

骨髄内貯蔵プールの桿状核好中球および成熟好中球は骨髄顆粒球系の細胞の多くを占め，また成熟好中球(分葉核好中球)は正常時であれば5日分を十分に供給できる量をプールしている。このため，末梢で需要が高まった際には骨髄での増殖を待つことなく，早急に末梢血中の好中球増加を引き起こして組織へ供給することが可能である。さらに末梢循環中では，血管内皮細胞に付着してあまり流れない辺縁プールという集団と，血流の中央を移動して行く循環プールがある。通常採血によって検査されるのは循環プールだけであるため，正常時の検査には現れない大きな好中球集団が血管内に存在することになる。血管内の好中球の分布，すなわち辺縁プールと循環プールの比は犬で1：1，猫で3：1である。つまり通常であれば測定されない集団が，血管内だけでも同数から猫では3倍存在するということになる(図 21)。辺縁プールから循環プールへの移動はアドレナリンの放出，血圧の上昇に伴って急速に起こるため，たとえば採血時の興奮だけで好中球数が変動する。辺縁プールの大きさから考えると犬よりも猫のほうが大きく変動すると予想されるが，実際には猫で著明な好中球増加症が興奮により起こることはまれである。むしろアドレナリンの影響でリンパ球が増加することが多く，しばしばリンパ球数が好中球数を上回る場合もある。

好中球増加症は生理的なものと病的なものに大別される。前者はアドレナリン，グルココルチコイドによるもので，骨髄での増殖を伴わない。病的なものとしては反応性(炎症など)好中球増加症と腫瘍性好中球増加症がある。

(1)生理的な好中球増加症

アドレナリンの放出に伴う好中球増加が代表的なものである。これは偽好中球増加症ともよばれている。増加は通常は軽度で，桿状核好中球の増加(左方移動)は伴わない。そのほかの細胞は基準値範囲であるが，猫では高度のリンパ球増加症(10000～20000/μL)を伴うことがある。このような生理的好中球増加症のメカニズムは骨髄での変化ではなく，アドレナリンによる心拍出量増加，血圧上昇に伴った辺縁プールの好中球の洗い出しである。非常に反応が早く，またすぐ治まるのが特徴である(図 22，23)。犬のアドレナリン反応は軽度の炎症と区別ができないものであるが，繰り返し検査を行えば一過性であることが分かり，その点で炎症と鑑別が可能である。

グルココルチコイドによる増加も生理的な機序によるものとして多くみられる。これも左方移動を伴わず，犬ではリンパ球減少，好酸球減少，単球増加(猫では単球は不変か減少)を伴う。これは骨髄貯蔵プールからの成熟好中球の放出と，末梢血から組織への好中球の遊走が妨げられることによる(図 24)。グルコ

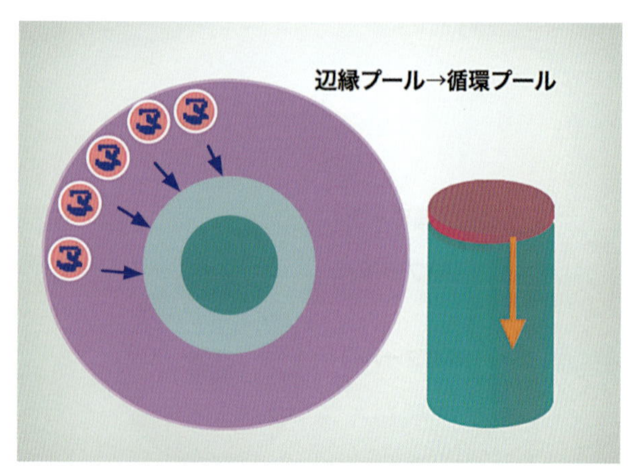

図 22　辺縁系洗い出しによる好中球増加
辺縁プールの好中球が，洗い出しにより循環プールに移動する結果，好中球数の増加がみられるようになる。

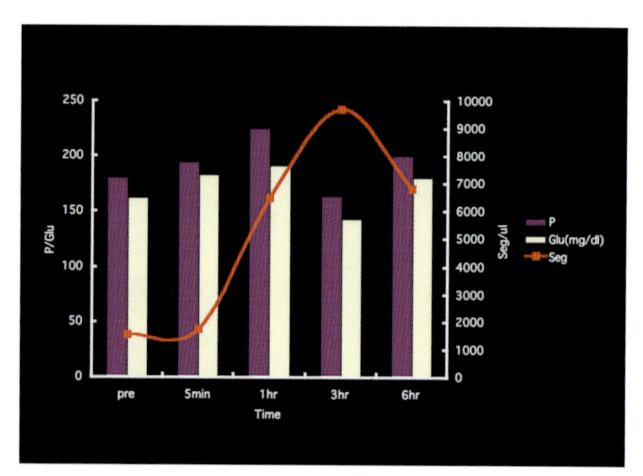

図 23　アドレナリンの放出に伴う好中球増加症
辺縁系隔離により好中球減少症を示していた猫にアドレナリン反応を起こさせると，心拍数(P)，血糖値(Glu)とともに成熟(分葉核)好中球数(Seg-N)が急速に上昇する。

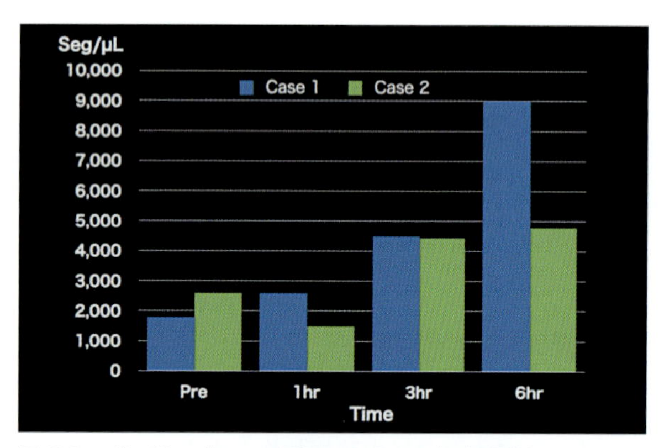

図 24　プレドニゾロンの影響でみられた好中球増加
骨髄中での隔離により好中球減少症を示していた猫 2 例にプレドニゾロン 1 mg/kg を皮下投与すると，骨髄からの放出反応で 3 時間後から成熟好中球数(Seg)の増加がみられた。

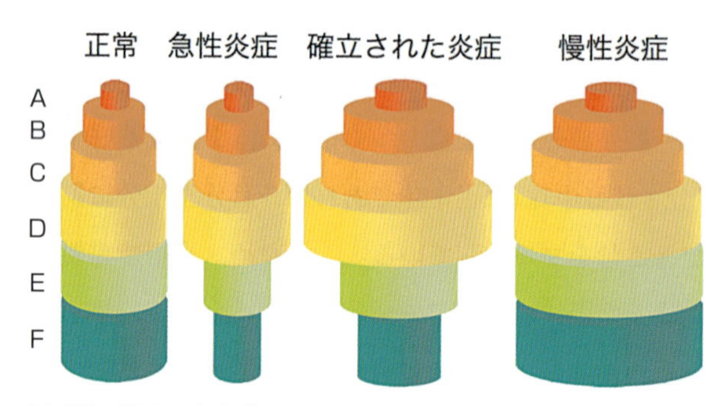

図 25　炎症の各段階における骨髄での好中球産生の様子
確立した炎症とは，発生から 3～4 日後の落ち着いた状態をさす。
A：骨髄芽球，B：前骨髄球，C：骨髄球，D：後骨髄球，
E：桿状核好中球，F：分葉核好中球

コルチコイド反応も慢性炎症との区別が困難な場合があり，さらに炎症にストレスを合併することもあるため，鑑別には繰り返しの検査が必要である。

(2)病的な好中球増加症

病的な増加症の代表として炎症時の好中球の変化がある。身体が炎症に対して正常に反応できている場合は，一般に好中球増加症がみられる。これには後述の左方移動を伴うもの，左方移動を伴わないものがある。骨髄からの幼若細胞の放出は組織での炎症の程度と時期に依存し，重度になると後骨髄球またはそれ以前も出現する。

炎症初期には貯蔵プールからの成熟好中球放出に加えて成熟プールからの比較的若い細胞(幼若細胞)の放出も加わるが，この時期の末梢血では左方移動が顕著でない場合もある。また炎症に伴う疼痛がストレスの原因となれば，白血球像はストレス／ステロイド反応を伴うものとなる。急性期の炎症では，骨髄の成熟／貯蔵プールのうち成熟細胞の部分は組織での需要増大に伴い放出され，減少を示す。骨髄での産生が十分追いついている確立された炎症(急性炎症の落ち着いたもの)では，末梢での好中球増加と左方移動，単球増加が顕著である。長期にわたる慢性炎症では骨髄での産生は組織での需要増大に追いついているのが特徴で，末梢血では左方移動を伴わない好中球増加，単球増加がみられる(図 25)。好中球性炎症は細菌感染のみならず，免疫介在性疾患などにおいてもみられる。

腫瘍性の好中球増加のうち急性白血病は，芽球の出

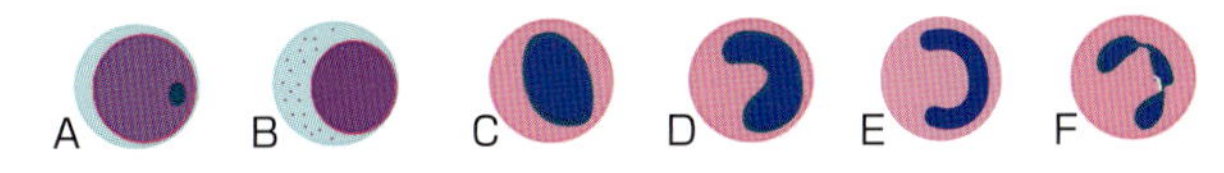

図 26　Schilling の白血球分化模式図と左方移動の関係

左側のものほど幼若な細胞である。
A：骨髄芽球，B：前骨髄球，C：骨髄球，D：後骨髄球，
E：桿状核好中球，F：分葉核好中球

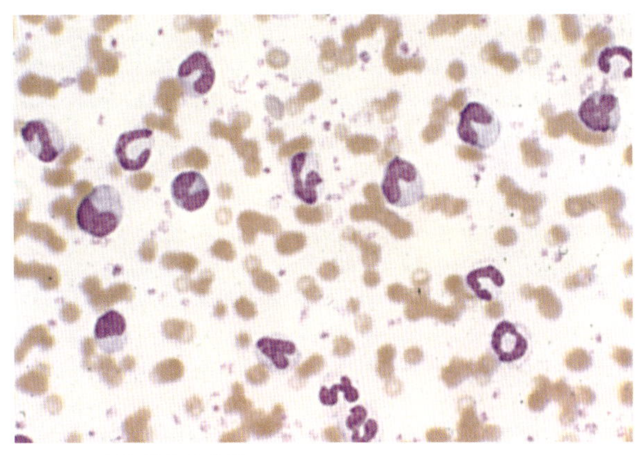

図 27　再生性左方移動

総白血球数の増加を伴う。

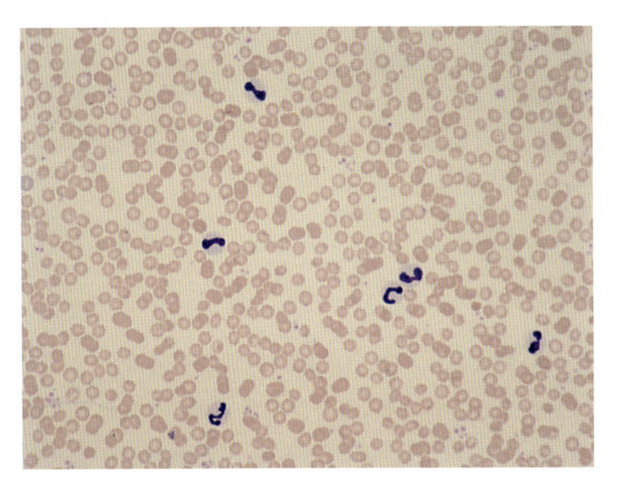

図 28　変性性左方移動

総白血球数の顕著な増加なしに，幼若型が多くみられる。

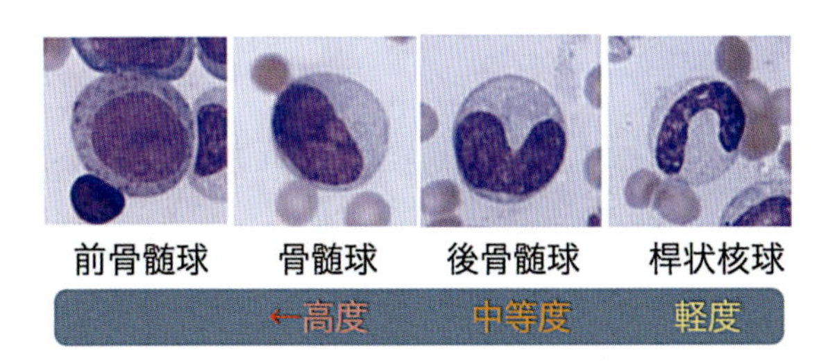

図 29　左方移動の程度と出現する幼若細胞

現が顕著なため診断上迷うことはないと思われるが，慢性骨髄性白血病では成熟型の好中球も多数出現することがあるので，疑いがある場合には骨髄の検査も必要となる。さらに特殊なものとしてリンパ腫によるサイトカイン異常が疑われる好中球増加症や，肺癌，膀胱癌における G-CSF 産生に伴う好中球増加症がある。

3. 左方移動

図 26 に Schilling による骨髄における白血球の分化模式図を示す。この図では左側に幼若な白血球が描かれている。すなわち骨髄芽球，前骨髄球，骨髄球，後骨髄球，桿状核好中球，分葉核好中球の順に分化過程が示されており，左側のものが増える状態を左方移動とよんでいる。

左方移動には再生性左方移動と，変性性左方移動がある。再生性左方移動とは好中球増加による白血球増加症で，幼若好中球系細胞の出現を伴うものをいう（図 27）。変性性左方移動では白血球数が減少〜わずかな増加の範囲で左方移動がみられ，多くの場合幼若細胞数が成熟細胞数を上回るものである。これは骨髄の反応が十分でない状態で，中毒性変化がよくみられるのも特徴である。敗血症や圧倒的な細菌感染でよくみられる（図 28）。

左方移動の程度は以下のように定義される（図 29）。

- 軽度：桿状核好中球の出現（＞300/μL，ただし WBC＞40000/μL では桿状核好中球上限は 1000/μL とする）
- 中等度：桿状核，後骨髄球の出現
- 高度：骨髄球，前骨髄球，まれに骨髄芽球出現を伴うもの

4. 単球増加症

単球は骨髄で産生され，単球サイトカインによる調節を受けている。主な機能として貪食，殺菌があるため，通常はマクロファージの需要増大を反映している。単球が増加している場合，一般に慢性の炎症がよ

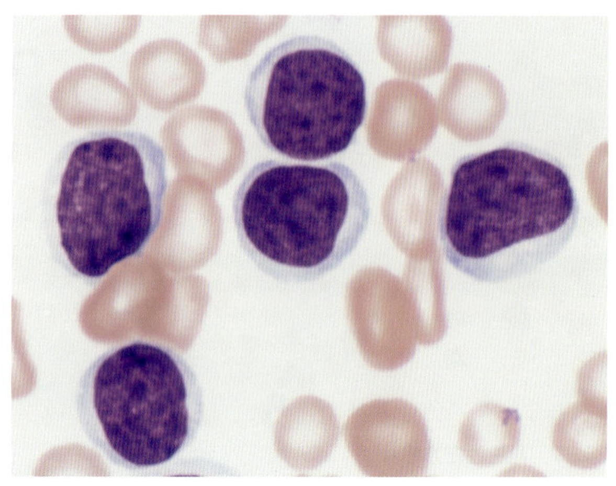

図 30　犬の急性リンパ芽球性白血病（ALL）
幼若細胞の増加に注意する。

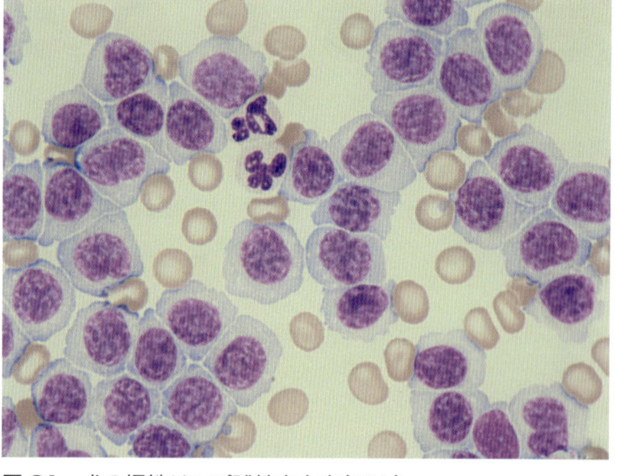

図 31　犬の慢性リンパ球性白血病（CLL）
核クロマチンの成熟度に注意する。

く考えられるが，急性の病態も含まれる。これには免疫介在性溶血性貧血，壊死，感染（ヒストプラズマ症など）がある。さらにグルココルチコイド誘発性の増加もみられる。Mon＞2500/μL は真のマクロファージ性炎症であることを示す。

5．リンパ球増加症

骨髄に由来しリンパ組織で産生されたリンパ球は体内で広く分布しており，血管，リンパ管内を循環するものに加え，リンパ節，脾臓，胸腺，粘膜，骨髄中にもかなりの細胞が認められる。免疫機能を有するため，感染症や抗原刺激など何らかの免疫学的刺激があった場合，軽度から中等度のリンパ球増加症がよくみられる。犬のエーリッヒア症では 10000/μL 以上の増加も知られている。猫ではアドレナリン反応による生理的な増加が知られている。明らかにストレス状態の動物で正常あるいは増加したリンパ球数がみられた場合には，免疫刺激，副腎皮質機能低下症，リンパ系腫瘍を考える必要がある。幼若なリンパ系細胞の増加はリンパ腫のステージⅤや急性リンパ芽球性白血病（ALL）を示唆する所見であり（図 30），成熟型リンパ球が数万 /μL 程度に増加する疾患としては慢性リンパ球性白血病（CLL）が知られている（図 31）。CLL は犬で比較的よく遭遇する。現在のリンパ系腫瘍の分類で採用されている新 WHO 分類（2008 年度版）では，リンパ腫とリンパ性白血病の区別がなくなり，ALL は前駆 T 細胞性腫瘍（または前駆 B 細胞性腫瘍であるがほとんどが T 細胞性）のなかの T 細胞性リンパ芽球性白血病／リンパ腫として分類されている。また，CLL はたとえば末梢 B 細胞性腫瘍のなかの慢性リンパ球性白血病／小リンパ球性リンパ腫として分類されている。

6．好酸球増加症

好酸球も骨髄で産生される。循環中滞在時間は 30 分と短い。機能としては寄生虫感染，アレルギー（即時型過敏症）への参加に加え，正確な役割はわかっていないがそのほかの好酸球増加要因も知られている。これらにはリンパ腫，肥満細胞腫，卵巣腫瘍，漿膜播種性腫瘍，発情，自己免疫疾患，猫の好酸球増多疾患（好酸球性肉芽腫群），悪性好酸球増多疾患（好酸球性胃腸炎，猫消化管好酸球性硬化性線維増殖症，好酸球性肺炎，咀嚼筋炎）などがある。いずれにせよ，末梢における好酸球増加症は組織における好酸球性炎症や，好酸球増加要因の存在を示唆するものである。ただし好酸球性炎症が起こっていても末梢血での増加はみられないこともある。ストレス状態の動物で正常な好酸球数がみられた場合には，増加症の鑑別や副腎皮質機能低下症の検討を行う必要がある。

表1　類白血病反応の種類

好中球性*
化膿性炎症の激しいもの
リンパ球性
幼齢の猫 犬のサケ中毒
好酸球性
アレルギー 寄生虫 好酸球増多疾患 猫の消化器型リンパ腫

＊：通常よくみられる。

7. 好塩基球増加症

好塩基球は骨髄で産生される。肥満細胞と共通の前駆細胞の存在も考えられてはいるが，はっきりしない。機能は肥満細胞と同様にヒスタミンなどの起炎物質放出と考えられているため，過敏症反応など肥満細胞と同様の病態で増加することが予想される。ほかに高脂血症での増加が知られている。ただし猫ではとくに過敏症反応とは考えられない病態であっても何らかの症状を示す猫が頻繁に観察されるので，それほど特異性を持った増加があるとは考えにくい。

8. 類白血病反応

ときに白血病を示唆するような幼若な細胞の出現を伴った白血球数の異常増加がみられることがあるが，再生性左方移動が激しく，骨髄球，前骨髄球，骨髄芽球が出現しているため顆粒球性白血病が疑われるものを類白血病反応という。

類白血病反応の種類としては好中球性のものがよくみられる。激しい細菌感染など，好中球増加症のさまざまな原因が背景にある。そのほかにリンパ球性のものとして，幼齢の猫で一過性にみられるもの，犬のサケ中毒（リケッチア感染）があり，好酸球性のものとしてアレルギー，寄生虫，好酸球増多疾患，猫の消化器型リンパ腫に伴うものなどがある（**表1**）。**表2**に白血病との鑑別点を示す。

9. 白血球減少症

白血球減少症とは一般に好中球減少症または汎白血球減少症をさす。一般には48時間後に再検査し，持続していた場合は骨髄検査が推奨される。とくに貧血や血小板減少を伴っている場合は骨髄疾患が強く示唆される。白血球減少症の原因（**表3**）は大別すると，消費が産生を上回る場合，骨髄での産生が低下している場合，分布異常の場合に分けられる。

表2　白血病と類白血病の鑑別点

鑑別点	類白血病反応	白血病
中毒性変化	＋(好中球)	−
高度の貧血	−	＋
血小板減少症	−	＋
一過性	＋	−
脾腫	−	＋
骨髄	過形成	骨髄癆

表3　白血球減少症の原因

激しい白血球破壊，消費亢進＞生産	
敗血症などの圧倒的な感染症	
骨髄・リンパ節における生産の減少	
骨髄の破壊	
リンパ節壊死	
骨髄における分化異常，無効造血	
感染性病因	ウイルス感染 猫汎白血球減少症ウイルス パルボウイルス ジステンパー 犬伝染性肝炎
	リケッチア感染 *Ehrlichia canis*
	細菌性内毒素
分布の異常	
辺縁系への移動 エンドトキシンショック初期 グラム陰性細菌の細胞壁成分，溶菌により放出	
好中球・リンパ球・血小板減少症 白血球・血小板は凝集し，肺，肝，脾に集合 次にリバウンドの好中球増加症（骨髄貯蔵プール放出）	
敗血症 アナフィラキシー 脾機能亢進症	

10. 偽好中球減少症

偽好中球減少症とは生理的にまれにみられるもので，循環プールから辺縁プールへの逆移動によって生じる。骨髄では変化はみられない。これは炎症性でも起こり，代表的なものにエンドトキシン血症がある。

11．真の好中球減少症

とくに激しい炎症，過急性炎症（<5時間）の際に骨髄の貯蔵プールまたは成熟プールの枯渇が起こる。当初は放出過剰による枯渇，ついで成熟が追いつかないための枯渇を呈す。末梢血では後骨髄球も出現するような左方移動を伴う激しい好中球減少症がみられる（変性性左方移動）。この場合の予後は不定であり，悪いこともよくある。

骨髄における産生自体の減少によるものには，感染による骨髄の破壊または低形成として犬や猫のパルボウイルス，猫白血病ウイルス（FeLV）感染，腫瘍細胞による置換（骨髄癆），線維細胞による置換（病理診断名としては骨髄線維症，血液学的診断名としては再生不良性貧血。三系統の減少を伴う），脂肪組織による置換（病理診断名としては脂肪髄，血液学的診断名としては同様に再生不良性貧血となる）がある。後二者は骨髄低形成または無形成の状態である。もうひとつの産生不良の原因としては無効造血，あるいは分化・成熟の停止がある。これには免疫介在性，薬物性，感染性，前腫瘍段階が原因として挙げられる。

したがって真の好中球減少症に対するアプローチとして，敗血症が疑われるならば抗生物質の静脈内投与で治療を行い，薬物性が疑われるならすべての薬物を中止する。通常は48時間後に再検査して，持続していれば骨髄検査に進むかどうかを決める。

12．その他の白血球成分の減少症

ほかの成分の減少は白血球総数の減少にはつながらない。しかし，それぞれ特異的な診断に結びつく所見の場合もあり，検出することには意義がある。

リンパ球減少症はさまざまな要因が知られているが，最も多くみられるのはストレス／ステロイド反応としての減少症である。そのほかで多いものはジステンパーウイルス，パルボウイルス，FeLV，猫免疫不全ウイルス（FIV）などの感染性の要因によるものである。FIV感染，とくに末期のAIDS期には$CD4^+$のヘルパーTリンパ球の減少が著明で，正常であれば700/μL前後の同細胞が200/μL以下に減少し，顕著な細胞性免疫不全を呈する。またFeLVでは特殊な分離株がTリンパ球を特異的に減少させることが知られている。

好酸球減少症はグルココルチコイドによるものであるが，減少症と評価する場合にはその動物の平常時の好酸球数も考慮する必要がある。すなわち0になったものは明らかに減少症と考えてよいが，寄生虫感染やアレルギーを持つ動物では平常時から値がやや高めであるので，基準値範囲内に入ったとしてもそれが減少症を示している可能性もある。

13．異常白血球の出現

骨髄の造血環境が悪化した場合，前白血病状態，FeLV感染などでは巨大好中球の出現，核の変化，過分葉，デーレ小体などの中毒性変化がみられることが多い。また変性性左方移動と一緒にこれらの形態異常が認められることもある。

正常好中球では，発達したクロマチン結節を持つ分葉が3～4分葉に進んだ核がみられる。細胞質は薄いピンク色で非顆粒状にみえるが，軽度の中毒性変化ではまず細胞質に変化がみられる。これにはデーレ小体と好塩基性細胞質が含まれており，これらの所見がみられた際には好中球増加症がなくとも炎症を考えたほうがよい（図32A）。細胞質の好塩基性変化は一般に粗面小胞体（rER）などのRNAの残存を示唆する所見で，とくにrERの凝集が顕著で細胞質の濃紺色の汚れのようにみえるものがデーレ小体である（図32A）。rERの残存により水を保持する傾向が強まり，細胞質は泡沫状を呈するようにもなる。中毒性変化がさらに強くなったものでは細胞質の好塩基性は増強し（図32A），泡沫状あるいは空胞変性も高度となり（図32B），さらにデーレ小体も増加する。また，細胞質に中毒性顆粒を持つものもみられる。中毒性顆粒とは骨髄芽球にみられる一次顆粒が残存していて，特異顆粒である二次顆粒と融合したものである。本来であれば骨髄芽球から分葉核までの成熟に5～7日を

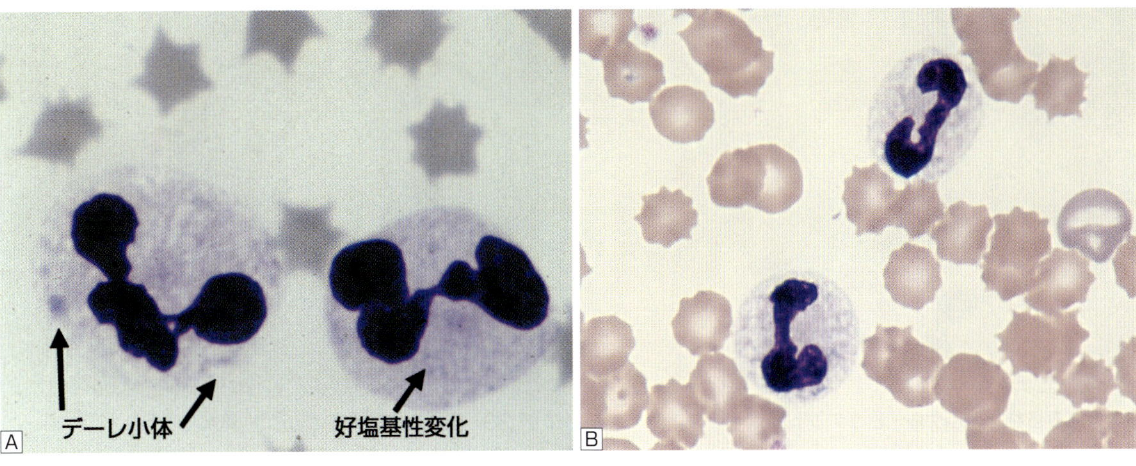

図 32　好中球の中毒性変化
A：デーレ小体と細胞質好塩基性変化，B：細胞質空胞化

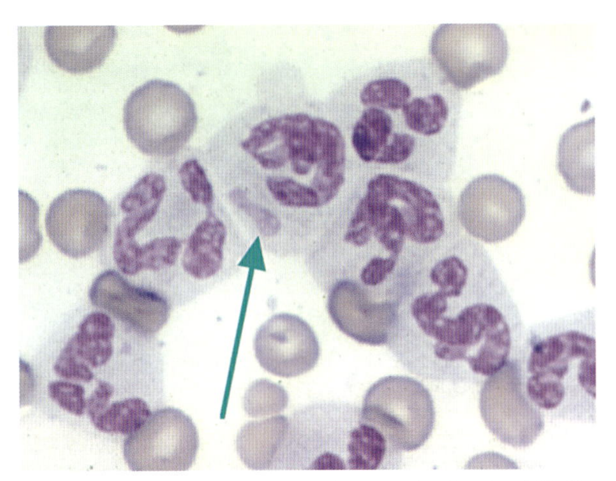

図 33　好中球細胞質にみられたジステンパーウイルス封入体

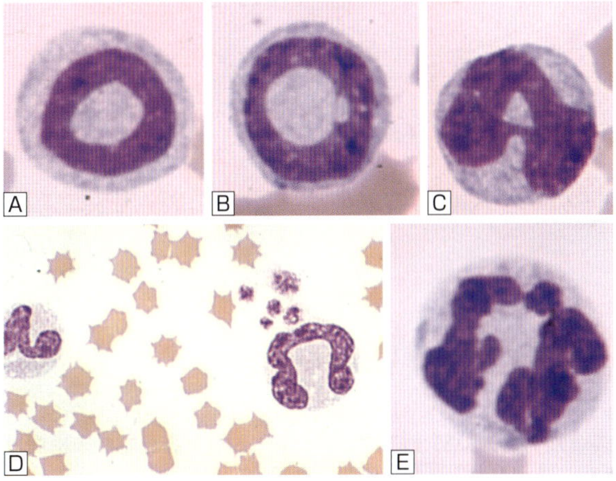

図 34　好中球の異形成性変化
A～C：輪状核好中球，D～E：大型(2 倍体)好中球

要するが，炎症時はそれが3～5日に短縮されることで若い細胞質を持ったままの異常な好中球が出やすいものと考えられる。

細胞質に特異的な封入体が出現する疾患としては，ジステンパーウイルス感染(図 33)とチェディアック・ヒガシ症候群がある。また類似の増殖亢進や増殖自体の異常から，核に異常が発現する場合がある。代表的なものは輪状核の好中球，巨大好中球である。これには単なる中毒性変化の場合と，核の成熟異常(FeLV 感染や骨髄異形成症候群)を示す場合がある(図 34)。遺伝性疾患で白血球核の成熟異常を示すものとして，ペルゲル・ヒュエット異常というものがある。これは好中球などの核が成熟せず，短い桿状核にみえるのが特徴である(図 35)。また，FeLV 感染猫では，偽ペルゲル異常(図 36)とよばれる類似の形態異常がみられることがある。

骨髄原発の白血病や末期のリンパ腫では，腫瘍性の細胞が血中に多く出現する。ただし，骨髄異形成症候群(前白血病状態)や，白血球数の増加を伴わない骨髄の増殖性疾患などでは，白血球減少症となることも多い。このなかで核小体を持った幼若細胞(芽球)が出現した場合には，腫瘍性変化を疑うのが妥当である。

骨髄における腫瘍性変化の進行は，血小板減少症や非再生性貧血を伴うことが多い。そのほかの白血球におけるまれな形態異常としては，ライソゾーム病(GM1 または GM2 ガングリオシドーシスの症例で出現する，空胞や顆粒を持った細胞，図 37)，犬の白血球接着不全(LAD)でみられる過分葉好中球の持続

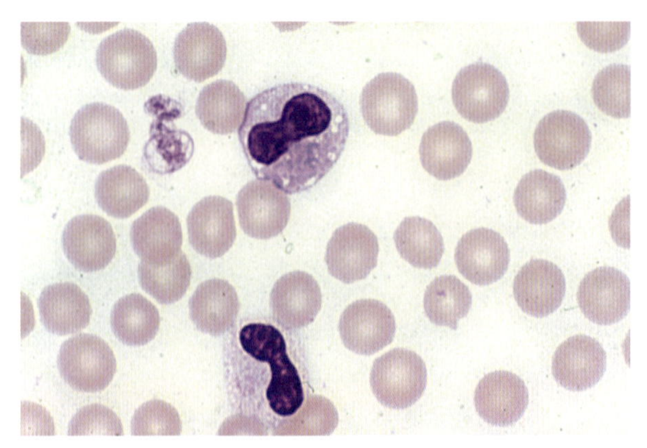

図 35　犬にみられたペルゲル・ヒュエット異常
好中球核の分葉が進んでいない。

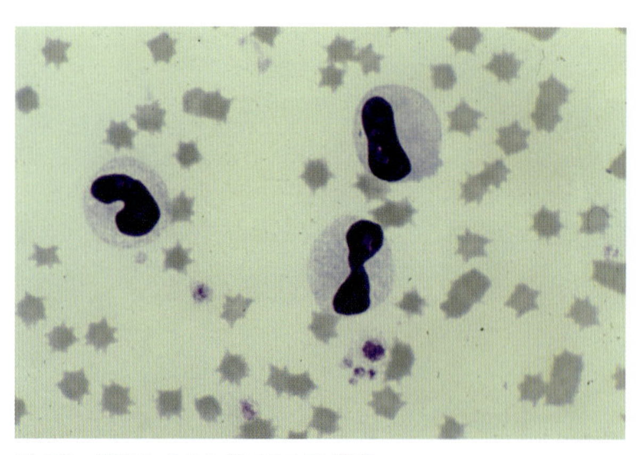

図 36　猫にみられた偽ペルゲル異常
中毒性変化も強い。

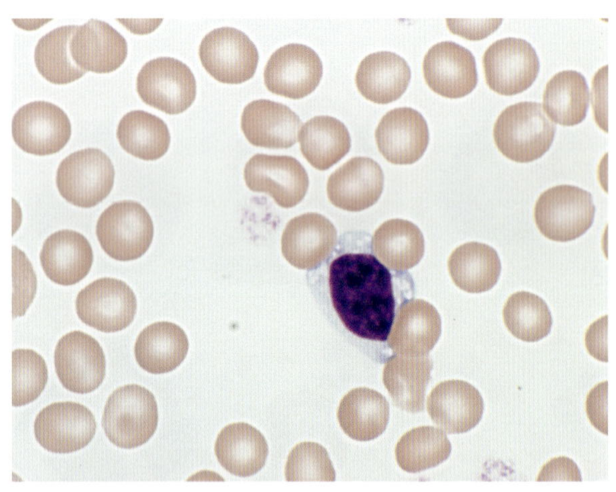

図 37　犬の GM1 ガングリオシドーシスでみられた末梢血リンパ球の細胞質空胞
（林屋動物診療室，林屋牧男先生のご厚意による）

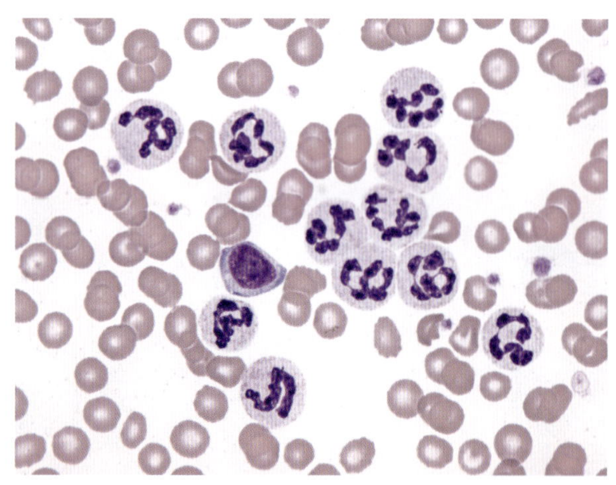

図 38　犬の白血球接着不全（LAD）で末梢血に増加した過分葉好中球
（UC Davis, Dr. William Vernau のご厚意による）

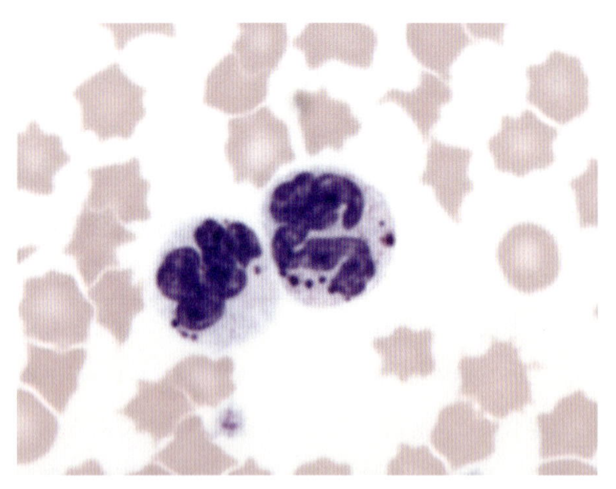

図 39　内臓型肥満細胞腫の猫の末梢血に出現した意義不明の好中球細胞質内の好塩基性顆粒
（UC Davis, Dr. William Vernau のご厚意による）

性増加（図 38），猫の内臓型肥満細胞腫の症例でみられる好中球細胞質内の好塩基性顆粒（図 39）などがある。

CBC における白血球系の評価

1．炎症はあるか？

炎症の存在は通常，桿状核好中球増加症と単球増加症，さらに特殊な好酸球性炎症をも視野に入れて好酸球増加症で検出される。成熟好中球数は炎症があれば増加していることが多いが，増加があればただちに炎症があるとは言い切れない。好中球増加症の原因として興奮（アドレナリン），ストレス／ステロイド反応，細菌性炎症，非細菌性炎症（免疫介在性），貧血への反

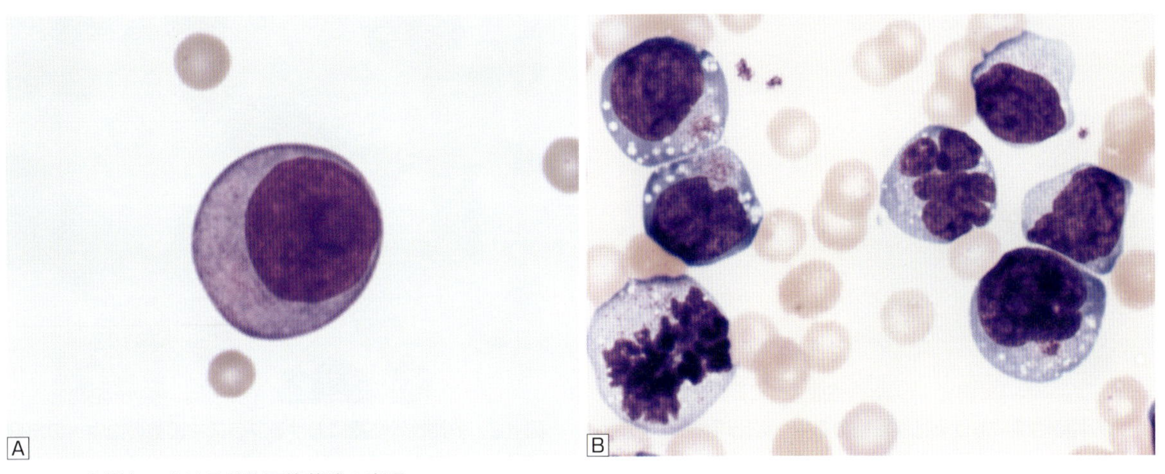

図 40　末梢血における分類不能芽球の出現

A：猫の急性骨髄性白血病(AML-M1)。白血病を思わせる核小体を持った，分類不能芽球の末梢血が出現している。
B：犬の大顆粒リンパ球(LGL)リンパ腫ステージⅤ。核小体を持つ顆粒リンパ球と，その分裂像の末梢血が出現している。

応(赤芽球系増殖のための GM-CSF による反応)，腫瘍性の増加があるためである。また炎症があっても，好中球数は逆に減少しているかもしれない。

2. 炎症がある場合それはどのようなものか？

炎症は過急性炎症(変性性左方移動)，急性炎症，慢性活動型炎症，慢性炎症に分類する。成熟好中球数や単球数は慢性に行くほど増加するのが普通であり左方移動は逆に少なくなる。

左方移動がみられ，成熟好中球の増加がみられない，あるいは減少している場合は過急性炎症や急性炎症と考える。この場合の単球の増加は通常，壊死の存在を意味している。左方移動を伴いながら，あるいはほとんど伴わずに成熟好中球が増加しているのは，慢性活動型炎症である。すなわち，骨髄は好中球産生の需要に追いついており，確立された炎症反応と考える。この場合は単球の増加もしばしばみられる。左方移動を伴わずに顕著な成熟好中球増加，さらに単球増加も伴うものは慢性炎症と判定する。したがって，予後としては過急性炎症，急性炎症のほうが不定または不良であり，敗血症や圧倒的な細菌感染に対して集中的な治療が必要である。しかしながら，白血球総数の増加はないので，総数だけで判断するとこのような重篤な炎症を見逃しやすい。それに対して，慢性期のそれほど重篤ではない状態を，高度の白血球増加症として過剰な治療を考えてしまうこともある。

好酸球増加症の症例ではアレルギーや寄生虫など，特殊な形の炎症を考える。しかし腫瘍性の増加も考慮に入れておく必要がある。好酸球増加症は，即時型過敏症，寄生虫疾患，悪性好酸球増多疾患(好酸球性胃腸炎，好酸球増加を伴う肺浸潤，好酸球性筋炎)，猫のアレルギー性皮膚疾患(好酸球肉芽腫症候群)で起こることはよく知られているが，腫瘍に関連した増加はあまり注意されない。このなかでも肥満細胞腫による好酸球増加症は比較的よく知られているが，そのほかにリンパ腫(これもおそらく IL の異常ではないかと考えられる)，卵巣，骨，漿膜に広がる腫瘍でも起こる。

3. 壊死はあるか？

壊死の存在は単球増加症でみる。

4. ストレスはあるか？

ストレスの存在はリンパ球減少症でみる。リンパ球減少症は，ストレス，クッシング症候群，リンパ系腫瘍の一部でみられることがある。

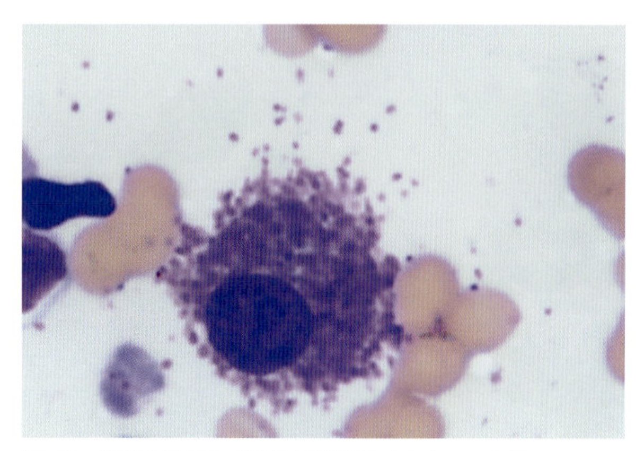

図 41　肥満細胞腫における肥満細胞の血中への出現

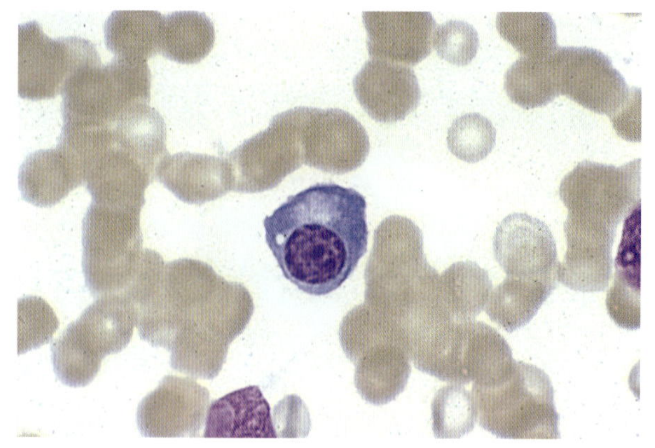

図 42　多発性骨髄腫におけるプラズマ細胞の血中への出現

5. 異常細胞の出現は？

赤芽球は貧血への反応時には異常なものではないが，貧血を伴わない出現，非再生性貧血時の出現は異常所見である。まず鉛中毒を除外する必要があるが，脾臓腫瘍や骨髄の異常で，異常に末梢血中に出現している可能性も疑われる。核小体を持った白血球は末梢血中に出現してはならない。骨髄由来の急性白血病(急性骨髄性白血病，急性リンパ芽球性白血病)や，リンパ腫ステージⅤが疑われる(図 40A，B)。肥満細胞の出現は，内臓型肥満細胞腫を示唆する所見である(図 41)。高蛋白血症(高グロブリン血症)を伴ったプラズマ細胞の出現は，多発性骨髄腫を示唆する所見である(図 42)。

6. 異常な血球減少は？

好中球減少，あるいは重度のリンパ球減少については，腫瘍性疾患の存在も含め，慎重に検討する必要がある。すなわち，末梢血に腫瘍細胞は出現していなくとも，骨髄が腫瘍細胞で置換されていることもあるので，末梢血で骨髄の様子が分からない場合には常に骨髄をみるのがよい。

Coffee Break

1 臨床現場での顕微鏡写真撮影は？

血液の細胞を大きく拡大したカラーアトラスを作るような場合にはオリンパスのDP80やDP74カメラシステムがふさわしいが，臨床現場での顕微鏡写真の保存にはDP22が手軽でよいだろう。パソコンがなくとも扱うことができ，小型の操作パネルとEIZOのカラーモニターがセットになっている。画像は直接USBメモリーに保存できる。

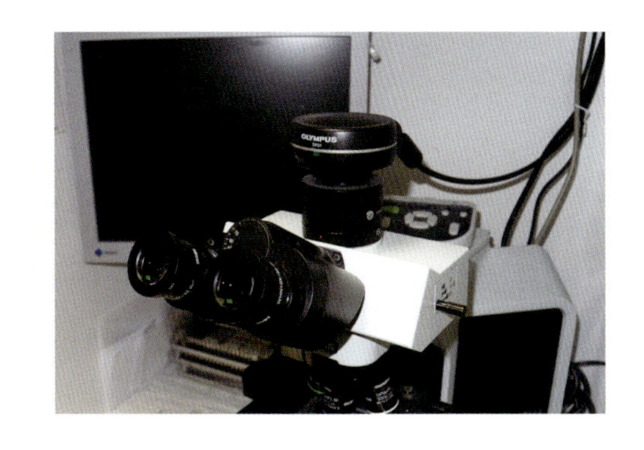

05

CBC：赤血球系の評価

はじめに

赤血球は酸素および二酸化炭素，さらには薬物や毒物の吸着および運搬という機能を持つ，無核ではあるが生きた細胞である。骨髄で増殖／成熟する際に細胞内でヘモグロビンを合成して酸素運搬能を獲得し，血中ではグルコースをエネルギー源にエネルギー代謝を行っている。赤血球は，その膜上にグルコーストランスポーター（GLUT 1）を多く持つため，インスリン非依存性にグルコースを取り込むことができる。赤血球の減少は酸素運搬能の減退と直接的な関連があり，赤血球の増加は血液の粘稠度上昇，血流の阻害に関係する。すなわち，赤血球系に関する検査の目的とは，赤血球増加症はないか，貧血はないか，あるとすればそれらの原因は何かを特定することである。

赤血球の生成と形態

1．赤血球系成熟過程

赤血球は骨髄で産生される。最も幼若な赤血球系の幹細胞は前期赤芽球系前駆細胞 erythroid burst forming unit（BFU-E）とよばれるが，光学顕微鏡的には識別不可能である。この幹細胞に造血ホルモンであるエリスロポエチン erythropoietin（EPO）が働いて後期赤芽球系前駆細胞 erythroid colony forming unit（CFU-E）が作られ，もう一度 EPO が作用することで原赤芽球 ruburiblast が分化する。さらに赤血球系の成熟過程には顆粒球単球コロニー生成ユニット（GM-CSF）も作用するため，通常では激しい赤血球系再生性変化は顆粒球の生成も伴う。以降の分化・成熟段階は骨髄内で光学顕微鏡的に識別可能なもので，表 1 に示す各成熟段階を経て赤血球となる。

表 1　赤芽球系成熟過程

成熟過程	
Ruburiblast	原赤芽球
Prorubricyte	前赤芽球
Basophilic rubricyte	好塩基性赤芽球
Polychromatophilic rubricyte	多染性赤芽球
Metarubricyte	後赤芽球
Reticulocyte	多染性赤血球（網赤血球）

光学顕微鏡で識別可能な段階を示す。

赤芽球系成熟過程にかかる時間は BFU-E から網赤血球までで 5 ～ 6 日で，網赤血球が成熟赤血球になるまでの時間は犬で 1 ～ 2 日，猫で 1/2 ～ 1 日である。末梢における赤血球の寿命は猫で 80 日，犬で 120 日である。

2．犬の赤血球

犬の赤血球は直径約 7 μm の円盤形で，中央はわずかに凹みセントラルペーラー（中央淡染部）を形成する（図 1）。大小不同はわずかに認められ，青みがかって染まるやや大型の多染性赤血球の数は全体の 2％内外である（図 2）。有核赤血球（赤芽球，図 3）やハウエルジョリー小体（図 4）はわずかにみられることがある。秋田犬やそのほかの日本犬，イタリアン・グレーハウンドなどは赤血球が小型で体積も小さいため（平均赤血球容積〔MCV〕が 55 ～ 65 fL，MCV については後述），猫の赤血球に近いサイズにみえる。それに対してプードルの赤血球は MCV が>80 fL と大きめである。

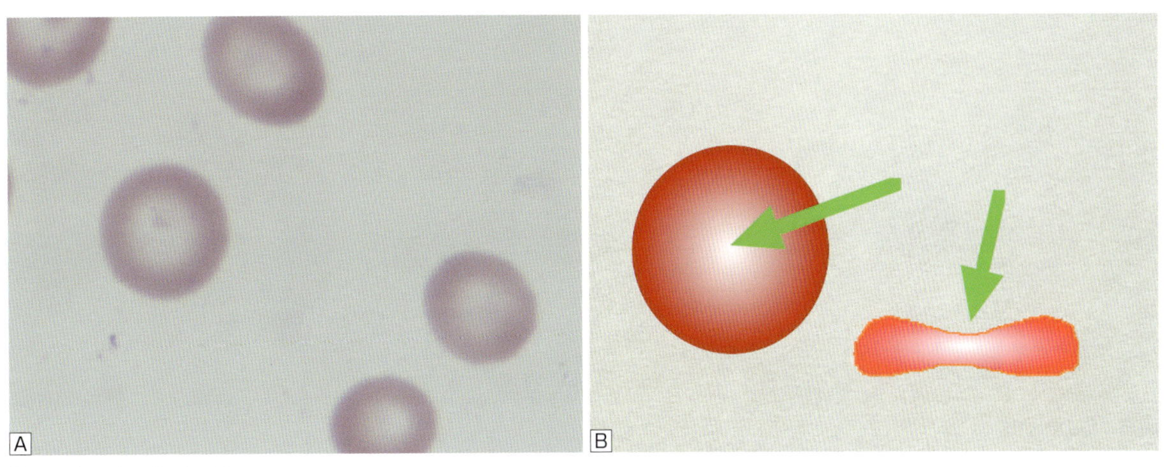

図１　セントラルペーラー
A：セントラルペーラーを伴う犬の正常赤血球，B：犬のセントラルペーラーの模式図。

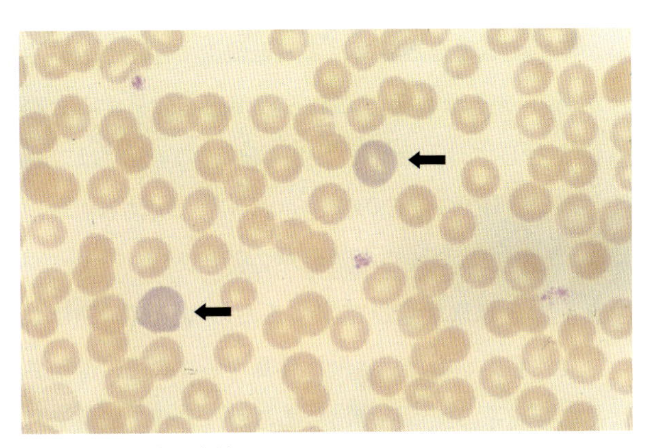

図２　正常な犬の血液
わずかに多染性赤血球を認める（矢印）。

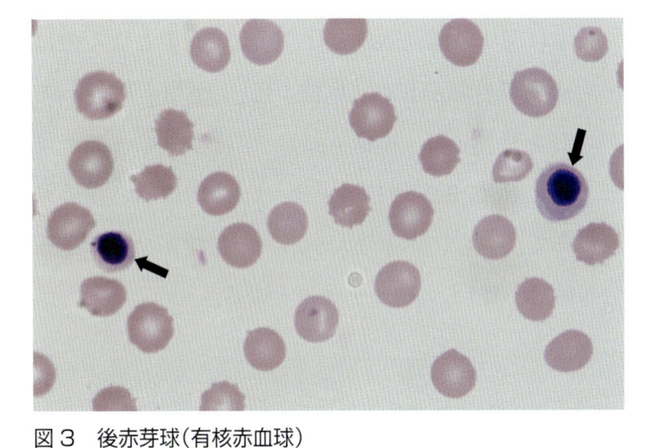

図３　後赤芽球（有核赤血球）
赤血球とほぼ同じ色の細胞質に光を全く通さない濃縮した小型円形核を持つ（矢印）。

3. 猫の赤血球

猫の赤血球は直径 5.5 ～ 6.3 μm の円盤形で，セントラルペーラーはみえにくい。ただし個体差があり，セントラルペーラーを持つ赤血球がみられる個体もある。大小不同はわずかに認められ，多染性赤血球の数は 0.5％内外と少なめである（図５）。有核赤血球やハウエルジョリー小体はわずかに認められることがあり，さらに小型のハインツ小体が正常な猫でもみられることもある（後述）。

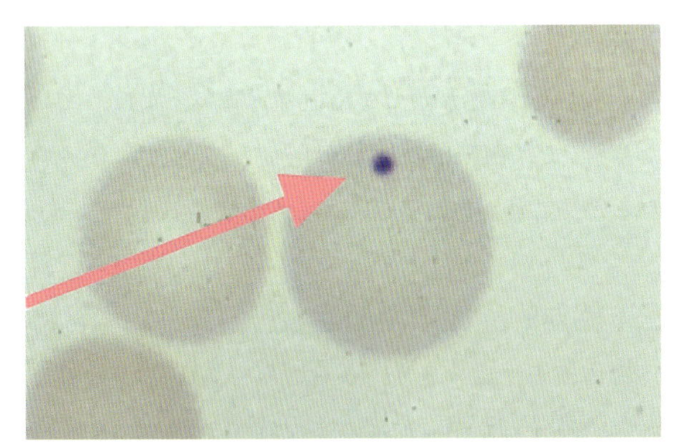

図４　ハウエルジョリー小体
犬の赤血球内にみられたハウエルジョリー小体（矢印）。

赤血球の検査項目

1. 測定値

総赤血球数（RBC，単位：$\times 10^6/\mu$L），血液中に占める赤血球の体積の割合であるヘマトクリット（PCV または Ht，単位：％），ヘモグロビン濃度（Hb，単位：g/dL）は自動検査機器が測定する赤血球系の測定値である。これらの数値は血漿総蛋白濃度（TP，単位：g/dL）に照らして評価する。

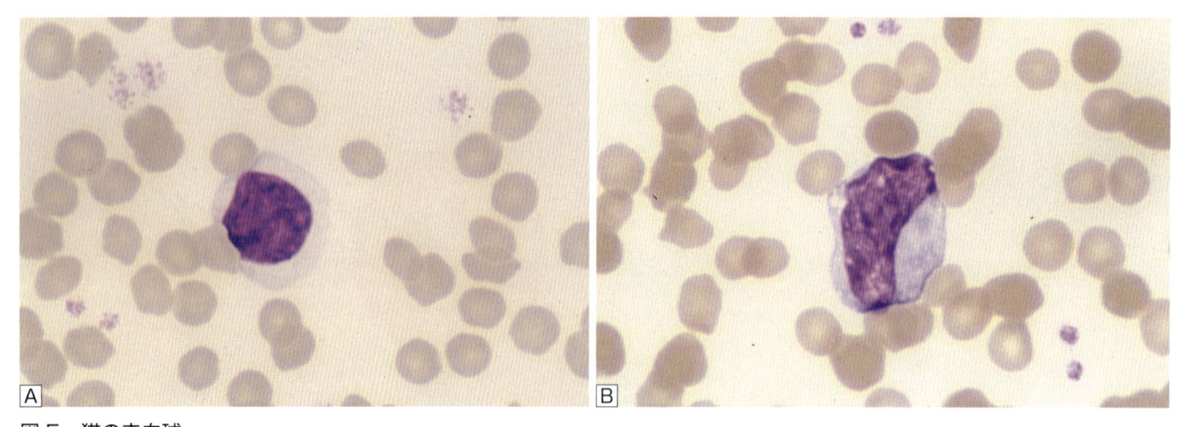

図５　猫の赤血球

A：中央は免疫刺激リンパ球，B：わずかに連銭形成がある。中央は単球。

2．計算値

貧血に関する鑑別診断を行ううえで重要となるのは平均赤血球容積（MCV，単位：fL），平均赤血球ヘモグロビン量（MCH，単位：pg），平均赤血球ヘモグロビン濃度（MCHC，単位：g/dL または%）という計算値である。さらに赤血球大小不同の指標となる赤血球分布幅（RDW）も大切なデータとなる。

赤血球増加症

1．相対的赤血球増加症

一般に，TP の上昇を伴う高 PCV は脱水を示唆する所見である。若齢の小型犬にみられる急性出血性下痢症候群（AHDS，かつて出血性胃腸炎とよばれていた病態）では臨床的な脱水所見なしに高 PCV がみられるが，これも血液濃縮によるものである。

2．絶対的赤血球増加症

身体検査やヒストリーから脱水や AHDS が除外され，そのうえで赤血球系の３つのパラメータ（RBC，PCV，Hb）の上昇がある場合に絶対的赤血球増加症と評価される。絶対的赤血球増加症には二次性と真性があり，これらの鑑別はヒストリーや身体検査で行わなくてはならない。

二次性赤血球増加症の原因は，EPO 濃度の増加による赤血球産生の亢進である。心疾患・呼吸器疾患，あるいは高地居住による慢性的な酸素不足に関連した EPO 産生，腎における腫瘍に関連した EPO 産生（腫瘍が産生する場合と腫瘍による低酸素で産生される場合がある）が含まれる。これらの疾患を除外するための検査としては，血中の 2,3-DPG 濃度（犬では二次性で増加），EPO 濃度の測定がある。二次性赤血球増加症の治療には原疾患の治療が必要となる。

真性赤血球増加症を確定するための診断試験はない。真性赤血球増加症は慢性骨髄増殖性疾患に分類される赤芽球系の腫瘍性増殖であるが，分化・成熟過程に形態学的な異型性を伴わないので，骨髄の形態学的検査を用いても確定が非常に困難である。したがって，ほかの疾患をすべて除外することで診断される。真性赤血球増加症に対する有効な原因療法はなく（化学療法は限られた効果しかない），対症療法として繰り返しの瀉血を行う。

貧血

1．症例へのアプローチ

貧血とは血液検査における RBC，PCV，Hb のいずれか，あるいはすべてが低下した状態と定義される。赤血球の破壊や喪失が原因で骨髄には原因がない再生性貧血と，骨髄造血機能の低下を原因とする非再生性貧血に大別され，このような分類によって治療法の選択と予後判定が可能である。

また貧血は，前述の赤血球に関する３つのデータをもとに自動検査機器によって示される赤血球指数，す

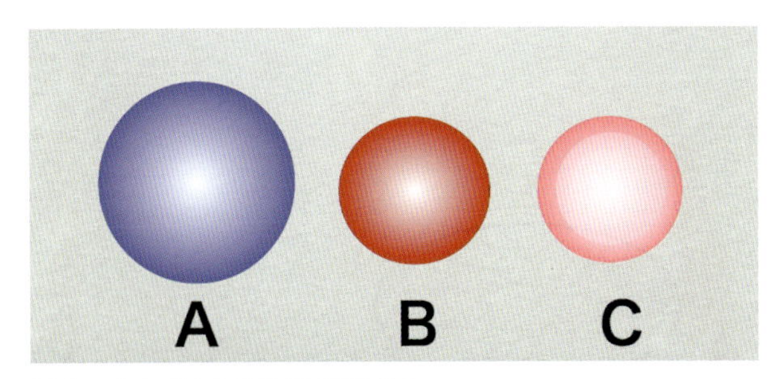

図６　さまざまな赤血球の模式図
A：大球性低色素性の赤血球，B：正球性正色素性の赤血球，
C：小球性の赤血球。

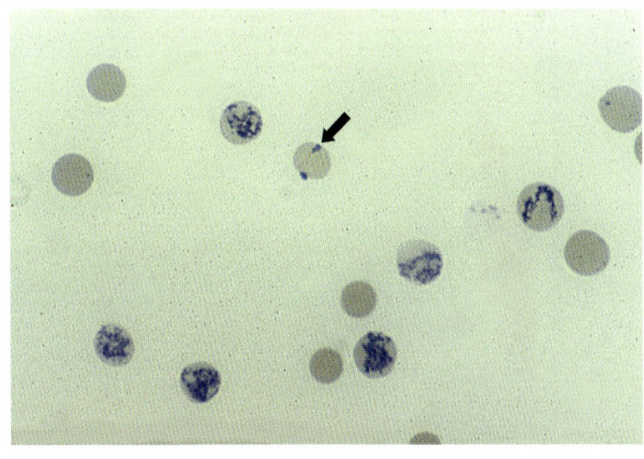

図７　猫の末梢血中の網赤血球
ニューメチレンブルー染色。中央上には２個のハインツ小体を持った赤血球がみられる（矢印）。

なわちMCV，MCHCによって大球性低色素性，正球性正色素性，小球性などに分類される（図６）。このうち大球性低色素性貧血が再生性貧血に相当し，ほかは非再生性貧血であるといわれてきた。しかしながら最近では，これらの数値は信頼性が低いので網赤血球数を評価すべきとされている。

再生性貧血は骨髄での赤芽球系成熟過程は問題ない。末梢における種々の原因による破壊の亢進，寿命の短縮，あるいは失血が原因であり，再生が追いつかなければ貧血となる。破壊の原因としては免疫介在性の血管外ならびに血管内溶血，変性ヘモグロビンのハインツ小体，バベシアやヘモプラズマなどによる感染，先天性または後天性の赤血球膜の異常などがある。

非再生性貧血は，一般に骨髄赤芽球系の低形成や無形性によるもので，猫白血病ウイルス（FeLV）などに代表される感染性，赤芽球系の分化・成熟異常による腫瘍性または前腫瘍性，細胞毒性薬物などによる薬物性，骨髄での白血病細胞の増殖による骨髄癆性，鉄欠乏などによる栄養欠乏性，さらに鉄の利用能低下に関連した炎症性，甲状腺機能低下症などの内分泌疾患に関連したものに分類される。さらに，再生像はあるが全く足りていないものも非再生性貧血として扱われる。

2. 網赤血球数による再生性の評価

赤血球系の再生を定量的に示す方法として，馬以外の動物では網赤血球数の計数による評価がある。網赤血球は未成熟な赤血球であり，ニューメチレンブルーなどによる超生体染色で染色されるRNAの網工（網状物）を有している（図７，８）。馬では再生性貧血に

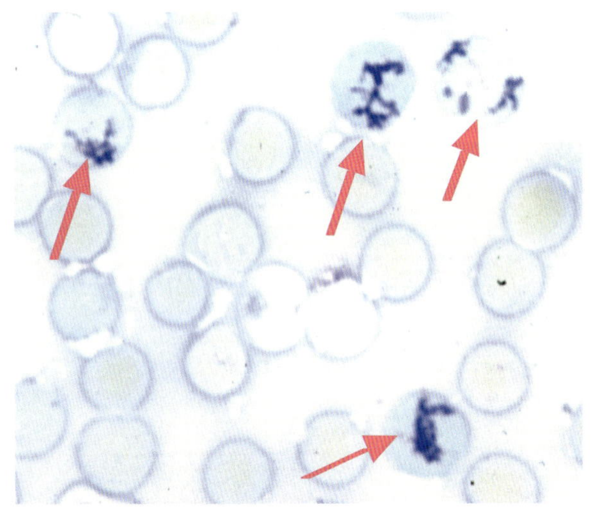

図８　犬の網赤血球
ニューメチレンブルー染色。矢印で示すのが網赤血球である。

おいても末梢血中に網赤血球は放出されない。そのほかの動物では１回の急激なPCVの低下に続いて４～５日目に網赤血球数がピークとなり，赤血球量は約２週間で完全に元に戻る。

(1)測定方法

レーザーフローサイトメトリー方式の自動検査機器では網赤血球数も自動で測定される。これは赤血球のなかでRNAを一定量以上持つものを，その蛍光強度で網赤血球と判定して数えているため，目視法に比べて非常に正確な評価となる（図９）。顕微鏡で観察する際は，まず専用の染色用キャピラリーを使用して指

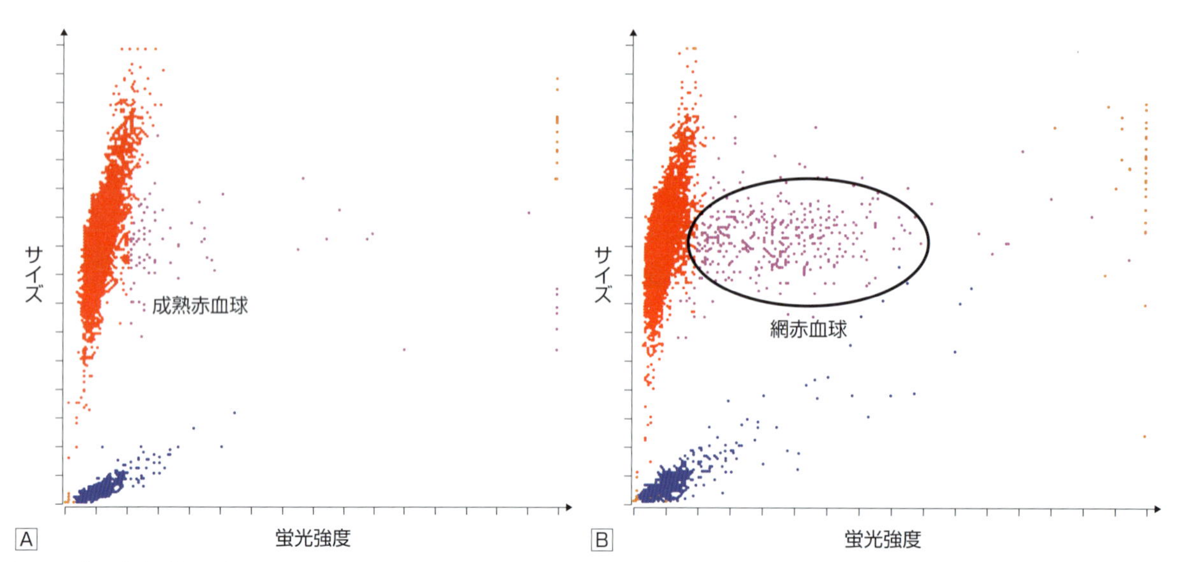

図 9　犬の赤血球ドットプロット

A：正常な犬，B：再生性貧血の犬。顕著な網赤血球反応がみられる。
赤色：赤血球，紫色：網赤血球，青色：血小板。
（レーザーフローサイトメトリー検査機器〔IDEXX プロサイト Dx™，アイデックス ラボラトリーズ〕のデータをもとに作成）

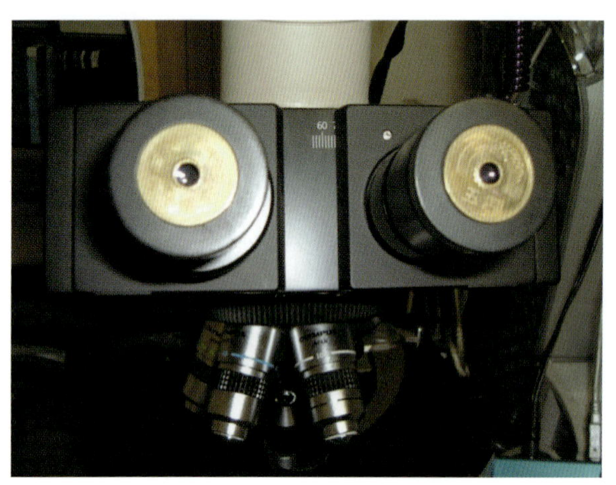

図 10　5 円玉で視野を狭窄した顕微鏡の接眼レンズ

定の時間静置，染色後に塗抹を作製，封入する。染まるのは網赤血球，白血球，血小板だけで，成熟赤血球は薄くその存在だけが分かる。顕微鏡の接眼レンズの視野を 5 円玉で狭窄し（**図 10**），網赤血球を含むすべての赤血球を 1000 個数え，そのなかの網赤血球の割合を出す。

(2)犬と猫の網赤血球の形態

超生体染色で観察した場合の犬の網赤血球は，すべて凝集型である。凝集型網赤血球は多量の網状物を含んでいる（**図 8**）。これは血液塗抹標本で認められる多染性赤血球とほぼ同一のものである（後述）。犬の貧血の症例で赤血球の辺縁に凝集した構造物や点状物が集まったものがみられることがあるが，これはハインツ小体なので注意が必要である。

猫の網赤血球は 3 種類あるいは 2 種類あるとされており，その出現の意義は若干異なるため，貧血の評価を行う場合は区別しておくことが重要である。標準的なニューメチレンブルー染色を用いて 3 種類に分ける方法では，薄いブルーの点（8 個以下）を持つ点状型または斑状型 punctate，濃い点を持つ点状と凝集の中間型，濃い顆粒網状の構造を持つ凝集型 aggregate に分類する（**図 11**）。一般に，凝集型と中間型を凝集型網赤血球として数え，点状型網赤血球は別に数える。点状型網赤血球は，猫では正常の状態でも循環中に 10%（500000/μL）まで存在しており，また猫の再生性反応で実際に認められる網赤血球の多くを占める。増加は貧血発生後 1 週間でピークを迎え，最初の貧血から 3 週間増加が持続することがある。したがって，猫において再生反応を評価しようとする場合に凝集型と点状型の網赤血球を区別することは重要であり，それぞれの割合を分けて計算すべきである。

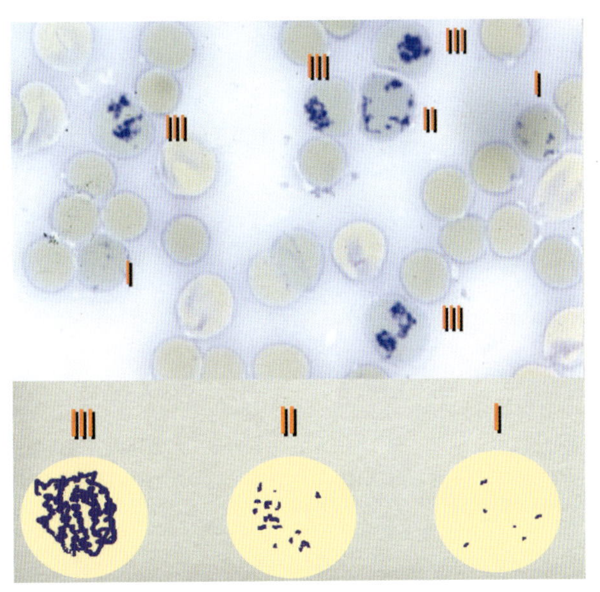

図 11　猫の網赤血球の各タイプおよび模式図

ニューメチレンブルー染色。
Ⅰ：点状型，Ⅱ：凝集点状型，Ⅲ：凝集型

表 2　再生反応の程度および網赤血球絶対数

再生反応の程度	犬の網赤血球数	猫の凝集型網赤血球数	猫の点状型網赤血球
再生なし	＜60000	＜15000	＜200000
軽度の再生性	150000	50000	500000
中等度の再生性	300000	100000	1000000
高度の再生性	＞500000	＞200000	1500000

黄色の部分の網赤血球数が再生性を示す。

(3)絶対数評価と指数評価

網赤血球を数量化するひとつの方法に絶対数を出すものがある(RBCがわかっている場合)。

網赤血球(%)×RBC×10^6(/μL)＝網赤血球(/μL)で算出する(**表2**)。指数として評価する場合には以下の式で計算する。犬では網赤血球産生指数(RPI)＞2ならば再生性である。

$$\text{犬用 RPI} = \frac{\text{網赤血球}(\%) \times \text{PCV}/45}{\{(45-\text{PCV}) \times 0.05\} + 1}$$

骨髄が反応できる条件下では，PCVが低下すれば網赤血球数は多くみられて当然である。これは貧血が激しくなるほど分化途上の赤血球が骨髄を出発して末梢血に出るためである。したがって，網赤血球の割合(%)そのままでは評価しないほうがよい。RPIを計算した場合，犬ではRPI＞2を再生性貧血と評価するが，猫では再生性貧血でもRPI＞2にならないことも経験されるので評価は難しい。そのため猫ではRPIは使用しない。

再生反応に関連したそのほかの所見として，赤血球造血の亢進に伴い網赤血球以外の未完成の赤血球も末梢血へ多く放出されることがある。例として，後述するハウエルジョリー小体や標的赤血球が挙げられる。さらに赤芽球(有核赤血球)も著しく再生反応が亢進した骨髄から放出されることがあるが，これは常に網赤血球や多染性赤血球といった正常の再生反応と同時に評価すべきである。反対に赤血球再生像を伴わない有核赤血球の出現は異常であり，骨髄の異常，脾臓の血管系の異常や鉛中毒の存在を示唆する。

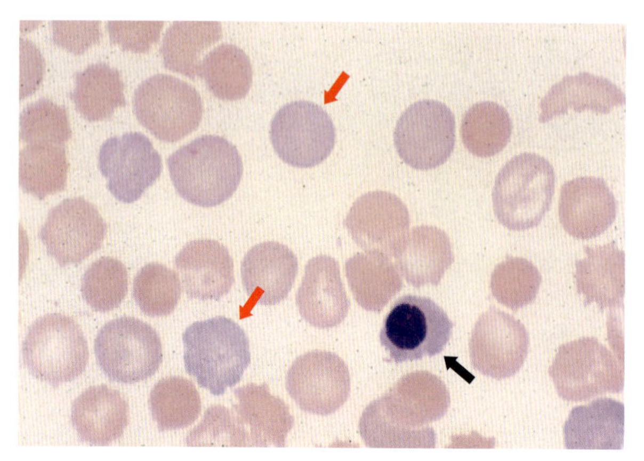

図 12　犬の再生性貧血
赤血球の大小不同と多染性(赤矢印)，ならびに赤芽球(有核赤血球，黒矢印)もみられる。

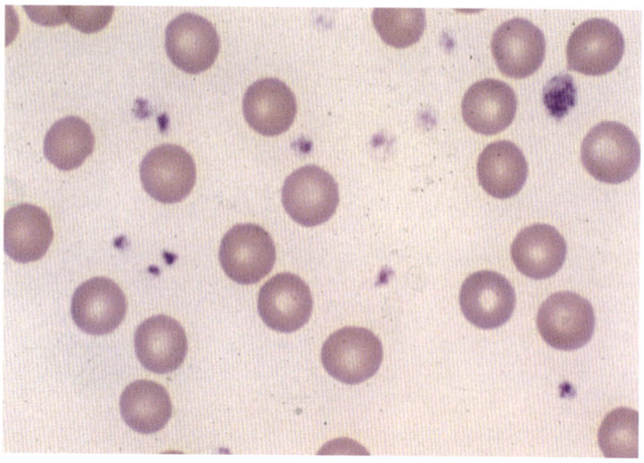

図 13　犬の非再生性貧血
赤血球の大小不同と多染性がみられない。

3．大球性低色素性貧血

検査数値では MCV の高値，MCHC の低値として表れるが，これらの数値算出の基準となる RBC，PCV，Hb にエラーがあると容易に誤った値が出るものである。したがって，必ず塗抹検査によりこれらの数値と形態が一致するかどうかを確かめたほうがよい。一般に大型赤血球の出現により大小不同がみられ，さらに大型赤血球の色が青みを帯びている場合，数値のうえでは大球性低色素性となる(図 12)。青みを帯びた大型赤血球は骨髄から放出された直後の未熟な赤血球で，その染色性から多染性赤血球とよばれる。多染性というのは赤色と青色の両方に染まるという意味で，赤(オレンジ)色はヘモグロビン，青色は RNA に由来する。すなわちヘモグロビン濃度が未だ低く，RNA を持っているために多染性を示す。このような赤血球の多く(80％程度)が網赤血球として検出されるといわれているので，多染性赤血球の数は網赤血球数の大まかな指標となろう。

このような貧血の原因は赤血球が失われるか(出血)，破壊されるか(溶血)であり，骨髄における赤血球産生には異常がないものであるため，貧血に反応して多くの網赤血球が出現する。あわせて赤芽球(有核赤血球)もみられることがある。

4．正球性正色素性貧血

正球性正色素性のタイプの貧血は形態的特徴が非常に乏しい。言い替えれば網赤血球の出現しない非反応性(非再生性)の貧血であるため，多染性の大赤血球はみられない(図 13)。このような形態がみられたならば，骨髄から網赤血球は放出されていないと考える。

軽度から中等度の正球性正色素性貧血は獣医学領域で多くみられる。原因として，炎症性疾患に関連したもの，慢性腎臓病に関連したもの，甲状腺機能低下症に関連したものなどがある。

炎症性疾患に関連した貧血はヘモグロビン合成障害による赤芽球成熟阻害により起こる。炎症によるスーパーオキサイドの産生が鉄を酸化させヘモジデリンを作ること，あるいはインターロイキン(IL)-1，IL-6 といった炎症性サイトカインにより肝細胞からのヘプシジン hepcidin の産生が上昇することに影響を受けて，マクロファージや腸上皮表面の鉄の出入口であるフェロポルチン ferroportin が働かなくなる。このためマクロファージは鉄を貯め込み，赤芽球が鉄を利用できなくなる。さらに腸からの鉄の吸収も低下する。体内の鉄は減少しないが血清鉄は減少することになり，結果的に赤芽球が成熟できなくなる。骨髄ではヘモジデリンの増加が観察される。貧血の改善のためには炎症性疾患の治療が必要である。

慢性腎臓病に関連したものは，腎組織の減少に伴う

EPOの分泌不良により赤芽球系造血の低下が起こることが原因で発生する。慢性腎臓病の治療は不可能であり，繰り返しの輸血が必要となる。ヒトリコンビナントエリスロポエチンは，動物では抗体産生の危険があるため，あまり早期からの使用は勧められない。

犬の甲状腺機能低下症に関連したものは甲状腺ホルモン不足による細胞の増殖分化の障害に起因し，甲状腺機能低下症の犬の25～40%にみられる。甲状腺ホルモン補充療法により改善が期待される。

そのほかに骨髄の造血異常に関連する正球性正色素性貧血がある。これは進行性であり，重度のものになる。骨髄検査が適応となり，予想される骨髄所見としては腫瘍細胞浸潤(骨髄癆)，再生不良性貧血(骨髄無形成)，赤芽球系低形成・無形成，赤芽球系分化障害(無効造血)がある。赤芽球系無形成はとくに赤芽球癆pure red cell aplasia (PRCA)とよばれ，赤芽球系のみの無形成が特徴である。免疫介在性，あるいは遺伝子異常としてCFU-E，BFU-Eの障害が起こっているものと考えられる。骨髄癆は腫瘍細胞の増殖により骨髄が置換された状態で，好中球減少，血小板減少に加えて重度の非再生性貧血がみられる。再生不良性貧血は非再生性貧血のなかのひとつの病態であり，骨髄3系統の造血低下と末梢における汎血球減少症が特徴で，原因は通常明らかなものはなく，特発性疾患と考えられている。その本態はおそらく自己免疫疾患であるが，強力な免疫抑制療法にも反応しないものが多い。

特殊な病態として，骨髄では十分に産生されているが免疫介在性に赤血球前駆細胞あるいは網赤血球が破壊されてしまうものが，重度の非再生性貧血として発見されることがある。正確な診断のためには骨髄における赤芽球系増殖の様子を観察する必要がある。これは非再生性免疫介在性溶血性貧血(非再生性IHA)とよばれている。

5. 小球性貧血

低MCVを特徴とする貧血であるが，小球性とは体積の減少であって赤血球直径の減少ではない。すなわち，このタイプの貧血ではヘモグロビンの合成に問題

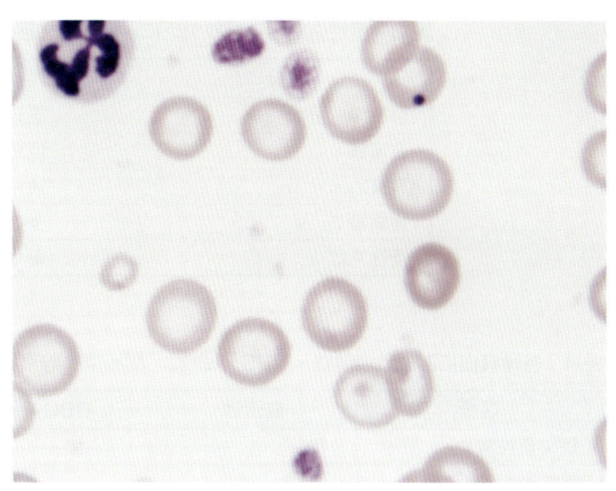

図14　セントラルペーラーの拡大が著明な小球性貧血の血液像
鉄欠乏性貧血の犬の血液像でみられた。

があるため，赤血球は産生されても十分なヘモグロビンを含まず，そのために体積は減少する。体積の減少は，赤血球の凹みの部分で顕著に起こる。すなわち犬でよく観察されるセントラルペーラーの部分がより広がり，非常に薄い赤血球，菲薄赤血球になるのが特徴である。塗抹をみると，透明感の強い菲薄赤血球が多く(中央が広く抜けたようになっている)，病気の進行とともに大小不同や多染性はなくなる(図14)。

鉄が不足することでヘモグロビン合成障害が引き起こされる。体内には貯蔵鉄があり，赤血球破壊に伴い鉄は貯蔵されて再利用されるが，体外への出血などにより貯蔵プールが枯渇することがある。これが鉄欠乏性貧血である。慢性出血，慢性吸血寄生虫感染によって起こるものが代表的なもので，まず貯蔵鉄の欠乏が起こる。当初は血清鉄やトランスフェリン鉄飽和率は正常であるが，次第にこれらも低下する。一方，慢性疾患の貧血も鉄欠乏によるヘモグロビン合成障害に関連するが，これは貯蔵鉄の枯渇ではなく，貯蔵鉄から赤芽球への鉄輸送障害，あるいは酸化障害による鉄利用の低下が考えられている(表3，4)。トランスフェリンは血清蛋白のβ_1グロブリンで，血清中の鉄はトランスフェリンと結合している。通常，トランスフェリンは過剰に存在しており，そのうち鉄と結合しているのは約30%にすぎない(飽和度)。残りは不飽和鉄結合能(UIBC)とよばれる。血清鉄+UIBC=総鉄結合能(TIBC)である。

表３　慢性炎症および鉄欠乏による貧血の区分

区分	慢性炎症による貧血	鉄欠乏性貧血
形態学的分類	正球性正色素性	小球性
血清鉄	低値	低値
TIBC	通常は低値	通常は正常
骨髄鉄	多い	少ない
慢性炎症	あり	なくともよい

表４　各種貧血における血清鉄・TIBC・UIBC・飽和度・貯蔵鉄の変化

区分	血清鉄	TIBC	UIBC	飽和度	貯蔵鉄
鉄欠乏性貧血	↓	↑→	↑	↓	↓
慢性炎症性貧血	↓	↓	↓	↓	↑
鉄芽球性貧血	↑	→	↓	↑	↑
再生不良性貧血	↑	→	↓	↑	↑
骨髄異形成症候群	↑	→	↓	↑	↑

それぞれの基準値の例は以下のとおりである。
血清鉄：30 ～ 180 μg/dL，総鉄結合能(TIBC)：165 ～ 418 μg/dL，不飽和鉄結合能(UIBC)：170 ～ 222 μg/dL

6．大球性正色素性貧血

多染性赤血球の出現を伴わない大小不同が特徴である(図 15)。したがって塗抹上ではすべてオレンジ色の赤血球で，大型のものが目につく。またこのように反応性貧血にはみえないにもかかわらず，赤芽球が出現している場合もある。このような場合には骨髄の赤芽球が大型化している(巨赤芽球)ことが原因であるため，骨髄穿刺でそれを確認し，原因を追及しなくてはならない(図 16)。人ではビタミン B_{12} や葉酸の欠乏が原因となり，とくに前者は悪性貧血として知られているが，小動物では原因を解明することなしに悪性貧血という診断名を無差別に使うべきではない。

大球性正色素性貧血は猫で比較的よくみられるが，大別して３つのタイプがあるようである。1つ目は骨髄で明らかに赤芽球系の大型化を伴う腫瘍性増殖のあるもので，これは赤血病であったり赤白血病であったりする。多くのものが FeLV 陽性である。2つ目は，骨髄で巨赤芽球は検出できるものの明らかな腫瘍性変化は示さないもので，鉄芽球性貧血と思われる所見を伴い骨髄異形成症候群と考えられるものである。3つ目は，末梢血では大球性であっても骨髄では巨赤芽球が検出できないものである。人では肝障害や甲状腺機能低下症でみられるとされているが，動物での真の原因は分かっていない。

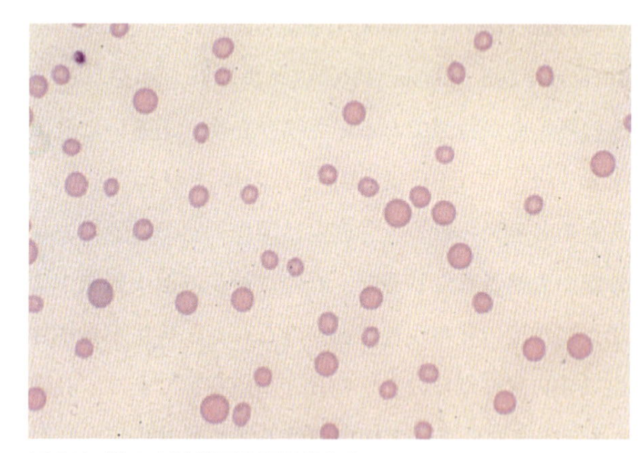

図 15　猫の大球性正色素性貧血①
多染性赤血球の出現を伴わない，大小不同が顕著な血液像。重度の貧血の猫でみられた。

貧血に関連した形態的異常

1．ハウエルジョリー小体

ハウエルジョリー小体(図 4)は，ライトギムザ染色で濃い好塩基性に染まる小型円形の点状構造である。これは核の遺残物質と考えられている。反応性貧血時には増加するが，正常時の血液中にも少数みられる。しかし，非反応性貧血でみられる場合には異常所見である。

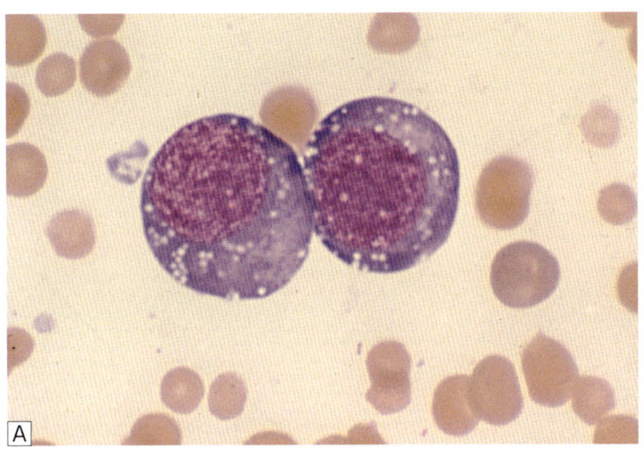

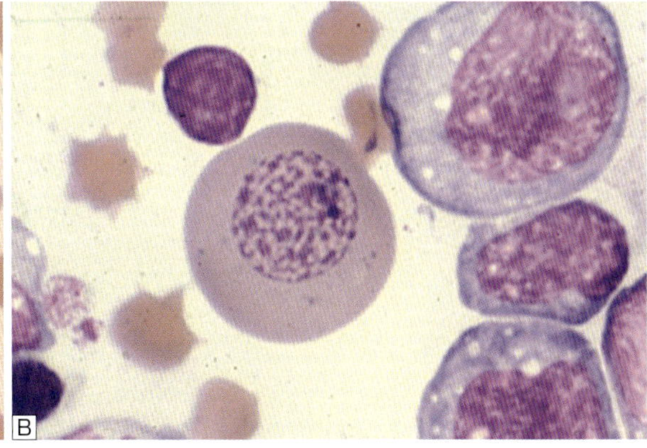

図 16　猫の大球性正色素性貧血②

A：末梢血にみられた，核小体を持ちながらヘモグロビン合成を行って多染性の細胞質を持つ巨赤芽球。
B：骨髄にみられた，やや幼若な核を持ちながらヘモグロビン合成を行ってオレンジ色の細胞質を持つ巨赤芽球。

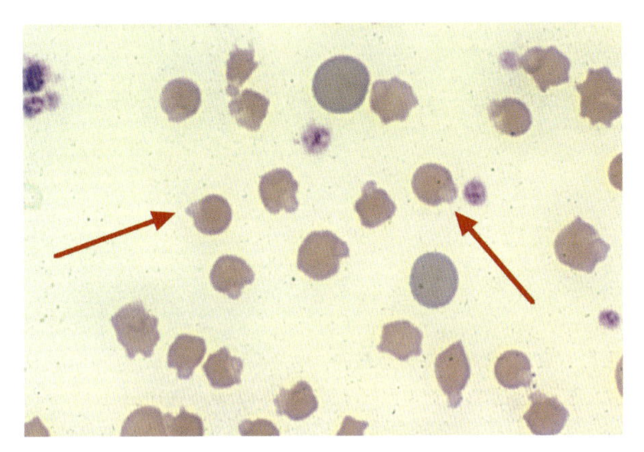

図 17　猫のハインツ小体

末梢血赤血球にみられたハインツ小体(矢印)。

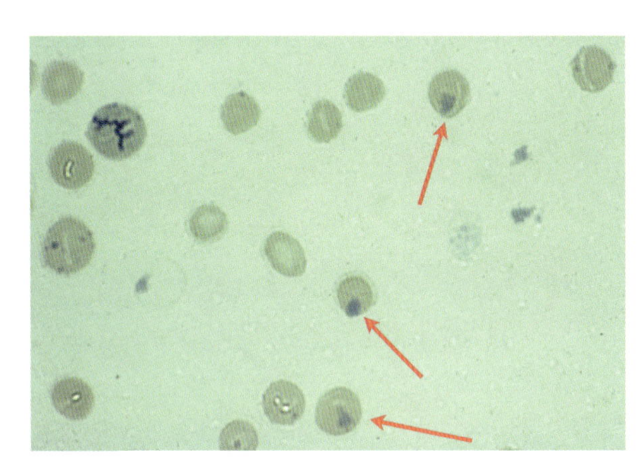

図 18　猫のハインツ小体

ニューメチレンブルー染色で青く染色されている(矢印)。

2. ハインツ小体

猫のハインツ小体は析出した変性ヘモグロビン顆粒の凝集したもので，通常のライトギムザ染色では赤血球辺縁の染まらない透明部分，あるいは突出した無色構造物としてみえる(図 17)。ニューメチレンブルー染色では青色に染まるので(図 18)，網赤血球の検出の際に一緒に観察できる。猫では健康時にもみられることがあるが，通常は小型(0.5 ～ 1 μm)で赤血球内に埋もれてみえる。猫のヘモグロビン分子にはほかの動物種よりはるかに多い，8 個もの SH 基があり，食欲不振などによる肝臓の抗酸化ビタミン類の欠乏で，酸化が起こりやすいことと，さらに猫の脾臓の血管では小型ハインツ小体の除去が起こらないことも関係し，赤血球の生存期間を通じてハインツ小体が存在し，貧血を伴わずに 80％程度の赤血球が小型ハインツ小体を保有することもある。半生のキャットフードに含まれるプロピレングリコールも小型ハインツ小体を増加させる。強力な酸化作用を持つ薬物の摂取に伴って大型のハインツ小体が形成され，溶血性貧血が起こりやすい。そのような薬物の代表がアセトアミノフェンやメチレンブルーである。

犬のタマネギ中毒もハインツ小体性溶血性貧血の代表例である。犬のハインツ小体は小型の粒状物で，膜における酸化障害が激しい。そのため膜蛋白のクロスリンキングが起こり，まず偏心赤血球が作られ(図 19)，膜が破裂してヘルメット細胞ができることが特徴である(図 20)。

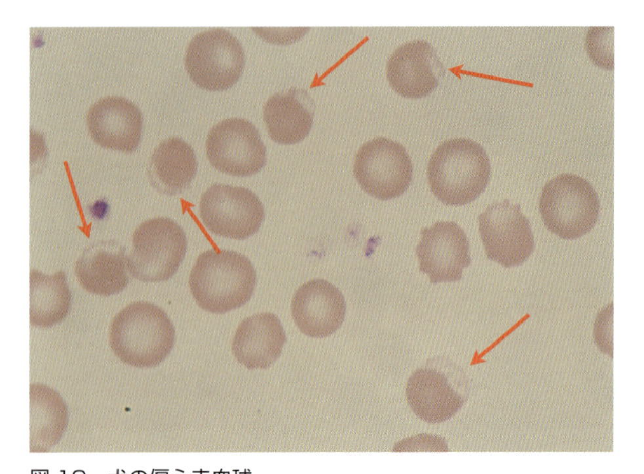

図 19　犬の偏心赤血球

末梢血にみられた偏心赤血球(矢印)。

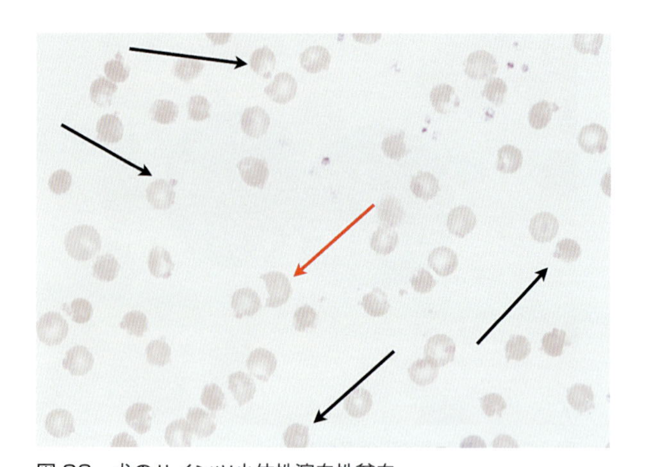

図 20　犬のハインツ小体性溶血性貧血

ヘルメット赤血球(赤矢印)および表面から突出したハインツ小体(黒矢印)。

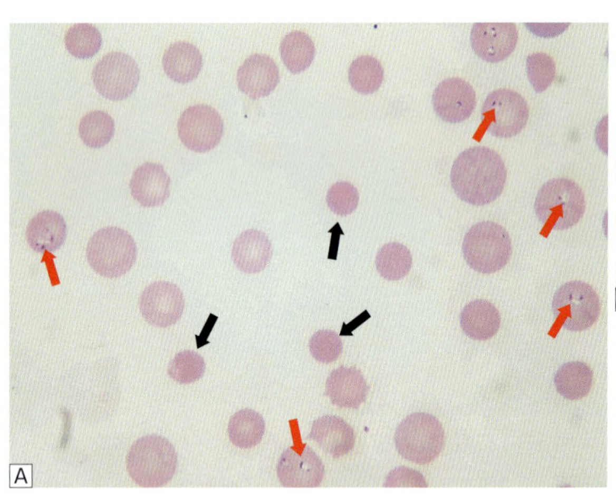

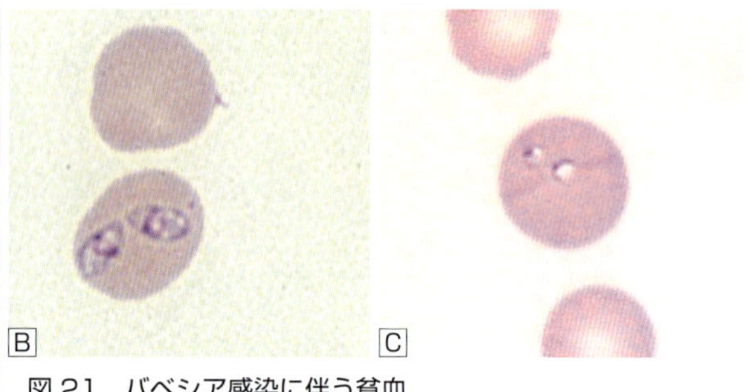

図 21　バベシア感染に伴う貧血

A：大球性低色素性貧血の血液像。球状赤血球(黒矢印)も散見される。
赤血球内には *Babesia gibsoni*(赤矢印)が認められる。

B：*Babesia canis*

C：*Babesia gibsoni*

3. バベシア

Babesia canis は沖縄の犬にみられるといわれていた病原体で，赤血球上にかなり大きな寄生体としてみられる。しかし現在では沖縄を含み，*B. gibsoni* による感染が主流である。ダニによって媒介するため九州をはじめ近畿以西に多くみられるが，そのほかに闘犬の咬傷を介しての血液感染もあるため，本州でも青森まで確認されている。塗抹上では見落としてしまうほどの小点で，とくに迅速染色ではみつけにくいが，塗抹の薄い部分，広がった赤血球上で探すとよい。未染色標本でも光軸をずらすと確認できる。バベシアによる溶血性貧血は少数の球状赤血球(後述)の出現を伴う(図 21)。

4. ヘモプラズマ

ヘモプラズマは，以前ヘモバルトネラ・フェリス *Haemobartonalla felis* とよばれていたマイコプラズマの一種で，猫の赤血球の外側にきわめて小さい黒色物，あるいは赤血球の上に単独あるいは連鎖状の黒色物として存在する(図 22)。ゴミとの鑑別が重要である。また EDTA 加血液では時間が経つと離れてしまう。現在は検査センターに外注することで，ポリメラーゼ連鎖反応(PCR)による検出も行うことができる。

犬のヘモプラズマ症では菌体が検出されるのはまれで，しかも貧血が起こっているときに出現することはまれである。脾腫を行った犬でみられることがある。

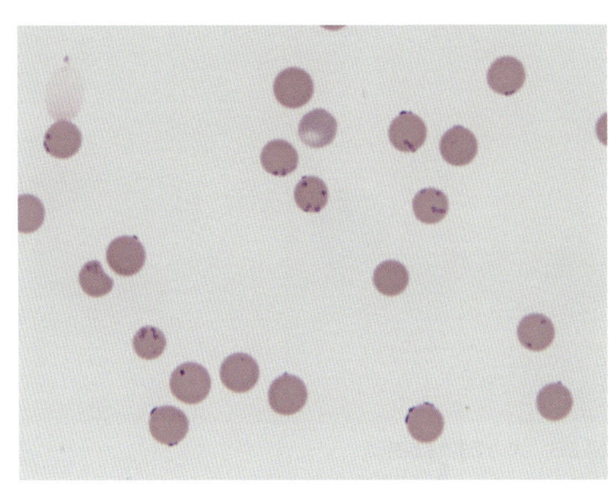

図 22　ヘモプラズマ感染を伴う猫の貧血
赤血球上にヘモプラズマが認められる。

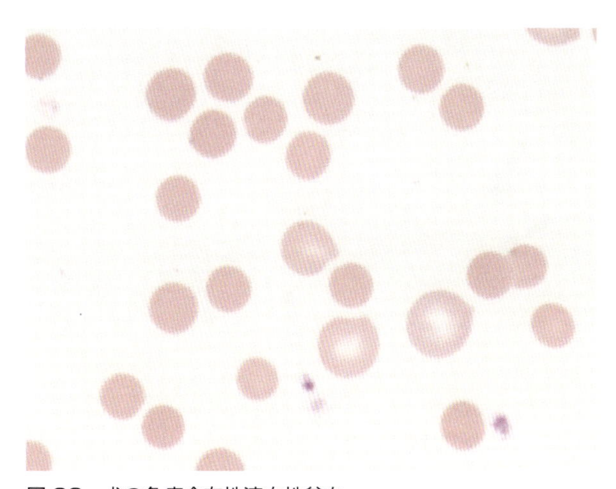

図 23　犬の免疫介在性溶血性貧血
大球性低色素性の反応性貧血像で，多数の球状赤血球の出現を伴う。

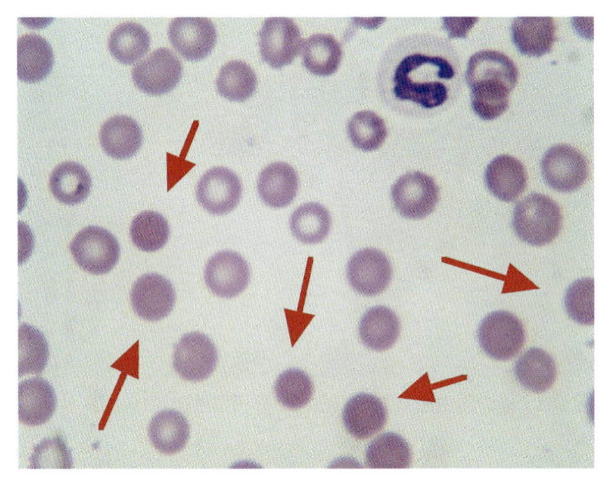

図 24　猫の免疫介在性溶血性貧血
多数の球状赤血球の出現を伴う（矢印）。

5. 球状赤血球

30～50％以上の球状赤血球の出現はIHAに特徴的な所見である。しかし，そのほかの溶血性貧血でも少数みられることがあり，さらに形態的にまちがえやすい奇形赤血球（真円ではない小型の赤血球）もあるので注意が必要である。これを探すには，塗抹の厚みがちょうどよいところを鏡検しなくてはならない。塗抹が非常に薄い部分ではすべての赤血球が薄く広がりセントラルペーラーがみられない。塗抹が厚い部分では赤血球がやや立体的に厚みをもって塗抹されている。したがってその中間の，正常な赤血球にセントラルペーラーがきちんとみえる部分を観察する。そのなかに直径の小さなやや厚みを持った球状の赤血球がみえる場合，球状赤血球と判定する。セントラルペーラーがみえず，小型で色が濃くみえるものが球状赤血球である（図23）。また，通常は大球性低色素性の反応性貧血を伴っている。

猫では赤血球のほとんどでセントラルペーラーがみえず，しかも小型であるので，球状赤血球の検出は困難である。しかしセントラルペーラーが比較的はっきりした猫や，重度の球状赤血球症があるものでは検出されることがある（図24）。

6. 有核赤血球

有核赤血球とは赤芽球のことで，通常は反応性（再生性）貧血で出現する。有核の赤血球の最終段階である後赤芽球が出現する場合が多いが（図25），反応の程度により多染性赤芽球や好塩基性赤芽球まで出現する場合もある（図26）。このような状態は白血球系の左方移動と同様の変化であるが，その出現頻度は幼若なものほど低い正常のピラミッド分布であるべきである。逆ピラミッド型の出現，核小体を持った原赤芽球の出現，非再生性貧血における赤芽球の出現，貧血を伴わない赤芽球の出現などは異常な所見であり，追及を要する。

とくに犬で，貧血を伴わない赤芽球と多染性赤血球の出現があった場合には，鉛中毒を疑う材料となる。

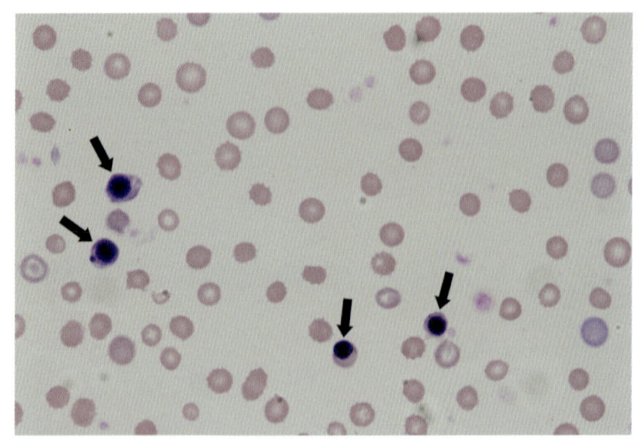

図25　犬の後赤芽球
末梢血中に多数の後赤芽球(矢印)がみられた。

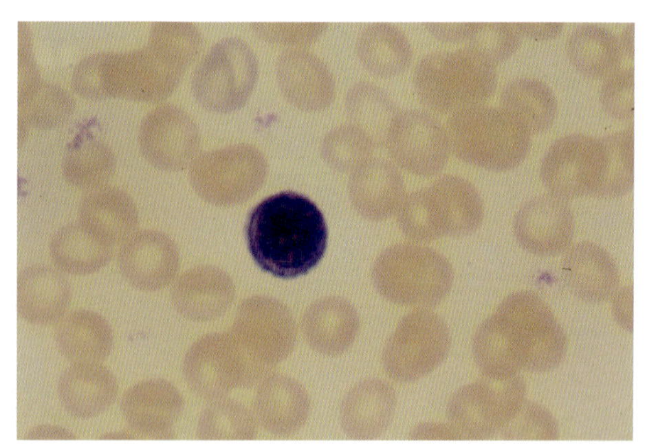

図26　犬の多染性赤芽球
末梢血中にみられた多染性赤芽球。

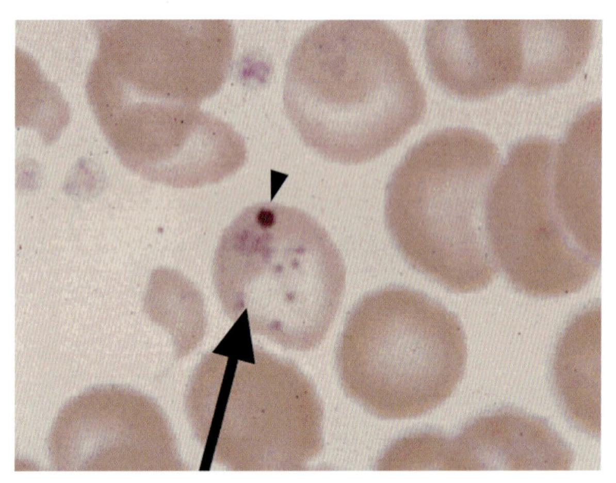

図27　鉛中毒の犬の赤血球にみられた好塩基性斑点
矢印で示すのが好塩基性斑点である。この赤血球はハウエルジョリー小体も持っている(矢頭)。

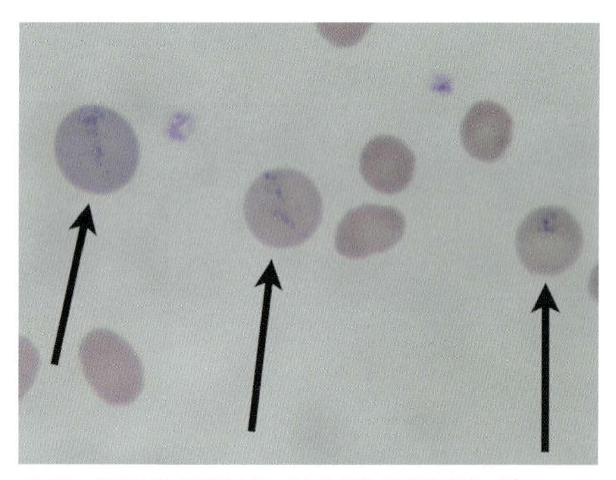

図28　猫の再生性貧血でみられた好塩基性斑点(矢印)

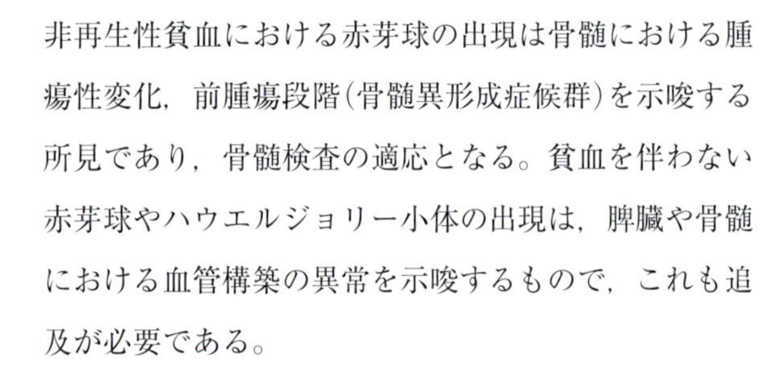

非再生性貧血における赤芽球の出現は骨髄における腫瘍性変化，前腫瘍段階(骨髄異形成症候群)を示唆する所見であり，骨髄検査の適応となる。貧血を伴わない赤芽球やハウエルジョリー小体の出現は，脾臓や骨髄における血管構築の異常を示唆するもので，これも追及が必要である。

7. 好塩基性斑点

好塩基性斑点を持った赤血球は，犬では赤芽球の出現とともに鉛中毒の特徴的な所見である(図27)。また犬と猫の貧血に対する高度の反応時に出現する。好塩基性斑点は薄い青色に淡染した点状のものや，び漫性の蜘蛛の巣状・網状のものがみられるが，どちらも細胞質リボソームの異常な凝集によるものである。

鉛中毒では貧血は軽度か不在で，網赤血球反応を伴わないが，特徴的な所見として赤芽球の出現(5～40 NRBC/100 RBC)がある。さらに好塩基性斑点の出現(15/10000 RBC は疾患を示唆，40/10000 RBC が診断的)が特徴である。猫では貧血に対する反応時にこのような赤血球が出現することが多い(図28)。再生性貧血の原因には関係なく出現するようである。

8. パッペンハイマー小体

赤血球の辺縁近くに，ハウエルジョリー小体よりも小型で淡く青みがかった色に染まる小体がみられることがある。これはプルシアンブルー鉄染色陽性の顆粒状物質で，貧血に対する反応時に幼若な赤血球内にときおりみられる。

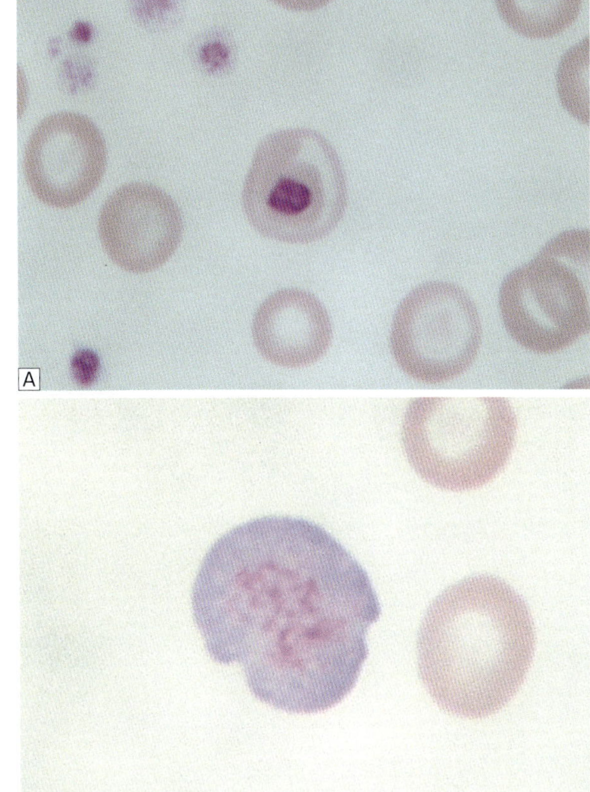

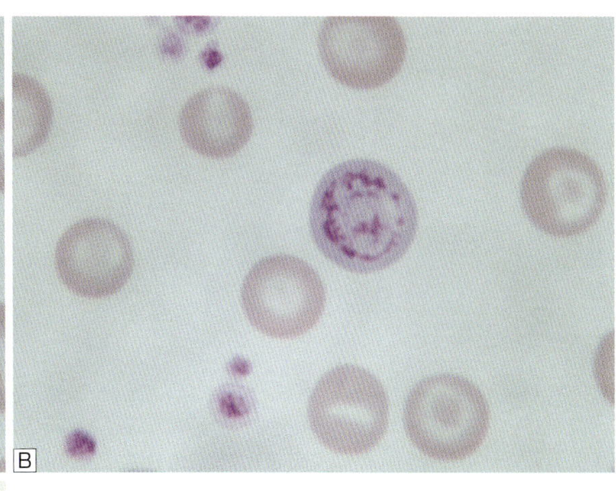

図 29　ジステンパーウイルス封入体

A：ジステンパー発症中の子犬の赤血球にみられた封入体。
B：び漫性に広がったジステンパーウイルス封入体。
C：多染性赤血球細胞質にび漫性に広がったジステンパーウイルス封入体。

9. ジステンパーウイルス封入体

ジステンパーでは貧血は特徴的な所見ではないが，赤血球および白血球内に封入体がみられることがある。赤血球内封入体はさまざまな形態をとるが，典型的な円形のものはハウエルジョリー小体よりも大きく，赤紫色に染まる。染色の濃さは薄めで，赤芽球の核と比較しても薄い色をしている。形が崩れたもの，網目状になったものなどさまざまな形態が認められる。ほとんどの場合，幼若な多染性赤血球内に出現する(図 29)。

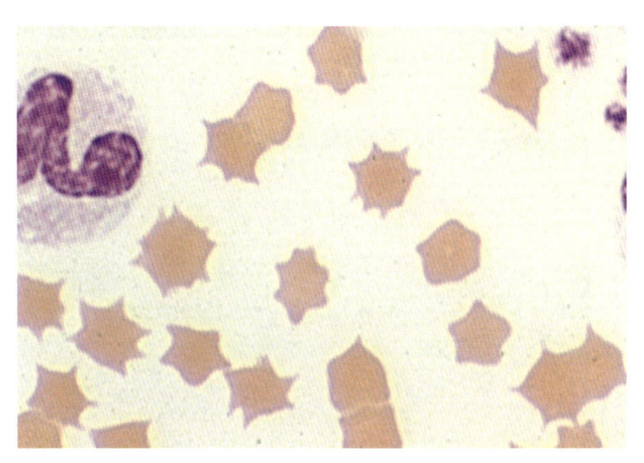

図 30　金平糖状赤血球

放置した EDTA 加血液で作った塗抹標本にみられた金平糖状赤血球。

10. 奇形赤血球

輪郭に異常を持った赤血球を奇形赤血球とよぶ。シカの鎌形赤血球など，動物種によっては正常のこともある。また塗抹標本作製時のアーチファクトとして作られるものとして，EDTA による収縮または放置による赤血球内 ATP の枯渇で作られる金平糖状赤血球(図 30)や，塗抹時にできる同一方向を向いた涙滴赤血球などがある。しかし病的要因によって奇形赤血球や赤血球破片が作られることもある。とくに赤血球産生異常(鉄欠乏，骨髄異常)あるいは赤血球破壊亢進(溶血性貧血，播種性血管内凝固症候群〔DIC〕)に際してみられる赤血球破片などは診断的に意義がある(図 31)。また人の尿毒症で出現する有棘赤血球(金平糖状よりも激しい突起)が，犬でも同様の病態でみ

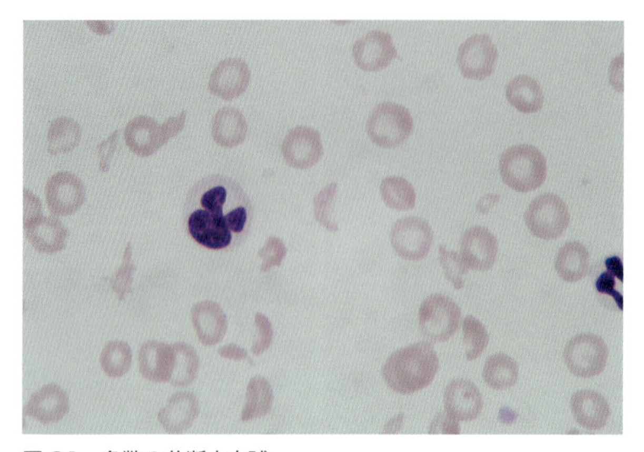

図31　多数の分断赤血球

播種性血管内凝固症候群(DIC)発症中の犬の末梢血中にみられた分断赤血球。

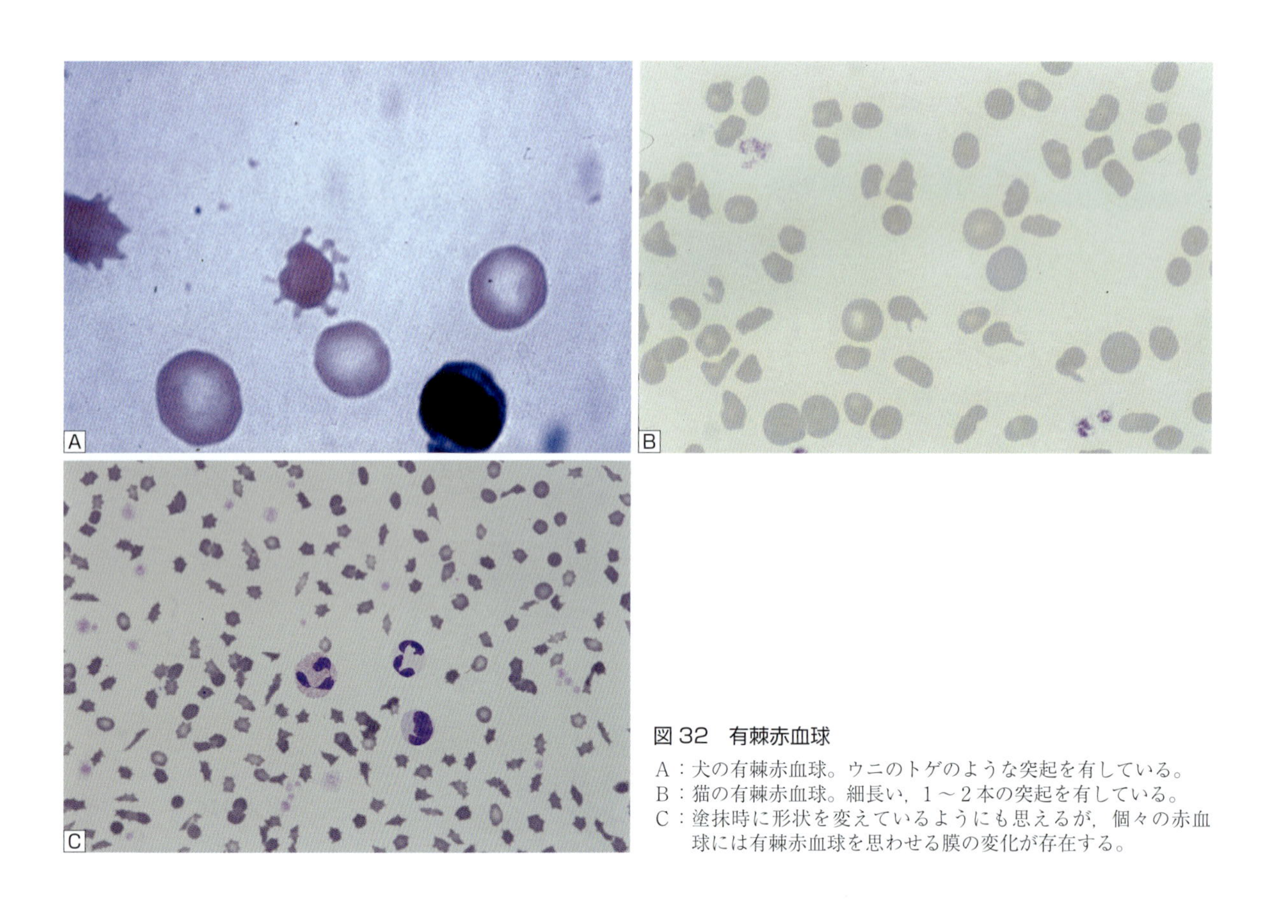

図32　有棘赤血球

A：犬の有棘赤血球。ウニのトゲのような突起を有している。
B：猫の有棘赤血球。細長い，1～2本の突起を有している。
C：塗抹時に形状を変えているようにも思えるが，個々の赤血球には有棘赤血球を思わせる膜の変化が存在する。

られることがある。血管肉腫，重度の肝疾患でも有棘赤血球が出現することが知られている(図32)。ヘルメット形赤血球は犬のハインツ小体性貧血でよくみられる。またアーチファクトではない涙滴赤血球は，骨髄における造血障害時に出現する。

11．赤血球の厚みの異常(菲薄赤血球)

厚みに異常のある赤血球をすべて菲薄赤血球とよぶ。

セントラルペーラー中心部に盛り上がりを持つ標的赤血球は，ヘモグロビン合成障害，肝障害，閉塞性黄疸，脾臓摘出後，骨髄抑制時などに出現する(図33)。また鉄欠乏性貧血では，セントラルペーラーの拡大した菲薄赤血球が出現する(図34)。

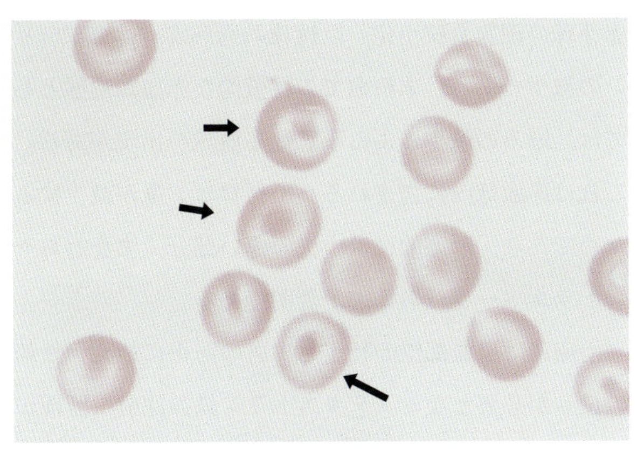

図 33　犬の末梢血にみられた標的赤血球(矢印)

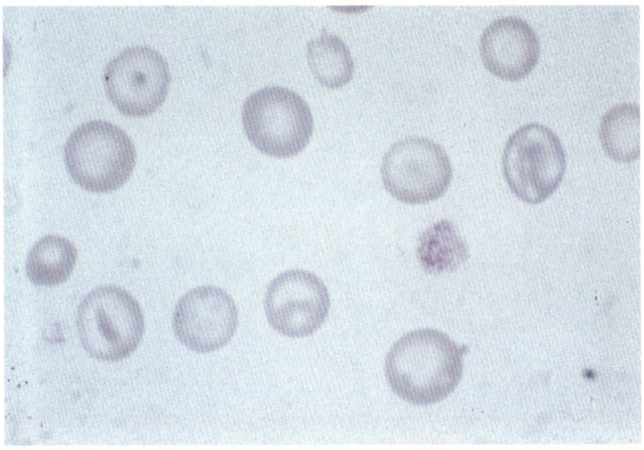

図 34　犬の鉄欠乏性貧血でみられた菲薄赤血球
セントラルペーラーの拡大が認められる。

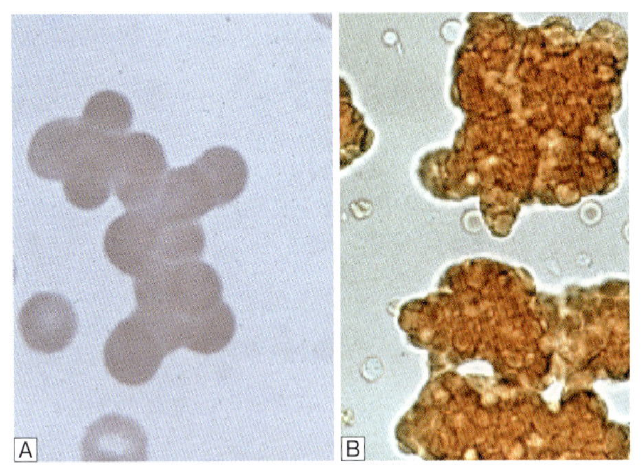

図 35　犬の赤血球にみられた自己凝集
A：塗抹染色標本，B：EDTA 加血液の直接ウェットマウント鏡検。

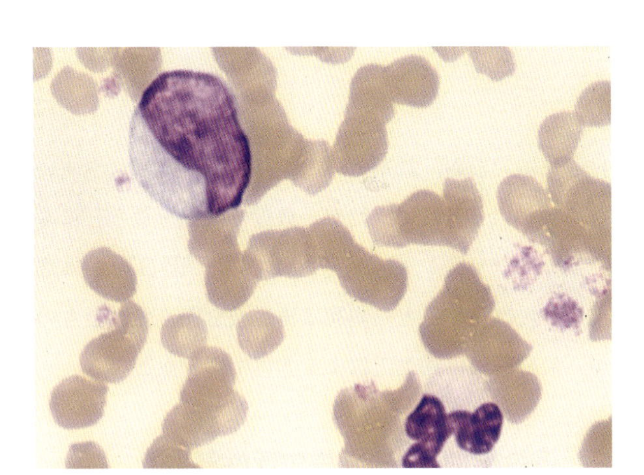

図 36　猫の赤血球連銭形成
末梢血でみられた赤血球連銭形成。

12．赤血球凝集

自己凝集は免疫グロブリンによる赤血球のコーティングを示唆する所見であり，凝集型 IHA の特徴のひとつである(図 35)。連銭形成(図 36)は血漿蛋白濃度の異常によるもので，生理食塩液で血液を希釈すれば解離するので鑑別できる。スライドグラス上に生理食塩液を 1 滴とり，血液を針先程度のごく少量とってカバーグラスをかけてみるのがよい。

貧血性疾患各論

1．急性出血性貧血

よくある原因として外傷，大型の消化器潰瘍および凝固異常がある。出血直後は赤血球と血漿がともに失われるため，明らかな RBC，PCV，Hb あるいは TP の低下はない。さらに脾臓の収縮により，一時的な PCV の増加がみられることがある。12 ～ 24 時間以内に循環血液量の回復が起こり，血液が希釈され，RBC，PCV，Hb および TP の低下が起こる。白血球増加症と血小板増加症は出血後 1 ～ 5 時間に起こる。その後 EPO の放出に伴い，3 ～ 4 日後には再生反応がみられるようになる。体腔内への出血のような内部出血では鉄と蛋白の再利用が可能であるため，かなり強い再生反応がみられる。それに対して消化管出血のような外部出血では，体外への鉄と蛋白の喪失が起こるため，再生像はあまり強くない。出血による再生性貧血の治療には出血の部位，出血の原因(血管の破綻や凝固系の異常など)を特定し，原因治療を行う必要がある。EPO は体内で産生されているため投与する必要はないが，造血を助ける意味で鉄剤の投与は正当

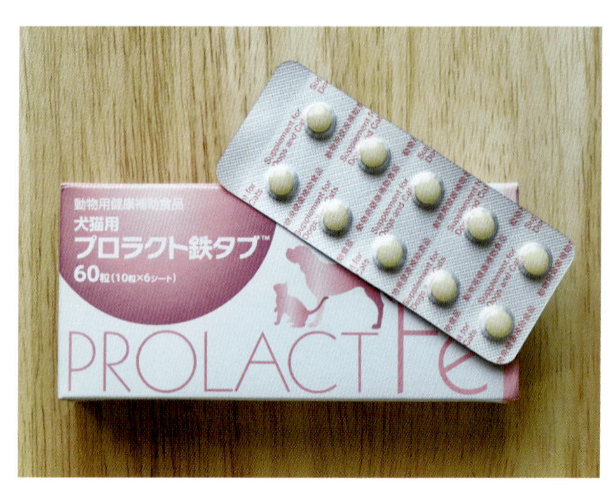

図 37　小動物用に開発されている鉄サプリメント錠剤
犬猫用 プロラクト鉄タブ™ (共立製薬㈱)

化される。なお，鉄剤の経口投与は胃を荒らしやすいため難しいとされてきたが，最近では胃を荒らしにくい鉄のサプリメントも発売されている(**図 37**)。外部出血が慢性化すると，当初は再生像を伴っていたものが，最終的には鉄欠乏による非再生性貧血となる。

2．慢性出血性貧血(鉄欠乏性貧血)

慢性の外部への血液喪失は鉄欠乏を引き起こし，再生反応の乏しい，または完全に欠如した貧血を起こす。ヘモグロビン合成に必須である鉄の欠乏により赤芽球系の成熟が阻害され，ヘモグロビンをわずかしか含まない赤血球が産生されるほか，造血自体も低下する。一般に幼齢の動物では体内の鉄貯蔵量が少ないため，鉄欠乏が起こりやすい。とくに子豚では経口的な鉄補給を行わないだけでも鉄欠乏性貧血が発生するので，豚用のデキストラン鉄の注射用製剤が市販されている。

犬や猫では，長期の消化管内出血，吸血寄生虫の大量寄生による鉄欠乏性貧血がかなりの頻度で認められる。当初は失血性貧血であり再生性貧血の像を示すが，徐々に貯蔵鉄が減少すると，赤芽球系のヘモグロビン合成段階以降の成熟が遅延する。すなわち，骨髄では細胞数の減少はみられないものの無効造血に類似した状態となり，末梢での非再生性貧血が発現する。骨髄の特徴的な所見は赤芽球系細胞の成熟型の増加，赤芽球の細胞質狭小化，巨核球系過形成，ヘモジデリンの減少である。末梢血での特徴的な赤血球形態としては，厚みの減少による小球性赤血球の出現がある。これは赤血球内に含まれるヘモグロビン量が減少するためであり，形態的には中央の薄い部分，すなわちセントラルペーラーの拡大が著明である。

治療には出血部位の特定と出血の防止に加え，鉄剤の投与が必要となる。デキストラン鉄の注射用製剤が入手できれば，20 mg/kg im で 1 回投与し，その後は経口的に鉄剤を 100 ～ 300 mg 程度，1 ～ 2 カ月投与する。前述の鉄サプリメントは 1 錠が 10 mg であるため，10 錠程度の投与が必要となる。老齢の動物では消化管の腫瘍性疾患からの慢性出血もありうるため，原因の究明および治療が重要になる。

3．ヘモプラズマ症

赤血球に感染するマイコプラズマによる，猫伝染性貧血(ヘモプラズマ症)が代表的である。この病原体の伝搬経路は不明であるが，屋内飼育の猫にはきわめて少なく，外出する猫に多いことが知られている。本症には原発性と続発性がある。前者では不顕性感染を含めた軽症が多いが，回復後キャリアーとなるものは多い。臨床的に遭遇するほとんどの例は続発性であり，細菌感染やそのほかの高度のストレス要因，FeLV や猫免疫不全ウイルス(FIV)などの免疫抑制要因が基礎疾患として存在する際に発症する。発症例では元気消失，食欲不振，軽度の発熱とともに，溶血性貧血がみられる。肝脾腫とリンパ節腫大がみられる場合もある。溶血性貧血は網内系による感染赤血球の処理，すなわち血管外溶血によるものであり，原発性の症例では再生性貧血であるが，ウイルス感染を伴ったものでは非再生性貧血を呈することもまれではない。罹患赤血球上には点状の病原体が単独または連鎖状にみられるため，診断は比較的容易である。骨髄は通常，赤芽球系過形成を示す。犬のヘモプラズマ症では，貧血に先行して赤血球上に病原体が認められ，貧血発症時には認められなくなるため診断は困難である。ほかに，脾臓の摘出を行った犬で発症がみられることがある。

治療にはドキシサイクリンを5 mg/kg po sidで10日間投与し，急性の溶血が激しいものではプレドニゾロン1～2 mg/kg po bidを併用する。

4. バベシア症

バベシア症は多くの動物でみられる，ダニ媒介性の原虫病である。牛の*Babesia bigemia*，*B. bovis*，*B. ovata*，*B. divergens*，*B. major*，馬の*B. caballi*，*B. equi*，犬の*B. gibsoni*，*B. canis*，羊の*B. foliata*，*B. motasi*，*B. ovis*が知られている。一般に原虫感染自体による赤血球の破壊と，感染後期における免疫介在性の破壊が起こるが，*B. bovis*と*B. canis*感染では原虫による生体内血管拡張物質の活性化が起こり，循環性ショックもみられる。原虫は赤血球上に，微小点状物から大型の洋梨型構造物までさまざまな形態で観察される。貧血は通常再生性で，末梢血中赤血球には原虫が散見されるとともに大小不同や多染性，さらには球状赤血球も認められることがある。骨髄では赤芽球系の過形成所見が認められる。

*B. gibsoni*に対する治療としてはこれまで複数の薬剤が使われてきたが，最近になるまで確実な効果を持つ治療法はなかった。診断がつくまでは経験的な抗生物質療法，すなわちドキシサイクリン10 mg/kg po sidまたはクリンダマイシン25 mg/kg po bid，それぞれ14日間の投与が行われていた。これらは完全には効かないものの，症状の軽減効果はある。ジミナゼンジアセチュレート（ガナゼック®，日本全薬工業）は3 mg/kg im sidで3日間投与し，2週間後に再検査する。アトバコンatovaquoneとアジスロマイシンazithromycinの併用が，PCR試験の結果を陰転させる唯一の治療法とされている。アトバコンはサムチレール®内用懸濁液15%（グラクソ・スミスクライン）を用いて150 mg/mLの懸濁液を13.5 mg/kg po tidで10日間，脂肪食と一緒に与え，アジスロマイシンは10 mg/kg po sidで10日間投与する。効果試験では83%で有効であったとされている。

5. 免疫介在性溶血性貧血（IHAまたはIMHA）

(1)病態

IHA（またはIMHA）とは，赤血球表面の自己抗原あるいは薬物や微生物抗原に向けられた抗体が付着することにより，赤血球の破壊が起こる疾患である。そのなかでも，自己免疫性溶血性貧血（AIHA）とは腫瘍，感染，薬物などの原因なしに，免疫介在性の溶血が起こる原発性の自己免疫疾患である。すなわち，抗体の認識する抗原が自己抗原の場合AIHAと診断するが，その証明は必ずしも容易ではない。したがって現在ではIHAとよぶことのほうが多い。赤血球の破壊量が骨髄の代償能力を超えるとき，結果として貧血が生じる。

AIHAは，自己免疫疾患を起こしやすくするいくつかの因子が重なって発生し，結果的に免疫学的寛容が崩れて自己抗体が産生される。たとえば，好発要因としての遺伝的背景はT細胞またはB細胞の異常と関係する。加齢により隠れた抗原決定基の認識が起こりやすくなり，ホルモンの影響ではリンパ組織におけるリンパ球クローンのアポトーシスによる消失が起こる。さらに環境要因，微生物やワクチンにより自己反応性リンパ球クローンの禁止が解け，あるいは細胞性免疫と液性免疫のバランス異常が起こりやすくなる。犬のAIHAで赤血球に結合した抗体を溶出させて調べると，赤血球膜蛋白のband 3とglycophorinsと結合する抗体であることがわかっている。細胞骨格であるspectrinに対する抗体も検出されるが，これは正常な犬でもみられるので，老化赤血球のクリアランスに関連したいわゆる「生理的」自己抗体と考えられる。

(2)抗原反応

抗原を認識した後の免疫反応としては，Th1反応（細胞性免疫），Th2反応（液性免疫）両方の関与が示唆されている。自己抗体は多くの場合IgGであり，4つのサブタイプすべてがみられているが，なかでもIgG1とIgG4が最も多い。また，補体が結合する場合としない場合がある。クームス試験（直接グロブリン試験〔DAT〕）は赤血球表面に結合している抗体，あるいは抗体と補体の組み合わせを赤血球凝集反応として検出する試験管内試験であり，動物種に特異的な抗IgG，抗IgM，抗C3抗体を使用する（図38）。古典的研究では，免疫反応物質の組み合わせはIgGのみ，IgG+C3，IgG+IgM，IgG+IgM+C3，IgMのみ，IgM+C3，C3のみの可能性があるといわれていた。しかしながらその後の報告を総合すると，85%がIgGのみ，またはIgM，IgA，C3と混合，9%がIgMのみ，またはIgA，C3と混合，5%ではIgG，IgM，IgA，C3が検出されないとされている。また，Harkinらによるフローサイトメトリーを用いた比較的新しい研究では，抗体が検出されたのは55例中37例（66%）で，そのうち14例（38%）がIgG，11例（37%）がIgG+IgM，6例（16%）がIgM，2例（5.4%）がIgG+IgM+IgA，1例（3%）がIgM+IgA，1例（3%）がIgM+IgA+C3であったとされている（Harkin KN, et al. *J Am Vet Med Assoc*. 241: 227-232, 2012）。犬のIHAで主に赤血球上に補体だけを持つ例は別の基礎疾患を持っていることから，このようなタイプは二次性の疾患の可能性が高い。

補体が結合した赤血球は血管内溶血を起こす。フローサイトメトリーを用いた研究結果ではそれほど多く検出されてはいないが，実際の症例では少なくない。赤血球に抗体が結合したものは，脾臓または肝臓でマクロファージによる貪食，すなわち血管外溶血が起こる。IgGが結合した赤血球の破壊は主に脾臓で起こり，それに補体が結合すると赤血球の生存期間はさらに短くなる。IgMが結合した赤血球の破壊は主に肝臓で起こり，常に補体の結合を伴う。IgMの関与したものでは赤血球の自己凝集がみられることが多いが，IgGが結合してもそれは可能である。自己凝集は体温で起こる温式抗体による場合と，体温以下で起こる冷式抗体によるものがある。後者は寒冷凝集素病とよばれる。

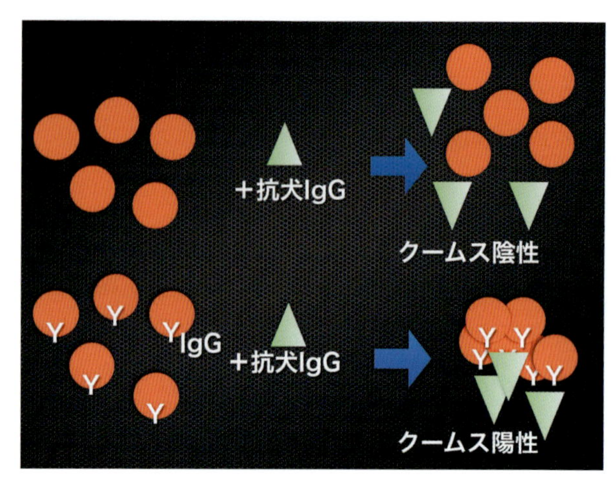

図38　クームス試験の原理

抗グロブリン抗体を赤血球と混ぜて，赤血球上に抗体が存在しなければ凝集は陰性となる。抗体が存在する場合には凝集し，クームス陽性と判定される。

(3)好発品種および症状

犬における発症では多くが中年齢の雌であり，コッカー・スパニエル，プードル，オールド・イングリッシュ・シープドッグ，そしておそらくラサ・アプソ，シー・ズー，ロットワイラーでも好発傾向がある。溶血が急性で激しい場合には，発熱，ヘモグロビン血症，ヘモグロビン尿，黄疸，嘔吐，脾腫あるいは軽度のリンパ節腫脹がみられる。また犬では晩春と初夏において発生率の増加が観察されている。その意義は不明であるものの，続発性IMHAでワクチン接種との関連を示唆する報告もある。ほとんどの例はクームス試験陽性であるが，その反応の強度と臨床症状の激しさとのあいだには相関関係がない。「偽陰性」反応の理由として，誤診，赤血球上の抗体の過少，あるいは自然溶出，検査上のエラーなどが挙げられる。臨床的に重要な意味を持つ抗体とは，通常試験を行う温度の37℃で活性を持つものである。多くの正常な犬は4℃で赤血球の凝集反応を起こす抗体を持っている。

(4)診断および鑑別

CBCでは大球性低色素性貧血，球状赤血球症，赤血球大小不同，多染性赤血球増加（網赤血球増加），好中球増加による白血球増加と，ときおり左方移動がみられる。これらは再生性貧血に伴う骨髄活性化の所見

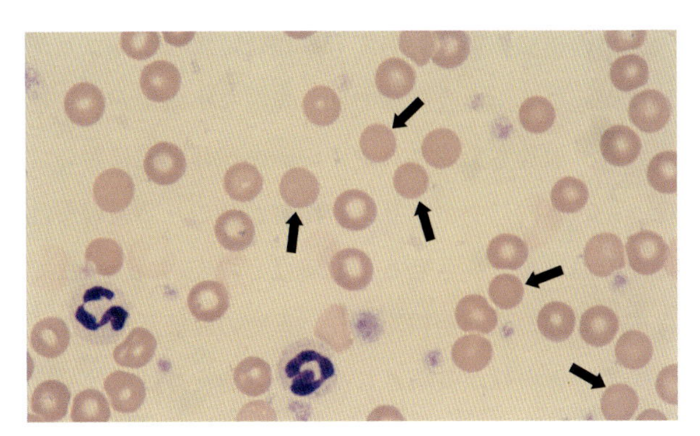

図 39　赤血球再生反応を伴わない貧血と球状赤血球の出現

骨髄において赤血球系の造血の低下がないことが確認されれば，末梢における網赤血球を含めた赤血球の破壊と考えられる。矢印で示すのが球状赤血球である。

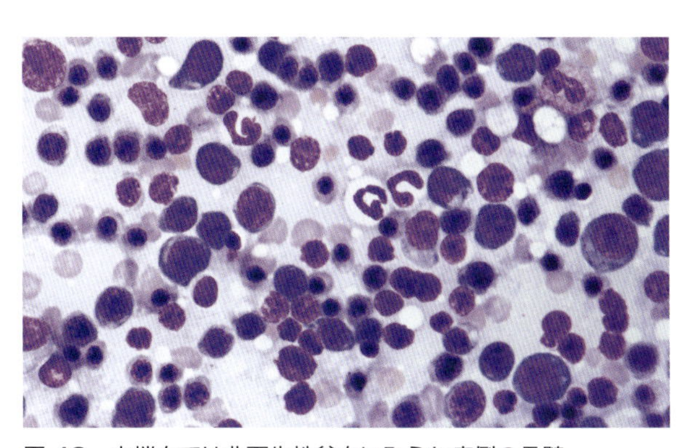

図 40　末梢血では非再生性貧血にみえた症例の骨髄

骨髄では赤芽球系の著明な再生反応が認められ，貧血の原因が多染性赤血球も含む末梢での赤血球破壊であることがうかがわれる。

である。溶血が大量の場合ではトロンボプラスチンの放出に伴い，DIC の併発もみられる。そのような例では血小板減少症と出血傾向がみられるが，IHA に特発性血小板減少性紫斑病(ITP)を併発する例(エバンス症候群)もかなりあるため，鑑別が必要である。

通常の IHA 症例では骨髄は全般的に過形成を示すことが多いが，IHA のすべての犬で網赤血球増加症がみられるわけではない。非再生性貧血を呈す一部の犬でも球状赤血球症，自己凝集がみられ，またクームス陽性を示すものもある(図 39)。なかには血液所見には手がかりが何もないこともある。このような非再生性 IHA の症例の骨髄吸引標本では，赤芽球系のさまざまな段階での成熟停止がみられることがある。さらに赤血球の貪食と形質細胞の増加がみられることもある。顆粒球系：赤芽球系比(M：E 比)は影響される成熟段階によってさまざまである。もし非常に初期の前駆細胞が破壊されているなら，骨髄所見は PRCA (赤芽球系無形成)に一致するものであろう。あるいは，特定の分化段階が骨髄内で攻撃されるものは，ある段階以降の細胞が消失し，一見すると骨髄異形成症候群(MDS)でみられるような無効造血の所見となる。一方，網赤血球を含めて赤血球が末梢で破壊される場合には，末梢血では非再生性貧血の所見となり，骨髄はそれに矛盾して正形成から過形成になる(図 40)。骨髄内では過形成でありながら，最終産生物の多染性赤血球が少ないこともよくある。診断にはほかの貧血の原因を効率よく除外する必要がある。骨髄が完全な低形成になる疾患以外で，紛らわしいものを鑑別すればよい。すなわち，血清鉄の評価などを通じて，初期の鉄欠乏性貧血や慢性疾患の貧血を除外する必要がある。

猫においても類似の疾患はみられるが，多くは FeLV，FIV 感染に関連したものである。急性の激しい溶血がある場合には，発熱，ヘモグロビン血症，ヘモグロビン尿，黄疸，嘔吐，脾腫，軽度のリンパ節腫脹がみられることがある。赤血球表面の抗体を検出する直接クームス試験は多くの症例で陽性となるが，一部に陰性例もある。猫においては，FeLV やヘモプラズマ感染に伴い，多くのものがクームス陽性を示し，また FeLV 感染猫はほぼすべて抗核抗体陽性を示すため，結果の解釈には慎重を要する。

大量の溶血，とくに血管内溶血は激しい顆粒球増加症と発熱反応の原因になり，左方移動とあわせて感染と混同しやすい。球状赤血球症(30 ～ 50％以上)，あるいは自己凝集を伴う溶血の所見は，たとえクームス試験が陰性であっても IHA の診断を強く支持する。自己凝集が存在する場合には，MCV が偽の高値を示したり，ヘマトクリットが偽の低値を示すことがある。MCHC は網赤血球が増加すれば低値となり，ヘモグロビン血症があればアーチファクトとしての増加を示す。自己凝集は，通常は補体結合性の IgG である温式抗体が高力価で存在する場合に起こる。

(5)治療

治療にはグルココルチコイド単独，あるいは免疫抑制剤，細胞障害性薬物との併用での投与が行われる。マクロファージによる貪食を抑制するためにはグルココルチコイド単独でも効果がみられるが，急性の症例にはヒトγグロブリン製剤によるFcレセプターのブロックが効果を示す。補体の関与した急性の血管内溶血に対しては免疫抑制剤を早期から投与し，効果が発現するまで(通常は1週間)は，犬では1.1(－)型のユニバーサルドナー血液をヘパリンとともに輸血してDICの治療を行う必要もある。脾臓摘出が効果を示す症例もある。

6. ハインツ小体性溶血性貧血

病的なものとしては，酸化作用を持つ薬物やある種の食品の摂取，食欲不振による抗酸化ビタミンの欠乏(猫)，糖尿病などで，顕著なハインツ小体の形成がみられる。薬物の代表がアセトアミノフェンやメチレンブルーで，食品ではタマネギやネギなどのネギ類が挙げられる。ミョウガ中毒も代表例である。ネギ類は加熱するとよりハインツ小体を作らせるようであるが，生でも大量摂取で同様のことが起こる。ベビーフードにはタマネギ入りのものがあるので注意が必要である。また，とくに猫では，長期にわたる食欲不振を示す症例や糖尿病の症例で，肝臓の抗酸化ビタミン(ビタミンEおよびC)が枯渇することでハインツ小体ができやすくなる。

治療は原因物質の除去が第一であるが，アセトアミノフェン中毒に対してはN-アセチルシステインやs-アデノシルメチオニン(SAMe)などの抗酸化薬物が効果的である。ビタミンEやCの投与も効果がある。

7. 機械的障害による溶血性貧血

微小血管性溶血性貧血は，小血管におけるフィブリンあるいは微小血栓の沈着に関連した赤血球の破壊が貧血の原因となる。そのような血管を通過した赤血球はフィブリン線維によって機械的に破壊され，分裂赤血球ができやすい。代表的な疾患はDICである。また大型の組織損傷においても，血管障害とフィブリン形成が起こる。血管肉腫では不規則な小血管が多く形成され，血栓も形成されやすい。糸球体腎炎においては，糸球体内にフィブリンの沈着が起こり，過剰な乱流が赤血球を分裂させる。増殖性心膜炎(弁膜疾患)では内皮細胞の表面が粗くなり，重度の血液乱流が起こる結果，赤血球が破壊されやすい。通常は貧血は軽度で，貧血よりも原疾患の治療が重要である。診断的特徴としては奇形赤血球(分裂赤血球，涙滴赤血球，有棘赤血球，球状赤血球)の出現がある。

8. その他の溶血性貧血

糖尿病ケトアシドーシスの治療にあたりレギュラーインスリン注射を頻繁に行う場合など，インスリンの作用で糖以外にもリンが細胞内に取り込まれ，低リン血症を起こすことがある。このような状態では赤血球膜リン脂質が不安定になり，溶血が起こりやすくなる。

猫の肝リピドーシスなど，脂質代謝障害が顕著な場合にも赤血球膜リン脂質の異常が起こり，有棘赤血球の出現を伴う溶血性貧血が起こる。この場合は肝臓の治療を行い，脂質代謝異常を改善させる必要がある。

9. 栄養欠乏性貧血

銅欠乏性貧血は，各種動物で実験的には作出可能であるが，臨床的には子豚を除いて発生は少ない。貧血発生の機序は完全には解明されておらず，さらに動物種により赤血球形態も異なる。豚，ウサギでは小球性低色素性貧血が起こり，牛，羊では大球性低色素性貧血が，犬では正球性正色素性貧血が起こる。人ではビタミンB_{12}ならびに葉酸の欠乏による非再生性の大球性正色素性貧血(巨赤芽球性貧血)が知られているが，動物ではこれらの欠乏症は最近まで報告がなかった。猫ではFeLV感染に伴う赤芽球系の前腫瘍性または腫瘍性変化により，このような巨赤芽球性貧血が起こる。また，羊でみられるコバルト欠乏は，結果的にビタミンB_{12}の欠乏状態を引き起こすが，罹患動物では貧血は必発の所見ではなく，むしろ全身の消耗性疾患のほうが重大である。

10. 再生不良性貧血

再生不良性貧血は非再生性貧血のなかのひとつの病態であり，末梢血における汎血球減少症を伴うことが特徴である。さらに，骨髄において全系統に低形成または無形成がみられることが条件で，腫瘍などほかの明らかな原因に続発するものは含まない。骨髄における全系統の低形成または無形成を示すことから，その障害のレベルは個々の系統ではなく，上位の幹細胞レベルと考えられる。骨髄における造血細胞とリンパ球系すべての起源は古典的造血モデルにしたがえば多能性造血前駆細胞であるが，再生不良性貧血では骨髄固有の細胞系が障害されるので，それより下位にあたる骨髄系共通前駆細胞の障害と考えられている。

原因としては特発性(先天性，後天性)，続発性(薬物・中毒性，放射線性，感染性)がある。後天性のものは化学薬品などとの接触歴が不明あるいは特定できず，骨髄低形成の原因を特定できないものである。続発性の薬物・中毒性のものでは牛のワラビ中毒，犬のエストロゲン中毒(薬物投与またはセルトリ細胞腫)，フェニルブタゾン中毒，化学療法薬によるものがある。感染性としてはFeLV，犬のエーリッヒア症(*Ehrlichia canis* 感染症)が知られている。骨髄は脂肪髄または線維化を示し，造血細胞の著明な減少が認められる。

11. 骨髄癆性貧血

骨髄が腫瘍細胞で置換されることによる赤芽球系の無形成が原因の貧血で，一般に顆粒球・単球，血小板，赤血球ともに減少している。骨髄は腫瘍細胞により充実性が高く，かつ原因が明らかであるため，再生不良性貧血とはよばない。末梢血に腫瘍細胞の出現があるものは貧血の原因を推測することは容易である。腫瘍細胞の出現がないもので3系統の汎血球減少症が起こっている場合には，骨髄が完全に無形成になっている再生不良性貧血か，骨髄が腫瘍細胞で占拠されている骨髄癆性貧血かを鑑別するために骨髄検査を行う。

治療にはまず輸血が必要である。その後，腫瘍性疾患に対する治療を計画するが，リンパ系腫瘍を除いて一般に犬と猫の白血病に対する化学療法はきわめて困難であり，予後は悪い。

12. 慢性炎症の貧血

炎症性疾患に関連した酸化状態の持続による鉄の酸化，あるいは炎症性サイトカインの影響を受けたマクロファージによる鉄貯蔵が原因で，赤芽球が鉄を利用できなくなることから赤芽球系の分化が停滞する。血清鉄は減少していることから，鉄剤の投与は助けにはなるが，根本的な問題解決とはならない。炎症性疾患を検出して治療することが重要である。通常はあまり激しい貧血とはならないため，輸血は適応とならない。

13. 腎性貧血

EPOの減少による赤芽球系の増殖・分化の低下が原因の非再生性貧血であり，急性腎障害ではなく慢性腎臓病に伴ってみられる非再生性貧血である。あまり重度の貧血とはならないが，慢性腎臓病の進行に伴って貧血も進行する。貧血の治療が先ではなく，慢性腎臓病による異常を正常化させて状態を安定させることが先決である。EPO製剤による治療も可能であるが，初期には輸血を考慮してもよい。EPO製剤にはヒト由来蛋白に対する抗体産生の問題があるため，あまり早期から使用することは勧められない。使用する場合は抗体産生が比較的少ないとされているダルベポエチン darbepoetin alfaが勧められるが，慢性腎臓病例の最後の2～3カ月間の生命の質を維持するために使用するのがよい。ネスプ® 注射用製剤(協和発酵キリン)を0.5 μg/kg sc，週1回注射する。使用にあたっては必ず鉄剤の経口投与を併用する。PCVをモニターしながら徐々に間隔を広げて使用してもよい。抗体産生が起こると自己のEPOも影響され，PRCA，すなわち赤血球系が完全に無形成となる激しい貧血が発生する。

06

骨髄検査と評価法

はじめに

末梢血中にみられる白血球成分のうち，リンパ球を除く各血球，および赤血球，血小板は骨髄において分化・成熟する。すべての血球成分は造血幹細胞から作られるが，血球産生の場所は骨髄である。

骨髄の検査は，末梢血における血液成分の異常の原因が骨髄にあると思われる場合，末梢血の観察だけでは原因がわからない場合に行われる。

骨髄検査の準備

1．骨髄検査の適応

骨髄検査には骨髄吸引生検およびコアー生検がある。血液検査(CBC)において，ある血球系の減少症あるいは増加症がみられ，それが持続性，進行性であり，かつ原因が末梢血やその他のデータからでは明らかにならない場合に，原因を探るために骨髄吸引生検あるいはコアー生検が行われる。また，CBCのデータが明らかに骨髄原発の疾患を示唆する場合もある。たとえば猫の進行性非再生性貧血で赤血球容積比(PCV)が10%を切るような場合や，白血病を示唆する血液像の場合，多発性骨髄腫が疑われる場合などである。さらに，リンパ増殖性疾患で末梢血に腫瘍細胞が出現している場合，リンパ節原発のリンパ腫と骨髄原発の急性リンパ芽球性白血病を鑑別するためには骨髄検査が必要である。腫瘍，とくに白血病に対して化学療法を行う場合，骨髄抑制の可能性のある薬物を使用することになるので，骨髄の最初の状態を知っておくことは重要であろう。

骨髄検査の適応の特殊な例としては感染症の診断がある。日本においては多くないが，ヒストプラズマ症Histoplasmosis，リーシュマニア症Leishmaniasis，トキソプラズマ症Toxoplasmosis，エーリッヒア症Ehrlichiosisの診断には骨髄検査が行われる。ヒストプラズマ症，リーシュマニア症，エーリッヒア症は高蛋白血症の鑑別疾患としても挙げられる。そのほかに，多発性骨髄腫，リンパ腫，慢性リンパ球性白血病(CLL)を鑑別するためにも骨髄検査が必要になる。血小板減少症の場合に，原因が骨髄における産生の減少か，末梢における消費・破壊の亢進かを鑑別する意味で骨髄を検査することもある。骨髄で巨核球系が増殖していることが確認できればビンクリスチンが使用できるので，治療において有用な情報となる。

2．骨髄材料の採取

猫では大腿骨近位端の転子窩や上腕骨骨頭が(図1)，犬では同部位あるいは腸骨稜がよく用いられる。また，肋骨なども用いることができる。麻酔は，状態の悪い症例では局所の骨膜麻酔のみで行うことが多い。ケタミンなどの注射による超短時間の全身麻酔も多用されるが，通常は安全度が高くコントロールの容易な吸入麻酔が行われる。複数の論文により，血小板減少症の場合でも骨髄穿刺に伴う出血のリスクはないとされている(Davenport DJ, et al. *Comp Cont Ed Pract Vet.* 4: 788-796, 1982 ／ Hoff B, et al. *Can J Comp Med.* 49: 34-42, 1985 ／ Harvey JW, et al. *Comp Cont Ed Pract Vet.* 6: 909-926, 1984)。

通常，生検用の針は14 GのJamshidi™骨髄針が使用される(図2)。これは吸引生検とコアー生検の両

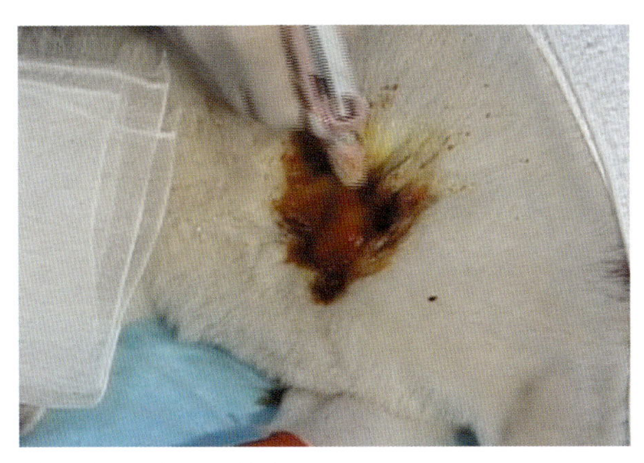

図１　猫の上腕骨骨頭付近
骨髄穿刺用に準備している。

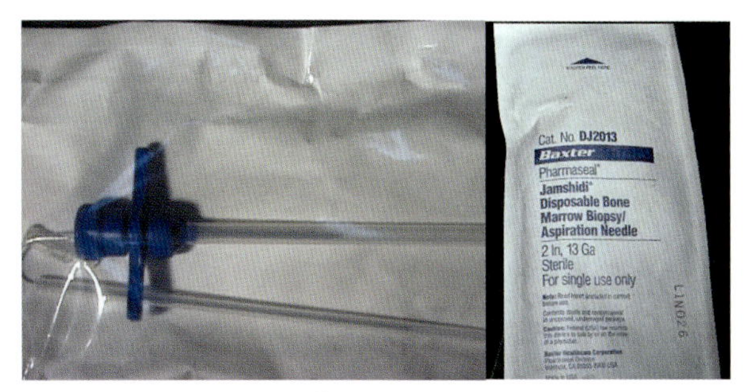

図２　14 G の Jamshidi™ 骨髄針

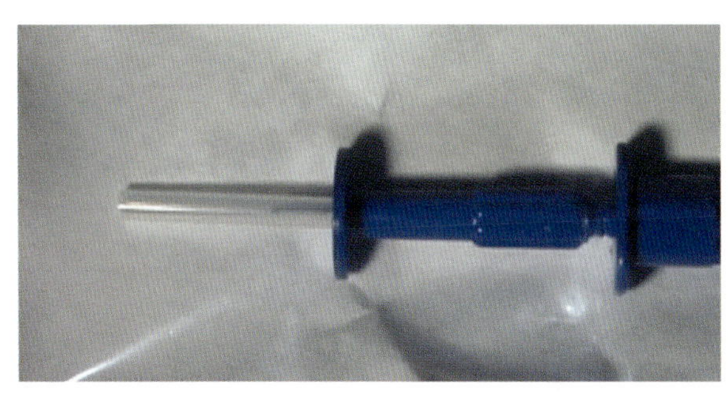

図３　18 G の小児用骨髄針

方ができる針で，吸引生検でドライタップだった場合（骨髄が吸引できない）に，ただちにコアー生検に移行できるため便利である。小型犬や幼齢の猫の場合，より細い 16 G や 18 G の針を使用することもある（図 3）。ただし，これらではコアー生検は不可能である。

毛刈りおよび消毒の後，骨髄針で吸引あるいはコアー生検を行う。外科手術に準じて準備した皮膚をわずかに切皮して，骨髄針の挿入を容易にする（図 4A）。術者が右利きの場合，左手で上腕骨を保持し，右手で骨髄針を回しながら骨皮質を貫通させる（図 4B）。骨髄腔は，そこに達すると反力がやや軽くなり骨髄針がぐらぐらしなくなるのでわかる。上腕骨を左手で動かすと，骨髄針も一緒に動く（図 4C）。骨髄針のキャップを回して外すとスタイレットの頭がみえるので（図 4D），スタイレットを引き出し（図 4E）滅菌の 5 mL ディスポーザブルシリンジを装着する（図 4F）。このとき吸引は軽く行い，0.5 mL 以上は採取しないようにする（図 4G）。強く引きすぎると血液で希釈された材料になるので（図 4H），通常はシリンジのハブ部分に赤いものがみえた時点で吸引をやめればよい（図 4I）。骨髄針は刺したままの状態でシリンジを外し，骨髄針のキャップをはめる（図 4J）。シリンジから骨髄液をカバーグラスに 1 滴とって塗抹し（図 4K），ニューメチレンブルーで染色して骨髄であることを確認するとよい（図 4L，M）。ニューメチレンブルー染色液の作成法は表 1 および図 5 に示す。

骨髄であることを確認するためには，有核細胞が多く採取されていること，脂肪滴がみられること，骨髄巨核球がみられることを観察すればよい（図 6）。骨髄であることが確認されたら，骨髄針を抜いて生検を終了する（図 7）。多くの材料を塗抹する場合には，やや多めの EDTA と混ぜるとよい。また，強めに吸引することで血液とともに多量の骨髄を採取し，後で血液と骨髄の粒状物（ユニットパーティクル）を分ける方法もある。これには，スライドグラスの上で EDTA 加の材料を流し，スライドグラスに付着した粒状物を塗抹する方法と（図 8），材料をペトリ皿にとって，傾けながらピペットで粒状物を採取して塗抹する方法がある。

前述の方法で吸引できない場合には，再度針を進めて吸引するか，コアー生検に移行すればよい。コアー生検では，針の先を骨髄腔に沿わせるように少し横方向の力をかけながら，左右に回して切り進める（図 9A）。骨髄針を抜くと内部にコアーが入っているので，テーパーがついていて細くなっている針の先端側から付属の針金を入れて，骨髄針の頭のほうへコアーを押し出す（図 9B）。コアーはスライドグラスまたは

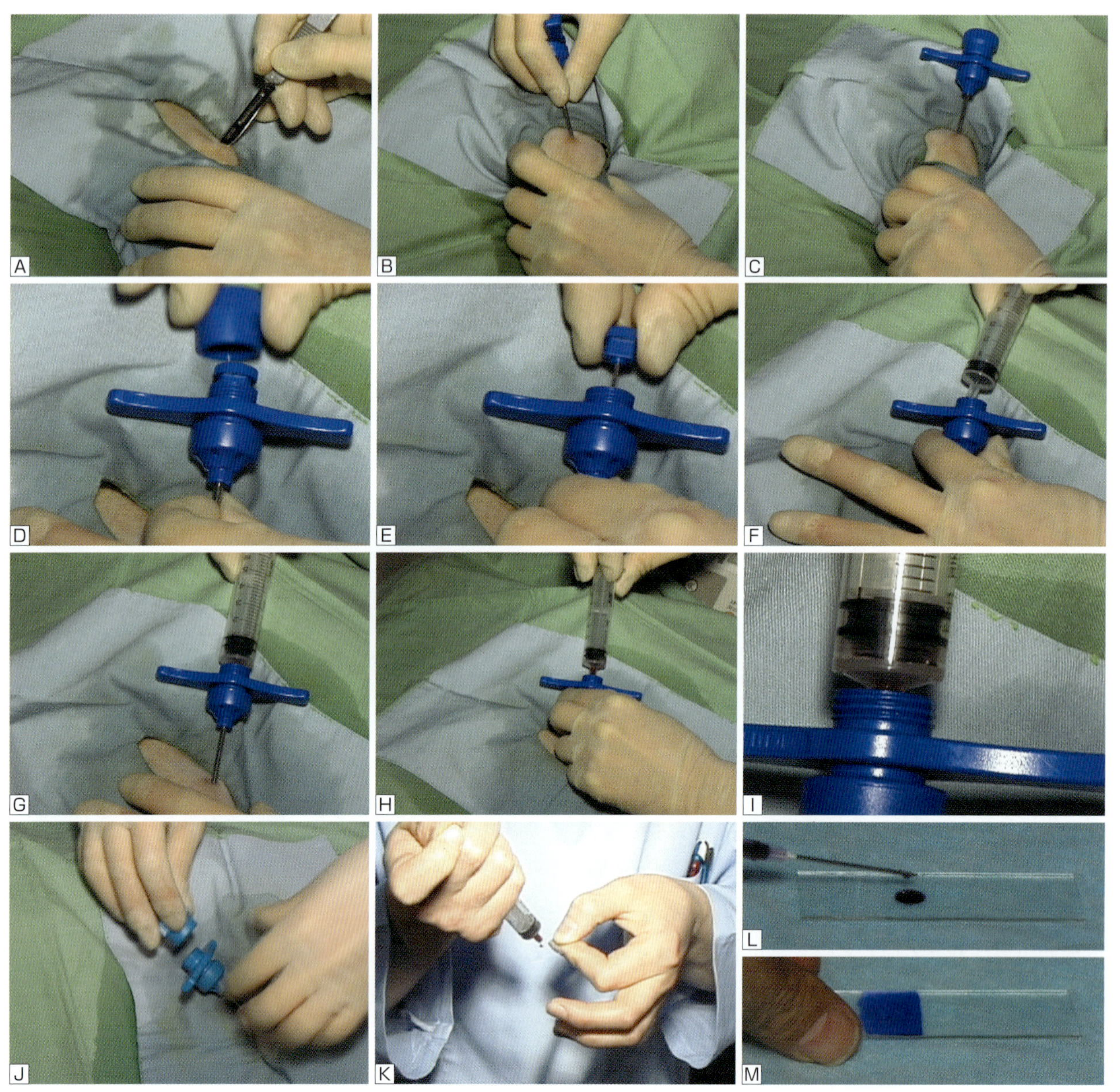

図４　骨髄材料の採取方法

A：穿刺部位を切皮する，B：骨髄針を回しながら骨皮質を貫通させる，C：骨髄腔に達すると，上腕骨を左手で動かす際に骨髄針が一緒に動く，D：骨髄針のキャップを回して外すとスタイレットの頭がみえる，E：スタイレットを引き出す，F：滅菌の5 mLディスポーザブルシリンジを装着する，G：0.5 mL以上は採取しないように，軽く吸引する，H：強く引きすぎると血液で希釈された材料になる，I：シリンジのハブ部分に赤いものがみえた時点で吸引をやめればよい，J：骨髄針は刺したままでシリンジを外し，骨髄針のキャップをはめる，K：シリンジから骨髄液をカバーグラスに1滴とって塗抹する，L：ニューメチレンブルーをスライドグラスに1滴とる，M：塗抹側を下にしてカバーグラスをのせる。

カバーグラスの上で一度転がしてスタンプをとり，その後変形に注意しながらホルマリン固定をする。

塗抹は通常のライトギムザ染色で染めればよいが，血液に比べて長めの染色時間を要する。とくに骨髄標本では，各種の骨髄細胞の鑑別や腫瘍性細胞の同定が困難となるため，簡易染色は使用してはならない。

3．骨髄細胞の形態

(1)骨髄巨核球系

血小板の産生は主に骨髄で行われると長年にわたって信じられてきた。しかし最新の研究では肺も血小板産生の主要臓器であると示された。血小板は骨髄や脾臓などでも産生されるが，体内で行われる産生のうち肺におけるものが半分にもおよぶことが示されている（Lefrançais E, et al. *Nature*. 544: 105-109, 2017）。

表１　ニューメチレンブルー染色液の作成方法

用意するもの（図 5A）

ニューメチレンブルー（NMB，富士フイルム 和光純薬）
生理食塩液（0.9% NaCl）
ホルマリン原液
メンブランフィルター（ボアサイズ 0.2 ～ 0.45 μm）
ディスポーザブルシリンジ（10 mL）
針（18 G）

手順（事前準備）

1. NMB を 0.1 g 計る
2. 100 mL の生理食塩液に溶かす
3. ホルマリン原液を 1 mL 加える
4. 濾過して褐色瓶に入れ，冷蔵保存する

手順（染色時）

1. 使用する際はまず濾紙（コーヒーフィルターでも可）で濾過する（図 5B）
2. 濾過済みの染色液 10 mL を新しいディスポーザブルシリンジに入れる
3. メンブランフィルターを装着する（図 5C）
4. 18 G の針を装着する
5. 全体を遮光するためアルミフォイルで巻く（図 5D）
6. 染色液をスライドグラスに 1 滴とり，塗抹側を下にしてカバーグラスをのせる

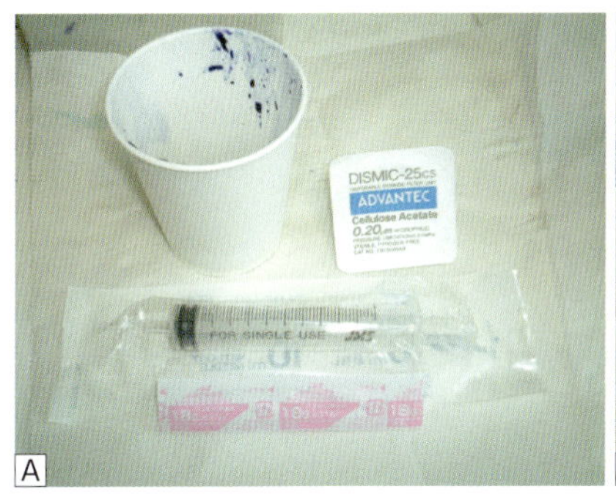

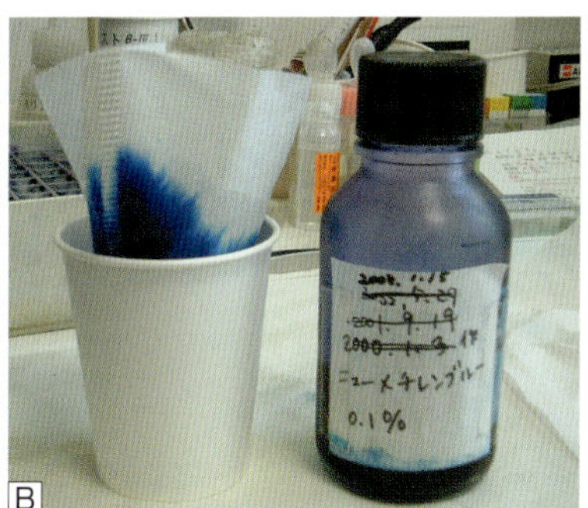

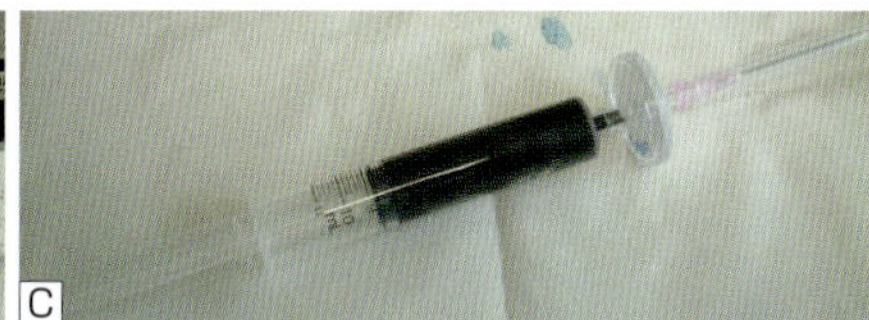

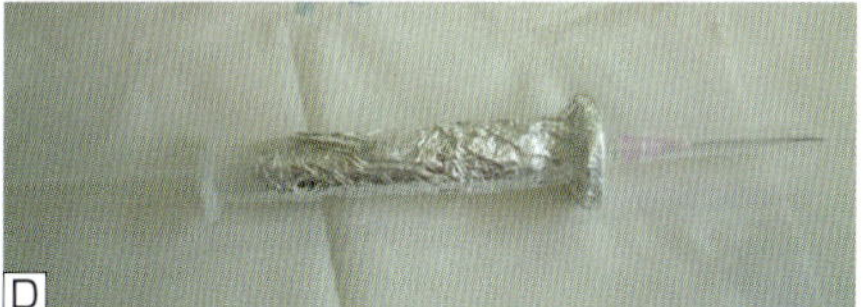

図５　ニューメチレンブルー染色液の作成

A：ニューメチレンブルー染色液の作成にあたって準備するもの。
B：ニューメチレンブルー染色液をコーヒーフィルターで濾過する。
C：濾過済みの染色液 10 mL を新しいディスポーザブルシリンジに入れ，メンブランフィルターと針を装着する。
D：全体を遮光するためアルミフォイルで巻く。

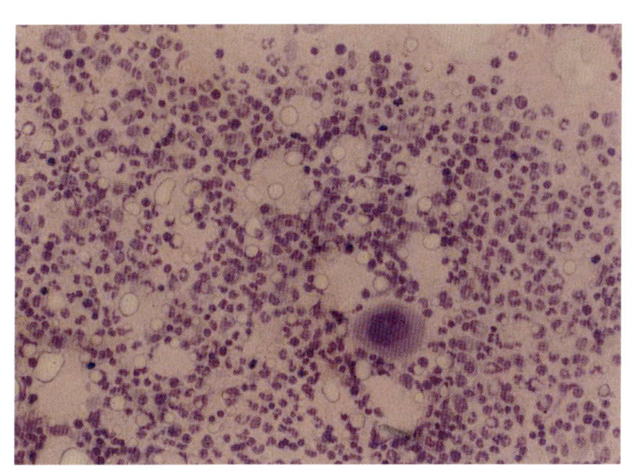

図６　骨髄であることの確認

ニューメチレンブルー染色での観察では，有核細胞が多く採取されていて，脂肪滴がみられ，骨髄巨核球がみられることで骨髄であることが確認される。

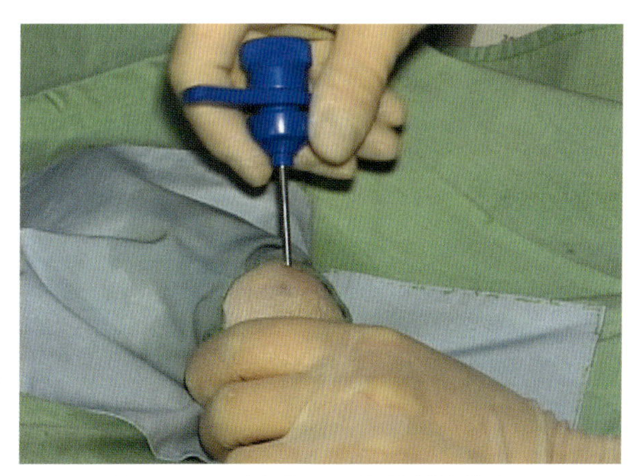

図７　骨髄であることが確認されたら骨髄針を抜く

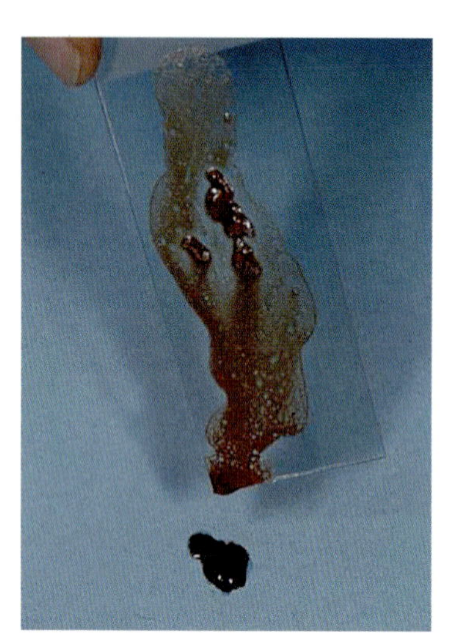

図８　血液で希釈された骨髄

血液で希釈された骨髄は，スライドグラスの上で流して血液を除去する。

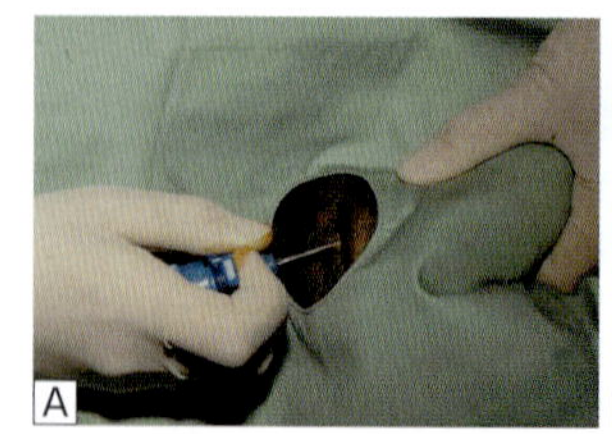

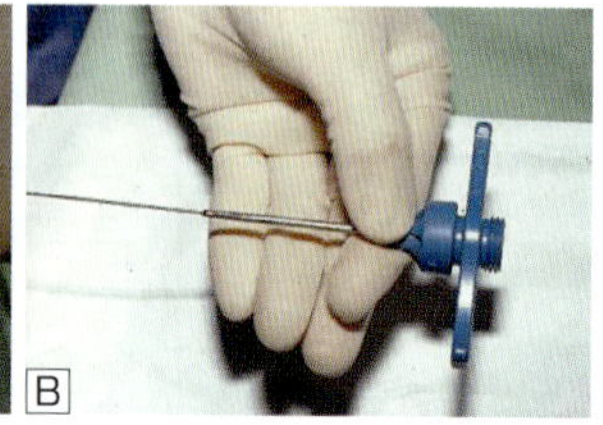

図９　コアー生検での採取方法

A：コアー生検では針の先を骨髄腔に沿わせるように少し横方向の力をかけながら左右に回して切り進める。

B：針の先端側から付属の針金を入れて，骨髄針の頭のほうへコアーを押し出す。

表２　骨髄巨核球系の分化

骨髄巨核球系	
巨核芽球	megakaryoblast
前巨核球	promegakaryocyte
巨核球	magakaryocyte

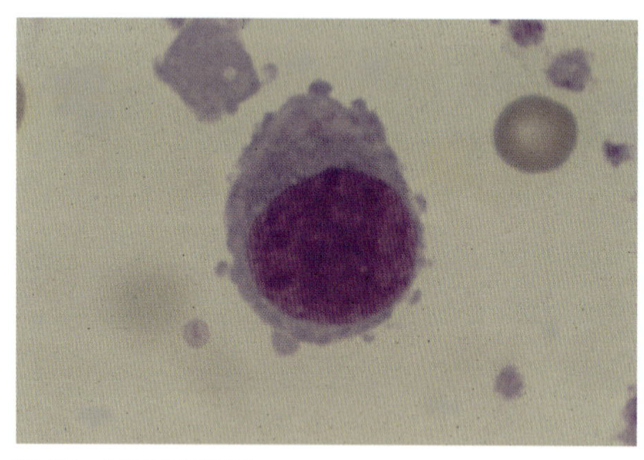

図10　１核の巨核芽球

骨髄巨核球系は造血幹細胞 hematopoietic stem cell (HSC)から分化するが，その過程においても肺の果たす役割は重要である。おそらく骨髄およびほかの髄外造血器官に，HSC および巨核球系に分化する前駆細胞を配るという役割も果たしていると考えられる。骨髄においては巨核球系細胞と HSC が近傍に存在することがわかっており，巨核球系細胞が HSC の分化・増殖を支え，巨核球系の造血因子であるトロンボポエチン thrombopoietin も HSC の自己複製に重要な役割を持つことが示されている。

以前から，巨核球系・赤芽球系共通の幹細胞から巨核球系と赤芽球系が分かれると考えられてきたが，HSC のなかで血小板に特異的な遺伝子を発現する巨核球系分化が運命づけられた集団が存在することが新たにわかった。それらの細胞は HSC 階層の上位に存在しており自己複製も可能で，そこからほかの系統，すなわち骨髄球系やリンパ球系への分化が可能な HSC も生まれると考えられている。

いずれにしても，巨核球系造血は血小板の産生以外に，ほかの系統の造血にも深く関わっているということは疑いがないものであろう。

ライトギムザ染色による光学顕微鏡観察で識別可能な分化段階は，巨核芽球以降である（表２）。巨核球系は，細胞は分裂せずに核のみが二分裂で増加する。そのため，巨核芽球の段階には１核から４核のものが認められる。１核の巨核球は数も少なく，骨髄内では識別が難しい（図10）。２核と４核のものは巨核球系過形成の症例でよく観察される（図11）。その後，個々の核が確認できなくなるまで核分裂が進み，細胞も大型化する。この段階が前巨核球で，核は８～16 個以上，細胞質は明瞭な青色を呈している（図12）。成熟巨核球はさらに巨大な細胞で，大きな核塊と，淡い水色ないし淡いピンク色の細胞質，赤紫色の細胞質内顆粒を有す（図13）。電子顕微鏡観察では細胞質に溝が形成され，細胞質が切り放されて，血小板として循環血中に放出されるようになっていることがわかる。

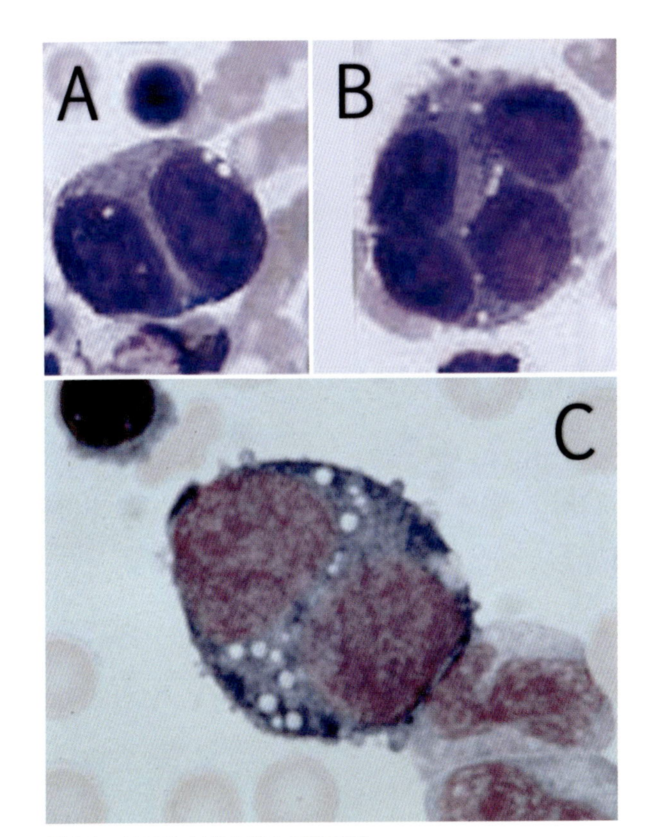

図 11　2 核および 4 核の巨核芽球

A：2 核の巨核芽球，B：4 核の巨核芽球，C：同じ染色でも巨核芽球の細胞質が強い好塩基性を示すこともある。

(2)赤芽球系

骨髄内で光学顕微鏡的に識別可能な各成熟段階は「05　CBC：赤血球系の評価」表 1 のとおりである。成熟にあたって，核，細胞質，細胞のサイズなどがどのように変化するかを理解しておくとわかりやすい。核小体明瞭でクロマチン結節に乏しい芽球から始まり，幼若な核が濃縮し，最終的には脱核する。好塩基性の細胞質はヘモグロビンの合成によりオレンジ色になる。サイズは大型の芽球から次第に赤血球に近づく(図 14)。

原赤芽球は，白血球系や血小板系の芽球よりやや小型で，核細胞質比(N/C 比)が高い円形の細胞である。核はクロマチン結節に乏しく，明瞭な核小体が 1 個または複数存在する。細胞質は強い好塩基性で，ときに核のほうが薄くみえることもある(図 15)。

前赤芽球は原赤芽球に似ているが，わずかにクロマチン結節がみえるようになり，核小体も不明瞭となっている(図 16)。原赤芽球と前赤芽球を分けない分類

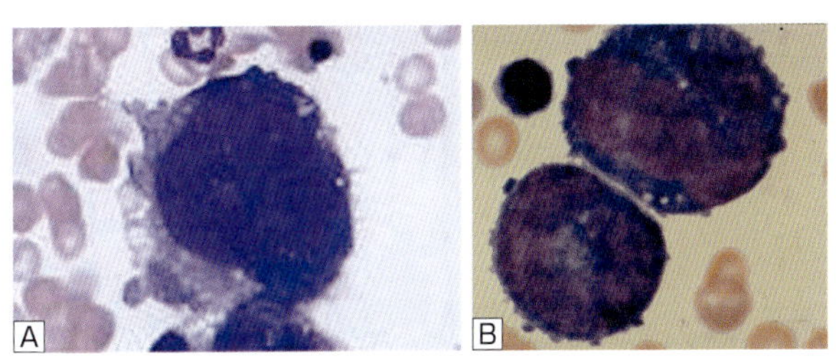

図 12　前巨核球

前巨核球の細胞質はまだ狭く，好塩基性に染まる。
A：核は多核であるが，もはや数えられない。
B：この染色標本ではかなり強い好塩基性に染まる細胞質がみえる。

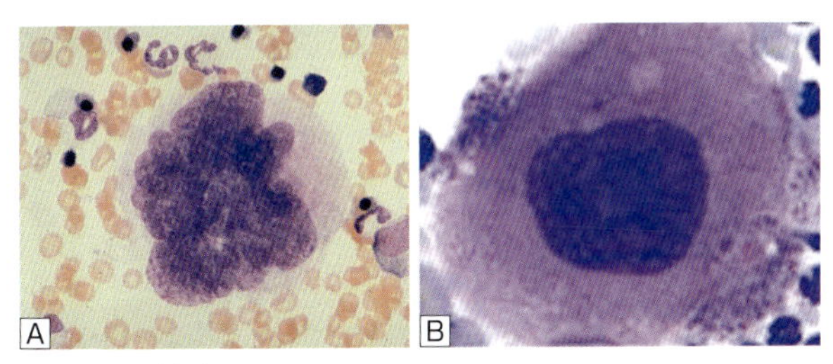

図 13　巨核球

巨核球は広いピンク色に染まる細胞質を持つ。
A：周辺の細胞を比較すると大きさがわかる。
B：左上や右下では細胞質から血小板が放出されている。

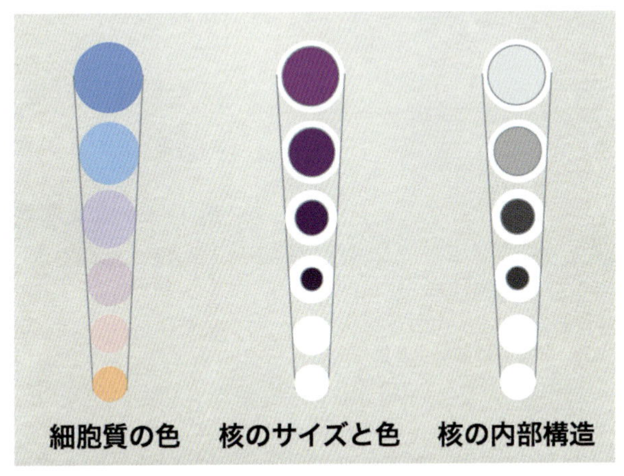

図 14　赤芽球系成熟の模式図

赤血球に近づくにつれて細胞質の大きさと色，核のサイズと濃縮状態が変化する。

もある。

好塩基性赤芽球はやや小型になり，核もやや濃縮して縮小する。クロマチン結節は明瞭になり，核小体はみられない。少し広めになった細胞質は弱好塩基性である(図 17)。

多染性赤芽球はさらに小型化しており，濃縮して縮小した正円形の核を持つ。クロマチン結節は濃く，核小体はみられない。細胞質は好塩基性と好酸性が混合した薄い紫色である(図 18)。

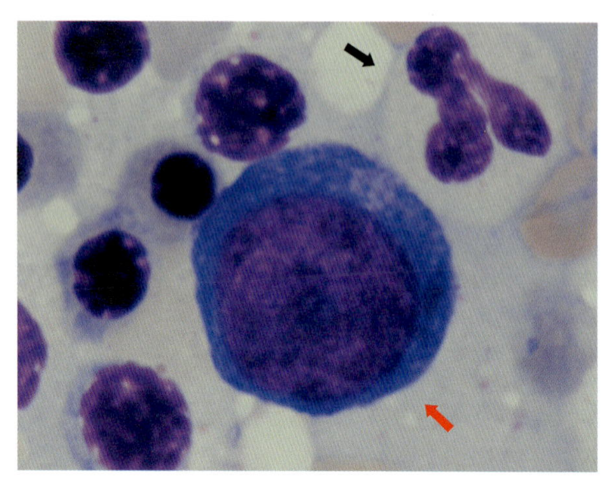

図 15　原赤芽球

原赤芽球を赤矢印で示す。好中球(黒矢印)に比べて大型で，濃い青色に染まる狭い細胞質，クロマチン結節に乏しい核，核小体の存在が特徴。

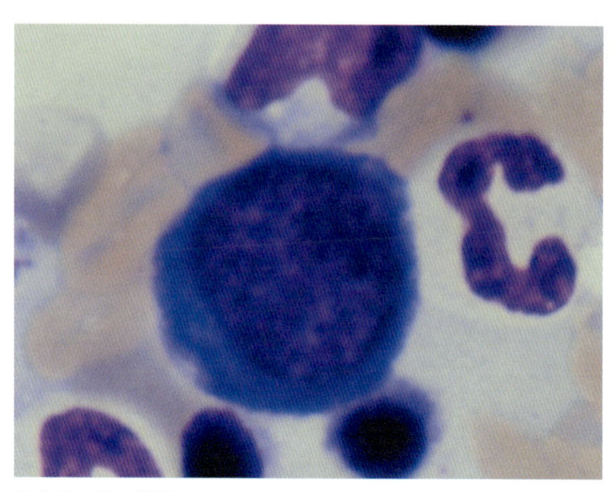

図 16　前赤芽球

前赤芽球は原赤芽球に似ているが，わずかにクロマチン結節がみえるようになり，核小体も不明瞭となっている。

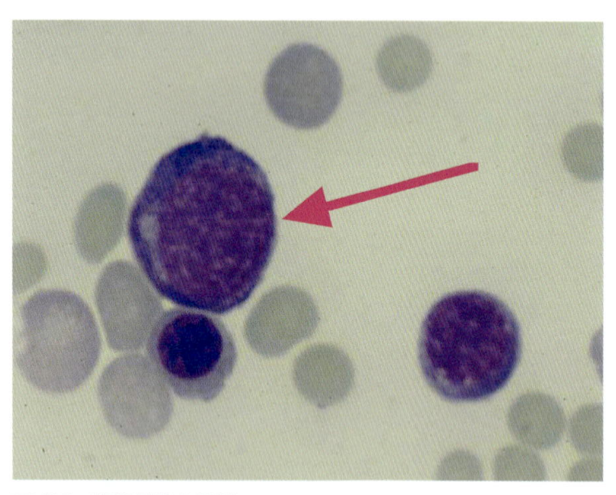

図 17　好塩基性赤芽球

好塩基性赤芽球(矢印)はやや小型になり，核もやや濃縮して縮小する。細胞質は弱好塩基性である。

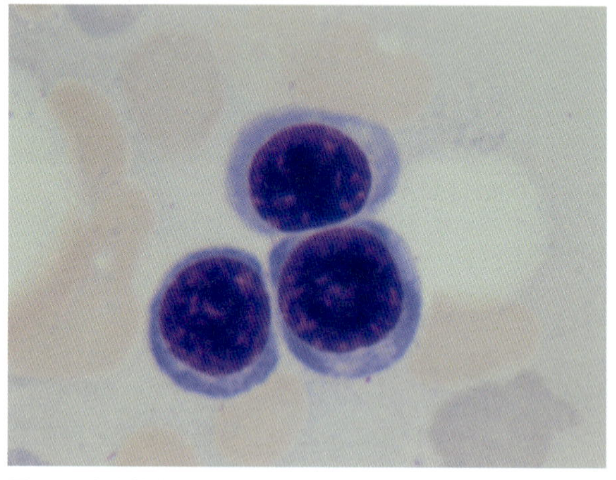

図 18　多染性赤芽球

多染性赤芽球は好塩基性赤芽球からさらに小型化して，濃縮して縮小した正円形の核を持つ。細胞質は好塩基性と好酸性が混合した薄い紫色である。

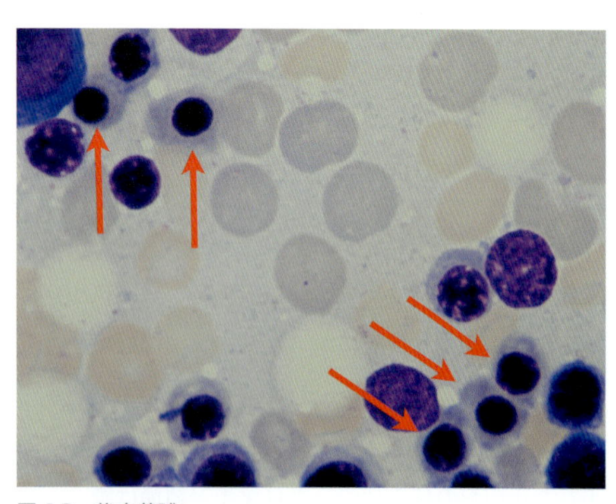

図 19　後赤芽球

後赤芽球(矢印)はさらに小型化して，幼若な赤血球と同じサイズになる。正円形の核は濃縮して縮小し，光を通さない濃縮核となる。細胞質の色は多染性赤血球と同じ色にみえる。

後赤芽球はさらに小型化して，幼若な赤血球と同じ大きさになる。正円形の核は濃縮して縮小し，光を通さない濃縮核となる。細胞質の色は薄い紫色で，多染性赤血球と同じ色にみえる(図 19)。すなわち，後赤芽球から脱核が起こった残りの細胞質のみの細胞が多染性赤血球である。骨髄中にもみられ，さらに末梢血にも貧血に対する反応がある場合に出現する，大型で青みがかった赤血球である。これが超生体染色で網赤血球として識別される。

表３　骨髄球系の分化

骨髄芽球	Myeloblast
	Ⅰ型，Ⅱ型
前骨髄球	Promyelocyte
骨髄球	Myelocyte
好中性骨髄球	Neutrophilic myelocyte
好酸性骨髄球	Eosinophilic myelocyte
好塩基性骨髄球	Basophilic myelocyte
後骨髄球	Metamyelocyte
好中性後骨髄球	Neutrophilic metamyelocyte
好酸性後骨髄球	Eosinophilic metamyelocyte
好塩基性後骨髄球	Basophilic metamyelocyte
桿状核	Band
桿状核好中球	Band neutrophil
桿状核好酸球	Band eosinophil
桿状核好塩基球	Band basophil

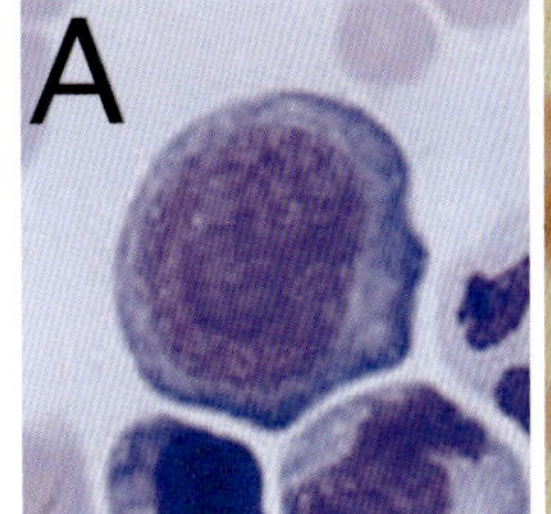

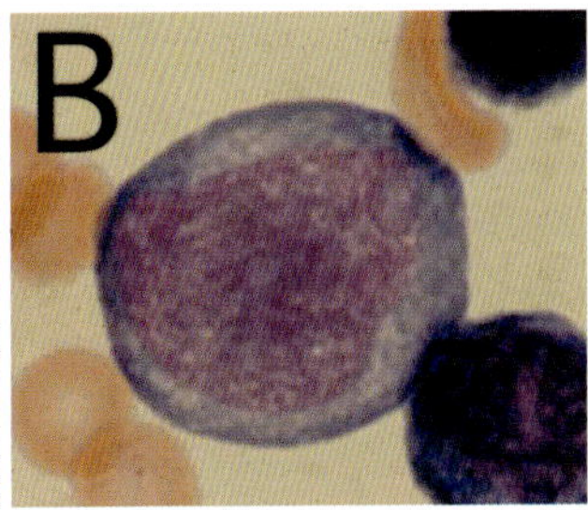

図20　骨髄芽球①

骨髄芽球は核小体を持った大型の芽球で，幼若なクロマチンを持ち，核小体は明瞭で，やや広い細胞質は好塩基性以外の特徴を示さない(A)。やや成熟が進むと，Ⅱ型骨髄芽球となり，細胞質にはわずかながら赤紫色のアズール好性顆粒が出現する(B)。

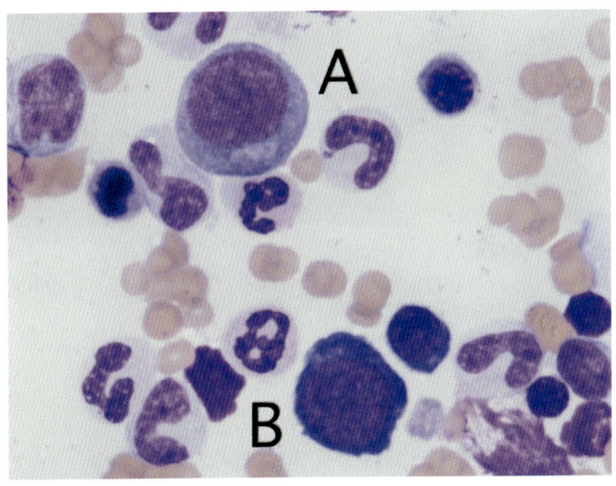

図21　骨髄芽球②

骨髄芽球(A)は，原赤芽球(B)よりも大型で細胞質は広く，細胞質の好塩基性は弱い。

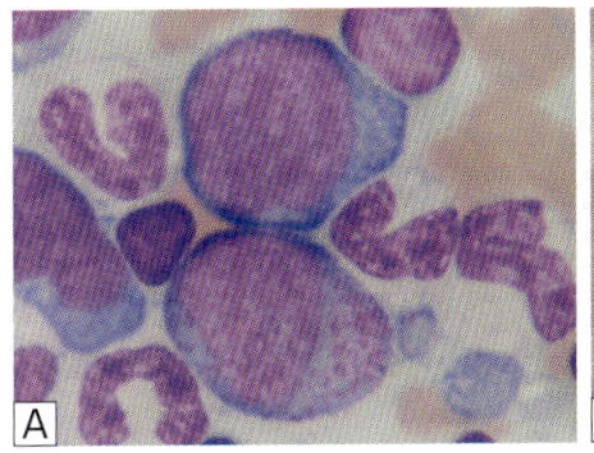

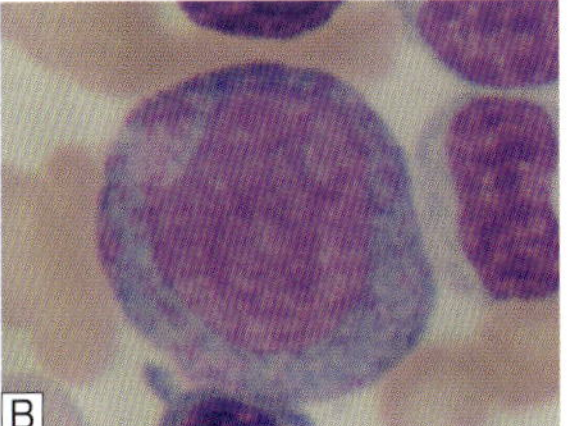

図22　前骨髄球

A：上が骨髄芽球。下が前骨髄球。
B：前骨髄球は細胞質のアズール好性顆粒が顕著になり，細胞質も広がり，核小体がやや不明瞭になる。

(3)顆粒球系

骨髄芽球以降の分化段階になると，形態学的に識別可能となる。細胞は大型の芽球から，好中球のサイズまで縮小する。それに伴い核は濃縮し，くびれを持つそらまめ型になるように嵌入が入り，さらに桿状核，分葉核へと成熟する。細胞質には，好中球，好酸球，好塩基球に特徴的な顆粒がみられるようになる(表3)。一見，分化過程は複雑なように思えるが，これは３系統の顆粒球が混在しているためで，好中球で分化過程を覚えておけばほかも同様である。ただし，好中球は特異顆粒を持つものの通常の染色ではほとんど染まらないため，中間の丸い核を持った段階のものが単球やリンパ球と混同されやすい。鑑別する際の要点は，単球系やリンパ系と異なり，核のクロマチンの成熟が濃くみえることである。

骨髄芽球は核小体を持った大型の芽球で，幼若なクロマチンを持つ。核小体は明瞭で，やや広い細胞質は好塩基性以外の特徴を示さない。やや成熟が進むとⅡ型骨髄芽球となり，細胞質にはわずかながらも赤紫色のアズール好性顆粒が出現する(図20)。原赤芽球よりも大型で細胞質は広く，細胞質の好塩基性は弱い(図21)。

前骨髄球は，細胞質のアズール好性顆粒が顕著になり，細胞質も広がり，核小体がやや不明瞭になっている。アズール好性顆粒は一次顆粒ともよばれ，ペルオキシダーゼ染色で陽性を示す(図22)。

次に骨髄球となる。これは核がクロマチン結節の濃縮によってやや小型化し，楕円形から若干凹みを持った形に変化して(図23)，細胞質のアズール好性顆粒に代わって特異(二次)顆粒が出現したものをさす。こ

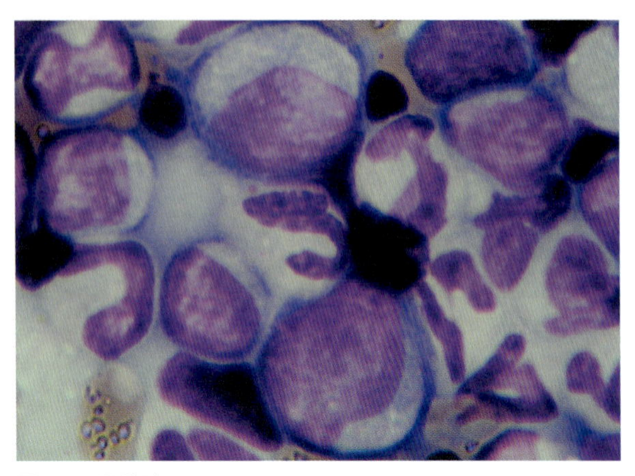

図 23　骨髄球
中央付近の好中球の上下にみられるのが好中性骨髄球。核は楕円形から若干凹んだ形に変化する。

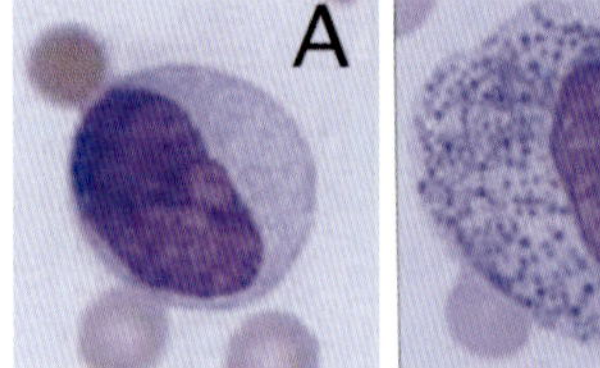

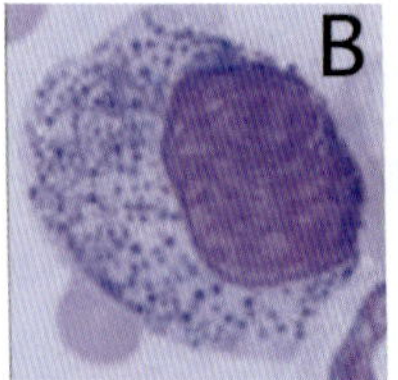

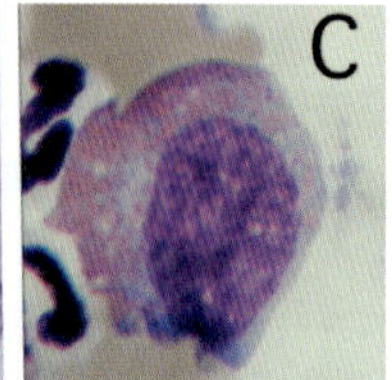

図 24　特異顆粒の性状による分類
骨髄球はその特異顆粒の性状によって，好中性(A)，好塩基性(B)，好酸性(C)に分けられる。

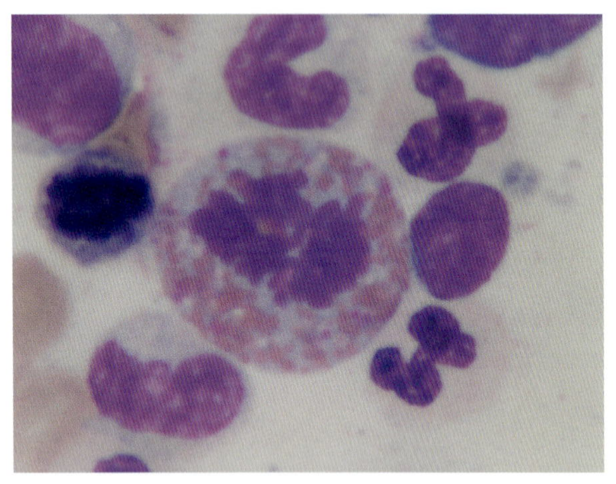

図 25　好酸性骨髄球の細胞分裂像

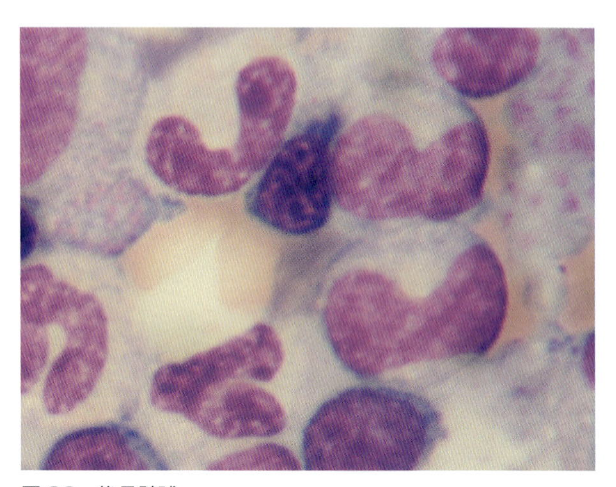

図 26　後骨髄球
クロマチンは濃縮傾向を強め，核は一方にくびれを持つそらまめ型になり，細胞のサイズも縮小して後骨髄球となる。

れはその特異顆粒の性状によって，好中性，好酸性，好塩基性に分けられる(図 24)。すなわち，骨髄球の段階になることではじめてどの系統に向かって分化しているのか区別が可能となる。細胞分裂はこの段階まで可能である(図 25)。

その後，核クロマチンは濃縮傾向を強め，一方にくびれを持つそらまめ型になり，細胞のサイズも縮小して後骨髄球となる(図 26)。

さらに核は濃縮を続け，細胞もさらに小型化してほとんど末梢血中の顆粒球のサイズとなる。核がくびれを持たないソーセージ状となったものが桿状核球 band である(図 27)。動物では，顆粒球の核にわずかでもくびれが検出できるものは分葉核球 segmented とする。

骨髄における成熟は 4 ～ 7 日間かけて行われる。産生の刺激は顆粒球消費の亢進であり，リンパ球，マクロファージ系，内皮細胞，線維芽細胞によりコロニー刺激因子(CSF)が産生される。また循環中の顆粒球が顆粒球産生に対してはネガティブフィードバックとして働く。体内の顆粒球系，とくに好中球の集団は，骨髄におけるプールと末梢におけるプールに分けて考えられる。骨髄では分裂増殖中の集団，すなわち骨髄球までを増殖プール，後骨髄球から成熟好中球までを成熟プールとする。成熟好中球プールは多めに存在し，急激に白血球数を増加させなければならない場合に速やかに対応できる。

(4)その他の細胞

顆粒球およびマクロファージ系の産生を刺激する顆粒球単球コロニー生成ユニット(GM-CSF)の影響により，幹細胞から単芽球が発生し，前単球を経て単球が成熟する。単芽球は形態学的には，骨髄芽球，リン

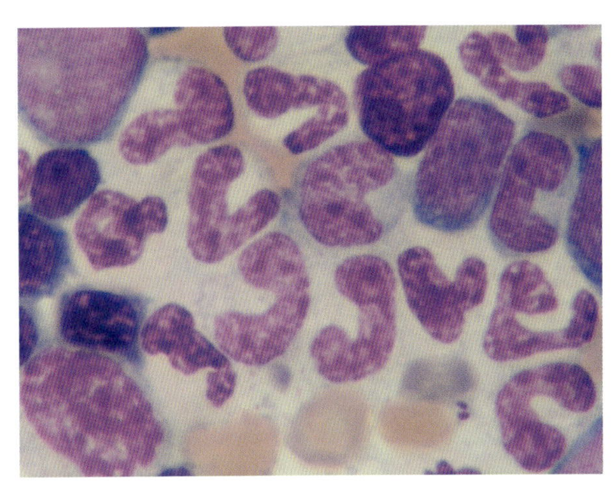

図 27　桿状核球

核がくびれを持たないソーセージ状となったものが桿状核球 band である。

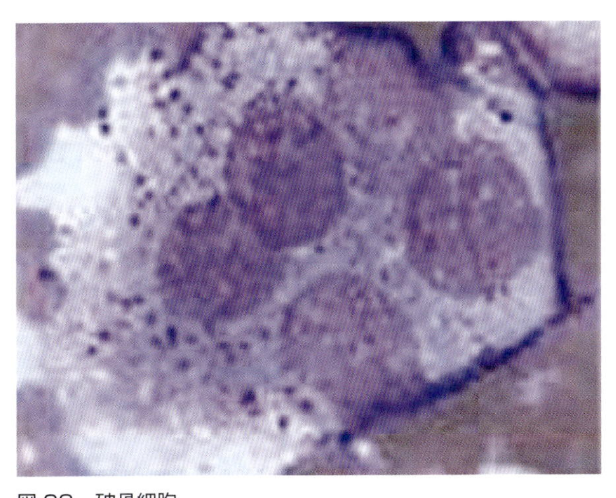

図 28　破骨細胞

破骨細胞は，骨髄巨核球と似た大型多核細胞であるが，多数の円形核が 1 個 1 個独立してみえる。

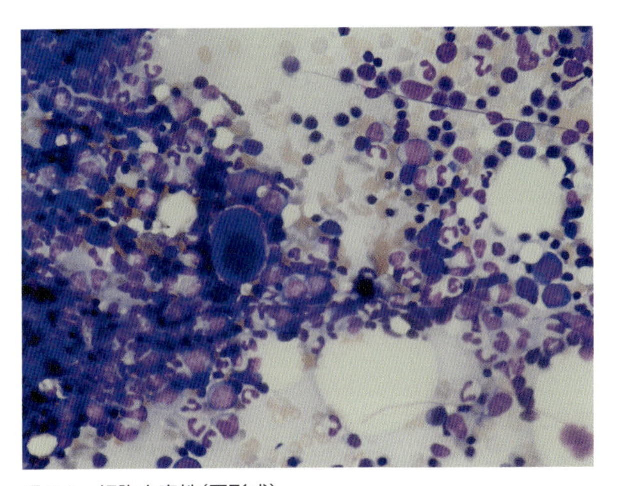

図 29　細胞充実性(正形成)

脂肪と骨髄細胞が交互にみられるようなものは正常の細胞充実性(正形成)であると判断する。

表 4　骨髄吸引材料評価のためのチェックリスト

細胞充実度は高いか，低いか
巨核球は存在するか，みられないか
M/E比はどうか
ある系統の過形成はあるか
ある系統の低形成・無形成はあるか
成熟分化過程は正常か
最終生産物(桿状核球，多染性赤血球)は十分あるか
異形成所見はあるか(分化成熟の乱れ)
異型な細胞は出現していないか
芽球比率は30%を超えていないか
骨髄造血系以外の細胞の増加は(マクロファージ，リンパ球，プラズマ細胞，肥満細胞など)
ヘモジデリンの量は多いか，少ないか
あってはならない細胞(癌細胞など)はないか

パ芽球との区別が難しい。正常の骨髄では分類の対象となるほど多くないが，単球系の白血病の骨髄では明らかに認められる。

非造血系細胞として，マクロファージ，リンパ球，プラズマ細胞，破骨細胞，そしてわずかに肥満細胞がみられることがある。破骨細胞は，骨髄巨核球と似ている大型多核細胞であるが，多数の円形核が 1 個 1 個独立してみえる。細胞質顆粒は少ないが，やや大きな赤紫顆粒がみられる(図 28)。

骨髄標本のスクリーニング評価

1．細胞充実性

骨髄評価のチェックリストを表 4 に示す。

骨髄を評価する際は，まず低倍率で細胞の充実性をみる。正常(正形成)とは，脂肪と骨髄細胞が交互にみられるようなものである(図 29)。過形成は全面に細胞が塗抹されている標本(図 30)，低形成は細胞成分に乏しいものである(図 31)。

2．巨核球は存在するか

次に，低倍率のまま，骨髄巨核球の有無，増減をみる。結果は，あり，なし(減少)，増加でよい(図 32)。

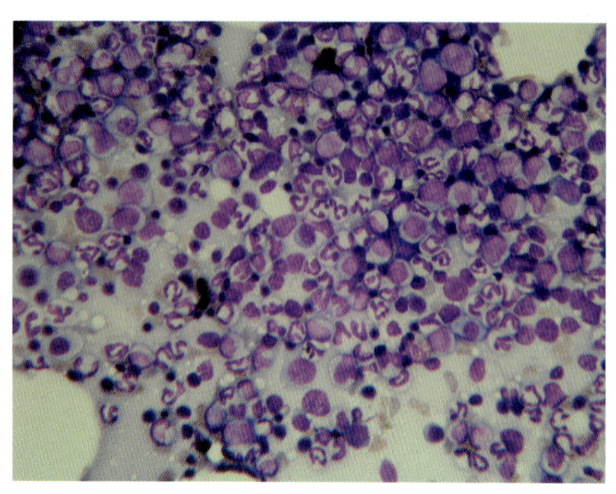

図 30　骨髄の過形成
全面に細胞が塗抹されている標本は過形成と判定される。

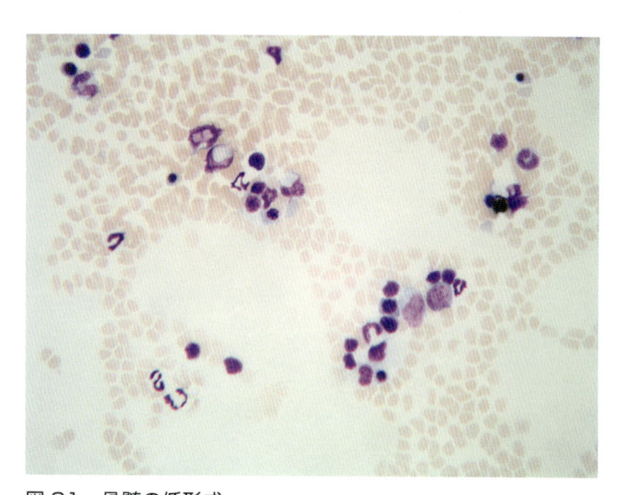

図 31　骨髄の低形成
細胞成分に乏しいものは低形成と判定される。

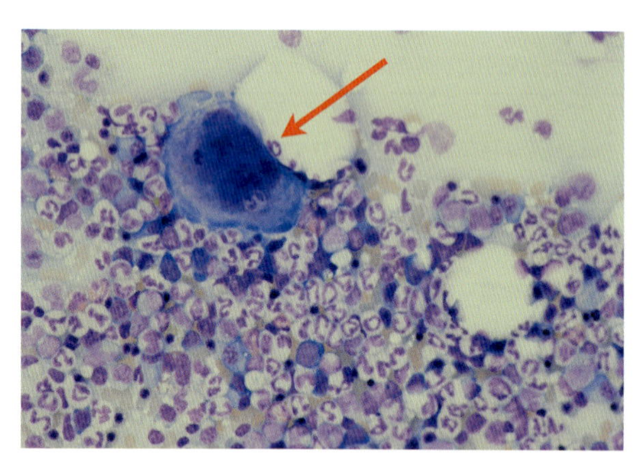

図 32　骨髄巨核球
低倍率のまま，骨髄巨核球(矢印)の有無および増減をみる。

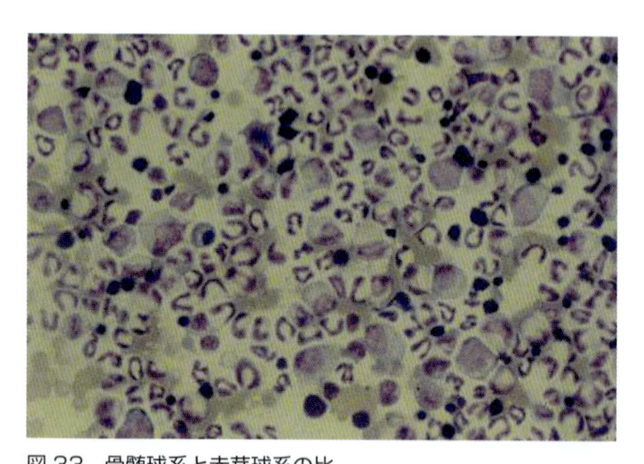

図 33　骨髄球系と赤芽球系の比
おおまかに白血球系と赤血球系に分けて，骨髄球系と赤芽球系の比(M/E 比)を算定する。

3. 骨髄球系と赤芽球系の比

ここで，骨髄球系と赤芽球系のおおよその比(M/E 比)をみておくとよい。通常は M/E 比算出にあたってしっかりと細胞の同定と計数を行うことはなく，白血球系と赤血球系におおまかに分けて M/E 比とすることが多い。骨髄球系の骨髄芽球，前骨髄球は大型の円形核を持った細胞であるが，次第に核は陥凹を持ち細くなってくるので区別しやすい。

赤芽球系は，原赤芽球と前赤芽球の段階では骨髄球系よりもやや小型であり，また細胞質の好塩基性が強いので鑑別は容易である。好塩基性赤芽球以降は，核が濃縮気味になり，ほぼ正円にみえるので，骨髄球系とは明らかに異なる。したがって，慣れれば 400 倍の倍率でも M/E 比を算出することはそれほど困難ではない(図 33)。

4. ある系統の過形成はあるか

過形成とは，一般に造血の亢進状態をさす。すなわち，貧血，好中球消費，血小板消費への反応である。したがって芽球や幼若細胞も増えてはいるが，それ以上に分化したもののほうが多くなって，いわゆる正常のピラミッド構造を形成している。最終産生物の評価なしに，単に細胞増殖が盛んな状態，または細胞充実性が高い状態で腫瘍性変化ではないものを低倍率における所見として過形成とよんでしまうこともある。

過形成には，赤芽球系過形成(図 34)，骨髄球系過形成(図 35)，巨核球系過形成(図 36)がある。

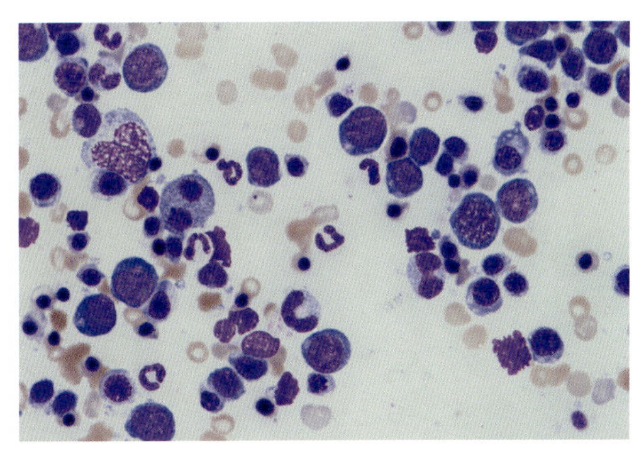

図 34　赤芽球系過形成

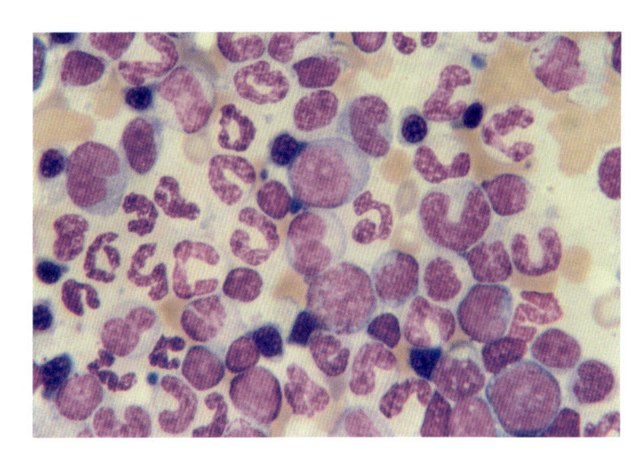

図 35　骨髄球系過形成

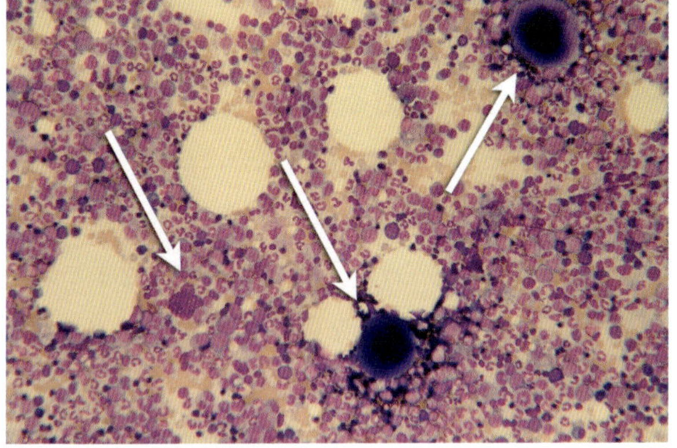
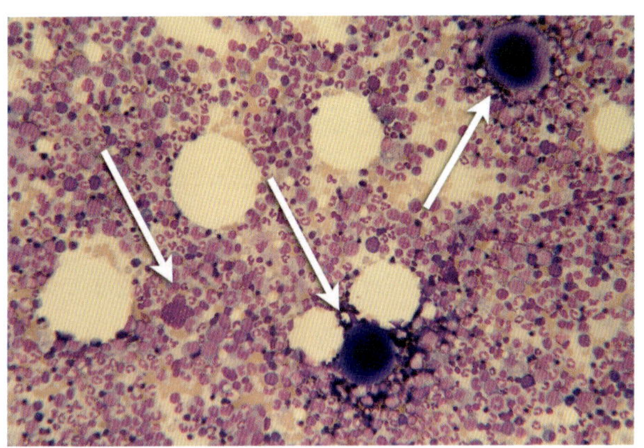

図 36　巨核球系過形成
矢印は巨核球を示す。

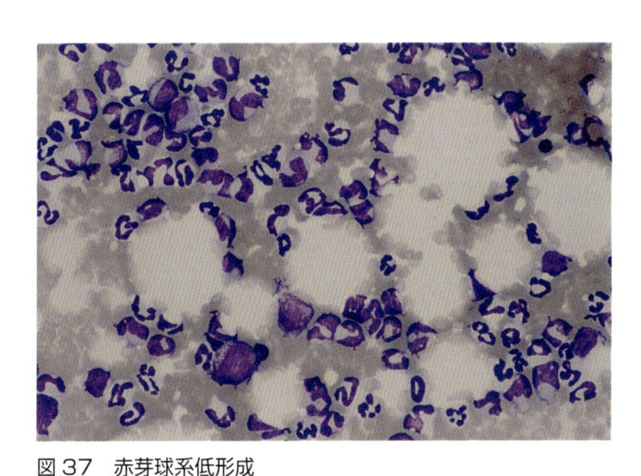

図 37　赤芽球系低形成
赤芽球系低形成とは骨髄中で赤芽球系細胞が少なく，最終産生物の多染性赤血球もみられない状態である。

5. ある系統の低形成・無形成はあるか

ある系統が減少している状態を低形成とよぶ。赤芽球系低形成とは，骨髄中で赤芽球系細胞が少なく，赤血球産生があまりみられず，最終産生物の多染性赤血球もみられない状態である（図 37）。無形成とは多くの場合，複数あるいは全系統が全くみられなくなった状態をさす。とくに赤芽球系だけがみられない状態を赤芽球癆 pure red cell aplasia とよぶ。これは無形成のかわりに癆という言葉をあてている。骨髄全般の低形成や無形成が疑われる場合には，吸引が完全に行われていることを確認する。吸引が不十分であればアーチファクトとしての低形成所見となる。また確認のためには生検と病理診断が必要である。病理学的には，骨髄線維症，脂肪髄，骨髄壊死などを鑑別することが可能である（図 38）。骨髄が吸引できない場合，コアー生検による病理組織学的診断に移行する。骨髄全体の構築，線維化，脂肪化を診断するためには病理組織学的な評価が必要である。また，吸引生検で細胞が得られなくとも，コアーで異形成が進行している場合もある。転移性腫瘍の診断にも有効である。

図 38　病理組織学的検査で明らかになった脂肪髄

沖縄県ではダニ（*Rhipicephalus sanguineus*）が媒介

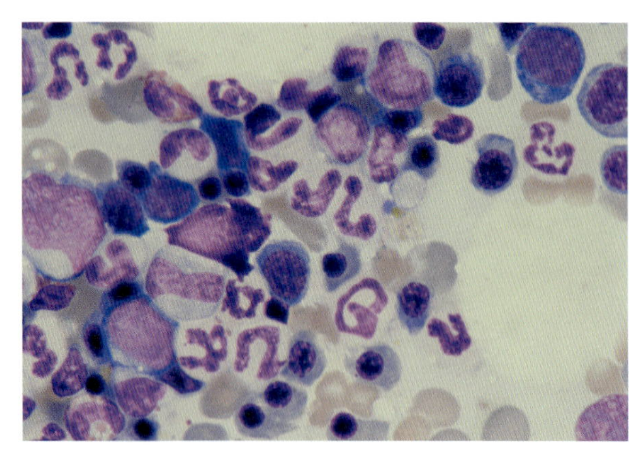

図 39　最終産生物

骨髄球系では桿状核球と分葉核球が，赤芽球系では後赤芽球と多染性赤血球が最終産生物である。

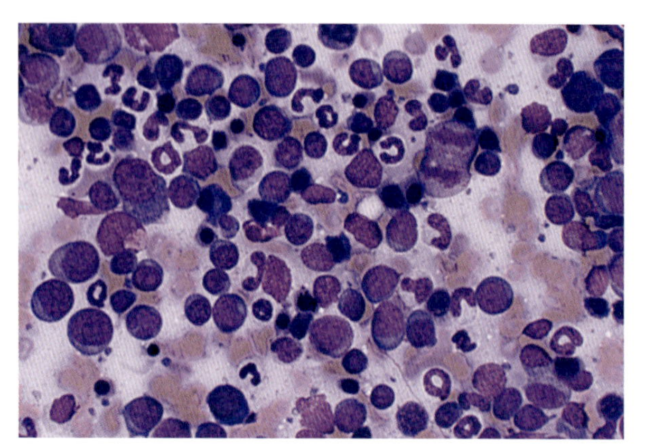

図 40　異形成所見

異形成所見とは，骨髄は細胞成分に富み，一見過形成にみえるが，実際にはピラミッド構造の崩壊，異常な形態などがみられ，最終産生物まで分化が進んでいないものをさす。

するリケッチア類エーリッヒア科に属する *Ehrlichia canis* による感染症が確認されており，血小板減少症の鑑別疾患のひとつとして考慮する必要がある。ごくまれに致死的経過をたどるものでは，重度の不可逆的な骨髄細胞の減少が生じていることがある。

最近になって知られるようになり，西日本を中心に流行がみられるダニ介在性ウイルス性疾患の重症熱性血小板減少症候群（SFTS）では，猫の感染例で白血球減少症，血小板減少症が高率に観察され，骨髄ではマクロファージによる血球貪食とそれに伴う造血系細胞の低形成がみられるとされている（ウイルス性血球貪食症候群）。SFTS ウイルスには犬も感染するが，感受性は猫と比較すると非常に低い。

6．成熟分化過程は正常か

幼若なものが少なく，分化したもののほうが多い，いわゆる正常のピラミッド構造を形成しているかどうか，最終産生物まですべての段階が確認されるかどうかをチェックする。

7．最終産生物は十分あるか

最終段階の細胞に注目する。骨髄球系では桿状核球と分葉核球が，赤芽球系では後赤芽球と多染性赤血球である（図 39）。わかりにくければ油浸レンズで個々の細胞の形態を観察する。

8．異形成所見はあるか

異形成所見とは，骨髄が細胞成分に富み，一見過形成にみえるものの，実際にはピラミッド構造の崩壊，異常な形態などがみられ，しかも最終産生物まで分化が進まない無効造血の所見があることをさす（図 40）。細胞は幼若型が多いが芽球比率は 30％を超えないため，後述する急性白血病とは判定できない。腫瘍化や異形成が考えられる標本では，正確な芽球比率や増殖細胞の数を判定するために，全有核細胞の分類を行い，その結果のミエログラム（表 5）を記載する。異形成における形態異常としては，2 倍体細胞，巨大後骨髄球，巨大桿状核球，輪状核好中球，巨赤芽球，核細胞質分化不一致などがある（図 41）。

9．異型な細胞は出現していないか

異型な細胞とは，悪性所見を伴った細胞という意味で，悪性の腫瘍性増殖を示唆する所見である。核の大小不同，核小体の異常，クロマチンの異常，核膜の異常，異常分裂像，核と細胞質の分化アンバランスなど多彩な悪性所見が観察されることがある（図 42）。

10．芽球比率は 30％を超えていないか

幼若細胞が多い場合，客観的に急性白血病であると判定するためには，正確な芽球比率を算定する必要がある。総有核細胞（ANC）中の芽球比率が 30％以上であることが急性白血病診断の基準となっている。多く

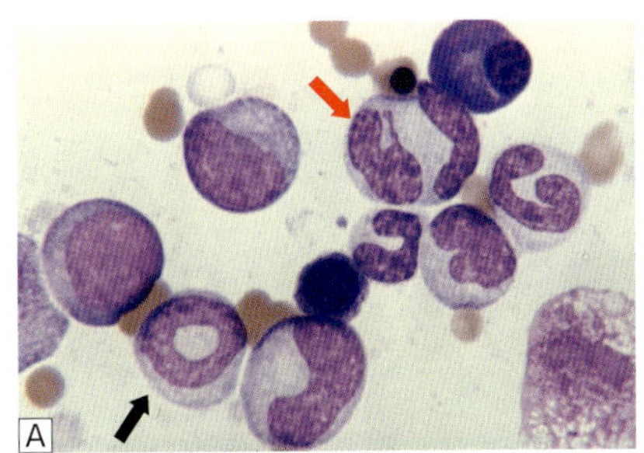

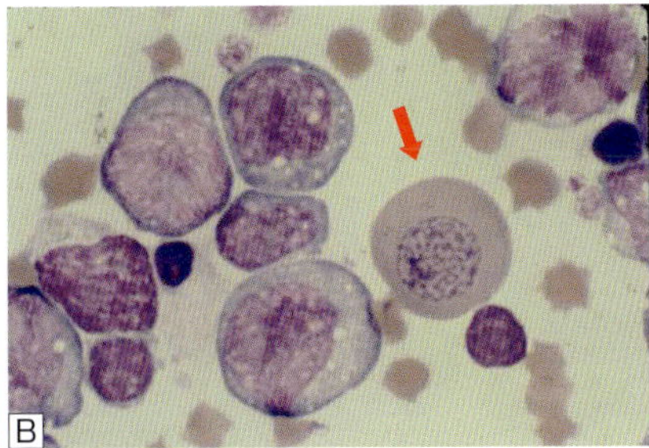

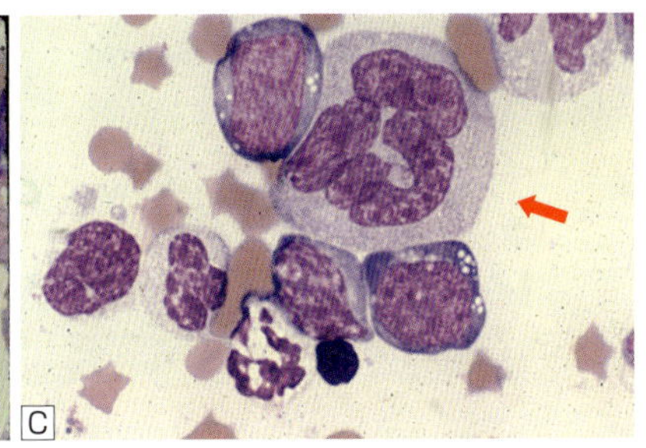

図41　異形成における形態異常

A：2倍体細胞(2核を持った好中球，赤矢印)と，輪状核(黒矢印)がみられる。
B：赤血球にしては大型な赤血球系細胞(矢印)。繊細な大型核を持ちながら細胞質はほぼ完全にヘモグロビンを合成している。
C：きわめて巨大な好中球が認められる(矢印)。

表5　ミエログラムの例

Cells	%
Total erythroid cells	43.7/ANC
Total non-erythroid blast	3.7/ANC
	6.5/NEC
Megakaryocyte series	
Megakaryoblast	0
Promegakaryocyte	0
Megakaryocyte	0
Erythroid series	
Rubriblast	3.0
Basophilic rubricyte	2.4
Polychromatophilic rubricyte	36.8
Metarubricyte	0
Myeloid series	
Myeloblast	3.7
Promyelocyte	11.3
Myelocyte	
Neutrophilic myelocyte	6.3
Eosinophilic myelocyte	1.0
Basophilic myelocyte	0.2
Metamyelocyte	
Neutrophilic metamyelocyte	6.3
Eosinophilic metamyelocyte	1.0
Basophilic metamyelocyte	0.2
Band	
Band neutrophil	14.1
Band eosinophil	0.5
Band basophil	0
Segmented	
Segmented neutrophil	5.7
Segmented eosinophil	0
Segmented basophil	0

の場合，正常な骨髄成分は腫瘍細胞で置換される。このような状態を骨髄癆とよぶ(図43)。

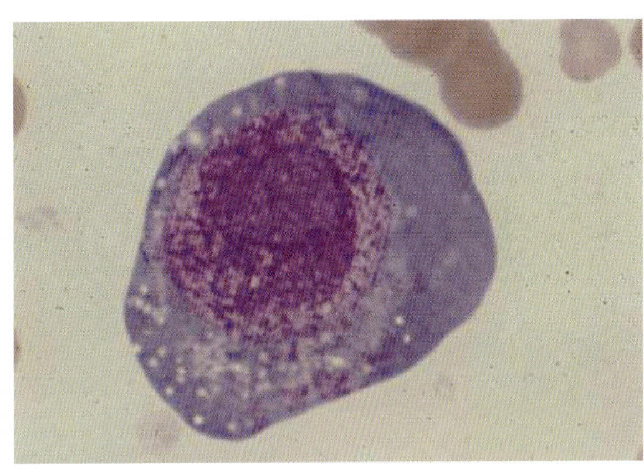

図42　異型細胞

巨大な原赤芽球。核内には赤血球より大きな核小体が観察される。

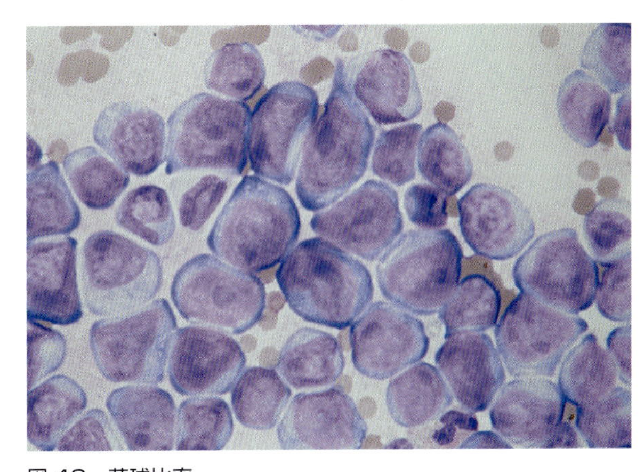

図43　芽球比率

ほとんどの円形細胞は核小体を有しており，芽球比率は明らかに30%を超している。

11．骨髄造血系以外の細胞の増加はあるか

通常，マクロファージ，リンパ球，プラズマ細胞，肥満細胞などはANCのうち1%未満である。異常所見としてまれにリンパ球，プラズマ細胞の過形成がみられることがある。これは何らかの免疫刺激によるも

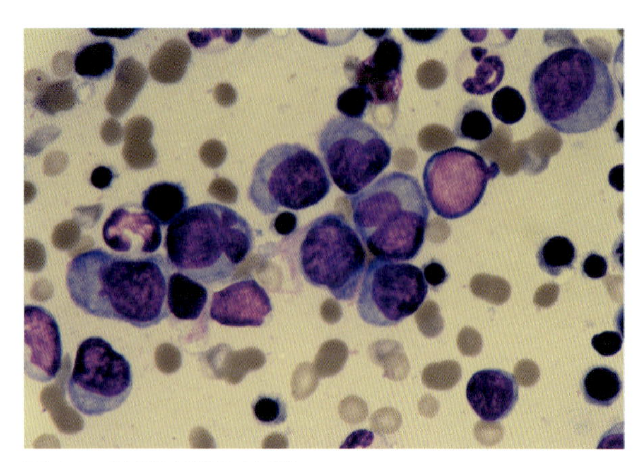

図 44　多発性骨髄腫の骨髄
幼若プラズマ細胞が増加している。

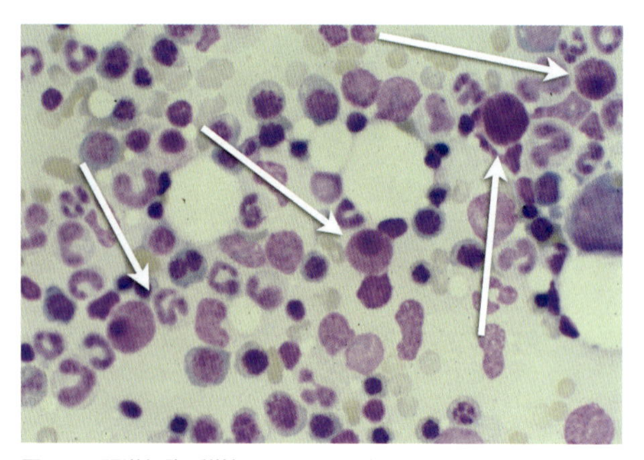

図 45　肥満細胞が増加している骨髄
骨髄中で明らかに肥満細胞(矢印)が増加している。

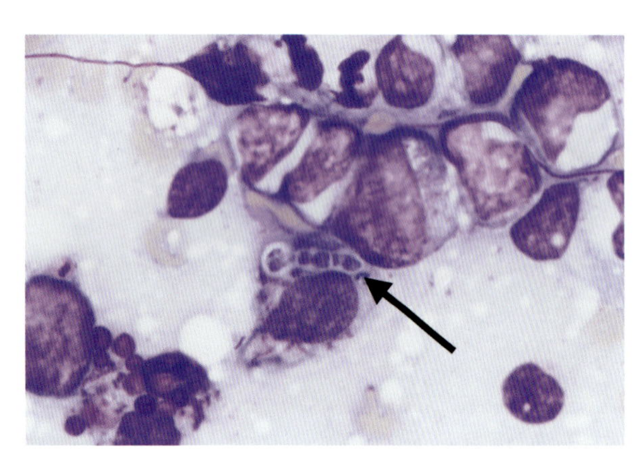

図 46　免疫抑制状態の犬の骨髄でみられた真菌性肉芽腫
マクロファージ細胞質内に球状物や菌糸様構造(矢印)がみられる。

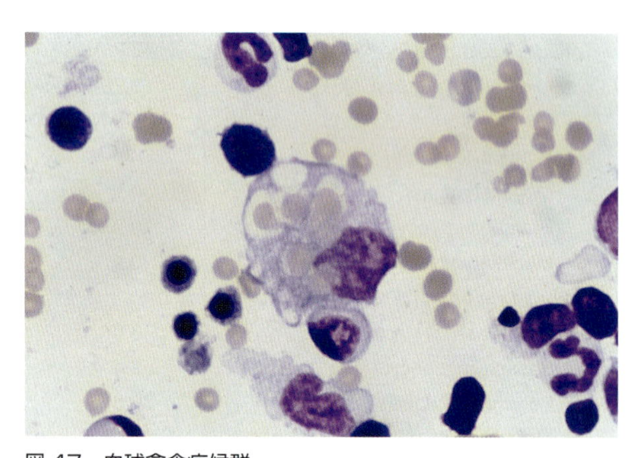

図 47　血球貪食症候群
マクロファージが，赤血球やほかの血球を無差別に貪食する。

のと考えられる。異型性がある場合や，芽球比率が高まっている場合，幼若プラズマ細胞が増加している場合には，腫瘍性疾患を疑わなければならない(図 44)。脾臓原発の肥満細胞腫で末梢血に肥満細胞血症がみられるものでは，骨髄中に肥満細胞が認められるものがある。正常では ANC 中の肥満細胞の数は 1/1000 以下であり，1/100 も存在していれば異常所見である(図 45)。

12. その他の変化

細菌感染による化膿性骨髄炎が起こることがあり，膿瘍形成もある。またグルココルチコイド製剤あるいは免疫抑制剤を長期投与している犬で，脾臓や骨髄に真菌性の肉芽腫病変がみられることがある(図 46)。白血病以外の腫瘍が骨髄に転移することがある。またヘモジデリンの増減が各種の疾患でみられる。骨髄中のマクロファージの細胞質には青緑色のヘモジデリン顆粒がみられる。ヘモジデリンは慢性炎症による貧血では増加し，鉄欠乏性貧血では完全に消失することがある。マクロファージ系の異常としては，赤血球やほかの血球を無差別に貪食する血球貪食症候群がある(図 47)。また，西日本を中心に猫で発生がみられているダニ媒介性のウイルス感染症，すなわち重症熱性血小板減少症候群(SFTS)では，白血球ならびに血小板減少症がみられ，骨髄ではマクロファージによる血球貪食像がみられるとされている。

白血病の診断アプローチ

1. 定義

白血病とは，骨髄由来の細胞(白血球，赤血球，リンパ球，血小板)の，骨髄における腫瘍性疾患である

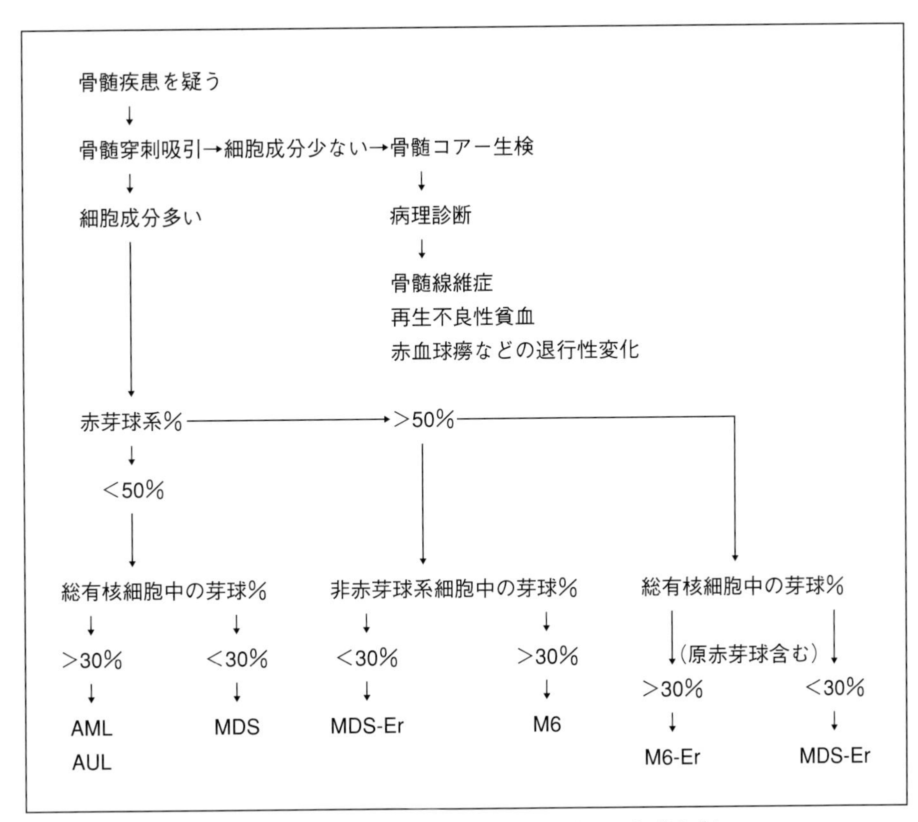

図 48　急性骨髄性白血病および骨髄異形成症候群診断のためのアルゴリズム

AML：急性骨髄性白血病(M0, M1 ~ M5, M7)
AUL：急性未分化白血病(以前は細網内皮症とよばれていた)
M6：赤白血病
M6-Er：赤血病(以前は赤血病性骨髄症とよばれていた)
MDS：骨髄異形成症候群
MDS-Er：骨髄異形成症候群(前赤血病状態)

と定義される。犬と猫の急性骨髄性白血病(AML)は，人と同様に，後述するFAB分類によるアプローチで診断される。

高度の貧血や，2系統，3系統の減少症がある場合，または白血病を示唆する血液像がみられた場合，骨髄へのアプローチは必須である。**図48**に骨髄へのアプローチと，骨髄所見による疾患の分類のアルゴリズムを示す。

FAB分類は仏国，米国，伊国の血液学者が共同で提唱したAML診断のための合理的な基準であり(**表6**)，現在は獣医領域での白血病診断もこの基準に準拠して行われるようになってきている。この分類では染色として，一般染色ではライト染色，ライトギムザ染色のようなスタンダードなものを用いる。特殊染色としてもあまり特殊なものを使わずに，最小限のもの，すなわちペルオキシダーゼ(PO)染色，スダンブラックB(SBB)染色，非特異的エステラーゼ(NSE：ANAE, ANBE)染色，アルカリホスファターゼ(ALP)染色，クロロアセテートエステラーゼ(CAE)染色といった染色で鑑別ができるように考案されている。

表6　骨髄の増殖性疾患の分類(前白血病段階を含む)

骨髄の増殖性疾患(急性骨髄性白血病)	
	急性未分化白血病(AUL)
	微分化型骨髄性白血病(M0)
	低分化型骨髄芽球性白血病(M1)
	分化型骨髄芽球性白血病(M2)
	前骨髄球性白血病(M3)
	骨髄単球性白血病(M4)
	単球性白血病(M5)
	赤白血病(M6)
	赤血病(M6Er)
	巨核芽球性白血病(M7)
骨髄異形成症候群(MDS)	

2. 診断

白血病と診断するための第一の基準は，骨髄における芽球比率である。芽球の定義に含まれるものは，骨髄性白血病の場合，Ⅰ型骨髄芽球(正規の骨髄芽球)，Ⅱ型骨髄芽球(細かいアズール顆粒<15個)，Ⅲ型骨髄芽球(アズール顆粒が多く，前骨髄球のようなゴルジ野がない。ただし動物ではみられない)，腫瘍性前骨髄球，単芽球，巨核芽球である。原赤芽球は，赤血球系のみの腫瘍(赤血病)の診断を除いて含まれない。芽球比率は骨髄の全体あるいは赤芽球系を除いた集団で算定する。ANCとはリンパ球，プラズマ細胞，マクロファージ，肥満細胞を除くすべての骨髄細胞であり，非赤芽球系細胞(NEC)とはANCから赤芽球系を除いたものである。

骨髄内で赤芽球系が<50%の場合，芽球数がANCの>30%ならば急性白血病，芽球数がANCの<30%で特定の形態異常を伴うならば骨髄異形成症候群(MDS)と判定する。骨髄内で赤芽球系が>50%の場合，芽球数がNECの>30%ならば赤白血病(M6)，芽球数が<30%で特定の形態異常を伴うならば骨髄異形成症候群(前赤血病状態，MDS-Er)とする。

獣医学領域では，とくに猫で赤芽球系の異常を示すものが多い。そのため赤芽球系が>50%の場合の診断項目をもうひとつ設け，ANCのなかで原赤芽球を含む芽球数を評価できるように設定されている。この場合，芽球数が>30%ならば赤血病(M6-Er，以前は赤血病性骨髄症とよばれていた)とし，芽球数が<30%で形態異常がみられるならばMDS-Erとする。

また特殊染色による分類では，芽球数の>3%がPO陽性あるいはSBB陽性ならば骨髄性白血病(AML)とし，芽球数の>20%がNSE陽性ならば単球性白血病とする。骨髄原発のリンパ系の白血病は別の分類があり，芽球数の<3%が光学顕微鏡観察でPO陽性の場合に，リンパ系腫瘍の診断を進める。リンパ系腫瘍の診断は形態的な特徴によるところが大きいが，最近ではフローサイトメトリーによるリンパ球マーカーの検索も可能になっている。また，光学顕微鏡観察でPO陰性の白血病には，特殊なものとして急性未分化白血病(AUL)，微分化型骨髄性白血病(M0)がある。AULの診断には電子顕微鏡観察でPO陰性，リンパ球マーカー陰性，リンパ球特異遺伝子(T細胞レセプター〔TCR〕および免疫グロブリン〔Ig〕遺伝子)再構成の不在を証明する必要があり，M0の診断には電子顕微鏡観察でPO陽性所見が必要である。

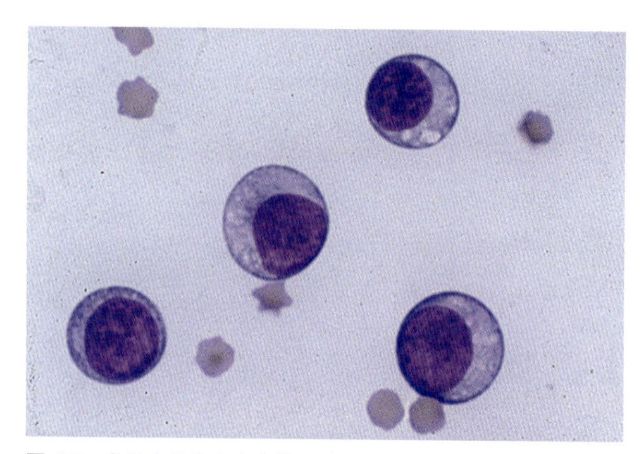

図49　急性未分化白血病(AUL)
AULでは核は類円形でクロマチン結節に乏しく，偏在している。細胞質はやや広く，あまり好塩基性は強くない。

3. 急性骨髄性白血病(AML)

(1)急性未分化白血病(AUL)

急性未分化白血病とは猫にみられる白血病で，これまで獣医学領域では細網内皮症とよばれていたものが相当するとされている。ただし前述のとおり光学顕微鏡的にPO陰性で電子顕微鏡的に陽性のM0という未分化な骨髄性白血病が存在するので，AULであると診断するためには電子顕微鏡観察でPO陰性，リンパ球マーカー陰性であることを証明しなくてはならない。

このタイプの白血病では末梢血は激しい貧血を示す。また，偽足状突起を持った分類不能あるいはリンパ系の形態を示す芽球が少数みられることが多い。核は類円形でクロマチン結節に乏しく，偏在している。細胞質はやや広く，好塩基性はあまり強くない(図49)。この細胞はALP強陽性といわれている。骨髄は芽球100%に近く，その形態や細胞化学染色では分類不能なものである。由来が骨髄性かどうかも不明であるが，非リンパ系ということで，便宜的にここに分類する。

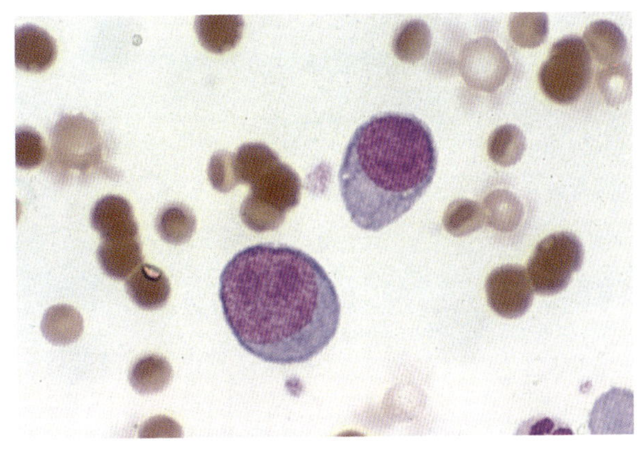

図 50　微分化型骨髄性白血病(M0)

M0 の光学顕微鏡所見はほぼ AUL と同じである。非常に未分化な骨髄芽球の白血病と考えられる。

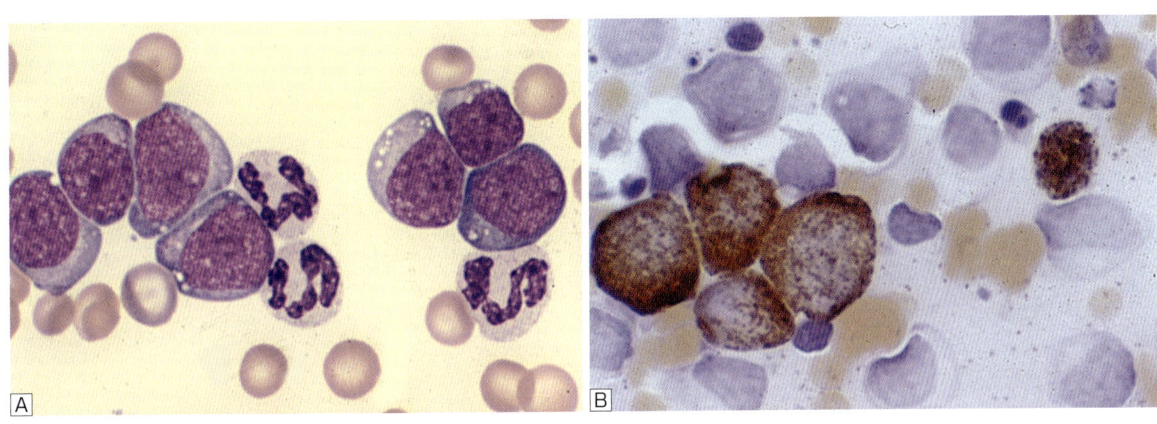

図 51　低分化型骨髄芽球性白血病(M1)

A：M1 ではⅠ型骨髄芽球が主体で，Ⅱ型骨髄芽球は少ない。芽球合計で NEC の>90%を占める。
B：骨髄性白血病ではペルオキシダーゼ陽性の芽球が 3%以上みられることが特徴である。

(2)微分化型骨髄性白血病(M0)

微分化型骨髄性白血病の光学顕微鏡所見はほぼ AUL と同じであり，通常の PO 染色は陰性である(図 50)。電子顕微鏡観察で PO 陽性で，リンパ球マーカーは陰性である。非常に未分化な骨髄芽球の白血病と考えられる。まれであるが，猫で発生がみられる。

(3)低分化型骨髄芽球性白血病(M1)

低分化型骨髄芽球性白血病はⅠ型骨髄芽球が主体で，Ⅱ型骨髄芽球は少ない。Ⅰ型，Ⅱ型骨髄芽球合計で NEC の>90%を占める(図 51A)。そのためリンパ芽球との鑑別がやや難しいが，アズール顆粒をわずかに持ったⅡ型骨髄芽球がみられれば骨髄性であると診断することが可能である(図 51B)。加えて，PO または SBB 陽性の細胞は芽球の≧3%となる。分化した顆粒球(前骨髄球から分葉核好中球，好酸球)は NEC の<10%である。まれに巨赤芽球を認めることがある。

(4)分化型骨髄芽球性白血病(M2)

分化型骨髄芽球性白血病は骨髄芽球が NEC の≧30%かつ<90%である。Ⅱ型骨髄芽球への分化が認められ，その数は多いことも少ないこともある(図 52)。分化した顆粒球は NEC の>10%でみられるが，通常は少ない(M1 に比べて前骨髄球が多い，あるいはピラミッド分布異常がみられる)。単球系は NEC の<20%である。

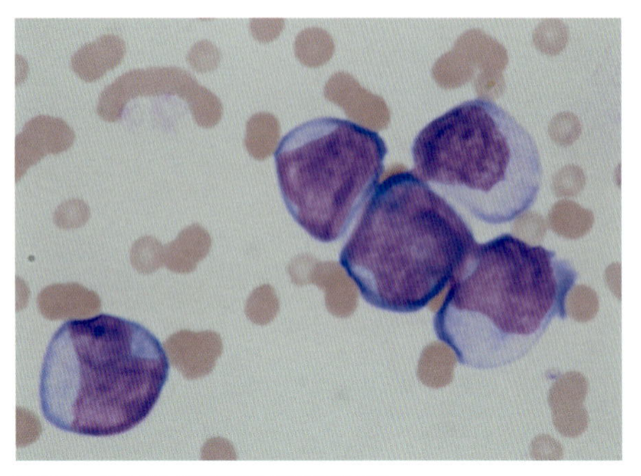

図 52　分化型骨髄芽球性白血病(M2)

M2では骨髄芽球がNECの30％以上90％未満である。II型骨髄芽球への分化が認められ，その数はさまざまである。

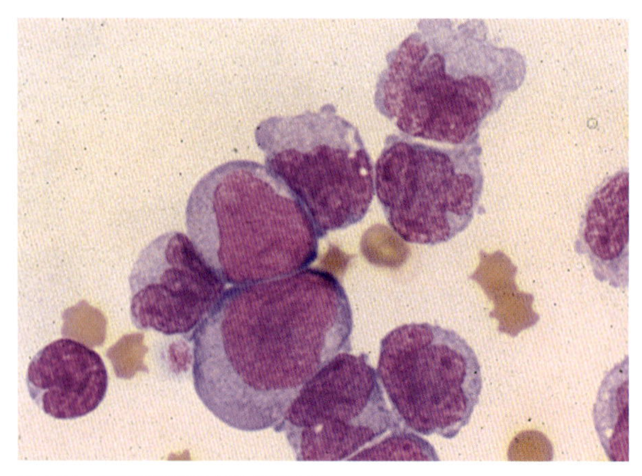

図 53　骨髄単球性白血病(M4)

M4では骨髄芽球および単芽球の合計がNECの≧30％を占める。分化した顆粒球および単球もNECの≧20％でみられる。NSE陽性細胞が骨髄の>20％を占める。

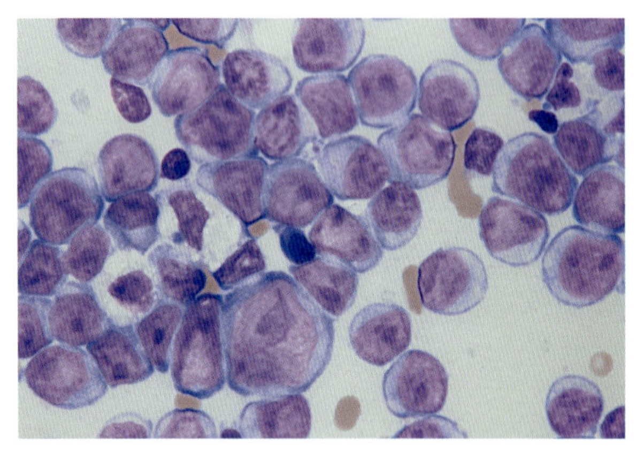

図 54　単球性白血病(M5a)

M5aでは単芽球および前単球がNECの≧80％で，NSE陽性が強い。芽球はM5bよりもゴルジ野がはっきりしている。

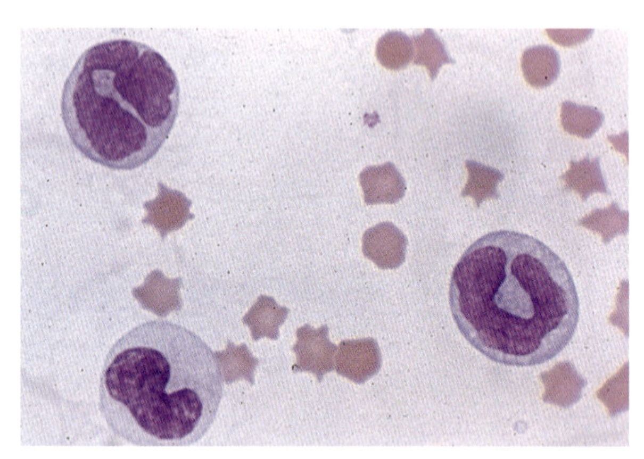

図 55　単球性白血病(M5b)

M5bは単芽球および前単球がNECの≧30％かつ<80％で，単球への分化傾向が強い。

(5)前骨髄球性白血病(M3)

前骨髄球性白血病は芽球がNECの≧30％であり，アズール顆粒数が異常(多いまたは少ない)な前骨髄球が主体である。核は変形したもの，折り重ねのあるものがあり，異型性が強い。ただし伴侶動物では報告がない。

(6)骨髄単球性白血病(M4)

骨髄単球性白血病は骨髄芽球および単芽球合計でNECの≧30％を占める(図 53)。分化した顆粒球および単球もNECの≧20％みられる。NSE陽性細胞が骨髄の>20％を占める。末梢血の単球数は>5000/μLである。

(7)単球性白血病(M5)

単球性白血病はM5aとM5bに分けられる。

M5aは単芽球および前単球がNECの≧80％で，NSE陽性が強い。芽球はM5bよりもゴルジ野がはっきりしている(図 54)。顆粒球成分は<20％である。

M5bは単芽球および前単球がNECの≧30％かつ<80％で，単球への分化傾向が強い(図 55)。顆粒球成分は<20％である。巨赤芽球を伴った赤芽球系の形成障害がみられることもある。

(8)赤白血病および赤血病(M6)

赤白血病では赤芽球系が≧50％であり，骨髄芽球および単芽球の合計がANCの<30％(血液細胞の<30％)であるが，NECでは骨髄芽球および単芽球合計

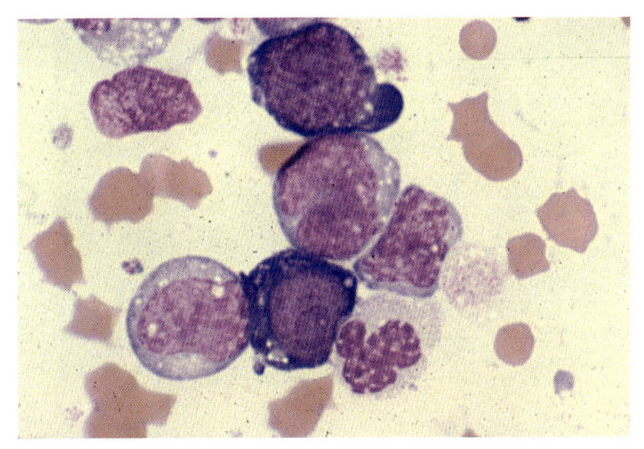

図 56　赤白血病(M6)
M6 では赤芽球系が≧50%であり，赤芽球系の芽球，骨髄球系の芽球の両方が増えている。

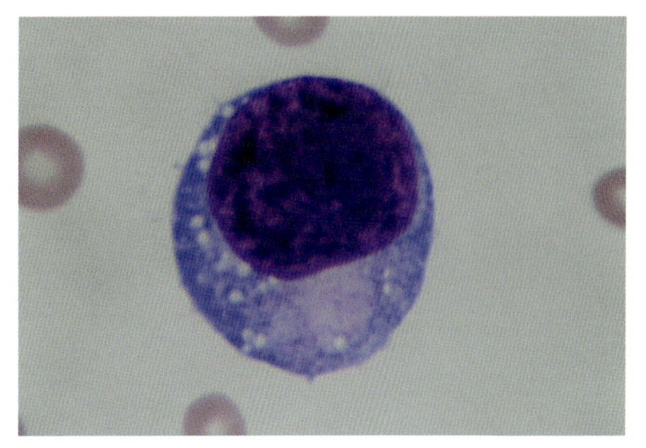

図 57　赤血病(M6-Er)
M6-Er では原赤芽球や前赤芽球が増殖の主体である。

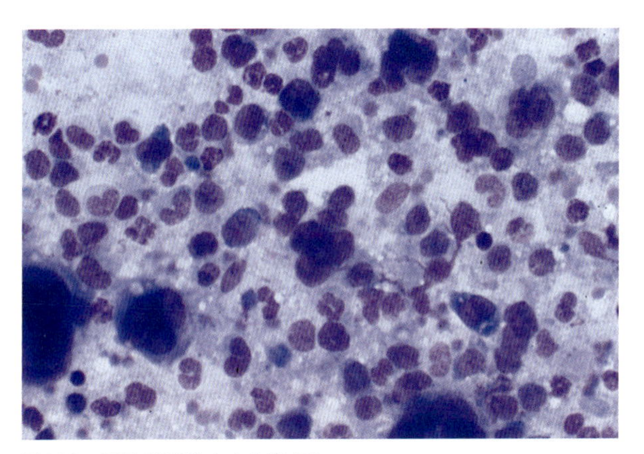

図 58　巨核芽球性白血病(M7)
M7 では巨核芽球の増加が顕著である。

で≧30%を占める(図 56)。なお，原赤芽球を含む芽球が ANC の≧30%の場合には，赤血病(M6-Er)と診断する(図 57)。

(9)巨核芽球性白血病(M7)

巨核芽球性白血病は巨核芽球が ANC または NEC の≧30%を占める(図 58)。骨髄線維症を伴うこともある。異常巨核芽球の血中出現や，血小板数の著明な上昇または減少をみることがある。

4. 骨髄異形成症候群(MDS)

(1)定義

異形成とは病理学的用語で，前癌状態の細胞を示す。MDS では 1 系統，2 系統，または 3 系統の造血異常がみられるが，芽球比率が 30%に満たないため白血病とは診断できない。

まず ME 比を確認し，赤芽球過形成がない場合は ANC のなかで芽球比率を算定する。赤芽球系が≦50 % の場合，芽球比率が ANC の≦30 % であれば MDS と診断される。また赤芽球過形成の場合も芽球が NEC または ANC の≦30%であり，以下に示す異形成所見とよばれる形態異常があれば，MDS と判定される。

(2)不応性貧血(RA)

不応性貧血とは非再生性貧血があり，赤芽球系に異形成所見，ときに顆粒球系異形成所見も認められるものである。芽球は骨髄で≦5%，末梢血で≦1%である。鉄染色による環状鉄芽球は ANC の≦15%でしかない。

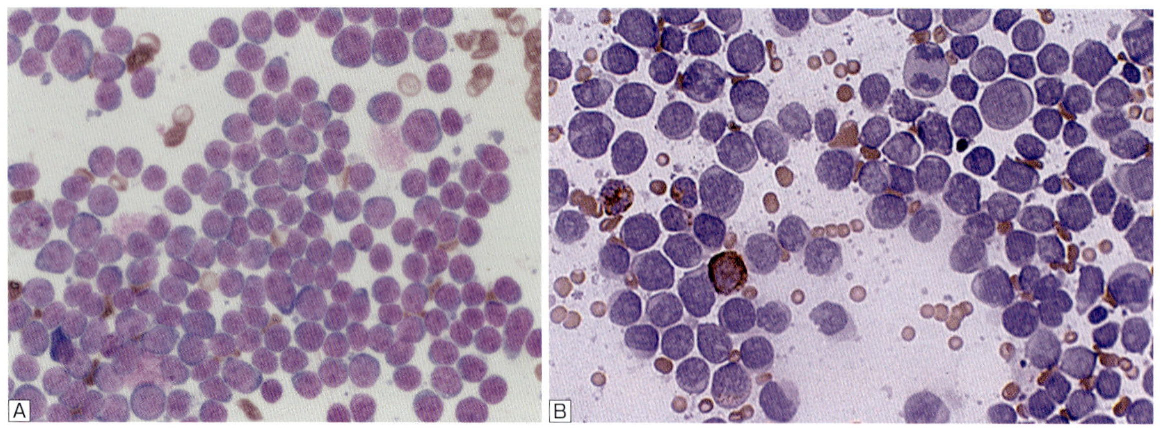

図59　急性リンパ芽球性白血病(ALL)

A：骨髄でリンパ芽球が30%を超えて増殖したものがALLである。
B：リンパ系の芽球はペルオキシダーゼ染色で陰性を示す。茶色に染まっている少数の細胞が，顆粒球系と思われるペルオキシダーゼ陽性細胞。

(3)環状鉄芽球を伴うRA(RARS)

環状鉄芽球を伴うRAとは非再生性貧血があり，赤芽球系に異形成所見，ときに顆粒球系異形成所見も認められるものである。芽球は骨髄で≦5%，末梢血で≦1%である。鉄染色による環状鉄芽球はANCの≧15%で認められる。鉄代謝異常，赤血球無効造血が顕著である。

(4)骨髄で芽球増加を伴うRA(RAEB)

骨髄で芽球増加を伴うRAとは非再生性貧血があり，赤芽球系に異形成所見が認められ，ときに顆粒球系異形成所見も認められるものである。芽球(骨髄系だけではない)は増加して，骨髄で5～19%，末梢血で≦5%みられる。血球の減少および異形成はRAやRARSより高度で，より白血病に近い状態と考えられる。

(5)急性白血病への移行期にあるRAEB(RAEB-t)

急性白血病への移行期にあるRAEBとは非再生性貧血があり，赤芽球系に異形成所見，ときに顆粒球系異形成所見も認められるものである。芽球(骨髄系だけではない)は激しく増加して，骨髄で20～29%，末梢血で≧5%みられる。血球の減少および異形成はさらに高度で，急性白血病への移行期と考えられる。

(6)慢性骨髄単球性白血病(CMMoL)

慢性骨髄単球性白血病は，白血病という名称が使われているものの芽球はANCの≦30%であるため，MDSの範疇に入る。末梢血の単球数は>1000/μLで，成熟顆粒球の増加が特徴である。赤芽球は骨髄で≦50%である。

5. 急性リンパ芽球性白血病(ALL)

急性リンパ芽球性白血球とは，骨髄中でリンパ芽球が増殖したものをよぶ。リンパ芽球とは本来骨髄に存在するリンパ系前駆細胞で，狭い細胞質とクロマチン結節に乏しい円形核を有す。核小体は存在するがあまりはっきりしない，小型～中型のリンパ系幼若細胞である。後述する新WHO分類(2008年版)では，急性リンパ芽球性白血球とリンパ芽球性リンパ腫の区別をなくし，同一の疾患としている。

骨髄内で赤芽球系が<50%で，芽球数がANCの>30%，芽球中のPO陽性細胞が≦3%ならば急性リンパ芽球性白血病(ALL)に分類される(図59)。この場合，ANCにはもちろんリンパ系を含めてよい。ALLはさらに核や細胞質の形態からL1，L2に分類される(表7)。

表7　L1，L2 鑑別スコアリングシステム

	スコア
高N/C比（>0.8）の細胞が多い（>75%）	＋1
低N/C比（<0.8）の細胞が多い（>25%）	－1
核小体なしまたは小型のものが1個みられる細胞が多い（>25%）	＋1
核小体が顕著で1個以上みられるものが多い（>25%）	－1
核膜の不整なものが多い（>25%）	－1
大型細胞が多い（>50%）	－1

合計で2～0がL1，－1以下がL2。

米国ボストンのAngel Memorial Hospital（現：Angell Animal Medical Center）では，リンパ増殖性疾患の猫144例中66例（46%）が真の白血病であったと報告しているが，これはむしろ特殊な例で，その他の報告では白血病はまれといわれている。症例の多くは末梢血リンパ球数の著明な増加と異型細胞の出現を伴っているが，一部では非白血病性または亜白血病性のものも経験されている。

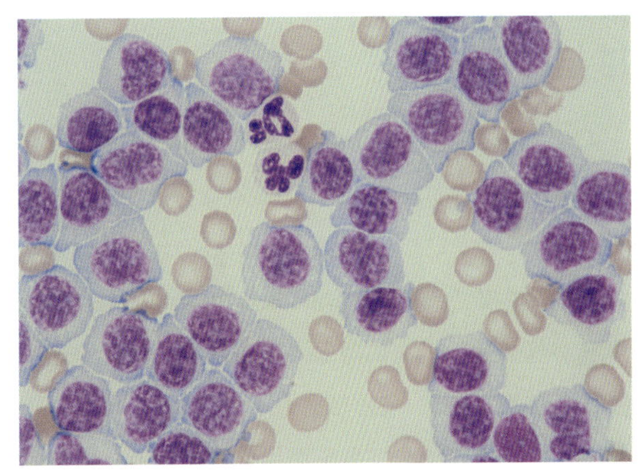

図60　慢性リンパ球性白血病（CLL）
CLLでは末梢血に分化型のリンパ球が多数出現する。

6．慢性リンパ球性白血病（CLL）

慢性リンパ球性白血病とは，腫瘍化したリンパ系前駆細胞が骨髄内で高度の分化傾向を示し，末梢血には分化型の細胞が多数出現する腫瘍性疾患である（図60）。犬では比較的報告が多いが，猫ではきわめてまれである。骨髄における腫瘍細胞浸潤はALLに比べて軽度であり，骨髄ならびに末梢血中の血球減少症は通常は軽度である。診断のためにはまず，末梢血における成熟リンパ球の高度の増加と，骨髄検査における成熟リンパ球の増加（ANCの>30%）を検出する。その後，リンパ球単一クローン性の証明を血清蛋白免疫電気泳動（モノクローナルガンモパチー），PCRによるTCR，Ig遺伝子再構成，またはリンパ球細胞質・表面抗原の検索によって行う必要がある。

7．新しい分類法

医学領域ではすでに，血液由来腫瘍性疾患を包括したWHO分類第4版（2008年）が利用されている。現在では2018年改訂版も出版され，内容は非常に細かくなっている。しかし獣医学領域では，2008年版のなかのリンパ腫に関する部分がようやく利用されるようになったという段階であり，骨髄増殖性腫瘍（MPN）という慢性の骨髄増殖性疾患のグループ，AMLのグループ，MDSのグループなどからなる骨髄性疾患に関しては，未だ獣医学領域の教科書には記載がない。

新しいWHO分類（2008年版）では芽球比率が20%であることを白血病の診断基準に採用しているが，これは染色体異常や遺伝子変異を検出できる医学領域ならではのことである。現段階の獣医学領域では，芽球比率<30%をMDS，≧30%を急性白血病と診断している。

07

血液凝固系検査と評価法

はじめに

止血とは，損傷した血管からの出血が停止するまでの一連の生物学的反応からなる複雑な機構で，その最終産物として安定した線維素の栓(血栓)が作られる。また治癒過程では線維素溶解(線溶)酵素による血栓の溶解が起こる。止血に関係する要素は，血管，血小板，血液凝固機構，線溶機構の4つであり，これらのいずれに障害が生じても止血機構の異常として現れる。代表的な犬と猫の凝固系疾患を表1に示す。

表1　犬と猫で考慮する必要のある凝固系疾患

後天性疾患
血小板障害
骨髄抑制
DIC
ITP
血小板機能障害
SFTS
エーリッヒア症(沖縄県)
凝固因子欠乏
ビタミンK欠乏症
慢性肝疾患，胆管閉塞
DIC
殺鼠剤(ビタミンK拮抗薬)中毒
遺伝性疾患
血小板障害
Glanzman病
凝固因子欠損症
vWD
第Ⅷ：c因子欠損症(血友病A)
第Ⅸ因子欠損症(血友病B)
第Ⅶ因子欠損症

DIC：播種性血管内凝固症候群，ITP：特発性血小板減少性紫斑病，SFTS：重症熱性血小板減少症候群，vWD：von Willebrand病

止血機構とその異常

1．止血機構

(1)一次止血

一次止血は，血小板凝集により血管の損傷を塞ぐ機序である。

血小板は，骨髄巨核球の細胞質が微小管構造による溝に沿ってちぎれて血中に放出された，核を持たない小型の細胞小片である。犬の血小板は赤血球よりはるかに小型で(図1)，猫の血小板は小型のものから赤血球よりも大型のものまでさまざまである(図2)。

血小板は血中では1～2週間生存することができる。核を持たないため自己複製は不可能であるが，代謝反応と止血に必要な種々の蛋白，脂質および炭水化物の合成が行われている。

細い血管が傷害を受けた場合は，血小板自身がその穴を塞ぐことによって止血することが可能である。大きな損傷がある場合にも，まず血小板が凝集しただけの栓が作られる(図3)。

(2)二次止血

一次止血後，二次止血とよばれる血液凝固機序が開始され，強固な血栓が完成する(図4)。内皮下のコラーゲンに血小板が曝露されると，von Willebrand因子(vWF)の存在下で血小板粘着が始まる。血小板はヒスタミン，セロトニン，ヌクレオチド，アデノシン二リン酸(ADP)を放出する。ADPはほかの血小板の参加を促し，多くの血小板を引き寄せて損傷部位に粘着させることで凝集を促進する，重要な因子である(図5)。さらに血小板表面から放出されるリン脂質であるPF-3によって，少量のトロンビンの最初の合成が開始される。トロンビンはフィブリノーゲンを

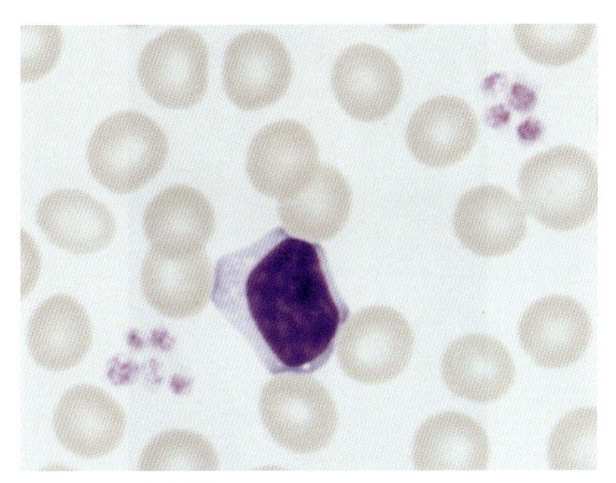

図１　犬の正常血小板
リンパ球の周囲に，紫色に染まる小型の構造物として血小板がいくつかみられる。

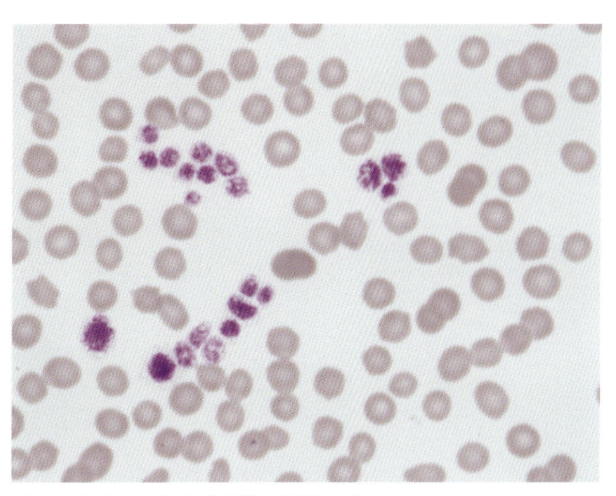

図２　大型血小板を含む猫の正常血小板

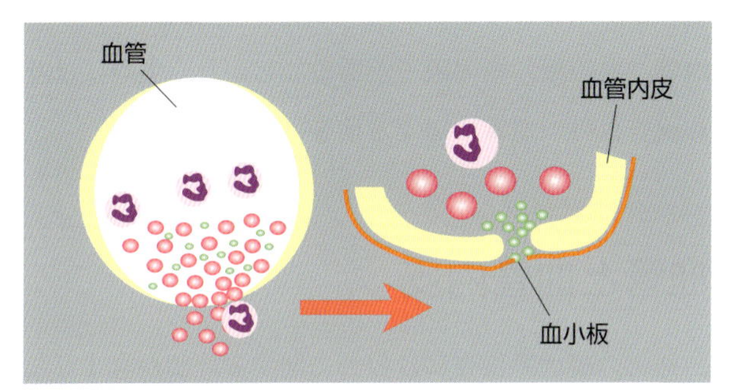

図３　一次止血の模式図
毛細血管壁が損傷すると，血小板の凝集塊が欠損部を塞ぐ。

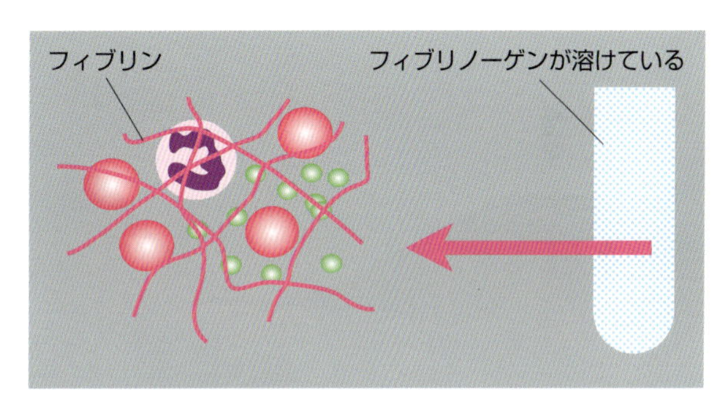

図４　二次止血の模式図
血漿成分であるフィブリノーゲンからフィブリンが作られる。

フィブリンに変える。フィブリンは，各種の細胞や血小板を連結し，血栓を形成する。安定した線維素の栓（血栓）が止血機構の最終産物であり，血栓全体で血管の損傷部位を封じる。血栓形成は損傷部位に限局し，血液がすぐ近くを流れているため持続的な血栓の形成は自動的に制御される。

(3)三次止血

三次止血は止血の治癒過程である。線溶酵素による血栓溶解が起こり，血栓はゆっくりと排除される。

2．止血異常

止血異常が起こる原因として，血小板数および血小板機能の異常，凝固因子の欠乏，血管の異常が考えられる。

止血異常の臨床像としては出血斑（点状・斑状出血，図６，７），鼻出血，関節内・体腔内出血，採血

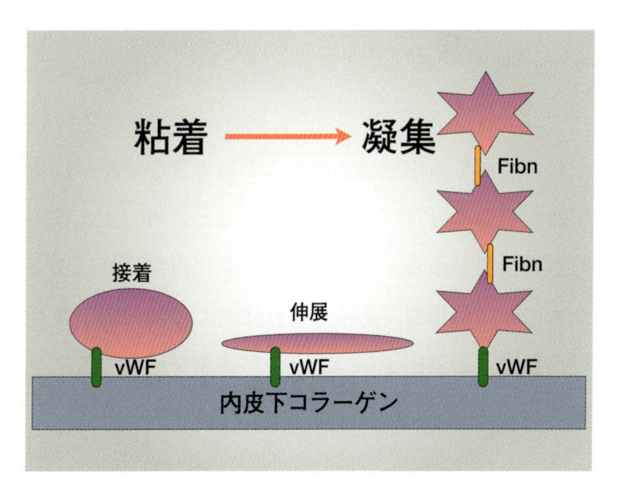

図５　血小板の粘着から凝集に至る過程の模式図
血小板はvWFにより内皮下のコラーゲンと接着し（粘着反応），次いで伸展，凝集という一連の過程で一次止血から二次止血へ進む。
Fibn：フィブリノーゲン，vWF：von Willebrand因子

時の止血不全などがあり，検査異常としては出血時間の延長などがある。点状・斑状出血がみられた場合，まず血小板の異常（一次止血）が示唆される。毛細血管

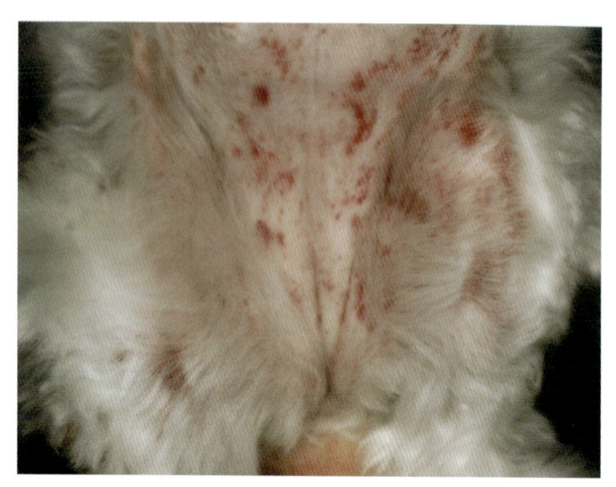

図6　点状出血

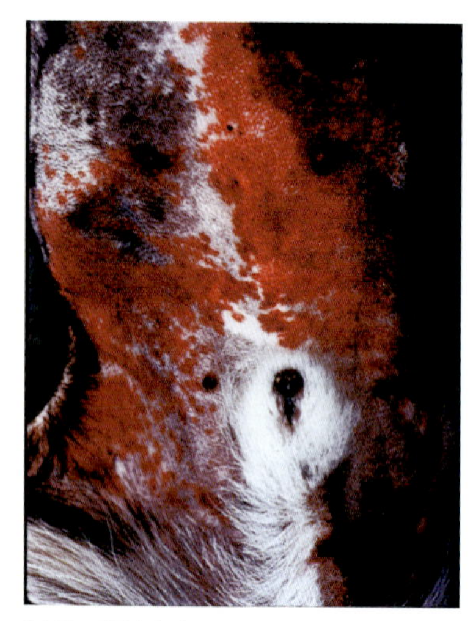

図7　斑状出血

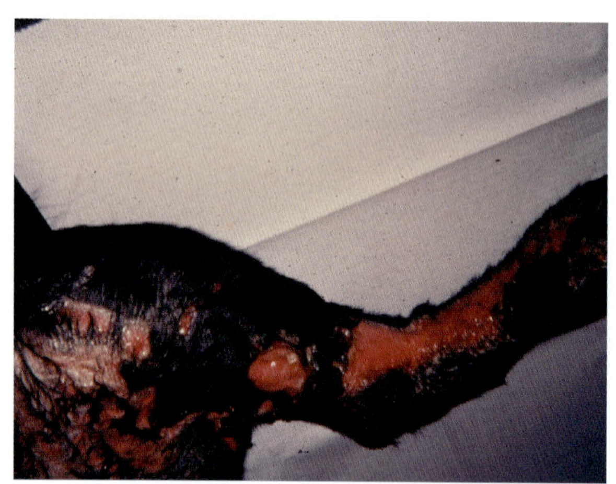

図8　パルボウイルスワクチンに対する反応としてみられた免疫介在性血管炎
（UC Davis，Dr. Niels Pedersen のご厚意による）

からの出血を血小板は止めることはできないが，二次止血が起こるならばその出血はあるところで止まるので点状出血となる。いくつかの点状出血が一緒になったものが斑状出血である。それに対して関節内・体腔内出血は，凝固因子（二次止血）の異常を示唆する所見である。

3．出血性疾患へのアプローチ

ヒストリーや身体検査から出血性疾患の存在を確認し，緊急の症例では必要に応じて全血輸血（新鮮血）などの救命処置を優先的に行う。さらに，止血異常の原因となりうるすべての要因（薬物や生物学的製剤）の投与を中止し，必要に応じ拮抗薬を投与する。そのうえで，原因を確定するための体系的な検査を行う。検査すべき要因として止血に関わる3つの要因，すなわち血管，血小板，凝固因子がある。しかし，実際には身体検査以外の血管に関する検査はほとんどない。

血管と血管内皮

通常の凝固系検査には血管に関する評価が含まれないため，出血傾向がみられた場合にはまず血管の異常を除外しておく必要がある。しかしながら獣医学領域では血管に関する検査で応用可能なものがなく，血管に関する情報はあまり得られない。

血管障害が疑われる所見は，び漫性に血管周囲の出血を示唆する変色がある場合，水腫がみられる場合，血管の長軸に沿ってびらんがみられる場合などである。すなわち，出血傾向があり，凝固系検査がすべて正常だった場合に，血管の異常がクローズアップされる。鑑別疾患としては，まれではあるがリケッチア感染，免疫介在性血管炎（図8）などが含まれる。

血管内皮は，無傷な状態では血球が血管外に遊出するのを防ぐ主要な物理的バリアーとして存在し，周囲組織とのあいだの栄養素，代謝物質，その他の物質の素早い交換を可能にしている。この状態では，血液凝固が起こらないように血小板などに対して無反応であり，かつ血小板凝集の強力な抑制因子やヘパリンのような抗凝固作用物質を放出する。しかし，ひとたび血管が傷害された場合には，vWF などの凝固を促進す

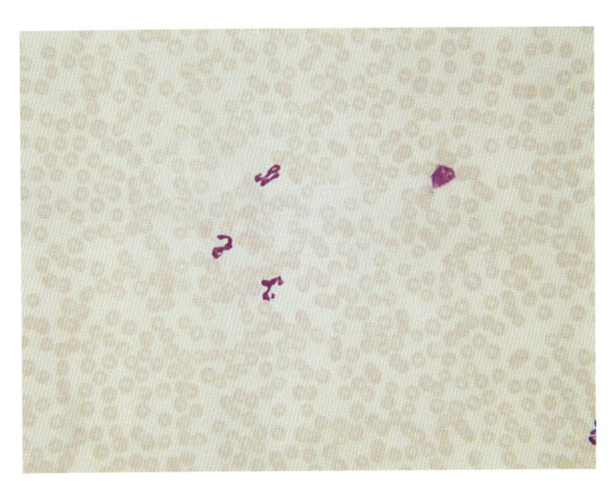

図９　血小板の全くみられない血液塗抹

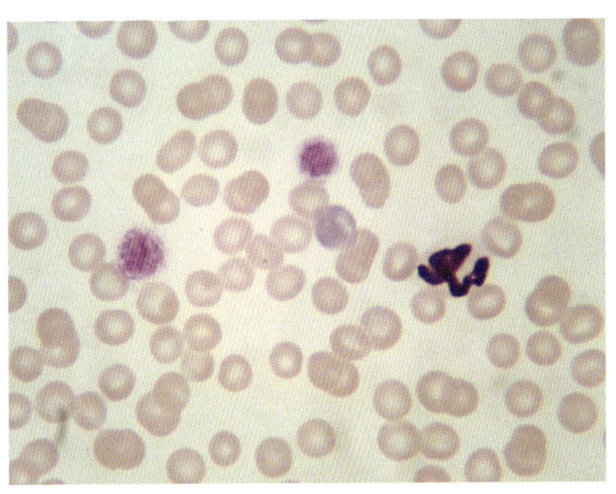

図 10　犬の末梢血における大型血小板の出現

るような物質により，その部分での凝固が起こりやすいように働くことが知られている。

細い毛細血管が傷害された場合には，止血機構にほとんど依存せず，その部位は細胞修復機構によって即座に封じられる。太い毛細血管が傷害された場合には一連の止血機構が働き，止血栓が形成される。血管が傷害を受けると局所性で一過性の反射性血管収縮が起こる。その反射自体はすぐに終了するものであるが，損傷部位に集積した血小板が血管作動性物質を放出すると，血管収縮は持続する。また，内皮の損傷により内皮下のコラーゲンが現れると，コラーゲンに血小板が膠着して，さらに別の化学物質の放出が起こり，二次止血が開始される（図５）。

血小板

1．血小板の検査

(1)血小板の数と形態

止血異常が疑われる場合，血管に関するおおまかな評価に続いてまず行うべきことは血小板の評価である。スクリーニング検査として血液塗抹を観察し，血小板の消失（図９）や異常形態（血小板の大小不同，大型血小板〔図 10〕）があるかどうかを調べる。

血小板数を概算する際は，油浸レンズ１視野当たりの血小板数の平均を求めるのがよい。１視野に血小板が最低 10 個あれば，血小板数は 250000/μL と評価できる。より正確な方法として，数カ所を観察して白血球１個ごとの血小板数を出し，総白血球数（/μL）をかけて絶対数に換算してもよい。また血球計算機を使用すれば，血小板数の直接測定が可能である。ただし，インピーダンス方式の血球計算機では，猫の血小板の正確な値は得られない。これは赤血球と似たサイズの大型の血小板がよく出現するためである。犬，猫ともに血小板数が 50000/μL 未満の場合は十分に血小板減少症を疑ってよいが，通常，血小板減少症による出血が起こるのは 20000/μL 未満になってからである。犬では一般に，大型血小板の存在は，骨髄における血小板の再生反応を示唆する所見である。血小板減少症の際に出現する再生反応による大型血小板は super platelets とよばれ，通常の血小板より高い働きを示す。このため，血小板数が相当減少していても，点状出血がみられないこともある。

犬ではキャバリア・キング・チャールズ・スパニエルの場合，注意が必要である。この犬種では，もともと大型血小板の出現がみられることが多い（図 11）。インピーダンス方式の血球計算機の血小板数測定においては，犬用のモードでは大型血小板は認識されないため，血小板数が過小評価される可能性がある。したがって，大型血小板の出現を塗抹上で確認する，あるいは平均血小板容積（MPV）や血小板分布幅（PDW）などを測定できる機器ではそれらの数値に注意を払う必要がある。レーザーフローサイトメトリー方式の機器

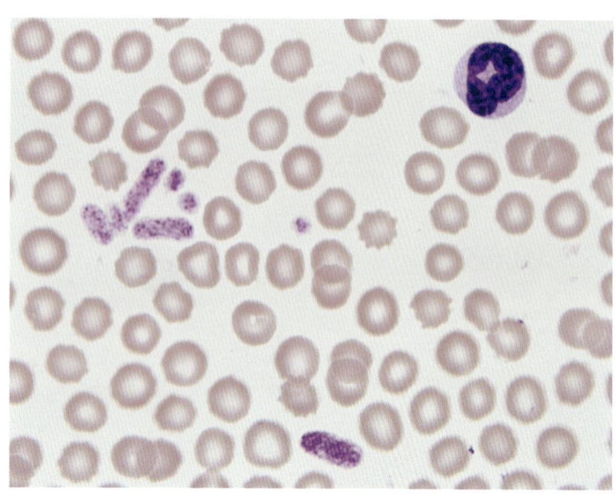

図 11　キャバリア・キングチャールス・スパニエルの末梢血中にみられる大型血小板

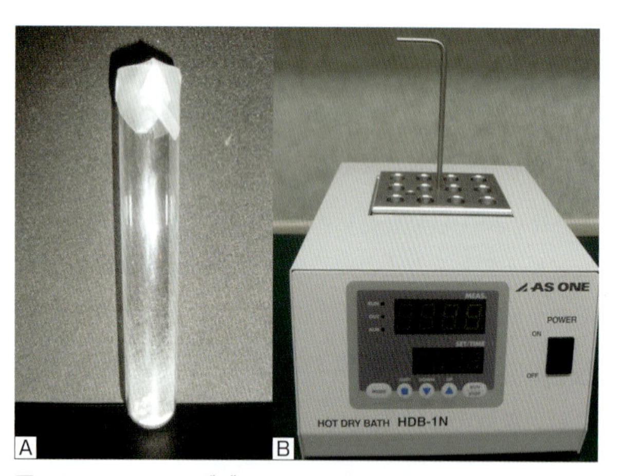

図 13　ヒーティングブロックと自作した ACT チューブ
A：ディスポーザブルのガラス試験管を使用して作成した ACT チューブ。
B：37℃保温用ヒーティングブロック。

の猫用モードで測定するのもよい。さらにこの犬種では常染色体性劣性遺伝様式で血小板数が少なめなことがある（150000/μL 前後に減少）ので，若齢時の健康診断の際に，健康時のベースライン値を確立しておくとよい。この犬種では真の血小板減少症，とくに特発性血小板減少性紫斑病（ITP）が好発するためである。

(2)全血凝固時間(WBCT)

血小板の評価として，いくつかの特殊検査が可能である。全血凝固時間（WBCT）は，プラスチック製の試験管に全血を入れ，接触による凝固機構の活性化を最小限に抑えた条件下での凝固時間を測定する検査である。凝固するまでの時間がかなりかかることから，異常を検出するうえでの感度は低い。

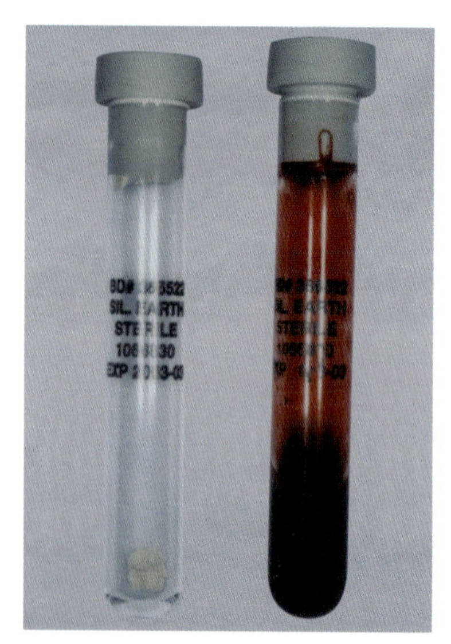

図 12　ACT チューブ

(3)活性化凝固時間(ACT)

より実用的な血小板の評価法として，活性化凝固時間（ACT）がある。これはスクリーニング的性格が強いもので，血小板の欠陥や数の異常以外に凝固因子の欠損も反映する。この検査には ACT 専用の活性化物質を入れた試験管が必要である（図 12）。Becton Dickinson は最近になって製造を中止したが，ディスポーザブルのガラス試験管に珪質土 siliceous earth (SiO_2) を 6 ～ 10 mg 入れてパラフィルムで蓋をすることで，試験管を自作することが可能である（図 13）。

検査では採血直後の全血 2 mL をチューブに入れる。37℃で試験管を保温する必要があるので，通常はヒーティングブロックやお湯が使用されるが，ない場合には人の体温で温めてもよい。正常 ACT は犬で 2 分未満，猫では 65 秒未満である。

自作チューブに全血を 2 mL 入れた場合と 0.5 ～ 1 mL 入れた場合では，結果に大差はない。

(4)出血時間

皮膚や粘膜に決められた方法で小切開創を作り，出血が止まるまでの時間を評価する。正確な方法としては，比較的毛が薄い大腿部内側，口唇，口腔粘膜にワセリンを少量塗布して 2 ～ 3 mm 切開し，皮膚に触れないようにして濾紙を定時的に血液につけ，フィブリンが最初に形成されるまでの時間を測定する。簡便な方法として，爪を切って自由に出血するようにして止血までの時間を測定するものもあるが，ヒューマンアニマルボンドの観点からこれは行うべきではない。正常な場合，犬では5分以内，猫では2.5～3分でフィブリンが形成されるはずである。この方法を採用した場合，凝固系以外にもさまざまな要因で出血時間の遅延がみられるので，あくまでもスクリーニング的性格のものであると考える。さらに，簡易的な定性的試験であるため，異常が発見された場合には必ず次の検査に進むべきである。検査として血管を傷つけているので，血管収縮の異常，血小板の異常，凝固因子の異常すべてが検出される。発見される疾患として多いものは，血小板減少症，高γグロブリン血症（多発性骨髄腫），von Willebrand病（vWD）などが挙げられる。

(5)血餅退縮能

簡単な血小板機能の試験である。試験管内で血液が凝固したら37℃の環境に置く。すると1時間後には血餅がやや退縮して，その周囲には血清が染みでているはずである。24時間後には，最大限収縮して管壁から離れているはずである。初期に形成された柔らかい血餅が硬い塊へと収縮する反応は，血小板の数とそれに含まれる収縮性蛋白トロンバステニンに依存するため，血小板数および機能の評価となる。また24時間以内に急速に線溶反応がみられるならば，播種性血管内凝固症候群（DIC）など線溶系亢進が疑われる。ただし判定までに時間がかかりすぎるため，緊急時の診断には適さない。

2. 血小板異常へのアプローチ

(1)血小板減少症

血小板減少症は，正確には基準値下限（200000/μL）以下と定義される。しかし臨床的には，測定誤差なども考慮して100000/μLを切ったらアプローチを開始するとよい。もちろん200000～100000/μLのあいだの場合は，フォローアップ，再評価が望ましい。

最初に行うことは，検査エラーがないか，検体が不適ではないかの確認である。キャバリア・キングチャールス・スパニエルの場合は，塗抹上で血小板を確認したほうがよい。IDEXX プロサイトDx™（アイデックス ラボラトリーズ）においても犬の血小板はインピーダンス方式で測定しているため，大型血小板を含む症例では低値が出ることが多い。猫用のモードで測定することで，フローサイトメトリー方式で血小板を計測できる。これがクリアーされたら，次にDICを疑う病態はないか十分に考慮する。DICの原因となる疾患が考えられ，さらにDICの検査，凝固系検査結果が異常の場合には，DICを疑ってさらに検査を進める。骨髄における産生の評価のためには骨髄検査を行う。DICを除外してあれば，血小板減少があっても骨髄穿刺はとくに危険はない。ここで巨核球系が低形成ならば産生の減少と評価される。正あるいは過形成で，凝固系のスクリーニング検査結果が正常の場合には，自己免疫性血小板減少症を疑い検査を進める。血小板の再生反応（大小不同）が明らかな場合には，骨髄検査を省略することもある。

(2)血小板機能異常へのアプローチ

前述の出血時間および血餅退縮能の検査は，血小板の数だけでなく機能をみるための検査でもある。血小板数に異常がないのにこれらの検査で異常がみられた場合には，血小板機能の異常が疑われる。

血小板機能の異常には，薬物性，後天性，先天性の原因がある。血小板機能異常を起こすことが知られている薬物には，凝集不全を起こすものとしてアスピリン，イブプロフェン，フェニルブタゾン，インドメタシンが，凝集を亢進するものとしてグルココルチコイドがある。後天性の原因では，リンパ増殖性疾患，DIC，尿毒症がある。先天性異常としてはvWDと，犬種特有のまれな遺伝性疾患がある（バセット・ハウンド，オッター・ハウンド，フォックスハウンド，スコティッシュ・テリア）。

薬物性の障害は通常ヒストリーから明らかで，その薬物の投与を中止すると4～5日で回復することからもわかる。薬物性が除外されたならば，次に基礎疾患について検討する。またvWDを診断するための試験が

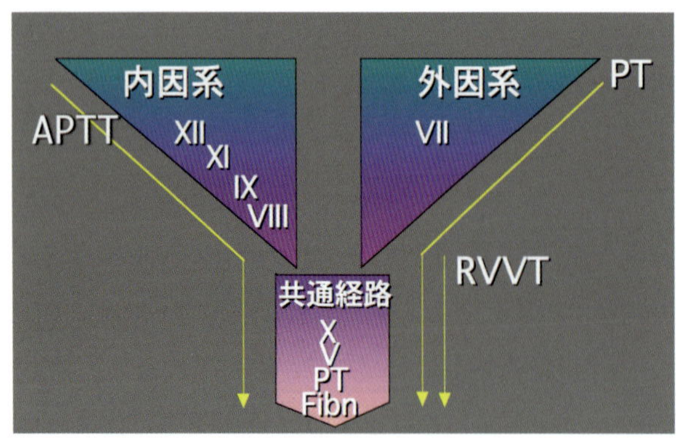

図 14　凝固系の模式図と各凝固因子

凝固系は内因系，外因系，共通経路に分けて考えることができる。APTT は内因系から共通経路を，PT は外因系から共通経路を，RVVT は共通経路をそれぞれ評価する。

表 2　各凝固系に関係する因子

内因性凝固系
第XII因子（ハーゲマン因子）
第XI因子（血漿トロンボプラスチン前駆因子；PTA）
第IX因子（クリスマス因子）
第VIII：凝固因子（第VIII：c因子または抗血友病因子）
von Willebrand 因子（vWF）
外因性凝固系
第III因子（組織因子，組織トロンボプラスチン）
第VII因子（プロコンバーチン）
共通凝固系
第X因子（スチュアート因子）
第V因子（プロアクセラレーター）
第II因子（プロトロンビン）
第I因子（フィブリノーゲン）
第XIII因子（フィブリン安定化因子；FSF）

表 3　血液凝固因子と線維素溶解因子の名称

因子	同義語	因子	同義語
I	フィブリノーゲン	vWF	von Willebrand 因子（vWF），第VIII因子関連抗原（VIII：Ag）
II	プロトロンビン	IX	クリスマス因子，血漿トロンボプラスチン成分
III	組織トロンボプラスチン，組織因子，トロンボキナーゼ	X	スチュアート因子，Stuart-Prower因子
IV	カルシウム	XI	血漿トロンボプラスチン前駆物質（PTA）
V	プロアクセリン，促進性グロブリン，不安定因子	XII	ハーゲマン因子，接触因子
VII	プロコンバーチン，血清プロトロンビン転化促進物質	XIII	フィブリン安定化因子，フィブリナーゼ，Laki-Lorand因子
VIII：c	抗血友病因子（AFH），抗血友病グロブリン（AHG）	HMWK	高分子量キニノーゲン（HMWK），Flrtcher因子（Prekallikrein）

行われる。これらすべてが除外され，特定の犬種であれば遺伝性疾患が疑われる。しかし，確定のための検査はないので，ほかの凝固系因子の欠損症などを除外する方向でのみアプローチが可能であろう。

凝固因子の検査

1．凝固因子スクリーニング検査

凝固因子スクリーニング検査とは特定の凝固因子の欠損を診断するものでなく，内因系，外因系，共通経路からなる凝固系の，特定の部分のみを検査し，欠陥または不全が起きている箇所をみつけだすためのものである。検査実施前に，血管と血小板について検査しておくのが原則である。

凝固系はY字型の模式図で表される（図 14）。検査は以下の2種類のスクリーニング検査，すなわち段階プロトロンビン時間（PT）と活性化部分トロンボプラスチン時間（APTT）を組み合わせて行う。片方が正常で片方が異常であれば，共通の部分は正常と判定し，異常がみられる側に欠陥があると考える。たとえばAPTTに異常があれば内因系，というように欠陥の箇所を狭めていく。表 2 ～ 6 に凝固に関連する因子と疾患を挙げる。

2．検査のためのサンプル

凝固検査のための材料は血漿である。材料の採取時に重要なことは，静脈穿刺を1回で失敗なく行うことである。採血時の凝固系の活性化がないようにしておく必要がある。シリンジと試験管はプラスチック製のものを，抗凝固剤は3.8％クエン酸ナトリウムを使用する。採血必要量からクエン酸ナトリウム量を割り出し，それをシリンジに吸って採血する。たとえば，最

表４　凝固蛋白の主な機能と欠乏症

蛋白	主な機能*	主な欠乏症
フィブリノーゲン	凝血塊の形成	DIC，肝疾患
プロトロンビン	トロンビンの前駆体，ビタミンK依存性	凝固阻害薬中毒，肝疾患，ビタミンK欠乏
第Ⅲ因子	第Ⅹ因子の活性化	
第Ⅴ因子	補助因子	DIC，肝疾患
第Ⅶ因子	第Ⅲ因子と共同で第Ⅹ因子を活性化，ビタミンK依存性	肝疾患，ビタミンK欠乏，凝固阻害薬中毒
第Ⅷ：c因子	他の因子と共同で第Ⅹ因子を活性化	血友病A，DIC
vWF	第Ⅷ：c因子と結合し血小板を凝集	von Willebrand病
第Ⅸ因子	他の因子と共同で第Ⅹ因子を活性化	血友病B，肝疾患，抗凝固剤中毒
第Ⅹ因子	第Ⅱ因子の活性化	肝疾患，ビタミンK欠乏症，凝固阻害薬中毒
第Ⅺ因子	策Ⅸ因子の活性化	DIC，血友病C
第Ⅻ因子	HMWKと共同でⅪを活性化	DIC
第XIII因子	フィブリンの安定	DIC，肝疾患
HMWK	第Ⅻ因子と共同で第Ⅺ因子活性化	DIC，肝疾患，腎不全
プレカリクレイン	策Ⅻ因子活性化の補助	DIC，肝疾患，腎不全

*：活性化型の機能

表５　線維素溶解蛋白と主要凝固調節蛋白の機能，および関連疾患

蛋白	機能	主な疾患
プラスミノーゲン	線維素溶解	DIC，肝疾患
プロテインC	抗凝固作用，Va，第Ⅷ：c因子の不活化，ビタミンK依存	ビタミンK欠乏，凝固阻害薬中毒
プロテインS	プロテインK増強，ビタミンK依存	ビタミンK欠乏，凝固阻害薬中毒
t-PA	血栓の溶解	抗血栓剤中毒
AT	ヘパリンと共同でトロンビンを抑制	DIC，蛋白喪失性疾患
α1抗トリプシン	トリプシンとプラスミンの抑制	DIC，肝疾患
α2マクログロブリン	プラスミン，トロンビン，カリクレインの抑制	DIC，肝疾患

t-PA：組織プラスミノーゲンアクチベータ，AT：抗トロンビン，DIC：播種性血管内凝固症候群

表６　動物の遺伝性凝固因子欠損症

因子	疾患	遺伝様式	動物種
Ⅰ	無フィブリノーゲン血症	AD	犬，山羊
Ⅱ	低プロトロンビン血症	AR	犬
Ⅶ	第Ⅶ因子欠損症	AD，AR	犬
Ⅷ：c	血友病A（古典的血友病）	伴性	犬，猫，牛，馬
Ⅸ	血友病B（クリスマス病）	伴性	犬，猫
vWF	von Willebrand病（vWD）	AR，AID	犬，猫，豚，兎
Ⅹ	スチュアート因子欠損症	AD	犬
Ⅺ	PTA欠損症	AR	犬，牛
Ⅻ	ハーゲマン因子欠損症	AR	犬，猫
	プレカリクレイン欠損症（Fletcher体質）	?	犬，馬

A：常染色体性，R：劣性，D：優性，I：不完全，伴性：伴性遺伝子

終的に4 mL必要ならば採血量は3.6 mLとし，クエン酸ナトリウム量は必要量の1/10の量（0.4 mL）と割り出す。血液が容易に抜けない場合には，必ず別部位の静脈を選び，新しいシリンジと針を使用する。採取した血液はただちに混和して，針を外し，空の新しいプラスチック試験管（遠心分離できるもの）に移す。遠心分離は2500～3000 rpmあるいはそれ以上で，12～15分行う。分離まで採血からの行程を30分以内で終了させる。上清の血漿は新しいプラスチックのパスツールピペットまたは新しいプラスチック製ツベルクリンシリンジで吸い取って，別のプラスチック試験管に入れて，冷蔵または冷凍する。

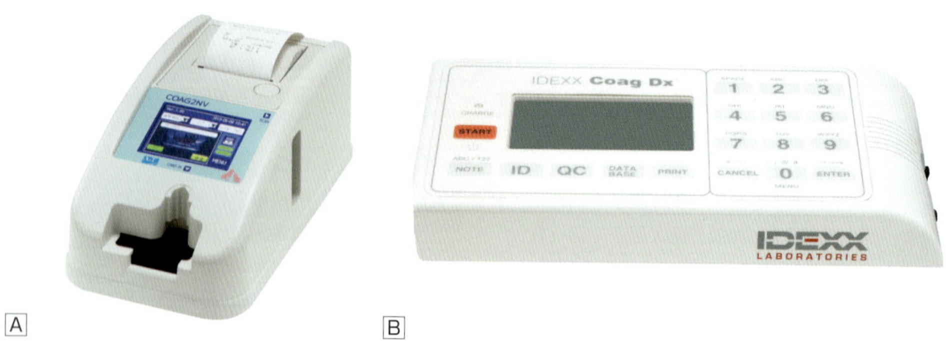

A　B

図 15　院内用凝固系検査機器

A：COAG2NV（画像提供：富士フイルム 和光純薬㈱）
B：IDEXX コアグ Dx™（画像提供：アイデックス ラボラトリーズ㈱）

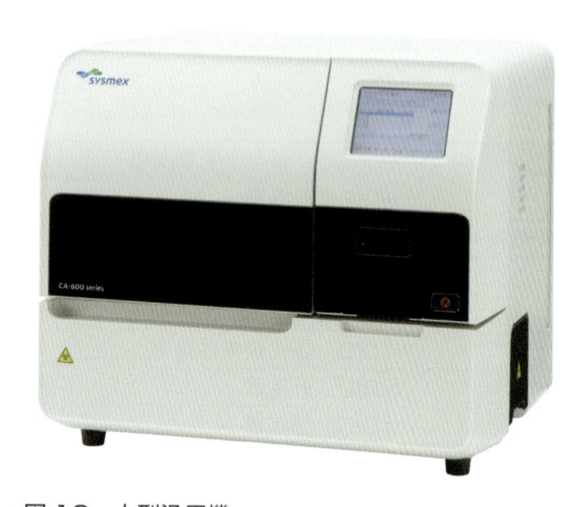

図 16　大型汎用機

全自動血液凝固測定装置 CA-600 シリーズ（CA-650）
（画像提供：シスメックス㈱）

以上が正しい採材法である。保存，輸送法に関しては，検査を依頼する検査センターの指示にしたがえばよい。また病院内で以下に示す凝固系スクリーニング検査が可能な検査機器（図 15）も発売されており，現在では犬や猫の基準値も示されている。また，人用の機器ではあるが，市販の検査キットを利用して凝固系の多くの項目を測定できる大型の汎用機器もある。シスメックスの CA-650（図 16）では，PT，APTT 以外にも，フィブリノーゲン，因子定量，抗トロンビン（AT），D-ダイマー，フィブリノーゲン・フィブリン分解産物（FDP）など凝固系に関する他項目の検査が可能である。ただし，市販の検査キットのなかには一度開封すると使用可能期間が短いものもあるため，検査の機会が少ない病院では不経済である。

3. 1 段階プロトロンビン時間（PT または OSPT）

外因系経路と共通経路を評価するための検査で，第Ⅰ，Ⅱ，Ⅴ，Ⅶ，Ⅹ因子が評価される。ただし先にフィブリノーゲン（第Ⅰ因子）は検査されているはずであり，第Ⅴ，Ⅶ，Ⅹ因子は十分量がある場合が多いことから，プロトロンビン（第Ⅱ因子）の検査といえる。そのため，プロトロンビン時間とよばれる。

殺鼠剤であるワルファリンの中毒などでは，ビタミン K 拮抗作用により肝におけるビタミン K 依存因子（第Ⅱ，Ⅶ，Ⅸ，Ⅹ因子）の産生が低下する。最も半減期の短い第Ⅶ因子は速やかに減少するので，この PT の延長として検出される。これが続けば，共通経路の第Ⅹ因子，さらに内因系の因子も減少するので，PT に加えて後述する APTT も延長することになる。

測定の原理は，血漿にウサギ脳組織トロンボプラスチン（第Ⅲ因子）とカルシウム（Ca）を添加し，外因系経路をトロンボプラスチンによって活性化させるものである。最終的に凝固が完成するまでの時間を測定する。正常な犬と猫では，ウサギの脳由来トロンボプラスチン使用時の PT は 7 ～ 10 秒である。ただしこれはあくまでも一例で，測定系により異なる。

4. 活性化部分トロンボプラスチン時間（APTT）

内因系経路と共通経路を評価する検査である。つまり，第Ⅶ因子を除くすべての凝固因子を評価することになる。

血漿にカオリンを加えて凝固系を活性化し，血小板PF-3の代わりにセファリン（部分トロンボプラスチン）とCaを加え，凝固するまでの時間を測定する。正常な犬と猫のAPTTの標準値の例は13～19秒である。APTTは凝固因子が30％まで低下すると延長する。

5. 活性化凝固時間（ACT）

ACTはすでに血小板異常のための検査として紹介したが，凝固因子の検査としても用いる。全血を用いて行う，APTTを単純化した試験であり，APTTと同様の部分が評価される。この検査では，血小板からはPF-3を，血漿からはCaを供給させて，凝固系活性化因子として珪藻土を添加して37℃で凝固を起こさせる。ほかの試験結果から血小板とCaが正常であるといえれば，APTTと同様の部分を評価していることになるので，内因系から共通経路にかけての試験として使うことができる。ただし結果の判定は視認によるため，感度が低い。内因系因子の減少も，正常の5％まで下がらないと有意な延長とならない。

ACTが延長しAPTTが正常な場合には，血小板減少がまず疑われる。APTTではPF-3に代わるリン脂質をあらかじめ試薬として加えてあり，血小板に関することは評価していないためである。

6. スクリーニング検査の評価

PT（外因系および共通凝固系）が正常で，APTT（内因系および共通凝固系）の延長がある場合には，内因系凝固系の欠陥あるいは第Ⅻ，Ⅺ，Ⅸ，Ⅷ因子の欠損が考えられる。遺伝性の欠損症として代表的なものは血友病A（第Ⅷ因子の欠如）と血友病B（第Ⅸ因子の欠如）である。逆にPTが延長してAPTTが正常の場合には，外因系，とくに第Ⅶ因子の欠損あるいは産生低下が疑われる。APTT，PTどちらも延長している場合には，共通系，あるいはすべての部位での異常が疑われる。したがって，以下の特殊検査に進み，異常部位を特定する必要がある。

7. 凝固系特殊検査

(1)ラッセル蛇毒時間（RVVT）

共通経路のための検査で，第Ⅴ，Ⅹ因子，トロンビン，フィブリノーゲンが評価される。外因系凝固系の強力な凝固促進剤であるラッセルのマムシ毒を加えて凝固をみる。ただしルーティンには行われない検査である。PTが延長しRVVTが正常な場合は第Ⅶ因子の欠損が考えられるため，PT延長の場合の鑑別に有効である。

(2)トロンビン時間（TT）

高感度のフィブリノーゲンの検査である。この検査では，フィブリノーゲンからフィブリンへの転化に要する時間を評価している。トロンビンの標準液を血漿に加えて凝固するまでの時間を測定する。

TTが延長する場合は，低フィブリノーゲン血漿，血漿へのヘパリン添加，異常フィブリノーゲン血症，高濃度のFDPの存在が疑われる。

(3)第Ⅷ因子関連抗原（Ⅷ-Ag）

vWDを診断するための試験である。ドーベルマン・ピンシャーではこの疾患の好発傾向が認められているので，凝固障害がみられた場合にはこの検査を行う価値がある。第Ⅷ因子分子は大型のVWF：Ag部分（vWFとして働き血小板機能を助ける）と，小型の第Ⅷ：c因子という内因系因子に分けられる。この検査では前者を免疫学的に検出して定量する。vWDではこの因子が減少する。

(4)フィブリーゲン・フィブリン分解産物（FDP）

FDPの増加は体内で線溶が進んでいることを示す。これは，DICにより激しい凝固亢進が起こっていることを示唆する。通常は人用のラテックス凝集反応キットで半定量試験を行うことが多いが，動物においても交差反応を用いた測定が可能である。検査センターに送る場合，特殊な試験管を必要とすることもあるので，事前に問い合わせておく。

(5)欠乏因子の絞り込み

症例の血漿に正常な血漿を加えて，遅延した試験を再検査する。凝固因子の欠乏は正常な血漿を1/10量添加することで補正されるが，抗体による障害の場合は1/2量の添加でも補正されない。

次に，正常血清を加えて，遅延した試験を再検査する。Ⅰ，Ⅴ，Ⅷ因子は血清中に含まれないので，これらの因子が欠乏している場合は正常血清を加えても遅延が補正されない。

遅延が補正されたら，これらの欠乏が原因ではないという証拠になる。

凝固系疾患各論

1．犬と猫に多い凝固系疾患

動物では第Ⅴ因子と第ⅩⅢ因子を除いたすべての凝固因子で，遺伝性または後天性の欠損症や機能不全が報告されている。犬や猫の最も一般的な遺伝性疾患はvWDであり，最もよく認められる原発性後天性疾患は中毒で，続発性後天性疾患で多いものはDICである。

止血異常の所見から，ある程度疾患を鑑別することが可能である。点状または斑状出血ならば血小板に関連した疾患かvWDを，広範な出血ならば遺伝性または後天性の凝固因子欠損症を疑うべきであろう。ただし，激しい出血傾向がある場合には，外因系の第Ⅶ因子，ならびに内因系の第Ⅺ因子の欠損は除外可能である。これらは通常激しい症状を起こさない。

遺伝性の欠損症のうち，伴性遺伝するものはⅧ，Ⅸ因子のみである。そのため同腹子の雄の半分が発症していて，PTは正常，APTTが延長している場合にはこれらの欠損とほぼ特定できる。

2．血小板障害

(1)種類

後天性または遺伝性のものがある。血小板の量的または機能的異常が特徴である。

後天性血小板減少症の原因は骨髄における産生の減少か，末梢での破壊・消費の亢進である。破壊亢進が原因のものには，血栓形成による消費と免疫学的機序による破壊がある。前者はDICが代表的で，後者はITPとよばれる。

(2)骨髄抑制

後天性血小板減少症は，骨髄抑制薬(エストロゲンや化学療法薬)の使用や，ほかの疾患に続発する骨髄抑制によるものがある。骨髄における血小板産生の低下が原因で，造血細胞の低形成，白血病や骨髄線維症のような骨髄腔を占領する病変の形成などがみられる。これらの所見は骨髄検査によってのみ得られるものであり，また脂肪髄，線維症などの診断は病理学的検査を行わないと確定できない。

(3)特発性血小板減少性紫斑病(ITP)

ITPは血小板の免疫介在性破壊を原因とし，人では急性と慢性に分けられている。

急性ITPは幼児のウイルス感染後に起こるもので，抗ウイルス抗体とウイルス抗原の免疫複合体が血小板を傷害することが原因とされている。犬と猫ではこれに相当するものがあるのかよくわかっていないが，猫白血病ウイルス感染の急性期に類似の疾患がみられる。

慢性ITPは薬物の投与や基礎疾患がない状態に起こる血小板減少症で，抗血小板抗体(自己抗体)が原因と考えられている。獣医学領域では自己免疫性血小板減少症(AITP)あるいは免疫介在性血小板減少症(IMTP)とよぶことが多い。通常，骨髄巨核球系は過形成を示すが，抗体が作用することで巨核球系の破壊や分化停止を引き起こしている症例も一部みられる。抗血小板抗体の検出には，ほかの正常動物の血小板標本を何種類か用意して，被検血清が反応するかどうかを蛍光抗体法でみることが多い。また，ほかの自己免疫疾患(全身性エリテマトーデス〔SLE〕，自己免疫性溶血性貧血〔AIHA〕，リウマチ様関節炎〔RA〕)とAITPの併発もある。後天性血小板減少症の一部は自己抗体以外によるものといわれている。したがって自己抗体が検出できない場合には，AITPとは区別してIMTPとよぶべきであろうが，自己抗体の検出は現実的に困難である。

治療には，グルココルチコイド，ビンクリスチンの投与ならびに，輸血，脾臓摘出が行われる。赤血球容積比(PCV)の低下はあるか，骨髄巨核球が存在するか，グルココルチコイド単独治療への反応はどうか，といった所見をふまえて治療を計画する。たとえば，異常が血小板減少のみの単純なものではグルココルチコイドのみの投与が選択される。巨核球が存在して出血が激しいものでは，より早く血小板を増加させるためにグルココルチコイドとビンクリスチンの投与が選択される。PCVの低下が重度であれば輸血も行われる。巨核球が存在しない場合には免疫抑制剤の投与も考慮することがある。また治療への反応が悪い場合には，追加でダナゾールを投与したり，脾臓摘出を行うこともある。

(4)感染性血小板減少症

重症熱性血小板減少症候群(SFTS)は2011年に中国で発表された人の疾患で，ブニヤウイルス科フレボウイルス属の新しいウイルスによる，ダニが媒介する感染症である。ウイルス分離株のうち，中国株と日本株は近縁ではあるものの遺伝的に異なるため，もとから日本に存在していたものと考えられている。ダニを介した野生動物への感染がみられ，最近になって猫の感染例と，猫に咬まれた人が感染して死亡する事例が報告された。犬にも感染するが，犬は抵抗性が高く，多くが不顕性感染となる。温暖な西日本に多いものと考えられてきたが，千葉県や山梨県でも野生のシカで抗体が検出されている。猫の感染では，発熱(39℃以上)，食欲廃絶などの症状がみられ，入院を要するほど重症化することがある。血小板減少症(100000/μL以下)，白血球減少症(5000/μL以下)，黄疸，炎症マーカーである血清アミロイドA(SAA)の高値がみられる。既存の細菌・原虫・ウイルス(猫白血病ウイルス，パルボウイルスなど)の感染が否定された場合に本症が疑われる。国立感染症研究所(info@niid.go.jp)に問い合わせ，血清，口腔・肛門拭い液からウイルス遺伝子を検出することにより診断が可能である。治療法は現在のところ発見されていないが，経験的には猫のインターフェロン(IFN)-ω(インターキャット®，共立製薬)が効果があるのではないかと考えられている。人に感染する疾患であるため，感染した猫の取り扱いには注意が必要である。

エーリッヒア症はダニが媒介するリケッチア病であり，血小板減少症の鑑別疾患のひとつとして考慮する必要がある。日本では沖縄県おいてのみ，ポリメラーゼ連鎖反応(PCR)によって診断された事例が確認されている。病原体はリケッチア類エーリッヒア科に属する*Ehrlichia canis*である。ごくまれに致死的経過をたどるものでは，重度の不可逆的な骨髄細胞の減少が生じていることがある。

(5)血小板機能障害

血小板機能障害は遺伝性のものと後天性のものに分けられる。

Glanzman病は，オッター・ハウンドに発生する，遺伝性の血小板無力症または機能障害である。それに対して後天的な機能障害としては，アスピリンの過剰投与による機能障害，尿毒症または肝疾患に続発する障害，蛋白異常症(多発性骨髄腫，マクログロブリン血症)に続発するものがある。血小板の粘着能または凝集能が阻害される，種々の物質の合成や放出をしないといった機能異常がみられる。

3. 遺伝性凝固障害

(1) von Willebrand病(vWD)

犬や猫で最もよくみられる遺伝性出血性の素因として，vWFの遺伝性欠損症であるvWDがある。品種での好発傾向はあまりないようで，多くの品種で発生の報告がある。I型vWDが最も多い。常染色体性の不完全優性遺伝疾患で，ホモで遺伝子を持つものは致死的あり，ヘテロの動物は発症せずに遺伝子のキャリアーとして存在する。臨床的には，皮膚と粘膜からの軽度の出血，消化管・泌尿生殖器または耳道からの出血が認められるが，自然に起こる大量出血や血腫は特徴的ではない。不注意な手術時に出血がみられることがある。

検査所見として，通常は出血時間の延長が認められ，内因系凝固系のほかのスクリーニング検査において凝固時間は正常または延長，フォン・ウィルブランド因子抗原量(VWF：Ag)が常に減少しているのが特徴である。後述する第Ⅷ：c因子が減少していることが多いが，その程度はさまざまである。確定診断には第Ⅷ：c因子とVWF：Agを検出するための特殊検査が必要である。

老齢犬における甲状腺機能低下症との併発について議論されているが，真の因果関係は証明されていない。

(2)第Ⅷ：c因子欠損症(血友病A)

血友病Aは伴性遺伝するX染色体性劣性遺伝疾患であり，雄(ヘテロ)は発症，雌ヘテロは無症状キャリアーとなる。犬と猫ではほとんどの品種で報告があり，なかでもジャーマン・シェパード・ドッグに多い。臨床的には，vWDよりも大量出血と血腫が起きやすいのが特徴で，大型犬ではとくに激しい症状がみられることがあり，関節の出血などが顕著に認められる。小型犬と猫では症状が軽い。

第Ⅷ：c因子は，第Ⅸ因子，PF-3，Caと酵素複合体を形成し，第Ⅹ因子を活性化するように機能する。そのため第Ⅷ：c因子の欠如は内因系凝固系の機能障害につながる。外因系経路と共通経路には障害は起こらない。検査所見として，出血時間，外因系経路のスクリーニング検査(PT，TT，フィブリノーゲン)の結果は正常であるが，内因系経路の検査(ACT，APTT)では延長を示す。血小板の数および機能は正常である。確定診断には凝固因子の特異的定量が必要となる。罹患雄の第Ⅷ：c因子活性は正常の10％未満であることが知られている。雌の無症状キャリアーの検出にもこの検査は利用可能で，活性は正常の約50％であるとされている。治療法はないため，罹患雄は淘汰，罹患雌は交配禁止または不妊手術が勧められる。

(3)第Ⅸ因子欠損症(血友病Bまたはクリスマス病)

血友病Bも血友病Aと同様に伴性遺伝するX染色体上の劣性遺伝疾患である。vWDや第Ⅷ：c因子欠損症と比較してまれではあるが，犬では多数の品種で，猫では少数の品種で報告されている。

第Ⅸ因子が欠損すると，前述の第Ⅷ：c因子，PF-3，Caとの酵素複合体の形成が不可能となるため，第Ⅷ：c因子欠損症と同様の機序で疾患が発現する。臨床的にはさまざまな程度の出血がみられる。大型犬では症状が顕著で，小型犬や猫では軽度とされている。同様に内因系経路のみの障害であるため，内因系経路のスクリーニング検査(ACT，APTT)の凝固時間は延長する。因子の定量では，第Ⅸ因子の活性値は非常に低いものとなるはずである。

血友病AおよびBの鑑別には，第Ⅷまたは第Ⅸ因子が欠如している血漿を被検血漿に加えてAPTTを測定する。APTTを基準値近くまで矯正できなかった被検血漿は，事前に加えた血漿と同じ因子が欠損していると判定する。

(4)第Ⅶ因子欠損症

常染色体性優性または劣性遺伝で，ビーグルの近親交配コロニーに頻繁に発生する。さらに，アラスカン・マラミュート，ブルドッグおよび雑種の犬でもまれに報告があるが，猫では報告がない。

症状は軽度の点状または斑状出血で，ホモ動物はPTの延長と正常なAPTTを示す。RVVTは正常である。第Ⅶ因子の定量を行うと，ホモ接合体は正常動物の5％未満しか認めらない。治療は対症療法であり，外傷を避けることが主体である。繁殖は禁じるべきである。

4. 後天性凝固障害

(1)ビタミンK欠乏症

後天性凝固障害には，凝固因子の合成障害によるものと，凝固成分の消費亢進によるものがある。

凝固因子の合成場所である肝臓の障害，あるいはビタミンKの不足により，前者の原因による凝固因子の不足が生じる。肝臓での合成にビタミンKを必要とする因子は，第Ⅱ，Ⅶ，Ⅸ，Ⅹ因子，プロテインCおよびプロテインSである。これらの凝固蛋白が肝臓で合成される際には，最初に肝細胞内で前駆蛋白が合成され，グルタミル基がビタミンKによってカルボキシル化されることによって凝固経路で機能するための活性部位が作られる。

ビタミンKは体内で合成できないもので，食事からの摂取不足，腸内細菌による合成低下，ビタミンKの吸収不良により欠乏する。とくにビタミンKは，腸管内に脂肪と胆汁酸塩が存在し，腸管粘膜上皮が正常であることで吸収されるので，胆道系疾患，腸疾患によっても欠乏は起こる。

(2)慢性肝疾患

進行した肝疾患では凝固因子の合成が不可能になるため，ビタミンK依存性凝固因子の欠乏症が起こる。この場合出血は認められることも認められないこともあるため，激しい肝障害を持つ動物では凝固系スクリーニング検査が勧められる。慢性肝炎の進行に伴い内因系経路の凝固因子は減少し，PTに加えACTとAPTTも延長するようになる。また肝臓はフィブリノーゲンの合成の場でもあるので，この濃度が低下するとTTが延長する。

肝実質の障害ではビタミンKを注射で投与しても凝固因子の産生は不可能であるが，胆管閉塞が主体の場合はビタミンKの吸収に問題があるために起こる凝固因子産生障害なので，第Ⅱ，Ⅶ，Ⅸ，Ⅹ因子はビタミンKの非経口投与により合成が可能である。

(3)殺鼠剤(ビタミンK拮抗薬)中毒

殺鼠剤を偶発的に摂取したり，殺鼠剤によって死亡した鼠を捕食することで発生する。殺鼠剤に含まれるワルファリン(ハイドロキシクマリン)，ピンドン，フマリン，ジファシノンなどのビタミンK拮抗薬の作用でビタミンK依存性凝固因子(第Ⅱ，Ⅶ，Ⅸ，Ⅹ因子)が減少して，出血がみられる。出血は摂取後，早いものでは数時間以内に起こる。これはビタミンK依存性凝固因子の半減期が非常に短いことと関連している。食事から摂取されるビタミンKはキノン型であるが，ビタミンK依存性凝固因子合成の際にハイドロキノン型に転化される。しかしこれはビタミンKの再利用のために，ビタミンK-キノンに再生される。ビタミンK拮抗薬はビタミンKの再生を阻害するため，肝臓におけるビタミンK濃度が減少する。

中毒物質の半減期にも依存するが，ジファシノン中毒では出血は持続性で，かなり長く続く(1カ月程度)。ワルファリン中毒の場合の持続時間は1日～1週間である。検査所見としては，各種凝固検査における凝固時間の延長が著明となる。内因系および外因系凝固系の障害として現れ，通常，第Ⅶ因子がはじめに消失する。最初にPTが延長し，毒性が持続すると第Ⅸ，Ⅹ，Ⅱ因子が進行性に減少する。さらにAPTTが延長する場合もある。

(4)播種性血管内凝固症候群(DIC)

①病態

DICでは凝固機構と線溶系が同時に活性化している。原発性疾患が必ず存在し，二次的に起こる凝固障害である。DICの原因としては，感染(ウイルス性，細菌性)，腫瘍(脾臓や肝臓の血管肉腫など)，炎症(肝炎，胃腸炎)，広範な物理的損傷(火傷，外傷)が知られている。この状態では，広範な微小血栓の形成と同時に線溶系も活性化している。無制御な血栓形成は，とくに毛細血管が密に分布している臓器に起こり，その結果急性の臓器機能不全に陥る。DICの臨床症状の特徴は，内臓と体表に無制御な出血が起こることであるが，その状態の段階で診断してもすでに手遅れである。出血の状態は多様で，無視できる程度のものから，出血性ショック，広範な出血までみられる。

②検査および診断

血液検査では，血小板減少症，微小血管の異常を示す赤血球形態の異常，失血性貧血，および貧血に対する反応がみられる。とくに血液塗抹では，血小板がみられないことに加え，分裂赤血球，赤血球断片，有棘赤血球，小型球状赤血球，変形赤血球がみられることが多い。

凝固系所見は一定しておらず，血小板減少症に加え，フィブリノーゲンの減少がみられる程度である。PT と APTT は一定していないが，後期には凝固因子の減少により凝固時間が延長することがある（APTT の延長のほうがよくみられる）。

DIC の確定診断のための最も信頼性の高い検査は FDP 定量とされている。しかし，これも増加してから診断したのではかなり手遅れであり，さらに猫では犬ほど正確な結果が得られない。FDP の検査結果は半定量の場合，希釈で 1：20 のように表すことがある。これは 2 μg/mL×20＝40 μg/mL という意味である。40 μg/mL の場合，犬では DIC と診断してよい。また，10 μg/mL 以上の場合には線溶が亢進し DIC が迫っていると解釈すべきであろう。

D-ダイマーも線溶亢進状態では増加する検査項目である。これは，安定化フィブリンがプラスミンで分解されたものであるが，凝固優位の時期の DIC ではあまり増加しないため早期診断の指標とはならない。また，あまり増加していない場合には，血栓が存在しない状態と，血栓は存在するものの線溶系が働かない状態を区別できない。

抗トロンビン（AT）は，以前は AT3 とよばれていたが，現在は AT とよぶようになっている。AT は肝臓が合成する蛋白で，トロンビン，第 Xa，XIa 因子と結合して不活化する作用がある。そのため凝固亢進状態では消費され，DIC では低値になると考えられている。しかし現実には，AT はトロンビンに対してかなり過剰に存在するため，凝固亢進だけではなかなか低下しない。さらに DIC 以外の原因で低下することが非常に多く，蛋白が漏出するような病態ではよく低下する。ヘパリンは AT を介して抗凝固作用を発揮するものであり，AT がない状態では効果がない。

このように，検査数値だけで DIC の診断をすることは無理がある。ここまでに述べた検査数値は，殺鼠剤中毒でも DIC と同じような変化が生じ，肝不全でも凝固因子が減少して異常な値が出る。血腫，浮腫，胸水，腹水，体腔内出血など，ほかの疾患が合併している場合でも異常値は出る。

③凝固活性化マーカーによる診断

今後は，早期診断に役立つ項目として凝固活性化マーカーを診断基準に組み込む必要がある。同時に，線溶系マーカー（プラスミン α2 プラスミンインヒビター複合体〔PIC〕）による診断も利用できるようにして，凝固亢進状態と線溶系亢進状態を区別するのが，治療介入のためにもよい。血小板，FDP，D-ダイマーといった DIC の結果でしかない項目に頼らず，DIC の病態生理を真に反映する項目で診断を行う必要がある。

現状，院内検査は困難であるが，そのなかでも早期の DIC を診断する項目であるトロンビン-アンチトロンビン複合体（TAT）が注目されている。TAT は凝固系活性化を示す重要なマーカーであり，TAT が正常であれば DIC 除外が可能となる。TAT が院内で 30 分で測定できる小型機器が発売されている。林宝による初期の研究では，犬の暫定的基準値範囲は 0.25 ng/mL 以下（n＝102）と示されており，pre-DIC の cut-off 値を 0.35 ng/mL とすることで，感度 84.2%，特異度 81.9% の精度で pre-DIC と非 DIC を区別できるとしている（Rimpo K, et al. *PLoS One*. 13: e0205511, 2018）。これをもとにした DIC の診断基準として，DIC を引き起こす基礎疾患があること，TAT≧0.4 ng/mL であることに加え，次のうち 4 項目を満たせば DIC，2〜3 項目を満たせば pre-DIC であると提唱されている（林宝謙治，私信，2018）。

- 血小板数の減少(<20万/uL)
- PT延長(25%)
- APTT延長(25%)
- フィブリノーゲン減少
- AT活性低下(<95%)
- FDP高値(>5 μg/mL)

④治療

DICの治療には，救命のための緊急対症療法と，原疾患ならびに続発性疾患の治療がある。

原疾患が治療できない場合の予後は悪い。対症療法としては，敗血症の治療，ショックの治療などが含まれる。凝固因子の供給には新鮮血輸血を行い，微小血栓形成の抑制にはヘパリンを使用する。DICの初期に凝固抑制のためヘパリンを投与する場合は，200～300 U/kg sc tidで使用する。血栓形成の防止には500～1000 U/kg scまたはiv tidで使用する。低分子量ヘパリン，すなわちダルテパリンNa（フラグミン®：キッセイ薬品工業)は75～120 U/kg/day iv（持続点滴)で使用する。

ヘパリンの作用は，ATを活性化することで酵素である第Ⅻ，Ⅺ，Ⅸ，Ⅶ，Ⅹ，Ⅱ因子を阻害することである。ヘパリンはATがなければ効果を示さないので，AT減少が考えられる場合，新鮮血漿または凍結血漿＋ヘパリン(100 U/kg)を37℃で1時間保温し，10 mL/kg sc tidで投与する。その後はヘパリンを75 U/kg sc tidで投与し，48時間かけて漸減する。

線溶系が活性化している後期のDICでは，ヘパリン投与は出血の可能性があり危険である。しかしながら，凝固を防止するため，合成蛋白分解酵素阻害薬を投与する。すなわち，AT非依存性にAT活性を発揮するナファモスタットメシル酸塩(フサン®：日医工)やガベキサートメシル酸塩(エフオーワイ®：丸石製薬)の注射薬を使用する。フサン®のほうがエフオーワイ®よりも効果が高いようである。

なお，抗線溶療法は原則禁忌である。すなわち，トラネキサム酸(トランサミン®：第一三共)は使用してはならない。とくに敗血症に合併したDICでは絶対禁忌とされている。

輸血と血液型

1．輸血の適応

急性出血では，高山病と同様に急性の酸素不足が起こるため，早期から治療介入が必要である。犬でも猫でも，一般に急性失血や溶血が生じ，PCV≦20％の場合は輸血の適応となる。非再生性貧血の場合は症例は酸素不足に十分適応しているので，犬ではPCV≦12～15%，猫ではPCV≦10%で輸血が適応となる。

2．輸血用の採血

保存全血用の抗凝固剤としてはクエン酸・リン酸・デキストロース・アデニン(CPDA-1)液を使用する。これはテルモから輸血用バッグに入れた状態のものが販売されている。新鮮血輸血用には3.8%クエン酸を最終量の1/10使用すればよい。採血は通常，頚静脈から行う。大型シリンジで吸引しながら採血バッグに入れる方法(図17)，大型シリンジで吸引する方法(図18)，採血バッグを真空装置に入れて真空中で採血する方法がある。

輸血の基本は，1頭からの採血で2症例を助けることである。採血後は，血漿製剤と，生理食塩液を添加した赤血球製剤に分けて保存して，血漿成分が必要な患者と赤血球が必要な患者の両者に対応するようにする。ただし，保存血の作成には遠心分離機や血液保存用冷蔵庫などの設備が必要である。

3．全血量と採血量

全血量と採血量は犬と猫で異なるので注意が必要である。全血量は，犬では体重1 kgあたり90 mLで，猫では体重1 kgあたり70～80 mLである。したがって最大採血量は，犬で22 mL/kg，猫で10～12 mL/kgである。

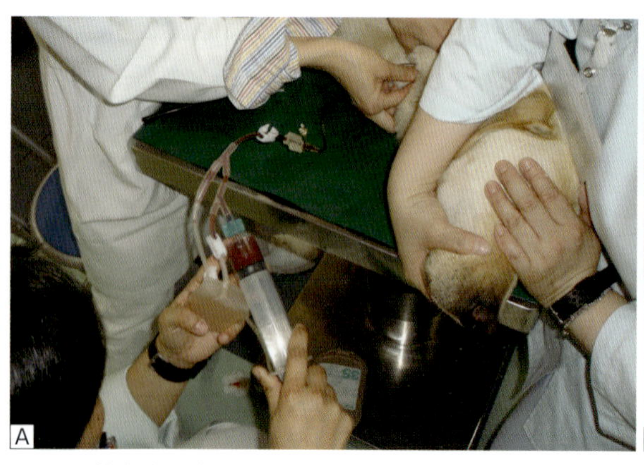

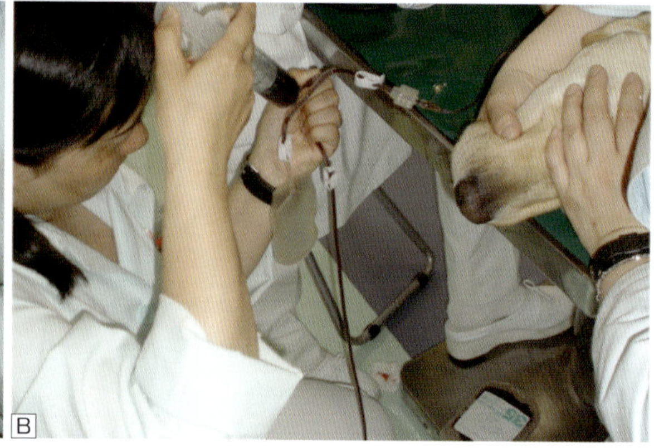

図 17　輸血バッグとシリンジを使用した採血法

A：シリンジで採血し，次にバッグに入れる。
B：輸血バッグは下に置き，重力で血液が落ちていくようにする。

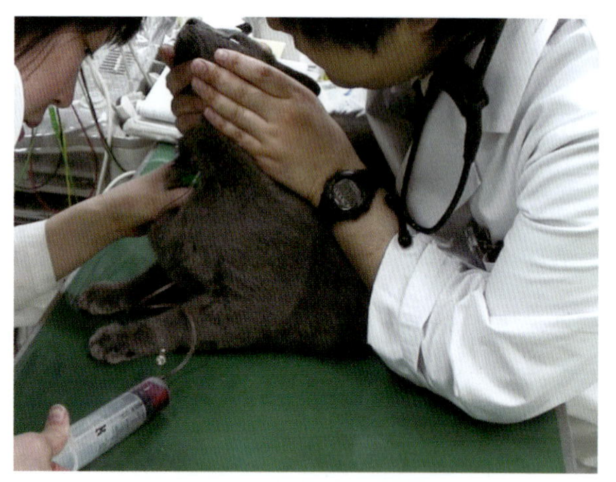

図 18　翼状針つきチューブとシリンジを使用した採血法

4. クロスマッチ試験

犬はほかの赤血球型に対する自然抗体を持たないとされているが，猫では自然抗体が存在する。原則として，輸血に先立ち必ずクロスマッチ試験を行う。クロスマッチ試験には受血動物 Recipient (R) と供血動物 Donor (D) 両方からの採血が必要である。Major crossmatch（主試験）として，Donor RBC＋Recipient 血漿の組み合わせで試験を行う。これは，輸血した RBC が破壊されるかどうかを試すものである。Minor crossmatch（副試験）は，Donor 血漿＋Recipient RBC の組み合わせで，輸血した血漿が既存の RBC を破壊するかをみる。輸血した血液は希釈されるためあまり問題にはならないが，クロスマッチ試験では一緒に判定する。手技は表 7 に示す。

5. 輸血時の注意

輸血製剤は 37℃を超えない範囲で温めておくのがよい。最低限，室温と同じ温度までは上がっている必要がある。輸血ラインには必ず小児用血液フィルターを使用する（図 19）。大型の成人用フィルターはロスが大きすぎるため使用しない。輸液ポンプは，血球へのダメージが少ないミッドプレス式のものを使用する。

輸血量は犬では 22 mL/kg/day が，猫では 50 mL/head が最大許容量である。アナフィラキシーの予防のため，輸血 30 分前にジフェンヒドラミン塩酸塩を 2 mg/kg im で投与し，輸血に先立ち体温・心拍数・呼吸数（TPR）を測定する。できれば心電図モニターもつける。

最初の 30 分は試験的投与で，0.25 mL/kg をゆっくりと入れる。この最初の 30 分のあいだは 10 分ごとに TPR を測定する。T が 0.8℃，または P，R が 20％以上増えた場合，あるいは呼吸促迫，頻脈，嘔吐，下痢，蕁麻疹，ヘモグロビン尿がみられた場合には輸血を中止する。その後は 30 分ごとに TPR を測定しながら，10 mL/kg/hr を超えないよう，心疾患のあるものでは 4 mL/kg/hr を超えないよう点滴で入れる。全血輸血や血漿輸血は，コロイド輸液と同様に循環血液量を増やす作用が強いので，ボリュームオーバーロードには注意する。

表7　クロスマッチ試験の実施法

1．	Recipient：受血動物（R），Donor：供血動物（D）の両方から2mLの採血を行い抗凝固剤としてEDTA-2Kを使用。以下はRとDの両方について行う。
2．	血液を1000xgで1分間遠心分離して，血漿を採取する。沈渣のRBCパックも使用する。
3．	沈渣のRBCパック0.02mLを小試験管にとり，生理食塩水0.98mLを加え，赤血球浮遊液とする。
4．	赤血球希釈液を1000xgで1分間遠心分離して，上清を捨てて，再び生理食塩水を加え静かに混和した後，同様に遠心する。
5．	同様の操作をもう一度行う。
6．	3回洗浄後の赤血球パックに対し，0.02mLの生理食塩水を加え，最終の赤血球浮遊液とする。
7．	小試験管（10×75mm）を4本用意する。それぞれを主試験（major），副試験（minor），自己凝集（DxD），自己凝集（RxR）とラベルする。
8．	それぞれの試験管に赤血球浮遊液2滴，血漿2滴を入れる。入れる組み合わせは以下の通りとする。 主試験：（R）血漿×（D）赤血球 副試験：（D）血漿×（R）赤血球 自己凝集（DxD）：（D）血漿×（D）赤血球 自己凝集（RxR）：（R）血漿×（R）赤血球
9．	静かに混和し，室温で30分放置する。
10．	30分放置後，1000xgで1分間遠心分離して判定する。
11．	判定基準は以下の通りとする。 上清の溶血の有無（上清が赤いかどうか） 赤血球の凝集の有無（肉眼的，顕微鏡下）
12．	溶血または凝集がみられた場合には不適合と判定する。
13．	自己凝集がみられた場合には検査結果の判定は不可能となる。

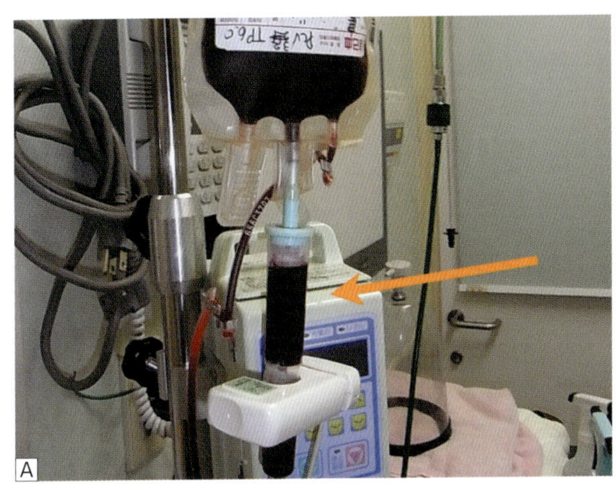

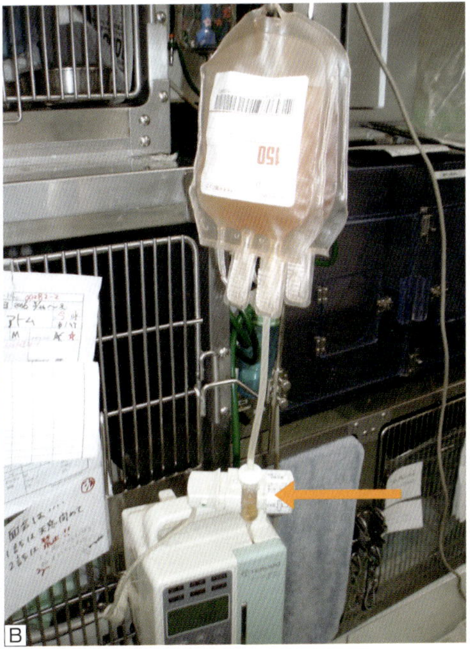

図19　輸血ライン
A：小児用血液フィルター（矢印）。
B：フィルターは血漿輸血時にも使用する（矢印）。

6．血液型

犬には9つの血液型があり，そのなかでもDEA1.1型，1.2型が最も重要である。不適合輸血でも，最初の輸血で強い反応が起こることはまれであるが，2回目から強い反応がみられ死亡することもある。自己凝集が激しいIHAの場合の輸血ではDEA1.1（－）型血液を輸血する。このとき，DICの際のヘパリン療法を併用する。DEA1.1（－）型の発現頻度は犬全体で20～30％と考えられるが，この割合は犬種によって大きく異なる。調査によれば，雑種18/90（20％），ビーグル15/41（36％），ゴールデン・レトリーバー8/24（33％），シー・ズー4/22（18％），マルチーズ

表8 猫の品種別血液型発現頻度

品種	A型(%)	B型(%)
アビシニアン	86	14
バーマン	84	16
ブリティッシュショートヘア	60	40
バーミーズ	100	0
コーニッシュレックス	66	34
デボンレックス	59	41
ドメスティックショートヘア	95.3	4.7
ヒマラヤン	93	7
ジャパニーズボブテイル	84	16
メインクーン	98	2
ノルウェジアンフォレストキャット	93	7
ペルシャ	84	16
スコティッシュフォールド	82	18
シャム	100	0
スフィンクス	82	18
ソマリ	83	17
トンキニーズ	100	0

(Griot-Wenk ME, et al. *Vet Clin North Am Small Anim Pract.* 25: 1305-1322, 1995をもとに作成)

12/16(75%), ラブラドール・レトリーバー3/12(25%), ウェルシュ・コーギー8/12(67%), フレンチ・ブルドッグ11/11(100%)であったとされている。一方, 柴0/33, ミニチュア・シュナウザー0/11と, 全くみられない犬種もある(中村遊香, 私信, 2018)。

猫の血液型はA, B, ABの3型である。A型が多く, B型は少なく, AB型はまれである。B型の猫にA型の血液を輸血することは1回目でもきわめて危険で, 1mLでも致死的となる。A型の猫にB型の血液を輸血した場合は致死的な作用はみられないが, 輸血した赤血球の寿命が短く, 効果があまりみられない。猫の品種別血液型発現頻度を表8に示す。一部の猫では, 血液型に対する自然抗体が高力価で存在するため, 新生子溶血も問題となる。B型の母親とA型の父親の交配により, A型(またはAB型)の子猫が生まれた場合, 最も激しい反応が起こる。B型の母親の血中に存在する抗A型抗体が初乳を介して子猫の血液に移行し, その抗体が子猫のA型血液を攻撃する。すべての子猫が死亡する訳ではないが, B型の雌はA型の雄と交配させないという予防措置は必要である。万が一交配してしまった場合には, 生まれた子猫を母親からすぐに離して, 初乳を飲ませないようにする。48時間経過すると猫の消化器系は成長して, 抗体を吸収できなくなる。なお, A型の母親からB型の子猫が生まれた場合には, 母親の血中の抗B型抗体が薄いため, 初乳を飲んでも問題にならない。

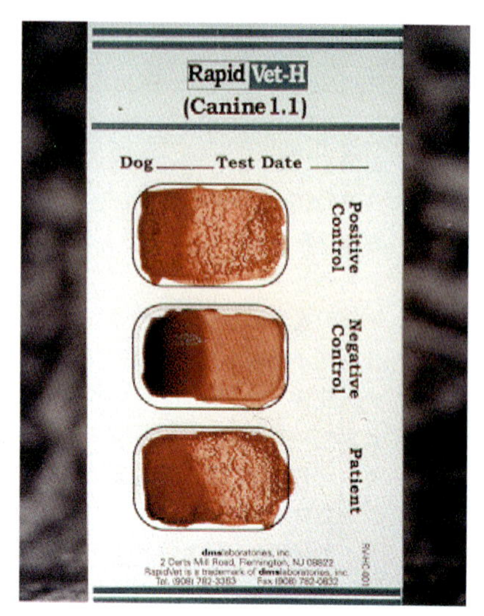

図20 血液型判定キット(犬用)

市販の血液型判定キット(共立製薬)では, 血球凝集反応で, 犬のDEA1.1(+), DEA1.1(−)型, 猫のA, B型が判定可能である(図20)。偽陽性や偽陰性反応を避けるため, 健康な動物での判定を行うこと, EDTA以外の抗凝固剤を使用しないこと, 最初から自己凝集している検体を使用しないこと, 血液を加える前に測定ウェルの乾燥抗体を希釈液で溶解すること, 血液を加えた後に撹拌棒で混ぜすぎないこと, 判定用紙を傾けて検査液を薄く伸ばすことなどの注意が必要である。

Coffee Break 2 臨床現場での写真撮影は？

現場では誰が撮ってもよい写真がとれるカメラがよい。イメージセンサーがフルサイズ 35 mm のものでは，ピント合わせなどがややシビアで難しい。マイクロフォーサーズ(4/3)や APS-C といった規格の，やや小さめのイメージセンサー付きカメラのほうが扱いは容易であり，ライカやカールツァイスなどの性能のよいレンズも比較的安価に揃えることができる。写真の左側が Lumix の DC-GH5，右側が SONY の α6500。

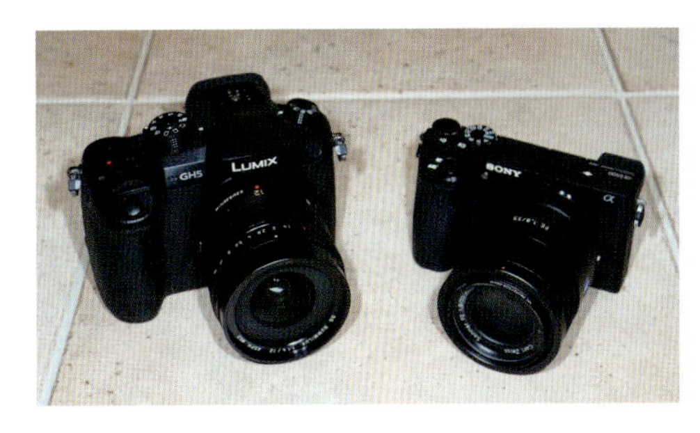

なお，この写真は OLYMPUS の OM-D E-M1 Mark Ⅱ で撮影している。

08

スクリーニング検査

はじめに

スクリーニング検査は，広く網を張って，より多くの臓器・器官系の異常を一括して確認しようとする検査である。健診を目的として，あるいは主訴を持った動物の最初の総合評価として行われることが多い。もちろん「02　検査診断学総論」で述べたとおり，検査はたとえスクリーニングであっても，目的意識が薄くてはいけない。「何かを引っかけてみよう」と漠然と行うものではなく「まずこの臓器とこの臓器の異常をみよう」「炎症性疾患を探そう，あるいは否定しよう」というように，具体的なイメージを持って行うべきものであろう。

スクリーニングを構成する臨床検査としては血液検査(CBC)，血液化学スクリーニング検査(Chem)，尿検査(UA)がある。このうちCBC，UAはとくに全身状態を反映する検査で，Chemに先立って必ず評価しなくてはならない。血液化学検査は実施する項目の数に応じて，複数の臓器系の評価が可能になる。データはその数字をただ読むのではなく，臓器別に数字の持つ意味を判読する必要がある。CBCの判読法については「03　血液検査法」～「05　CBC：赤血球系の評価」で詳しく述べているので，ここではスクリーニングで注目するポイントだけにとどめる。同様に，UAについては「10　腎疾患の検査」で詳説するので，ここではスクリーニングで注目するポイントのみを述べる。したがって本章では，その記述の多くをChemの系統的判読法に割いている。

血液検査

CBCは，大多数の病気の動物に適応される基本的な診断的検査である。スクリーニング検査のなかで，真の全身状態を反映する検査はCBCとUAだけである。CBCを行う際に大切なことは，常に一定の方法で一定の範囲について情報を集めることで，これには赤血球系，白血球系，血小板，血漿成分の情報が含まれる(「02　検査診断学総論」表1参照)。症例へのアプローチにおいてCBCで何を探すべきかについては，すでに「03　血液検査法」で詳説したのでここでは項目を挙げるだけにとどめる(表1)。

尿検査

1．材料と検査項目

通常は自然排尿後のものがよく使われる。スクリーニング的な意味合いでは自然排尿の材料で十分であるが，異常所見が認められた場合にはただちに再確認を行う。その場合，穿刺尿あるいはカテーテル尿を用意する。尿の物理的性状の検査として，色，清濁，臭気を観察し，尿比重を屈折計で測定する。化学的性状は尿検査用マルチスティックで評価する(図1)。ここではpH，蛋白，グルコース，ケトン，潜血，ビリルビンを必ず読む。ウロビリノーゲンは感度・特異度ともに低いので評価しない。さらに尿沈渣の評価として，顕微鏡で円柱，結晶，赤血球，白血球，上皮細胞，細菌，精子などを探す。検査項目については「02　検査診断学総論」表3を参照されたい。

表１　血液検査(CBC)の評価項目

白血球系の検査
a）炎症はあるか？　あるとすればどのような炎症か？
b）壊死はあるか？
c）ストレスはあるか？
d）異常細胞の出現は？
e）異常な血球減少は？
赤血球系の検査
a）赤血球増加症はあるか？　あるとすれば原因は？
b）貧血はあるか？　あるとすれば原因は？
血小板の検査
a）血小板減少症はあるか？
b）血小板増加症はあるか？
血漿成分の検査
a）黄疸は？
b）高脂血症は？
c）TPの異常は？

TP：血漿総蛋白濃度

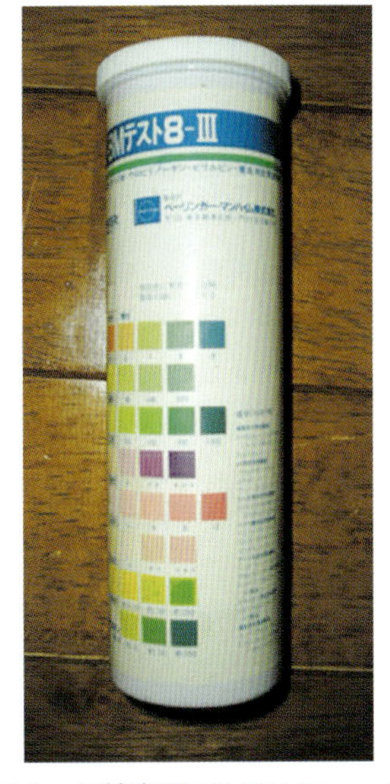
図１　尿検査用マルチスティック

尿検査用マルチスティックは，尿を試験紙に載せて反応させてはならない。必ず尿中にマルチスティックをつけて余分を振って払い，ストップウォッチを使用して判定時間を厳守する。

2．尿検査結果の評価

(1)尿比重

尿比重は，血液化学スクリーニング検査における腎臓系の評価に重要なデータである。尿比重は真の腎疾患では低下する。しかし，腎臓への血液循環の問題で尿産生が低下する場合や，正しく作られた尿を体外に排泄できない場合には，腎臓の濾過能力を示す機能マーカーの数値は上昇しても尿比重は低下しない。

慢性腎臓病(CKD)の早期検出にも尿比重は重要で，犬で<1.030，猫で<1.035の低下が複数回観察されたら，腎疾患の存在を疑うことができる。糖尿病では尿糖が存在するため，多尿であっても尿比重は高めに出る。

(2)尿蛋白陽性

正常であれば尿中に蛋白は検出されない。検出された場合，最初に採尿方法，尿比重，炎症，血液，細胞成分，精子など尿沈渣の存在を確認する。次に，尿材料が自然排尿のものである場合は穿刺尿で再確認する。持続性の蛋白尿は蛋白喪失性腎疾患を示唆する所見である。

(3)尿糖陽性

尿糖は陰性が正常である。尿糖陽性となった場合には尿沈渣で出血や炎症の有無を確認する。出血や膀胱炎などの所見がある場合，まずそれを治療する。さらに血糖値を評価する。尿糖が出現する血糖値は犬で175～225 mg/dL，猫では275～325 mg/dLである。したがって空腹時血糖値がこれらより低いものであれば，糖尿病の可能性は低い。

(4)ケトン陽性

尿中のケトンは陰性が正常である。ケトンがみられるということは，細胞が糖をエネルギー源として使用できない状況(何も食べていない，インスリンの効きが悪いなど)があり，脂肪を分解してエネルギー源としている様子がうかがわれる。状態が非常に悪く痩せて脱水した動物で，血糖値が高く尿糖陽性であれば，糖尿病性ケトアシドーシスが示唆される。しかし太っていて元気そうな猫で，尿中に糖とケトンがみられた場合，それはケトアシドーシスではなくケトン尿症である。

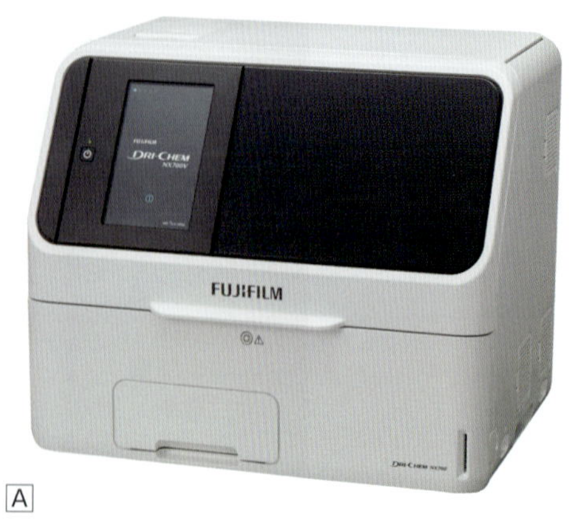

A

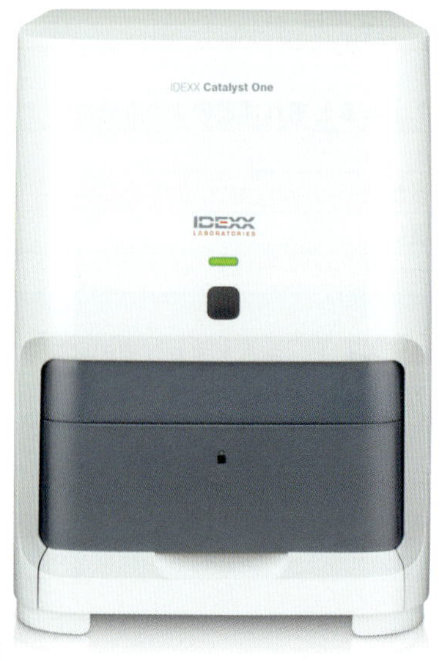

B

図2　動物用血液化学検査器

A：富士ドライケム NX700 V
（画像提供：富士フイルム㈱）
B：IDEXX カタリスト One™
（画像提供：アイデックス ラボラトリーズ㈱）

(5)潜血陽性

潜血も陰性が正常であり，結果が陽性と出た場合には赤血球の存在(出血)，ヘモグロビンの存在(出血，溶血)，ミオグロビンの存在(筋肉挫滅)を考える必要がある。鑑別は遠心後の上清を用いて再測定を行う。上清で潜血陰性で，沈渣に赤血球またはゴースト赤血球が存在すれば，出血による赤血球混入と判定される。遠心後の上清も潜血陽性であり沈渣に赤血球がみられないのであれば，ヘモグロビン(溶血性貧血)，ミオグロビン(ミオグロビン血症)の可能性が考えられる。ヘモグロビンとミオグロビンの鑑別には，CBCで溶血性貧血の所見はあるか，血液化学スクリーニング検査でクレアチンキナーゼ(CK)の上昇はあるかを参考にする。尿の特殊検査として，尿5 mLに硫酸アンモニウム2.8 gを溶解して遠心すると，簡易鑑別が可能となる。上清が無色ならばヘモグロビン尿，上清が暗色(赤褐色)であればミオグロビン尿である。

(6)ビリルビン陽性

UAにおけるビリルビンは非常に高感度で，血中での検出よりも感度は高い。犬で正常に濃縮された尿の場合，1+は有意ではない。しかし猫では1+でも確実に異常所見であり，肝胆道系疾患を疑う根拠となる。

(7)沈渣所見

さまざまな円柱や結晶，病原体，炎症細胞，腫瘍細胞などの沈渣所見は，腎疾患，膀胱・尿路系疾患を診断する手がかりとなる。結晶の種類の鑑別は酸性尿なのかアルカリ性尿なのかが問題となるので，尿検査用マルチスティックのpHを参照する。

血液化学検査

1．血液化学検査とは

血液中の化学成分を分析することにより，さまざまな臓器に関連した異常を検出しようとする検査である。現在では検査機器メーカーから多項目や多検体を同時に検査できる院内用検査機器が発売されており，多項目の血液化学スクリーニング検査も無理なく行えるようになっている。富士フイルムの富士ドライケムNX700 V（図2A）はタッチパネルを採用し従来機よりも小型で，5検体を同時に測定できる。1台で電解質を含めた血液化学スクリーニング検査の項目が測定可能であり，加えて犬のC反応性蛋白(CRP)や膵臓由来のリパーゼに特異性の高いv-LIPなどの検査もできる。アイデックス ラボラトリーズからは，従来機よりもさらに小型になった検査装置IDEXX カタリスト One™（図2B）が発売されている。これも最

表２　通常の血液化学スクリーニング検査の項目

TP (g/dL)	BUN (mg/dL)
Alb (g/dL)	Cre (mg/dL)
Glob (g/dL)*	BUN/Cre*
ALT (U/L)	P (mg/dL)
AST (U/L)**	Ca (mg/dL)
ALP (U/L)	Na (mmol/L)
GGT (U/L)	K (mmol/L)
TBil (mg/dL)	Cl (mmol/L)
TCho (mg/dL)	CK (U/L)
Glu (mg/dL)	
Amy (U/L)***	
Lip (U/L)***	

＊：計算で出る項目，＊＊：省いてもよい，
＊＊＊：猫では測定しない

表３　若齢動物の麻酔前血液化学スクリーニング検査の項目

TP (g/dL)	BUN (mg/dL)
Alb (g/dL)	Cre (mg/dL)
Glob (g/dL)*	BUN/Cre*
ALT (U/L)	
ALP (U/L)	
Glu (mg/dL)	

＊：計算で出る項目

表４　蛋白系の検査

TP (g/dL)	BUN (mg/dL)
Alb (g/dL)	Cre (mg/dL)
Glob (g/dL)	BUN/Cre
ALT (U/L)	P (mg/dL)
AST (U/L)	Ca (mg/dL)
ALP (U/L)	Na (mmol/L)
GGT (U/L)	K (mmol/L)
TBil (mg/dL)	Cl (mmol/L)
TCho (mg/dL)	CK (U/L)
Glu (mg/dL)	
Amy (U/L)	
Lip (U/L)	

オレンジの項目を確認する（表5～20も同様）。

小の設置面積で多項目の検査が可能で，とくに血中チロキシン(T_4)，フルクトサミン，CRPもこの装置で測定できる。海外ではすでに新項目である対称性ジメチルアルギニン(SDMA)のスライドも認可されている。すでにパッケージになっている多項目検査用の試薬クリップを1個入れるだけでスクリーニング検査が可能であるが，単項目用のスライドを1枚ずつ入れる方式でももちろん検査は可能である。データ処理システムは以前から用いられているIDEXX ベットラボステーションを継承している。

通常はスクリーニング検査の一環として，CBC，UAとともに，あらかじめ決めておいた多項目の検査(表2)で，各臓器の健康状態を一括して評価する。必要に応じて項目を追加することで，さらに評価可能な臓器が増える。対象とする器官系としては，蛋白，肝臓，腎臓，膵内分泌／糖代謝，腸／膵外分泌，副腎，甲状腺，副甲状腺，消化器，電解質，筋肉といった幅広い評価が可能となる。

2．検査項目の設定

スクリーニングとして多項目を一括して検査する場合，血液化学検査は大きく分けて2つの目的に応用される。

ひとつは各臓器の異常や病気をできるだけ多く検出するために項目が設定されている，通常の血液化学スクリーニング検査である。検査項目は多いが，無駄な項目は省いてある(表2)。

もうひとつは病気の診断を目的としない，若い健康な動物の術前検査としての血液化学スクリーニング検査である。若いということ，主訴や身体検査で異常がないことを前提として，麻酔前に検出する必要がある異常に絞ることで，かなりの項目を省略できる(表3)。ここで検出したい異常は，低蛋白血症または異常な高蛋白(猫伝染性腹膜炎〔FIP〕などの炎症性疾患)，肝臓，腎臓，血糖値の異常である。なぜ電解質を省いてあるかというと，消化器症状も多飲多尿も無尿といった症状もなく，脱水所見がないならば，電解質に異常がみられるはずはないからである。もちろん主訴を持った動物や老齢で手術が必要な動物は，通常の血液化学スクリーニング検査を行えばよい。

3．評価法

(1)蛋白の検査

蛋白の検査では血漿総蛋白濃度(TP)，アルブミン(Alb)，グロブリン(Glob)を読む(表4)。TPは蛋白成分が減れば低下，増えれば上昇する。その細かい増

減を各成分で読む。Albの上昇は脱水を示唆し，低下は肝臓，腎臓，腸などの疾患や出血が疑われる。GlobはGlob＝TP-Albで求められる。Globの上昇は脱水，慢性炎症，プラズマ細胞腫瘍を示唆し，低下は免疫異常を示唆する。

鑑別にはそれぞれの増減を組み合わせて考える。TPの上昇があって，Albの上昇がある場合は脱水と判定してよい。Globの上昇がある場合でAlbの上昇を伴っていれば，まず脱水を考える。脱水所見がない場合はGlobの絶対的増加と考え，蛋白電気泳動による鑑別が必要となる。蛋白電気泳動所見では急性期の炎症，慢性期の炎症，異常蛋白の単クローン性増加(腫瘍)に分けられる。

TPまたはAlbの低下がある場合は，Albだけの低下か，AlbとGlob両方の低下かを鑑別する。Albだけの低下の場合は後述する肝臓，腎臓(尿蛋白所見も含む)パネルで鑑別を行う。AlbとGlob両方の低下による低蛋白血症は，出血(PCVの低下)，蛋白喪失性腸症(小腸性下痢)，隔離または希釈(高蛋白の胸水・腹水の貯留およびその頻回除去，輸液)のなかで鑑別する。ただし，Glob濃度は年齢によって異なる。これは年齢とともに免疫グロブリンが増加することによる。しかし年齢別の基準値は一般には設定されていないので，1歳までは低めの数値が標準と考え，老齢になるほど高い値であると考えるようにする。

実際はGlobは1種類ではない。プラズマ細胞が産生する免疫グロブリンと，肝細胞が産生する非免疫グロブリンからなり，それを合計したものがGlobと考える。肝不全があれば非免疫グロブリンは低下するはずであるが，多くの場合老齢の動物で，しかも慢性炎症性肝疾患に関連するとすれば，免疫グロブリンは上がっているので，肝不全でGlobが低下することは通常みられる所見ではない。したがって，肝不全における代表的な所見はAlbのみの低値である。

表5　肝臓の検査①(肝細胞壊死，腫大)

TP (g/dL)	BUN (mg/dL)
Alb (g/dL)	Cre (mg/dL)
Glob (g/dL)	BUN/Cre
ALT (U/L)	P (mg/dL)
AST (U/L)	Ca (mg/dL)
ALP (U/L)	Na (mmol/L)
GGT (U/L)	K (mmol/L)
TBil (mg/dL)	Cl (mmol/L)
TCho (mg/dL)	CK (U/L)
Glu (mg/dL)	
Amy (U/L)	
Lip (U/L)	

(2)肝臓の検査

肝疾患パネルの評価の目的は，肝細胞の障害はあるか，胆道系疾患／胆汁うっ滞はあるか，肝不全はあるかを知ることである。

肝細胞の障害があるかを評価するため，まずアラニンアミノトランスフェラーゼ(ALT)，アスパラギン酸アミノトランスフェラーゼ(AST)を読む(**表5**)。ALTは肝細胞の膜透過性亢進や傷害を評価する指標である。ASTは半減期が非常に短いこと，肝細胞障害に対する感度は高いものの特異度は低いことから，省略することも可能である。一般に，肝細胞の障害ではALTのみ，あるいはALTとASTがともに上昇する。ASTが上昇していてALTが正常の場合には身体検査所見を参考にしたうえで，肝細胞の障害ではなく筋肉疾患を疑い，追加検査としてCKを選択する。ALT上昇の程度は，関与する肝細胞の数におおよそ比例する。したがって400 U/L以上の高値であれば，び漫性の障害が疑われる。また，短い半減期を持つ酵素であるため，一度上がったとしてもその後低下の傾向が認められれば，一度だけの障害と考える。

胆道系疾患，胆汁うっ滞は，アルカリホスファターゼ(ALP)，ガンマグルタミルトランスペプチダーゼ(GGT)といった肝酵素に加えて総ビリルビン(TBil)で読む(**表6**)。ただし犬ではグルココルチコイドの影響でもALPやGGTの上昇がみられるので，必ずCBCでのリンパ球数の減少(通常は1500/μL未満)がないかをみておく。グルココルチコイドの影響がなく

表6　肝臓の検査②(胆道系疾患，胆汁うっ滞)

TP (g/dL)	BUN (mg/dL)
Alb (g/dL)	Cre (mg/dL)
Glob (g/dL)	BUN/Cre
ALT (U/L)	P (mg/dL)
AST (U/L)	Ca (mg/dL)
ALP (U/L)	Na (mmol/L)
GGT (U/L)	K (mmol/L)
TBil (mg/dL)	Cl (mmol/L)
TCho (mg/dL)	CK (U/L)
Glu (mg/dL)	
Amy (U/L)	
Lip (U/L)	

TBil の顕著な上昇がない場合で ALP，GGT が増加していれば，胆道系疾患が考えられる。猫の GGT は胆管肝炎で上昇するが，肝リピドーシスでは上昇しない。

肝不全の有無は TP，Alb，血液尿素窒素(BUN)，総コレステロール(TCho)といった肝機能に関する項目を読む(表7)。肝不全による産生の低下でこれらの項目は低下する。BUN を読むときには絶対値も大切であるが，クレアチニン(Cre)との比も参照する。BUN/Cre が<10 であれば，BUN の低下か Cre の高値(質の悪い筋肉を含む食事，筋肉量の多い動物)が疑われるので鑑別する。TCho は肝不全で低下するが，肝不全を伴わない胆汁うっ滞では上昇する。これらに異常がみられた場合は追加の肝機能検査として，食前，食後のアンモニア，総胆汁酸の測定に進めばよい。

肝酵素の上昇としては，他臓器の疾患に関連した反応性「肝障害」が最も多い。肝機能の項目に異常がみられない場合には，肝生検などの肝臓系の追加検査の前に，ほかの臓器系の評価を行うことが大切である。反応性「肝障害」の特徴は，ALT 上昇(軽度)，ALP 上昇(3～4倍)，総胆汁酸の高値がみられないこと，Alb，BUN，TCho，グルコース(Glu)といった血液化学スクリーニング検査項目のなかの肝機能に関する項目に低値がみられないことである。この原因となる疾患としては，肝外腫瘍，消化器疾患，腎疾患，皮膚疾患，自己免疫疾患，歯科疾患，心疾患，感染症など多岐にわたる疾患がリストアップされている。

表7　肝臓の検査③(肝不全)

TP (g/dL)	BUN (mg/dL)
Alb (g/dL)	Cre (mg/dL)
Glob (g/dL)	BUN/Cre
ALT (U/L)	P (mg/dL)
AST (U/L)	Ca (mg/dL)
ALP (U/L)	Na (mmol/L)
GGT (U/L)	K (mmol/L)
TBil (mg/dL)	Cl (mmol/L)
TCho (mg/dL)	CK (U/L)
Glu (mg/dL)	
Amy (U/L)	
Lip (U/L)	

表8　腎臓の検査②(腎機能障害)

TP (g/dL)	BUN (mg/dL)
Alb (g/dL)	Cre (mg/dL)
Glob (g/dL)	BUN/Cre
ALT (U/L)	P (mg/dL)
AST (U/L)	Ca (mg/dL)
ALP (U/L)	Na (mmol/L)
GGT (U/L)	K (mmol/L)
TBil (mg/dL)	Cl (mmol/L)
TCho (mg/dL)	CK (U/L)
Glu (mg/dL)	
Amy (U/L)	
Lip (U/L)	

(3)腎臓の検査

腎疾患パネルでは，腎機能障害，腎不全，ネフローゼ症候群の有無を評価する。これらの検査項目は麻酔前の検査あるいは薬物療法前の評価としても意義があるが，必ずしも鋭敏な指標ではない。BUN や Cre はかなり遅れて上昇すること，GFR を反映した機能マーカーであることを理解しておく。

一次パネルでは BUN，Cre (ともに重大な腎機能障害により上昇)，リン(P：窒素血症より遅れて上昇する，腎不全を示唆することもある指標)，Alb (ネフローゼ症候群で低下)，カルシウム(Ca：P とともに評価が必要)を評価する(表8)。これらに異常がみられる場合には，二次パネルとしてナトリウム(Na：遠位尿細管の再吸収不全により低下)，クロール(Cl：血清 Na 濃度と正比例して変動)，カリウム(K：乏尿性急性腎障害，CKD 末期の乏尿期に上昇)，TCho (ネフローゼ症候群で上昇，表9)を評価する。

表９　腎臓の検査②（ネフローゼ症候群）

TP (g/dL)	BUN (mg/dL)
Alb (g/dL)	Cre (mg/dL)
Glob (g/dL)	BUN/Cre
ALT (U/L)	P (mg/dL)
AST (U/L)	Ca (mg/dL)
ALP (U/L)	Na (mmol/L)
GGT (U/L)	K (mmol/L)
TBil (mg/dL)	Cl (mmol/L)
TCho (mg/dL)	CK (U/L)
Glu (mg/dL)	
Amy (U/L)	
Lip (U/L)	

表 10　副腎の検査①（クッシング症候群〔犬〕）

TP (g/dL)	BUN (mg/dL)
Alb (g/dL)	Cre (mg/dL)
Glob (g/dL)	BUN/Cre
ALT (U/L)	P (mg/dL)
AST (U/L)	Ca (mg/dL)
ALP (U/L)	Na (mmol/L)
GGT (U/L)	K (mmol/L)
TBil (mg/dL)	Cl (mmol/L)
TCho (mg/dL)	CK (U/L)
Glu (mg/dL)	
Amy (U/L)	
Lip (U/L)	

表 11　副腎の検査②（副腎皮質機能低下症）

TP (g/dL)	**BUN (mg/dL)**
Alb (g/dL)	**Cre (mg/dL)**
Glob (g/dL)	BUN/Cre
ALT (U/L)	P (mg/dL)
AST (U/L)	Ca (mg/dL)
ALP (U/L)	**Na (mmol/L)**
GGT (U/L)	**K (mmol/L)**
TBil (mg/dL)	Cl (mmol/L)
TCho (mg/dL)	CK (U/L)
Glu (mg/dL)	
Amy (U/L)	
Lip (U/L)	

BUN の評価には腎機能に無関係な上昇も考慮する必要がある。このため，腎機能以外で影響されにくい Cre と同時に評価することが大切である。BUN，Cre を同時に評価するためには BUN/Cre 比を利用する。正常では 10 ～ 20 であり，この範囲内であれば窒素血症は正しく評価可能である。また UA と同時に評価することも必要である。とくに，脱水がありながら尿比重が低い場合や，常に等張尿または低張尿の場合は異常所見である。尿比重の低下と窒素血症があれば，腎性の腎機能障害が考えられる。

(4)副腎の検査

クッシング症候群で自然発生のものは，下垂体あるいは副腎の腫瘍性疾患である。もちろん，最も大切な所見は本症に合致する臨床所見（多飲多尿，多食，脱毛，腹部膨満など）であり，確定診断には内分泌検査が適応となるが，特殊検査に入る前のスクリーニングとして副腎の項目を評価する。犬のクッシング症候群に合致する検査結果としては ALP，GGT の高値がある。どちらもグルココルチコイドの影響で上昇し，CBC 上ではリンパ球数の減少を伴う。さらに TCho の上昇もみられる。同時に，胆管系の問題を除外するために TBil を評価するのもよい。ALP や TCho の上昇があっても顕著な黄疸がないことが，クッシング症候群の特徴である。また，糖尿病の併発を評価するため，Glu の増加がないかもみておくとよい（表 10）。臨床所見とスクリーニング検査所見からクッシング症候群について十分な疑いがある場合には，低用量デキサメタゾン抑制試験といった内分泌検査に進む。

副腎皮質機能低下症を診断するためには元気消失，消化器徴候などの特徴的な臨床所見と，Na の低下と K の上昇をみる。加えて Na/K 比も確認する。Na/K 比は正常は 33：1 で，副腎不全では＜25：1 となる。また脱水により腎前性窒素血症が起こるので，BUN，Cre を評価しておく。一部の症例では Glu の低下も伴うのでみておく必要がある（表 11）。追加検査としてはグルココルチコイド投薬前に副腎皮質刺激ホルモン（ACTH）刺激試験を行う必要がある。

(5)甲状腺の検査

犬では甲状腺機能低下症を見逃した状態で麻酔を行うと，粘液水腫性昏睡という危険な状態に陥ることがあるため，甲状腺の検査は麻酔前検査としても重要である。もちろん甲状腺機能低下症を検出するために

表 12　甲状腺の検査①(甲状腺機能低下症〔犬〕)

TP (g/dL)	BUN (mg/dL)
Alb (g/dL)	Cre (mg/dL)
Glob (g/dL)	BUN/Cre
ALT (U/L)	P (mg/dL)
AST (U/L)	Ca (mg/dL)
ALP (U/L)	Na (mmol/L)
GGT (U/L)	K (mmol/L)
TBil (mg/dL)	Cl (mmol/L)
TCho (mg/dL)	CK (U/L)
Glu (mg/dL)	
Amy (U/L)	
Lip (U/L)	

表 13　甲状腺の検査②(甲状腺機能亢進症〔猫〕)

TP (g/dL)	BUN (mg/dL)
Alb (g/dL)	Cre (mg/dL)
Glob (g/dL)	BUN/Cre
ALT (U/L)	P (mg/dL)
AST (U/L)	Ca (mg/dL)
ALP (U/L)	Na (mmol/L)
GGT (U/L)	K (mmol/L)
TBil (mg/dL)	Cl (mmol/L)
TCho (mg/dL)	CK (U/L)
Glu (mg/dL)	
Amy (U/L)	
Lip (U/L)	

表 14　副甲状腺の検査(Ca の異常)

TP (g/dL)	BUN (mg/dL)
Alb (g/dL)	Cre (mg/dL)
Glob (g/dL)	BUN/Cre
ALT (U/L)	P (mg/dL)
AST (U/L)	Ca (mg/dL)
ALP (U/L)	Na (mmol/L)
GGT (U/L)	K (mmol/L)
TBil (mg/dL)	Cl (mmol/L)
TCho (mg/dL)	CK (U/L)
Glu (mg/dL)	
Amy (U/L)	
Lip (U/L)	

表 15　消化器系の検査(消化器疾患に伴う異常)

TP (g/dL)	BUN (mg/dL)
Alb (g/dL)	Cre (mg/dL)
Glob (g/dL)	BUN/Cre
ALT (U/L)	P (mg/dL)
AST (U/L)	Ca (mg/dL)
ALP (U/L)	Na (mmol/L)
GGT (U/L)	K (mmol/L)
TBil (mg/dL)	Cl (mmol/L)
TCho (mg/dL)	CK (U/L)
Glu (mg/dL)	
Amy (U/L)	
Lip (U/L)	

は，年齢や好発犬種，特徴的な臨床徴候も考慮したうえで内分泌検査が必要となるが，それ以前のスクリーニングとして TCho をみる(表 12)。甲状腺機能低下症ではしばしば高値がみられる。確定のための追加検査としては，T_4，遊離 T_4 (fT_4)，甲状腺刺激ホルモン(TSH)の測定がある。

10 歳以上の老齢の猫では甲状腺機能亢進症がみられることが多いため，7～8 歳以降は本症を考慮する必要がある。血液化学スクリーニング検査のなかでは ALT，ALP の上昇が疾患を示唆する指標となる(表 13)。追加検査としては T_4 を測定するとよい。

(6)副甲状腺の検査

高 Ca 血症は多尿を引き起こすため，多飲多尿の鑑別を行う際には必ず評価しなければならない項目である。腫瘍随伴症候群に伴う高 Ca 血症を検出することは，腫瘍を発見する手がかりとしても重要である。また，甲状腺癌に続発するか原発性の副甲状腺機能低下症では，低 Ca がみられる。どちらも全身状態の評価としてきわめて重要である。Alb や P の上下で Ca も変化するため，Ca は必ず Alb や P と同時に評価する(表 14)。以前は Alb の上下に対する Ca の補正は式を用いて求めていたが，現在では用いない。Ca は腎臓が悪くても変動するので，腎臓の項目も評価するとよい。Ca の異常がみられた場合には，追加検査としてイオン化 Ca に加えて副甲状腺ホルモンの検査が勧められる。これには副甲状腺機能亢進症や低下症を検出する intact PTH と，悪性腫瘍の高 Ca を確認するための intact PTH-rP の検査がある。

(7)消化器系の検査

消化器症状がみられる症例では，消化器系の検査として，Na，K，Cl，TP，Alb，Glob，TCho を評価する(表 15)。これは消化器疾患を探すための検査ではなく，疾患に伴う異常を検出するものである。

Alb と Glob どちらも減少がみられる場合には蛋白喪失性腸症も疑われる。蛋白喪失性腸症には炎症性腸疾患，腸壁に浸潤する腫瘍，リンパ管拡張症が含まれる。激しい小腸疾患がみられる場合には食物不耐や感染症の検討，肝胆道系疾患の評価，トリプシン様免疫活性(TLI)による膵外分泌不全の評価を行い，その後，小腸の全層生検をすることが勧められる。TCho は激しい小腸疾患で低値を示すことがある。Na，K，Cl は，嘔吐，下痢による電解質異常を検出するための項目である。胃性嘔吐ではとくに Cl が減少する。Cl 減少の評価ではまず Na の基準値範囲を参照し，Na が基準値範囲の中央値からどれだけ離れているかを計算する。同様に Cl の基準値範囲を参照し，Cl が基準値範囲の中央値からどれだけ離れているかを計算する。このとき Cl の変化が Na の変動値の ± 3 以内ならば Na と同様の変動と評価し，Cl だけの有意な変動ではないと考える。それ以上変動しているのであれば Cl が有意に変動していると評価する。真の低 Cl 血症では胃性嘔吐が考えられるため，H^+ の喪失による代謝性アルカローシスの存在も予想される。真の高 Cl 血症は，腸液の喪失によるマイナスイオンすなわち HCO_3^- の欠乏(分泌性アシドーシス)への代償が考えられる。分泌性アシドーシスについては後述する。

(8)膵外分泌部の検査

膵炎はあるか，膵外分泌不全はあるかを評価する。犬では膵炎の症例でアミラーゼ(Amy)，リパーゼ(Lip)が上昇することが多い。しかし BUN，Cre の上昇があるような腎臓排泄の異常があると高値を示すこともあるといわれている(ただしその真偽は定かではない)。あるいは下痢などの腸疾患がある場合に上昇をよく経験する。膵炎ではさらに TCho の高値もみられる。膵炎では Ca 沈着が起こることから，Ca が低値を示すことがあるとされているが，犬ではまれで，むしろ高 Ca 血症が膵炎を引き起こすことがある。Ca は Alb と同時に評価する(表 16)。猫では膵炎に伴い低 Ca 血症をみることが多い。Amy および

表 16　膵外分泌部の検査(膵炎〔犬〕)

TP (g/dL)	BUN (mg/dL)
Alb (g/dL)	Cre (mg/dL)
Glob (g/dL)	BUN/Cre
ALT (U/L)	P (mg/dL)
AST (U/L)	Ca (mg/dL)
ALP (U/L)	Na (mmol/L)
GGT (U/L)	K (mmol/L)
TBil (mg/dL)	Cl (mmol/L)
TCho (mg/dL)	CK (U/L)
Glu (mg/dL)	
Amy (U/L)	
Lip (U/L)	

Lip はそもそも猫では感度，特異度に欠けるので検査しない。

膵炎を特異的に検出できる検査としては，犬および猫の膵特異的リパーゼ(C-PLI および f-PLI)がある。これはアイデックス ラボラトリーズの検査サービスに依頼するか，院内検査キット SNAP を用いることで検出できる。

膵外分泌不全では一般に小腸性下痢や体重減少がみられ，消化器系の評価項目に異常がみられる。追加検査では TLI を評価し，低値であることを確認する。これには外注検査が利用できる。猫用の TLI は Texas A & M 大学 GI Lab でのみ測定可能である(アイデックス ラボラトリーズにて検査の外注が可能)。

(9)膵内分泌部の検査

膵内分泌部としてはインスリンの欠乏あるいはインスリンの過剰による血糖値の異常をここで検出する。まず Glu で高血糖の有無を確認し，あわせて糖尿病で上昇することの多い TCho も読む(表 17)。糖尿病が疑われる場合には尿糖の評価も忘れずに行う。

低血糖はインスリン過剰が原因のひとつとして考えられるため，低血糖についても評価する。しかし，これには低血糖に伴う神経徴候がつきもののはずである。

(10)神経徴候がある動物

神経徴候がある動物では，代謝性の要因，すなわち血液内容の異常を最初に評価して，頭蓋外疾患を除外

表 17　膵内分泌部の検査(糖尿病，低血糖)

TP (g/dL)	BUN (mg/dL)
Alb (g/dL)	Cre (mg/dL)
Glob (g/dL)	BUN/Cre
ALT (U/L)	P (mg/dL)
AST (U/L)	Ca (mg/dL)
ALP (U/L)	Na (mmol/L)
GGT (U/L)	K (mmol/L)
TBil (mg/dL)	Cl (mmol/L)
TCho (mg/dL)	CK (U/L)
Glu (mg/dL)	
Amy (U/L)	
Lip (U/L)	

表 18　中枢神経徴候のある症例(血液成分の異常を最初にみる)

TP (g/dL)	BUN (mg/dL)
Alb (g/dL)	Cre (mg/dL)
Glob (g/dL)	BUN/Cre
ALT (U/L)	P (mg/dL)
AST (U/L)	Ca (mg/dL)
ALP (U/L)	Na (mmol/L)
GGT (U/L)	K (mmol/L)
TBil (mg/dL)	Cl (mmol/L)
TCho (mg/dL)	CK (U/L)
Glu (mg/dL)	NH_3 (μg/dL)
Amy (U/L)	
Lip (U/L)	

する必要がある。低血糖，高 K，低 Ca がないかどうか，追加検査で高アンモニアがないかどうかを確認する(表 18)。アンモニアは溶血でアーチファクトの高値がみられるため，別で慎重に採血を行うべきである。これらの評価で頭蓋外疾患が除外されて，はじめて頭蓋内の評価に進む。

(11)電解質の検査

電解質の検査では，電解質異常はないか，酸塩基平衡はないかを Na，K，Cl で評価する(表 19)。血液ガス分析で HCO_3^- または TCO_2 が測定できるなら，これを加えてアニオンギャップ(AG)を評価することが可能になる。アニオンギャップは AG＝[Na＋K]－[Cl＋TCO_2] の式で計算できる。犬では 9 ～ 18 mmol/L，猫では 10 ～ 23 mmol/L が基準値範囲である。AG が増大しているということは測定できない陰イオン(通常は有機酸)が増加しているということであり，代謝性アシドーシスが示唆される。原因としては乳酸アシドーシス，尿毒症性アシドーシス，ケトアシドーシス，エチレングリコール中毒が多い。AG 減少は必ずしもアルカローシスを示すものではない。最も多い原因は低 Alb 血症(非測定陰イオンの減少)である。

代謝性アシドーシスは分泌性と中和性に分けられる。分泌性アシドーシスは下痢や嘔吐による HCO_3^- の喪失が原因である。AG は正常で，Cl の有意な増加がみられる。中和性アシドーシスは，有機酸の増加，

表 19　電解質の検査

TP (g/dL)	BUN (mg/dL)
Alb (g/dL)	Cre (mg/dL)
Glob (g/dL)	BUN/Cre
ALT (U/L)	P (mg/dL)
AST (U/L)	Ca (mg/dL)
ALP (U/L)	Na (mmol/L)
GGT (U/L)	K (mmol/L)
TBil (mg/dL)	Cl (mmol/L)
TCho (mg/dL)	CK (U/L)
Glu (mg/dL)	
Amy (U/L)	
Lip (U/L)	

すなわち H^+ の増加による HCO_3^- の消費が起こり，前述のように AG は増加する。Cl は Na と同等の動きである。代謝性アルカローシスには，H^+ の喪失(胃性嘔吐)によるものが多く，AG は正常で，Cl は有意に低下する。そのほかの原因に，HCO_3^- の産生上昇(呼吸性アシドーシスに対する代償)によるものもある。

酸血症が起こると過剰な H^+ は細胞内へ入り，交換として K^+ が細胞から出る(血中 K は不変～上昇)。アルカリ血症では H^+ は細胞外へ出され，K^+ は細胞内へ交換で入る(血中 K は不変～低下)。本来であればアシドーシスの際は K^+ が細胞から出て血中濃度は上がるはずであるので，アシドーシス時に低 K 血症がみられた場合は体の K が枯渇している可能性がある。高 K 血症は無尿，乏尿のような K の排泄の阻害でみられる。低 K 血症は，消化器疾患あるいは多尿による排泄の増加(猫の慢性腎不全など)でよくみられる。

表 20　筋肉の検査（筋肉の障害）

TP (g/dL)	BUN (mg/dL)
Alb (g/dL)	Cre (mg/dL)
Glob (g/dL)	BUN/Cre
ALT (U/L)	P (mg/dL)
AST (U/L)	Ca (mg/dL)
ALP (U/L)	Na (mmol/L)
GGT (U/L)	K (mmol/L)
TBil (mg/dL)	Cl (mmol/L)
TCho (mg/dL)	CK (U/L)
Glu (mg/dL)	
Amy (U/L)	
Lip (U/L)	

(12)筋肉系の検査（オプション）

筋肉の傷害を示す指標はAST，CKの上昇である（表20）。しかし，CKは皮下注射や口腔内病変でも上昇するので，入念な身体検査とヒストリーの評価が大切である。さらにCKは心筋の傷害でも上昇する。このような理由があることから，CKはスクリーニング検査から省き，筋肉疾患が疑われる症例に対する二次検査として測定することが多い。また，ASTも臓器特異性に乏しいため，スクリーニング検査には組み込まないことが多い。

Coffee Break 3　全天候型臨床病理医になるには？

雪の夜に，遠くで組織球肉腫の疑いありといわれたら，すぐに飛んでいかなければならない。速い四駆の車に，ピレリやミシュランの高速スタッドレスタイヤを日頃から用意しておく。

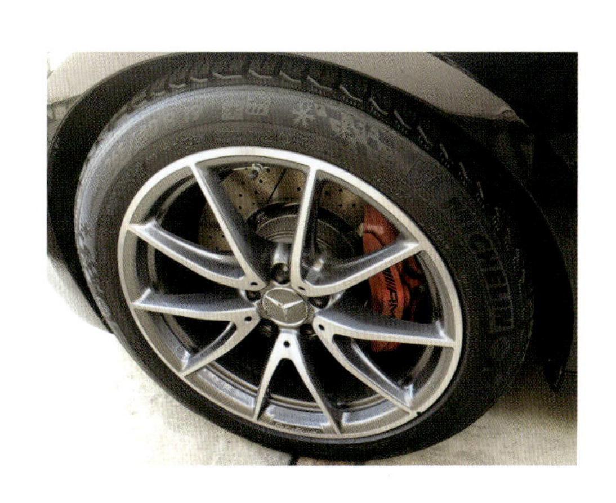

09

血漿蛋白の検査

はじめに

血漿蛋白とは，血漿中に含まれる輸送蛋白，急性相蛋白，胎児性蛋白，抗体，補体，酵素，ホルモン，凝固因子，糖蛋白，リポ蛋白の総称である。血漿蛋白に関するスクリーニング検査は，血液検査(CBC)のなかで血漿総蛋白濃度(TP)の屈折計による簡易測定の形で行われる。より詳しい評価を行う場合，通常は以下の3分画について行われる。

- フィブリノーゲン(Fibn)を含む急性相蛋白
- 臨床的に意義があり，かつ大量に含まれるアルブミン(Alb)
- 免疫グロブリン(Ig)を含むグロブリン(Glob)

このうちFibnは血漿中の蛋白であり，血清で評価を行う場合にはFibnを除いた急性相蛋白が評価される。

TPに異常がみられた場合はまず，どの成分の異常に起因するものかを調べるために，血液化学スクリーニング検査でTP，Albを評価すべきである。セルロースアセテート膜による血清蛋白電気泳動も古くから行われている。血液化学スクリーニングではTPとAlbの定量結果からTP－Alb＝Globと計算でき，これによってAlb/Glob比(A/G比)が算出される。しかし，A/G比による評価よりもAlb，Globの絶対値による評価を優先すべきである。血清蛋白電気泳動ではそれぞれの分画の割合(%)が得られる。これに，別に定量した血清蛋白濃度をかけることにより，それぞれの分画の濃度が得られる。

血漿総蛋白濃度異常に対するアプローチ

TPの基準値範囲は年齢によって異なる。これは加齢に伴い，免疫刺激の蓄積によるGlob分画の増加が起こるためである。Alb分画は加齢による大きな変動を示さない。犬および猫での基準値範囲のおおよその目安は，6カ月齢未満の動物で5～7 g/dL，成熟動物で6.0～7.5 g/dL，8歳以上の老齢動物で6.5～8.0 g/dLである。また，犬と猫の比較では，猫のほうが若干高めの基準値となっている。アイデックス ラボラトリーズでは基準値を犬で5.1～7.5 g/dL，猫で5.7～7.8 g/dLとしている。

増加がみられた場合は，脱水による相対的増加と，炎症または異常蛋白の生成によるGlob分画の絶対的増加を考える。急性相蛋白の増加はあまり大きな変動につながらない。また，Albの絶対的増加はない。脱水のみの場合にはA/G比の大きな変動はないまま全体が増加する。

急性相蛋白，すなわちFibnやα_2グロブリンの増加は，急性炎症の指標と考えられる。とくに大動物では，Fibnの増加は白血球数の増加よりも鋭敏な急性炎症の指標とされている。慢性炎症またはプラズマ細胞腫瘍，さらに特殊なリンパ腫によるγグロブリンの増加もまた重要である。

TPの減少がみられた場合にも，まずA/G比を評価する。両方が減少しているのか，どちらか一方のみの減少なのかをみることが重要である。そしてAlbの喪失と産生量の減少，Globの喪失と産生量の減少を鑑別する。

Globは実際は1種類ではなく，プラズマ細胞が産生する免疫グロブリンと，肝細胞が産生する急性相蛋白としての非免疫グロブリンからなり，その合計がGlobである。肝不全があれば非免疫グロブリンは低下するはずであるが，多くの場合老齢の動物で，しかも慢性炎症性肝疾患に関連するとすれば，免疫グロブリンは上がっているので，Globが肝不全で低下することは通常みられる所見ではない。したがって，肝不全における代表的な所見はAlbのみの低値である。

蛋白分画

1．フィブリノーゲン

Fibnは肝臓で合成される蛋白で，化学的測定では血漿中に犬では90～255 mg/dL（アイデックス ラボラトリーズ），150～350 mg/dL（富士フイルム 和光純薬），猫では87～340 mg/dL（アイデックス ラボラトリーズ），120～240 mg/dL（富士フイルム 和光純薬）の範囲で含まれる。スクリーニングとしてはCBCのなかで加熱沈殿法により行われることも多いが，この場合は蛋白濃度の定量自体が屈折計による大まかなもので，示される値もg/dLとなる。したがって，熱凝固前のTP（Fibnを含む）から凝固遠心後のTP（Fibnを含まない）を差し引いて算出するFibn濃度は，g/dL単位のものとしたほうがよい。Fibn濃度に異常が認められた場合は正確な方法での測定が望まれる。免疫学的方法，塩析比濁法，トロンビン時間法，チロジン法などがあるが，血液凝固検査機器（COAG 2NV，富士フイルム 和光純薬，「07　血液凝固系検査と評価法」図15参照）でも測定可能である。

Fibn濃度の上昇を評価する方法としては蛋白／フィブリノーゲン比（PF）比の算出がある。とくに脱水に伴う上昇と，絶対的増加を鑑別するのに役立つ。これは，脱水ならばFibnを除く血漿蛋白もFibnも両方増加するためこれらの比は不変であり，Fibnのみの増加ならば比が変動するという考えに基づくものである。次の式で算出する。

PF＝TP－Fibn（g/dL）／Fibn（g/dL）

この式で求められるPF比の基準値（脱水時も含む）は≧15である。10～15はどちらともいえない範囲であり，<10であればFibnの絶対的増加と評価する。

Fibnの増加は，急性感染症，化膿性炎症のほか，腫瘍，糖尿病，妊娠，外傷，肝障害（重度のものを除く），ネフローゼ症候群などさまざまな状態に伴ってみられる。減少の原因としては，先天性疾患，重度の肝障害，播種性血管内凝固症候群（DIC）がある。

2．アルブミン分画

Albは肝臓で合成される蛋白で，血漿膠質浸透圧の維持やさまざまな物質の輸送などの機能を果たしている。低Alb血症（<2.5 g/dL）の原因としては，産生の低下，喪失，液体の貯留による隔離，輸液などによる希釈がある。

産生低下の場合，通常Glob分画の減少は伴わない。最も激しい低下を起こす原因としては肝不全がある。また，小腸疾患，膵外分泌不全に関連した吸収不良・消化不良・飢餓状態でもときに重大な低下がみられる。高γグロブリン血症による蛋白合成のダウンレギュレーションでは，それほど激しい低Albは引き起こさない。

喪失の場合は，血漿成分全体の喪失なのか，Albだけの選択的喪失なのかでそれぞれの分画の割合が異なる。出血，広範な皮膚の滲出性病変，蛋白喪失性腸症（猫での報告はない）ではAlbとともにGlobも低下する。蛋白喪失性腸症ではAlbのほうが失われやすいが，Globもやはり失われる。一方，腎性喪失（糸球体腎炎，アミロイド症）の場合にはAlbのみの選択的な喪失となる。また敗血症では異化亢進状態となり，主にAlbが低下する。

そのほかの隔離・移動は腹水や胸水の貯留，血管炎によるもので，Glob分画の低下も伴う。過剰輸液による希釈でも同様である。貯留した高蛋白の胸水や腹水を頻回除去していれば，喪失という機序でAlbもGlobも低下する。

3. グロブリン分画

血清電気泳動上，Alb 分画に続き α_1，α_2，β_1，β_2，γ の5分画が認められ，それぞれの分画も複数の蛋白から構成される。多くのものは肝臓で合成される。

(1) α 分画

α 分画には糖蛋白が多く含まれ，炎症性疾患ではとくに α_2 分画のハプトグロビンが増加する。これは本来ヘモグロビンと結合して運搬する蛋白である。α_1，α_2 の両分画にはそのほかに急性期蛋白が多数含まれる。炎症に伴って増加するものに α_1 アンチトリプシン，α_1 アンチキモトリプシン，α_1 酸性糖蛋白，α_2 マクログロブリン，セルロプラスミン，ヘモペキシンなどがある。これらについては動物種差があり，たとえば犬では α_1 アンチトリプシンは急性期蛋白ではない，人では α_2 マクログロブリンは急性期蛋白ではない，といった違いがみられる。一般に炎症性の蛋白増加では，急性期の場合は α_2 を中心とした Glob 分画の増加が特徴的である。α_1 分画にはリポ蛋白の一部も含まれる。

(2) β 分画

β 分画の代表的な糖蛋白として，鉄の輸送を主な機能とするトランスフェリンがある。これは急性期蛋白のひとつで，急性炎症に伴って増加する。ヘモペキシンはヘムと結合する蛋白で，やはり急性期蛋白であることが知られている。補体第3成分(C3)も急性期蛋白として増加する。C3 は肝臓以外にもリンパ組織，骨髄，マクロファージ系などで合成され，C3 以外は肝臓でのみ合成される。Fibn は血漿の電気泳動を行った場合，β 分画に出現する。また，リポ蛋白の分子量の大きなものは β リポ蛋白としてこの分画に泳動される。

(3) γ 分画

免疫学的な機能，すなわち抗体としての機能を有する Glob は，以前は γ グロブリンとよばれていた。しかし実際には必ずしも γ 分画だけに泳動されるとは限らないので(IgM は β から γ にかけて存在する)，最近は免疫グロブリン(Ig)とよばれている。Ig は IgA，IgG，IgM，IgE の4種類が知られている。これらの特異的な定量には，動物種特異的な抗グロブリン抗体を利用した免疫電気泳動，沈降反応などを行う必要がある。なお，このほかに IgD も存在するが，豚と鶏以外ではよくわかっていない。

① IgA

IgA は粘膜下のプラズマ細胞から J 鎖という重合を助ける蛋白とともに分泌される。上皮細胞内で合成された分泌成分 secretory component (sc)とよばれる蛋白と結合して，2量体の IgA が粘液中などに分泌される。これは消化にも強く，粘膜面での感染防御に威力を発揮する。

② IgM

IgM は5量体のなかで最も高分子量の Ig である。抗原結合部位が10個あるため，微生物の結合や凝集を効果的に行う。IgM は抗原刺激後の免疫の一次反応として最も早くから分泌される抗体であるが，半減期は短い。さらに時間の経過とともに IgG の産生が主体となり，二次反応以降では IgG 反応が主体となる。ある B 細胞が抗体を産生する際に，同じ抗原に対して IgM から IgG へのクラススイッチが起こることが知られている。

③ IgG

IgG は液性免疫応答(抗体による免疫反応)の中心をなす抗体で，抗原刺激により血中濃度が Ig のなかで最も高くなる。また，初乳に含まれる移行抗体としても重要な役割を果たす。Y 字型の分子の1量体として存在しており，比較的分子量は小さい。Y 字型の両腕の部分が抗原結合部位(Fab)で，Y 字型の縦軸の部分は Fc 部分とよばれる。IgG はこの部分でマクロファージやそのほかの食細胞，細胞傷害性細胞の膜上に存在する Fc レセプターに結合することができる。さらに補体レセプターも存在する。このように，IgG

は単に抗原を結合して中和するなどの機能を果たすだけではなく，ほかの細胞による防御機構や補体系の活性化による防御機構への橋渡しも行う。

④ IgE

IgEはレアギン抗体あるいは細胞親和性抗体ともよばれる。プラズマ細胞によって産生され，その後，肥満細胞の表面に結合して存在する。IgEはI型アレルギー反応の中核をなす抗体である。人ではIgEが産生されやすい遺伝的素因が証明されていて，この素因を背景としたアレルギー反応をアトピーとよんでいる。犬においても，皮膚からのアレルゲンの吸収とIgEの産生を伴う，主に皮膚のそう痒を主体とする病態が知られており，これが犬のアトピー性皮膚炎と定義されている。猫においてもほかの動物種におけるIgEに類似した抗体の存在は知られており，犬のアトピーに似た病態も存在するようである。肥満細胞に結合した2分子のIgEの抗原結合部位にまたがって抗原が結合し，IgE 2分子の橋渡しが完成すると，シグナルが細胞に伝達されてヒスタミンなどの血管作動性物質を含む顆粒が放出される。これが主に局所性の血管透過性の変化を引き起こし，そう痒症が発生する。

血清蛋白電気泳動

通常，電気泳動は外注検査によって行われ，電気泳動パターンをデンシトメータで読みとった波形と，各分画の測定値(%)が検査結果として報告される。これは血清蛋白に対して電流をかけて電気泳動を行った場合に，蛋白の等電点で移動度が異なることに基づく検査である。現在の表示法では，移動しやすいAlbが一番左に表示され，等電点がAlbよりも高いため移動しにくいGlobが右のほうに表示される。蛋白分画像として，医学領域では11種類が報告されている。一般に炎症性の蛋白増加では，急性期の場合はα_1，α_2を中心としたグロブリン分画の増加が特徴的である(図1)。この部分には，α_1酸性糖蛋白，α_2アンチトリプシン，ハプトグロビン，セルロプラスミンなどが含まれる。またβ_1，β_2グロブリン分画も若干増加する。このなかには補体やC反応性蛋白(CRP)が含まれる。

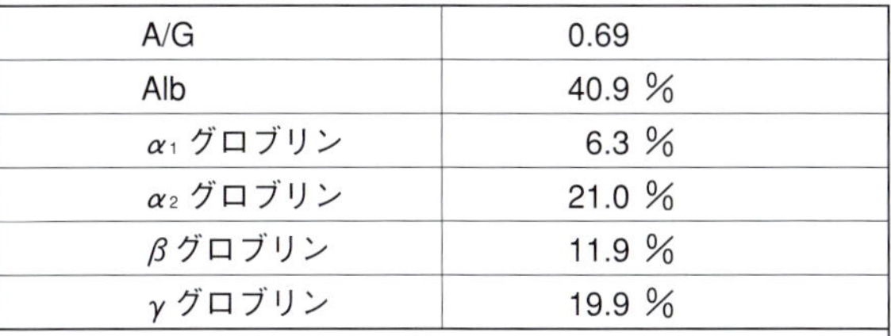

A/G	0.69
Alb	40.9 %
α_1グロブリン	6.3 %
α_2グロブリン	21.0 %
βグロブリン	11.9 %
γグロブリン	19.9 %

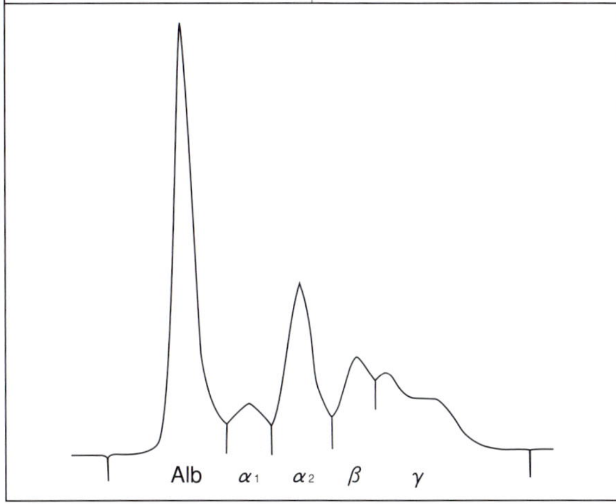

図1　血清蛋白電気泳動図
急性炎症によるα_2分画の上昇がみられる

慢性炎症による変化は高γグロブリンが主体であるが，β分画の増加も若干伴う。慢性炎症性のγグロブリンの増加の特徴はポリクローナルガンモパチーである。これはAlb分画のピークに比べ，はるかに幅広いピークとなる。猫伝染性腹膜炎(FIP)や猫免疫不全ウイルス(FIV)感染症などの免疫異常疾患では，単なる炎症の範囲を超えて，異常なポリクローナルガンモパチーも起こる(図2)。ポリクローナルガンモパチーとは，多数のクローンのリンパ球が少しずつ移動度の異なるグロブリンを産生する結果，グロブリンの大きなピークが横にも広がりを示すパターンであり，慢性炎症性疾患でみられる。

それに対して，腫瘍性の異常蛋白血症の特徴はモノクローナルガンモパチーである。モノクローナルガンモパチーとは，単一クローンのリンパ球が単一の性状のGlobを産生する結果，移動度がほぼ同じとなって，Albのピークのベース幅と同等かそれよりも狭い幅のシャープなピークがみられるものである(図3)。

検査項目	測定値	低	基	高	基準値
A/G 比	0.24	*			1.31 ～ 2.46
Alb	19.2%	*			56.8 ～ 71.8
α_1 グロブリン	1.1%	*			1.5 ～ 3.5
α_2 グロブリン	5.2%		*		5.1 ～ 10.9
β グロブリン	7.3%		*		7.2 ～ 12.0
γ グロブリン	67.2%			*	10.8 ～ 22.9

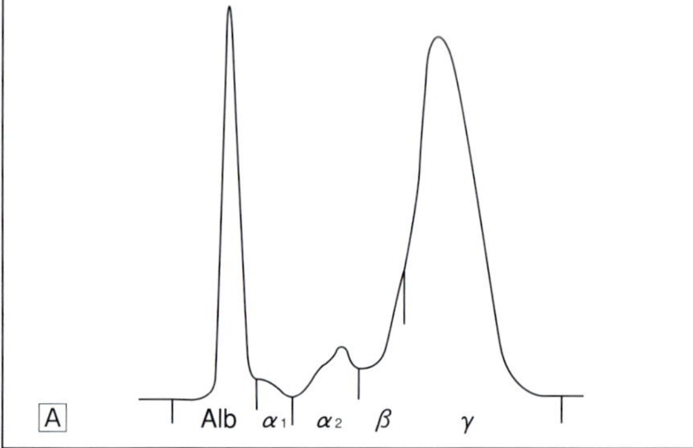

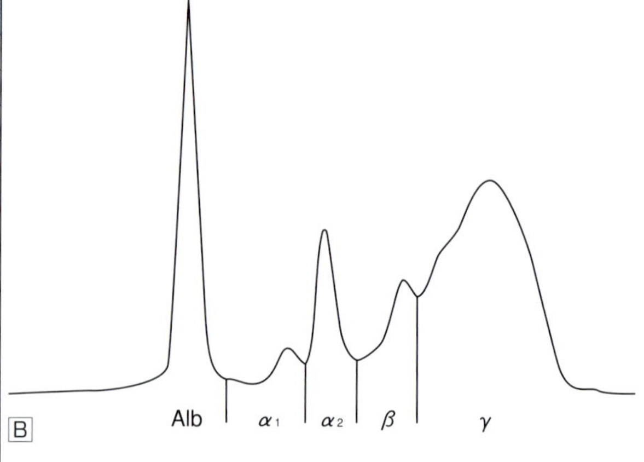

図2　ポリクローナルガンモパチーの血清蛋白電気泳動図

A：猫伝染性腹膜炎の猫にみられたポリクローナルガンモパチー。
B：猫伝染性腹膜炎の猫にみられた α_2 分画の上昇も伴うポリクローナルガンモパチー。
*：蛋白分画

どのようなGlobが産生されているのかの診断には免疫電気泳動でIgのクラスの同定が必要となる。このような単クローン性のGlobを，モノクローナルmonoclonalのMをとってM蛋白とよぶ。

モノクローナルガンモパチーの原因としては異常プラズマ細胞の腫瘍性単クローン性増殖である多発性骨髄腫(IgG，IgA)，マクログロブリン血症(IgM)がある。また一部のリンパ腫においてもモノクローナルガンモパチー，あるいはポリクローナルガンモパチーがみられることがある。

肝障害に伴う変化としては，急性肝障害に伴う型(軽度のAlb減少と軽度のβ，γの増加)，肝硬変に伴う型(高度のAlb減少とβ-γブリッジの形成を伴う幅広の高Glob血症)が知られている。

一方，蛋白の減少を伴う疾患に関しては，Albの減少，Globの減少，AlbとGlob両方の減少が考えられる。肝不全以外のAlbの低下の原因として代表的なものは喪失である。これは出血，滲出，下痢，尿への喪失がある。前3者ではAlbとGlobが両方とも失われるのに対して，尿への喪失ではAlbが選択的に失われる。したがって，分画像でも全体の低下とAlbのみの低下かを鑑別することができる。Globの低下は，先天的な欠損症によるものである。

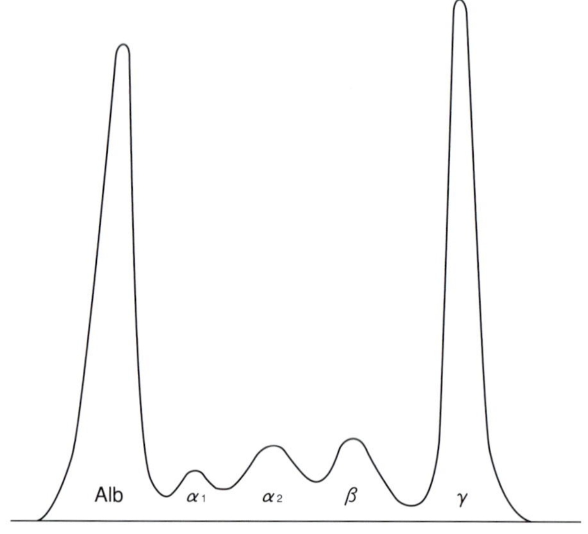

図3　モノクローナルガンモパチーの典型的な血清蛋白電気泳動図

アルブミンおよびグロブリン異常へのアプローチ

1．高蛋白血症

(1) Albの増加がみられる場合

Albの絶対的な増加が認められる疾患は知られていない。Globが正常な場合も増加している場合も，まず脱水および高脂血症の存在を考えるべきである。

(2) Glob の増加がみられる場合

Alb が増加しているならば前述の鑑別を考える。Alb が正常または減少ならば，ポリクローナルガンモパチーかモノクローナルガンモパチーかを鑑別する。前者ならば抗原刺激，感染(一部のリンパ系腫瘍でもみられる)を，後者ならば多発性骨髄腫(マクログロブリン血症を含む)，リンパ腫，エーリッヒア症を考える。後者の場合についてを以下に詳述する。髄外性プラズマ細胞腫の腫瘍細胞も Glob を産生していると思われるが，通常は細胞数も少なく，明瞭なモノクローナルガンモパチーを発現することはない。

(3) Glob 異常の特殊検査

モノクローナルガンモパチーがみられた場合，エーリッヒア症のような特殊な感染症を除いて，ほとんどの場合は多発性骨髄腫(マクログロブリン血症を含む)が高度に疑われる。犬における多発性骨髄腫の診断基準として，モノクローナルガンモパチー，骨髄におけるプラズマ細胞の増殖，骨吸収性病変(パンチアウト像)，Bence Jones (BJ)蛋白尿のうちの 2 つが証明されればよいとされている。もっとも，腫瘍性疾患の診断であるので，腫瘍細胞の増殖とモノクローナルな蛋白の産生を証明することが最も重要なのはいうまでもない。また，高分子の Glob (IgA や IgM)が産生された場合にはとくに過粘稠症候群が起こりやすいため，特殊検査として Ig のクラスを特定する免疫電気泳動，ポリアクリルアミド電気泳動(SDS-PAGE)なども行う。免疫電気泳動には種特異的な抗グロブリン抗血清が必要なため，検査センターに外注する場合には注意が必要である(図 4，図 5)。

2．蛋白濃度が正常な場合

(1) Alb は正常で Glob の減少がみられる場合(表 1)

幼齢の動物で初乳の摂取不足があるか，あるいは先天的な無 γ グロブリン血症のような免疫不全があるかを考える。後天性免疫不全症候群(AIDS)に至る前段階では長期間にわたり，逆に高 γ グロブリン血症がみられることのほうが多い。

(2) Alb は減少で Glob の増加がみられる場合(表 2)

あくまでも Glob 増加がみられる場合の鑑別疾患を考えればよい。すなわち，ポリクローナルガンモパチーか，モノクローナルガンモパチーかを鑑別する。Alb の減少は，高 Glob 血症による Alb 産生のダウンレギュレーションによるか，あるいは何らかの原因で Alb の特異的な産生減少あるいは喪失が起こっているものである。そのため，Alb 減少も鑑別診断リストにしたがって鑑別すればよい。

3．低蛋白血症

(1) Alb の減少と Glob の減少がみられる場合 (A/G 比正常) (表 1，3)

Alb と Glob 両方の減少は，血漿の全成分が失われたことを意味する所見である。例外として，以前から高 Glob 血症があり，その後出血が起こった場合では，A/G 比は必ずしも正常ではない。鑑別疾患として出血，過剰輸液，蛋白喪失性腸症を考える。猫では炎症性腸疾患(IBD)や突発性小腸吸収不良症に伴って蛋白の漏出が起こるとされているが，血液中の Alb や Glob が低下しても基準値範囲内にとどまる場合も多い。米国では，そのような症例で便への蛋白漏出を診断するために，種特異性の便中の α_1-proteinase inhibitor (α_1-PI，別名 α_1-アンチトリプシン)の定量が可能である。この検査で高値がみられた場合，蛋白喪失性腸症が確定診断される。

(2) Alb の減少がみられ Glob は正常の場合 (A/G 比低下)

以前から高 Glob 血症があり，その後出血などの均等な喪失が起こった場合に，Glob は正常で Alb は減少するというような変化が現れる。次に考えなくてはならないのは，Alb のみの低下である。これには，腎臓からの喪失，産生の減少(肝不全，飢餓状態など)が考えられる。蛋白喪失性腸症の場合，Alb のほうがより多く失われる場合もある。

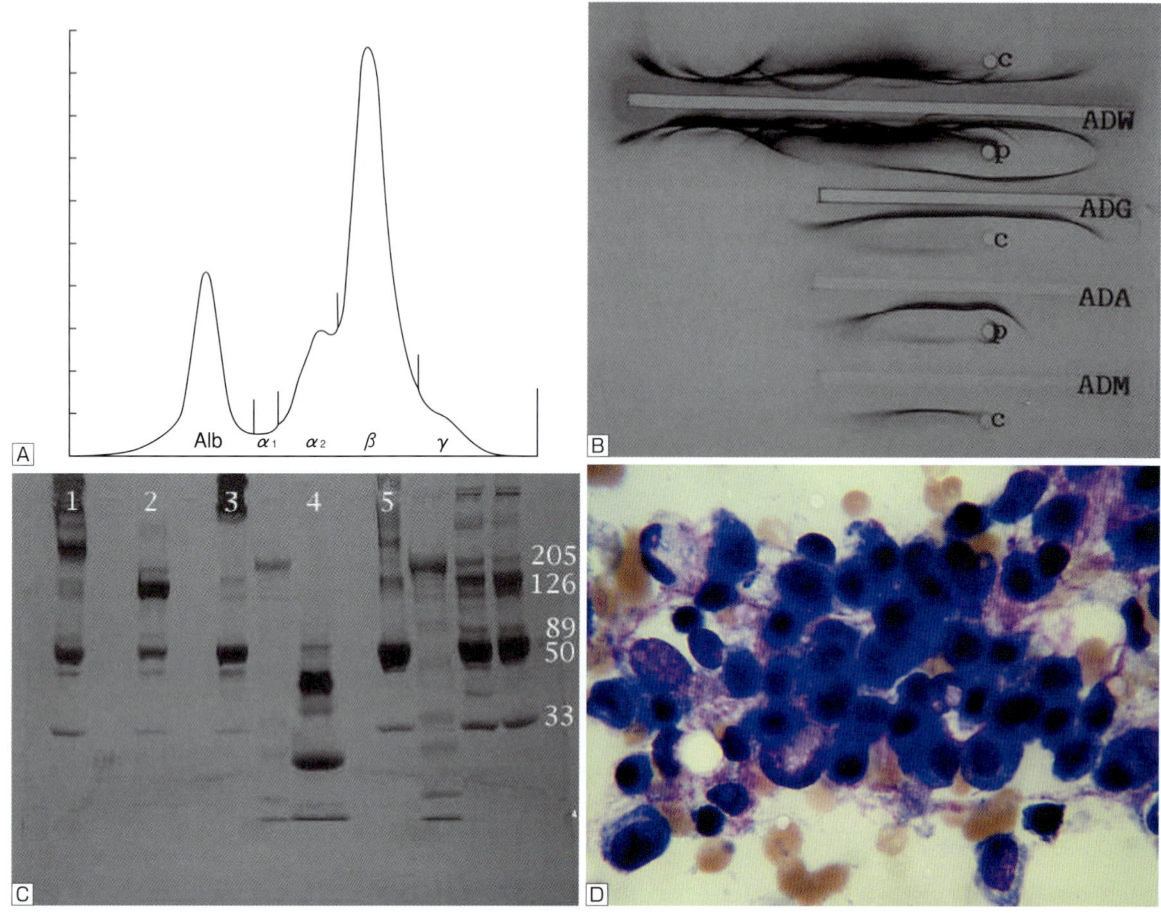

図4　IgA 型多発性骨髄腫の犬の症例の検査結果

A：電気泳動図。モノクローナルガンモパチーがみられる。ピークはシャープだが，ベースラインは広がりがある。
B：血清蛋白免疫電気泳動図。ADA のウェルに対する患者血清 p の反応で，IgA の著増がみられる。
C：ポリアクリルアミド電気泳動(SDS-PAGE)図。1 番のレーンが患者血清で，20 万ダルトン以上の高分子蛋白が検出されている。
D：骨髄における腫瘍性プラズマ細胞の増殖所見。
(B，C は麻布大学，山田隆紹先生のご厚意による)

(3) Alb は正常で Glob の減少がみられる場合

まず幼齢の動物(<4 カ月齢)ではないかどうかを考える。抗原刺激が未だに少ない症例であれば，正常でも Glob が低い場合がありうる。それ以外では上記の免疫不全などを考える。

検査項目	検査結果		単位 / 基準値	計算値 (g/dL)
総蛋白	↑	14.1	g/dL 6.5～8.3	
アルブミン	⇩	21.7	% 60.2～71.4	3.05
α_1グロブリン		2.6	% 1.9～3.3	0.36
α_2グロブリン	⇩	3.8	% 5.7～9.7	0.53
βグロブリン	⇩	5.2	% 6.9～10.7	0.73
γグロブリン	↑	66.7	% 10.5～20.3	9.40
A/G比	⇩	0.3	1.5～2.5	

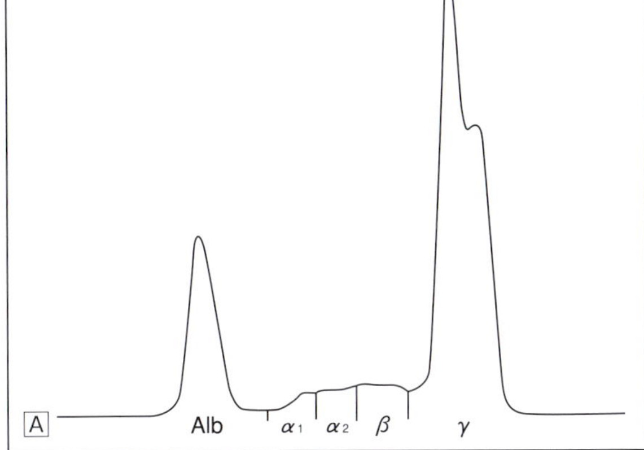

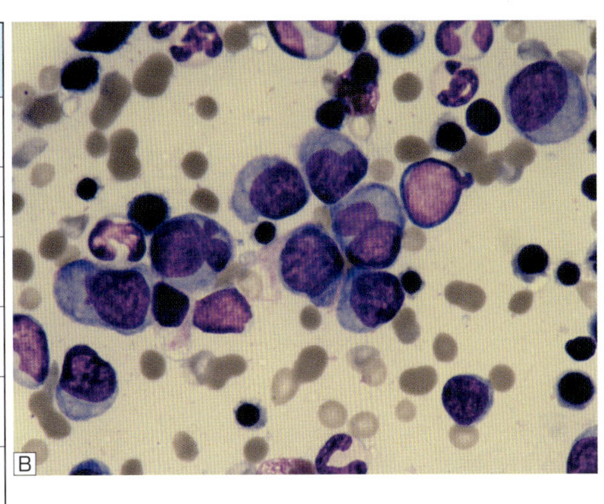

図5　IgA 型多発性骨髄腫の猫における血清蛋白および骨髄検査所見

A：血清蛋白電気泳動図。モノクローナルガンモパチーがみられた。ピークはシャープだが，ベースラインではもう1種類の蛋白と重なりがみられる。
B：骨髄における腫瘍性プラズマ細胞の増殖所見。

表1　低グロブリン血症(<2 g/dL)の鑑別診断リスト

原因	鑑別疾患
産生の低下	先天性無γグロブリン血症 後天性免疫不全抑制
喪失	出血 下痢 皮膚から
希釈	過剰輸液

表2　高グロブリン血症の鑑別診断リスト

原因	鑑別疾患
ポリクローナルガンモパチー	抗原刺激 感染 一部のリンパ系腫瘍
モノクローナルガンモパチー	多発性骨髄腫 リンパ腫 エーリッヒア症

表3　低アルブミン血症の鑑別診断リスト

原因	鑑別疾患
産生の低下	肝不全 吸収不良 消化不良 飢餓状態 高γグロブリン血症
喪失	出血 蛋白喪失性腸症 広範な皮膚の滲出性病変 腎性喪失(糸球体腎炎，アミロイド症) 敗血症(異化亢進)
隔離	腹水・胸水の貯留 血管炎
希釈	過剰輸液

10

腎疾患の検査

はじめに

腎臓は水および電解質の代謝，酸塩基平衡の調節，窒素代謝産物および薬物の排泄，血圧，造血に関する内分泌的機能，ビタミン D_3 に関する代謝機能など，生命維持に不可欠な機能を果たしている。腎臓が機能不全に陥るということは，生命維持が困難な状態を意味する。

機能不全は腎臓自体の問題以外にも，いくつかの原因によって起こる。腎機能は，正常な機能性および栄養性の血液循環，尿の排泄機構によって支えられているものであり，たとえ腎組織が正常であっても，そのほかの機能に異常が生じると腎機能は低下する。

腎臓に関連した用語の解説

1．窒素血症（高窒素血症）

窒素血症とは，尿中に排泄されるはずの血液尿素窒素（BUN）やクレアチニン（Cre）が血中に増加している状態をさす。片側腎臓摘出を行っても通常はみられない。腎切除実験による実験的急性腎障害では，腎臓を80％以上切除しないと窒素血症は発現しない。したがって，これがみられた場合には早期の病態ではなく，かなり進行した腎機能障害が示唆される。また，後述するようにBUNやCreは必ずしも腎機能だけに関連して上昇するわけではない。そのため，これだけで腎臓を評価すべきではなく，窒素血症を腎不全や尿毒症と同一に考えるべきではない。

2．腎障害または腎臓病

腎障害とは腎臓が障害されている状態すべてをさすが，通常は腎臓に障害があるものの腎不全までには至っていない状態をさす。そして，腎障害が激しくなって治療介入なしでは生命維持が困難なものを腎不全とよぶ。

腎臓病とは，腎臓実質に異常が認められる疾患すべてをさす。急性あるいは慢性の経過で進行すると，最終的に腎不全となる。急性の病態を示すためには急性腎障害（AKI），慢性の病態を示すためには慢性腎臓病（CKD）という用語がよく使われる。

3．腎不全

腎不全とは，腎機能が何らかの原因によって重度に低下あるいは廃絶し，生体内環境の維持が困難になった状態の総称である。腎機能が3/4以上失われた場合で，入院治療などの積極的な介入がない限り生命維持が困難な状態をさす。

4．尿毒症

尿毒症とは，腎不全の結果として生ずる全身性疾患の症候群であり，単一の疾患ではない。尿毒症があれば腎不全があるのは明らかであるが，腎不全の動物がすべての尿毒症症候を伴っているとは限らない。また尿毒症の動物は窒素血症を示すが，窒素血症を示す動物が尿毒症であるとも限らない。

尿検査結果の解釈

1．尿比重

屈折計を用いて比重の測定を行う場合，混濁尿では正確な値は得られない。遠心分離で上清が透明になる場合にはそれで測定し，その旨を明記しておく。尿比重(USG)は蛋白や糖などの溶質が増えれば若干ではあるが増加するため，後述する尿の化学検査，沈渣の検査とともに解釈すべきである。またUSGの低下がみられた場合には，腎機能に関する血液化学スクリーニング検査(Chem)と同時に評価する必要がある。

一般にUSGは動物の水和状態，腎臓の尿濃縮あるいは希釈能力を判定するのに重要な項目とされている。最近ではより早期に，採血により腎機能の低下を検査できる項目としてSDMAが登場したが，尿検査で早期に腎機能の低下を検出するUSGは依然として重要である。

犬で1.030以上，猫で1.035以上が正常な濃縮を示す比重である。脱水などで尿の濃縮が起こり，犬で1.050以上，猫で1.060以上は異常な高値と考えられる。1.008～1.012は原尿の値であり，これが常にみられるようならば腎臓は濃縮も希釈もしていないことになる。この比重が持続的にみられる尿は，等張尿または固定尿と表現され，CKDに特徴的なものである。ただし，比重が正確に等張尿の範囲を示す症例はそれほど多くはない。このような低値に至らないまでも，正常な濃縮を示す値からいつも低下を示すようになったら，すぐに腎臓病に関する追及を始めなくてはならない。すなわち犬で1.013～1.029，猫で1.013～1.034の範囲は，濃縮があるものの十分ではないと判定される。また1.007以下の低比重尿の場合には，腎臓は希釈という機能を果たしていると解釈される。そのような場合，なぜ動物は希釈尿を出さなくてはならないのかを究明する必要がある。USGは比重計で直接測定しているのではなく，屈折計による屈折率の変化から，比重の変化を推定している。屈折率の変化は，ある液体にどのような溶質が存在するかで異なる。人では日本人の尿と米国人の尿でその成分はわずかに異なる。そのため，世界中で売られているほとんどの屈折計は日本製であるが，製品の出荷先に合わせて比重の目盛りが変えられている。日本でこれまで入手可能であった屈折計(比重計)には人の尿比重用の目盛りがつけられていたが，人用の目盛りのままで犬や猫のUSGを測定すること自体に無理がある。さらに海外で売られているものに比べて，高値が記録される傾向にあった。国内メーカーのアタゴが販売している屈折計には，犬と猫それぞれの尿比重目盛りが設定されていて，正確な測定が可能である。犬と猫に特化したデジタル比重計も発売されている(図1)。

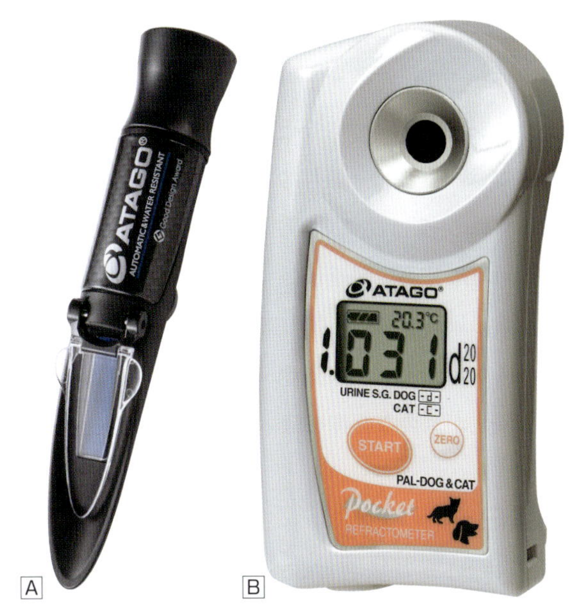

図1　犬および猫用の尿比重計
A：MASTER-犬猫尿比重(画像提供：アタゴ㈱)
B：PAL-DOG & CAT(画像提供：アタゴ㈱)

2．pH

高蛋白の穀物，または動物性蛋白を摂取している動物の尿は酸性である。犬や猫の尿pHの基準値範囲は6～7である。病的に酸性度が高まる原因としてアシドーシス，飢餓，発熱などがあり，そのほか生理的なものとして持続的な筋運動が，医原性のものとして酸性塩(塩化アンモニウム，塩化カルシウムなど)の投与がある。

アルカリ尿の原因としては，肉食動物でも野菜を多く摂取しているもの，尿閉時の膀胱貯留尿，細菌性膀胱炎(尿素の分解でアンモニア産生)，アルカローシス，アルカリ塩(乳酸ナトリウム，重炭酸ナトリウム，クエン酸ナトリウムなど)の投与がある。さらに犬や猫では，食後に一過性の尿のアルカリ化(といっても多くはpH7に近づく程度のもの)がみられるが，胃からの塩酸分泌に関連したものと考えられている。とくに猫の尿石症では，尿のアルカリ化に伴って結晶化するストルバイトが重要で，このため尿を酸性に保つ食事療法が重要な意味を持っている。

3. 蛋白

蛋白は，1+の場合は30 mg/dL，2+は100 mg/dL，3+は300 mg/dL，4+は>2000 mg/dLである。通常のUSGにおいては陰性が正常であるが，1.050以上の濃縮尿では痕跡(±)から1+がみられても，必ずしも異常を示すわけではない。筋運動の亢進，てんかん発作時などでは一過性の蛋白尿がみられることがある。

陽性反応がみられた場合には採尿方法，USG，炎症，血液，細胞成分，精子の有無などを必ず確認する。低比重尿で小量の蛋白がみられた場合には，高比重尿で同様の所見がみられたときよりも重大な状態かもしれない。尿中の細菌や細胞成分の増加による腎後性の蛋白尿が除外できる場合には，糸球体から過剰にアルブミン(Alb)が漏出しているか，尿細管での再吸収異常が疑われるので，後述の方法で尿蛋白／クレアチニン比(UPC)を算出し，有意な蛋白の増加かどうか判定する必要がある。腎前性の要因として，低分子量蛋白が増加した結果，糸球体を通過して蛋白尿となるものがある。代表的なものはプラズマ細胞腫瘍で産生される免疫グロブリンの軽鎖であるが，マルチスティックでは通常陰性のことが多い。したがってほかの所見からプラズマ細胞腫瘍(多発性骨髄腫またはマクログロブリン血症)が疑われる場合には，ほかの方法による蛋白の検出が必要である。

4. グルコース

痕跡(±)の100 mg/dLから，1+(250 mg/dL)，2+(500 mg/dL)，3+(1000 mg/dL)，4+(>2000 mg/dL)まで測定可能である。尿糖の出現は高血糖，あるいは腎尿細管の再吸収異常を示唆するものである。しかし陽性の場合は必ず沈渣を評価して，出血など腎臓より後の要因で尿中に糖が出現していないかチェックする必要がある。尿糖がみられた場合，必ず血糖値を評価する。逆に血糖値が高いからといって必ずしも尿糖がみられるとは限らない。猫で多い，興奮による一過性高血糖では，通常は尿糖は出現しない。高血糖を伴わない尿糖の出現は，腎性糖尿の可能性を示唆している。これは糸球体で濾過された糖を尿細管が再吸収できない状態である。マルチスティックによる尿糖の検出は，アスコルビン酸の存在により阻害される。犬は体内でアスコルビン酸を合成するので注意が必要である。アスコルビン酸のような還元物質を検出する試薬もある。

5. ケトン

マルチスティックでは尿中のケトン体のうち，主にアセト酢酸が検出され，アセトンもわずかに検出される。βヒドロキシ酪酸は全く検出されない。ケトン尿がみられるということは，脂質の分解が起こってアセチルCoAが蓄積し，それが脂質合成系あるいはクエン酸回路で使われずにケトン体となって血中に増加していることを示す。すなわち，エネルギー源として脂肪酸を過剰に酸化している異常な状態である。血中のケトン体の増加に伴って尿中で検出されるわけであるが，ケトアシドーシスの程度と尿中濃度はそれほど一致しない。犬や猫の尿は，ケトン陰性が正常である。偽陽性反応はまれであるが，尿の色が強いとみられることがある。薬物投与に伴い陽性反応がみられることもある。イノシトールや，メチオニン，アスピリンの過剰投与などがその例である。

犬と猫における真のケトン尿の原因は，糖尿病，飢餓，絶食であり，このうち臨床的な意味があるのは糖尿病だけである。したがってケトン尿がみられた場合のアプローチは，尿糖，血糖を調べることである。糖尿病ではなく，ヒストリーから食欲廃絶がみられていた場合などは，それ以上の追及は必要ない。高熱や飢餓でケトン尿がみられるのは幼齢の動物が多い。そもそも，単なるケトン尿症と糖尿病性ケトアシドーシスでは臨床所見が全く異なるので，臨床的に区別することは難しいことではない。

6. 潜血

潜血は陰性が正常である。陽性反応は赤血球，ヘモグロビン，ミオグロビンのいずれかの存在を示唆している。したがってこの検査から尿路系の出血，急性溶血性疾患あるいは筋肉疾患が検出可能である。陽性反応がみられたならば，必ず尿沈渣の評価も一緒に行う。

遠心分離前の尿が陽性で，遠心分離後の上清が陰性で，沈渣に赤血球またはゴースト赤血球がみられたならば，出血による赤血球混入と考えられる。出血が考えられたならば，まず採尿時の混入，生殖器からの混入を除外する。犬の血尿で最も多い原因は尿路感染症であろう。したがって膿尿などがみられなくとも細菌培養は行ったほうがよい。また猫で最も多い原因は尿石症である。これらの疾患が除外されるか，血液検査(CBC)上で激しい出血を示唆する所見があれば，凝固系の検査が必要であろう。凝固系の異常が除外できたなら，次に腎臓や尿管，膀胱，尿道からの出血を考え，画像診断を行う。原因が分からない場合には開腹による出血巣の探索，腎生検が必要である。

遠心分離後の尿の上清が陽性で，沈渣に赤血球がみられないならば，ヘモグロビンまたはミオグロビンの存在が示唆される。この場合，再検査でヘモグロビン尿がみられなければ一度目の結果は無視してよいだろう。ヘモグロビン尿ならば血漿の色が赤く，さらにCBCで重度の溶血性貧血の所見がみられることが多い。ただしヘモグロビン血症が肉眼的に確認できない(血漿に色がついていない)場合にも溶血は決して除外できない。

ヘモグロビン血症が除外できた場合にはミオグロビン血症を考える必要がある。ヘモグロビンとミオグロビンは，尿5 mLに硫酸アンモニウム2.8 gを混ぜて遠心分離することで簡易鑑別が可能となる。上清が無色ならばヘモグロビン尿，暗色(赤褐色)のままであればミオグロビン尿の可能性があるので，血清中クレアチンキナーゼ(CK)など筋肉系の検査が勧められる。

7. ビリルビン

犬で尿が比重1.020以上に濃縮されている場合，とくに雄では，ビリルビン(Bil)が小量(1＋)検出されても正常である。尿中に出現するBilは抱合型であるが，犬の腎臓はBilの閾値が低いこと，さらに腎臓で抱合が起こる可能性が示唆されている。1.020以上に濃縮された尿で，3＋以上のBilがみられたときには，まず肝胆道系疾患が示唆される。ビリルビン尿は臨床的な黄疸に先立って起こるので，そのような場合は血中のTBilをみるだけでなく，鋭敏な肝機能検査を行う必要がある。猫の場合，1＋でもみられれば異常所見である。

溶血に伴うヘモグロビン血症では血液中に非抱合型Bilが増加するが，この場合にも尿にBilが出現することがある。まず肝臓における抱合が行われれば血液中に抱合型Bilが増加する。そして尿中にはBilが出現する。また腎臓で抱合が起こるとすれば，血中に増加しているのが非抱合型だったとしても尿への出現は可能である。したがって，尿Bilの存在から，溶血性貧血を除外することはできない。

8. ウロビリノーゲン

ウロビリノーゲンは，現在では犬と猫において意義が薄いとされているので評価しない。基準値は0.1～1.0 Ehrlich unitであり，完全に消失したと場合に胆管完全閉塞などの異常が疑われると考えられてきたが，マルチスティック法の感度は完全消失を検出できるものではない。さらに胆管の完全閉塞があってもウロビリノーゲンが完全に消失しない場合もあるので，評価は困難である。

表１　尿沈渣中赤血球および白血球の結果表記基準

赤血球	x400視野（HPF）	白血球	x400視野（HPF）
－	0/HPF	－	0/HPF
±	＜4/HPF	±	＜5/HPF
＋	4～8/HPF	＋	5～20/HPF
2＋	8～30/HPF	2＋	20～50/HPF
3＋	＞30/HPF	3＋	＞50/HPF
4＋	視野をうめつくす	4＋	視野をうめつくす

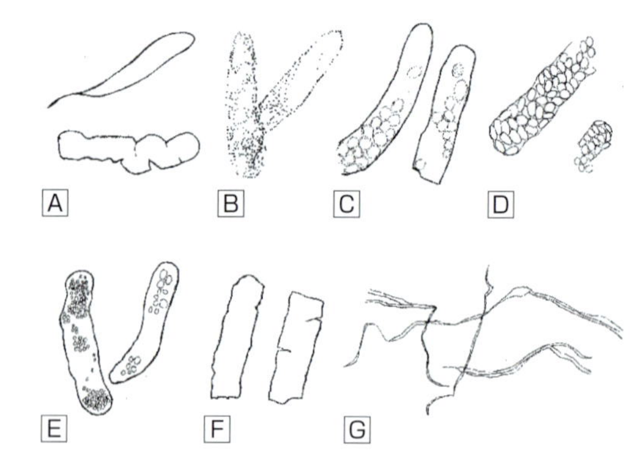

図２　さまざまな円柱の種類の模式図

A：硝子円柱，B：顆粒円柱，C：白血球円柱，D：赤血球円柱，E：脂肪円柱，F：蝋様円柱，G：粘液（円柱と混同しないこと）

9．尿沈渣の顕微鏡検査

（1）尿沈渣の検査法

尿を遠心分離した後の沈渣をスライドグラスに少量とり，カバーグラスをかけ，顕微鏡のコンデンサーを絞り鏡検する。このように，できる限りの鏡検を無染色で行ったほうが，アーチファクトの解釈に悩むよりはよい。無染色の所見で何か異常があり，さらに確認が必要ならばニューメチレンブルー染色のウェットマウント標本でみればよい。

100倍（対物レンズ10倍）の低倍率では沈渣に何があるか検索し，円柱があればその数を記録する。400倍（対物レンズ40倍）の高倍率では円柱の種類を確認し，赤血球，白血球，上皮細胞などの種類と数を記録する。

（2）赤血球

赤血球はヘモグロビン尿と血尿の鑑別に重要である。高倍率視野（HPF）あたりの数として顕微鏡倍率400倍で数を評価し，通常は＋や－で記載する。－は0/HPF，±は4/HPF以下，＋は4～8/HPF，2＋は8～30/HPF，3＋は30/HPF以上，4＋は視野をうめつくすものである（**表１**）。

普通の赤血球のほか，溶血してゴーストとなったもの，収縮して金平糖状になったものもみられることがある。染色は，赤血球の観察には全く不要である。

（3）白血球

白血球の出現は，炎症によるもの，出血によるものがある。したがって，赤血球の出現があるか，赤血球の数と白血球の数が通常の血液中での比とおおむね同じか，有意に白血球が増加しているか，血液中の白血球の成分と異なるかどうかなどを考える。顕微鏡倍率は400倍で，出現が非常にまれな場合は数視野あるいは全視野でどれだけの数かを記録するが，多い場合には赤血球同様にHPFあたりの数で評価する。－は0/HPF，±は5/HPF以下，＋は5～20/HPF，2＋は20～50/HPF，3＋は50/HPF以上，4＋は視野をうめつくすものである（**表１**）。白血球の増加は明らかに炎症性変化を示唆している。ニューメチレンブルーで沈渣塗抹を染色すれば，細胞の種類，好中球の変性，単球系や好中球の菌の貪食などが観察できる。

（4）円柱（図２）

円柱は腎臓の尿細管のなかで起こっている病理学的変化を表している。腎臓のなかで円柱が形成される部位は主に遠位尿細管，ヘンレのわな上行脚，集合管である。円柱がみられたらその数と種類を記載する。量によって顕微鏡倍率を100倍または400倍とし，全視野あたり，低倍率視野（LPF）あたり，あるいはHPFあたりとして記載する。正常と異常のボーダーラインは2～4/LPFである。評価にあたってはUSGも考慮する。低比重自体が腎臓病を示唆する所見であるが，低比重尿で2～4/LPFの円柱がみられた場合には，高比重尿で同数みられたときよりも重大と考えるべきであろう。多数みられた場合には，常に腎臓病が示唆されるが，出現が持続性か一過性かということは重要である。一過性の障害や血行障害などが腎臓に加わって，かなりの数の円柱を認めることがある。乏尿があった動物で尿排泄とともに多量の円柱が出現するのは，腎臓が機能し始めた表れであろう。

①硝子円柱

蛋白およびムコ蛋白からなる円柱である。やや透明感のある，均一無構造の円柱として観察される。出現がごく小数であれば意義は薄いが，大量に出現している場合は腎障害が示唆される。

②顆粒円柱

硝子円柱のなかに顆粒が大量にみられるものである。顆粒は尿細管上皮の変性産物または血清蛋白の凝集物である。したがって，最初に細胞を含む円柱が形成され，後から変性して顆粒円柱になる場合と，最初から蛋白由来の顆粒を持って形成される場合がある。この円柱の出現は必ずしも腎臓の病変の激しさを表す指標ではないが，尿細管を中心にかなりの病変が存在することが示唆される。

③蝋様円柱

硝子円柱と似ているが，わずかに顆粒を持ったり，やや濁っていたりする。さらに端が折れたような形態をとるものが多い。一般に，尿細管上皮の変性性変化に伴って出現するものであるが，アミロイド症でも出現することがある。顆粒円柱の変性の結果生成されるという説がある。

④上皮細胞円柱

剥離した尿細管上皮から形成される円柱である。上皮細胞はさまざまな程度の変性を示し，その形態は多様である。白血球円柱との鑑別が困難な場合には，単に細胞円柱と記載する。急性の尿細管壊死などに伴って出現する。

⑤脂肪円柱

球形の脂肪滴を含む円柱で，尿細管上皮の脂肪変性で出現する。猫ではもともと尿細管に脂肪が多く，腎不全の際によくこの円柱が出現する。犬では糖尿病の際の腎障害に伴ってみられることがある。

⑥赤血球円柱

赤血球を含む円柱の存在は腎性の血尿を示すものであり，常に病的なものと考えられる。その形態は，蛋白のマトリックス内にわずかに赤血球がみられるものから，赤血球がぎっしりとパックされたもの，さらに赤血球は変性して赤い色だけがはっきりみえるものまで，さまざまである。赤血球の輪郭がはっきりしないものは赤茶色顆粒円柱とよばれる。出血の部位は糸球体から尿細管に至る経路である。動物ではあまりみられない。通常は腎損傷が疑われるが，人では糸球体の重篤な病変，腎梗塞，細菌性心内膜炎，うっ血性右心不全，腎静脈血栓症などでも出現する。

⑦白血球円柱

円柱のなかに好中球主体の炎症細胞がみられるものである。好中球の変性が進むと顆粒円柱に変化する。白血球の存在は化膿性炎症を示唆するが，その原因としては細菌性，非細菌性の両方がある。通常は急性腎盂腎炎などに伴って出現するが，間質性腎炎，糸球体腎炎などでも出現することがある。

(5)結晶(図3，4)

顕微鏡倍率は100倍または400倍で鏡検し，視野あたりの数を＋あるいは－，多いときには2＋として，種類とあわせて記載する。犬や猫の尿で検出される結晶は，アルカリ尿ではリン酸アンモニウムマグネシウム(ストルバイト)，尿酸アンモニウム，リン酸2Ca，無形リン酸塩が，酸性尿では尿酸，シュウ酸カルシウムがある。単に尿中に多量の溶質が存在して排尿後に結晶化することも，腎臓や膀胱内で結石を作ることも，代謝疾患に伴って病的結晶が産生されることもあり，その評価は多様である。

ストルバイトは猫の下部尿路疾患(LUTD)の原因として注目されてきた。しかし中性からアルカリ性の尿でみられても，それ自体は疾患を示唆するものではな

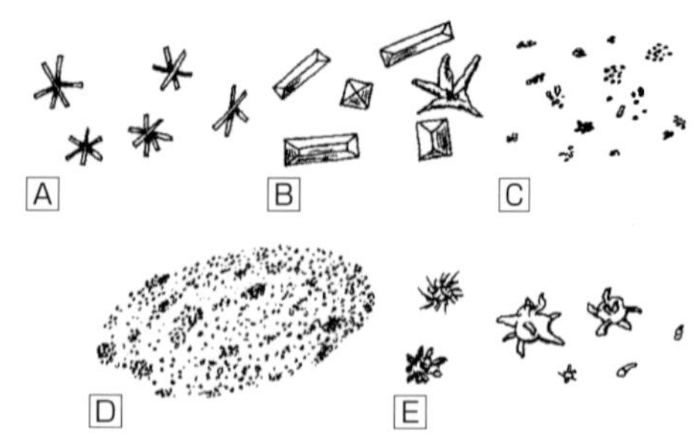

図３　アルカリ尿で出現する結晶
A：リン酸2Ca，B：ストルバイト，C：炭酸カルシウム，
D：無形リン酸塩，E：尿酸アンモニウム

い(後述)。尿酸アンモニウムは肝不全，とくに門脈体循環シャント(PSS)に伴いみられるといわれているが，ダルメシアンではSLC2A9遺伝子の先天的異常によりプリン体代謝の最終産物が尿酸となるため，尿酸の血中および尿中濃度が高まり，尿酸アンモニウム結晶尿や膀胱結石のリスクが増大する。ダルメシアンは特徴的な毛色を作る交配の過程で，すべての個体でSLC2A9遺伝子異常が存在するようになった。なお一部のブルドッグ，ラブラドール・レトリーバーなどでも遺伝子異常は起こることが報告されている。この遺伝子異常の検査は米国カリフォルニア大学デイビス校で実施できる(https://www.vgl.ucdavis.edu/services/dog/BulldogHealthPanel.php)。リン酸2Ca，無形リン酸塩は正常時にも，結石に関連しても出現する。炭酸カルシウムはアルカリ尿で出現するものであるが，犬や猫ではまれである。シュウ酸カルシウムは酸性尿にみられる結晶のなかで最も重要なものである。これは正常の犬や猫でもみられることがあるほか，エチレングリコール中毒による急性尿細管壊死に伴ってみられ，さらにシュウ酸カルシウム尿石症が尿路系のいずれかの部分に存在しても出現する。エチレングリコール中毒は不凍液中毒がまれな日本ではあまりみられないが，シュウ酸カルシウム尿石症は犬でも猫でも現在は非常に多くみられている。結晶の存在がただちに結石の存在を示すものではないが，結晶が出現しているということは尿石症のリスクがあると考えたほうがよい。犬においては，アンモニア酸性菌によるストルバイト結石とシュウ酸カルシウムが1つの結石を構成するという複雑な病態もみられている。

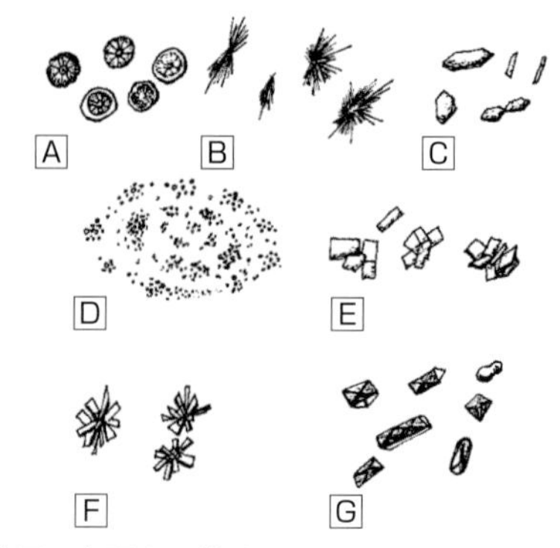

図４　酸性尿で出現する結晶
A：ロイシン，B：チロシン，C：シスチン，D：無形尿酸，
E：尿酸，F：尿酸ナトリウム，G：シュウ酸カルシウム

そのほかの病的結晶としては，酸性尿に出現する，代謝性疾患に関連したシスチン，チロシン，ロイシンがある。シスチンは先天的代謝異常で，尿細管での特定のアミノ酸再吸収の障害が起こる疾患でみられる。これは雄のみにみられるようで，染色体上の遺伝子異常も疑われている。そのほかの腎機能には障害はなく，尿石症としての異常のみで，あまり重大な問題とはならない。チロシンならびにロイシン結晶も酸性尿に出現する。人では重度の肝疾患やアミノ酸尿を起こす疾患で出現するといわれているが，動物では重度の疾患に関連した報告はなく，症例自体経験されていない。尿酸塩結晶である尿酸ナトリウムは酸性尿に出現する。その意義は尿酸アンモニウムと同様である。またビリルビン尿がある場合にはビリルビン結晶がみられることがあるが，犬では濃縮尿で正常でもみられることはある。サルファ剤投与時にはスルホンアミド結晶がみられることがある。

(6)上皮細胞

顕微鏡倍率100倍または400倍で鏡検し，HPFあたり，数視野あたり，または全視野あたりの数を記載する。記載にあたっては，種類が重要である。同定可能であれば，扁平上皮細胞，移行上皮細胞，尿細管上皮細胞などのように種類を記載する。動物では，どのくらいの数が出現していれば疾患が示唆されるという指標ははっきりしていないが，とくに膀胱，腎臓由来の細胞が多量に出現していれば，該当部位における上皮の変化が示唆される。

①扁平上皮細胞

主に尿道，腟から出現する，大型で扁平な，不規則な輪郭を持った上皮細胞である。広い細胞質に，濃縮した小型の円形核を持つ。雌で扁平上皮があまりに多いものは，生殖器系からの混入と考えたほうがよいかも知れない。

②移行上皮細胞

腎盂から尿管，膀胱，尿道の上部を覆う細胞である。白血球の2～4倍の大きさで，輪郭は丸みを帯びている。卵円形，洋梨形，有尾のものなどが多い。比較的大きな核が中央にみられる。

③腎尿細管由来細胞

より小型の細胞で，形態は円形から多角形である。白血球よりも若干大きい程度で，核の占める比率は高い。これが増加している場合，尿細管の変性が示唆される。猫の尿細管上皮には油滴を含むものがよくみられる。円柱とともに尿細管上皮が多量に出現していれば，急性尿細管変性壊死が示唆される。

(7)悪性細胞(図5)

老齢の犬では，尿路系の腫瘍として膀胱移行上皮癌，前立腺癌，前立腺移行上皮癌が比較的多くみられ，尿検査で診断が可能なことも多い。

腫瘍細胞かどうかの判定は複数の指標を考慮して，最終的には核の悪性所見を満たしているかどうかを評価する。一般的な指標として，細胞の大きさ，大小不同，奇怪な形状，集塊性をみる。次に核の悪性所見として，核の大小不同，核細胞質比(N/C比)のばらつき，核膜の不整，大型の核小体，核小体の形状不整，複数の核小体，異常なクロマチンパターン，異常分裂像を探す。核の悪性所見のうち4つ以上認められれば，悪性細胞の可能性が高い。

(8)細菌・真菌

顕微鏡倍率は100倍または400倍で鏡検し，視野あたりの数を+あるいは−，多いときには2+として，種類とあわせて記載する。細菌としては桿菌か球菌か，真菌としては酵母様真菌か糸状菌かの区別がつけばよい。細菌の存在は尿路感染症を示唆するものであるが，室温で放置された尿では検査の意味がない。酵母様真菌による尿路感染症はきわめてまれであるため，通常は混入と解釈される。糸状菌についても同様である。ときに原虫がみられることもあるが，これは糞便からの混入が多い。

(9)その他(精子・寄生虫卵)

顕微鏡倍率は100倍または400倍で鏡検し，必要に応じて記載する。精子は雄ではみられることが多いが，交配後の雌の膀胱穿刺尿でもみられることがある。尿中に認められる虫卵としては，腎虫，膀胱毛細線虫がある。

10．尿特殊検査

(1) Bence Jones蛋白

多発性骨髄腫の症例で，尿中にグロブリンの一部が出現することがある。これをBence Jones (BJ)蛋白とよぶ。通常の蛋白としては検出できないことが多いので，加熱試験が行われる。遠心分離後の透明尿4 mLに2 M酢酸緩衝液(pH4.9)を1 mLを加え，pH4.9 ± 0.1とする。56℃のウォーターバスに15分間入れ，混濁して沈澱がみられたら沸騰した湯のなかで3分間加熱する。混濁が減少すればBJ蛋白陽性であり，混濁が増加する場合にはほかの蛋白の共存が考えられる。その場合は速やかに濾過し濾液を観察する。濾液がはじめは透明で，冷えると混濁し，室温で再び透明になればBJ蛋白といえる。

(2)尿蛋白／クレアチニン比(表2)

尿中の蛋白が有意に高いかどうかを調べる方法にはUPCの測定がある。これは，穿刺で膀胱尿を3 mL採取し，検査センターに蛋白とCreの定量を依頼す

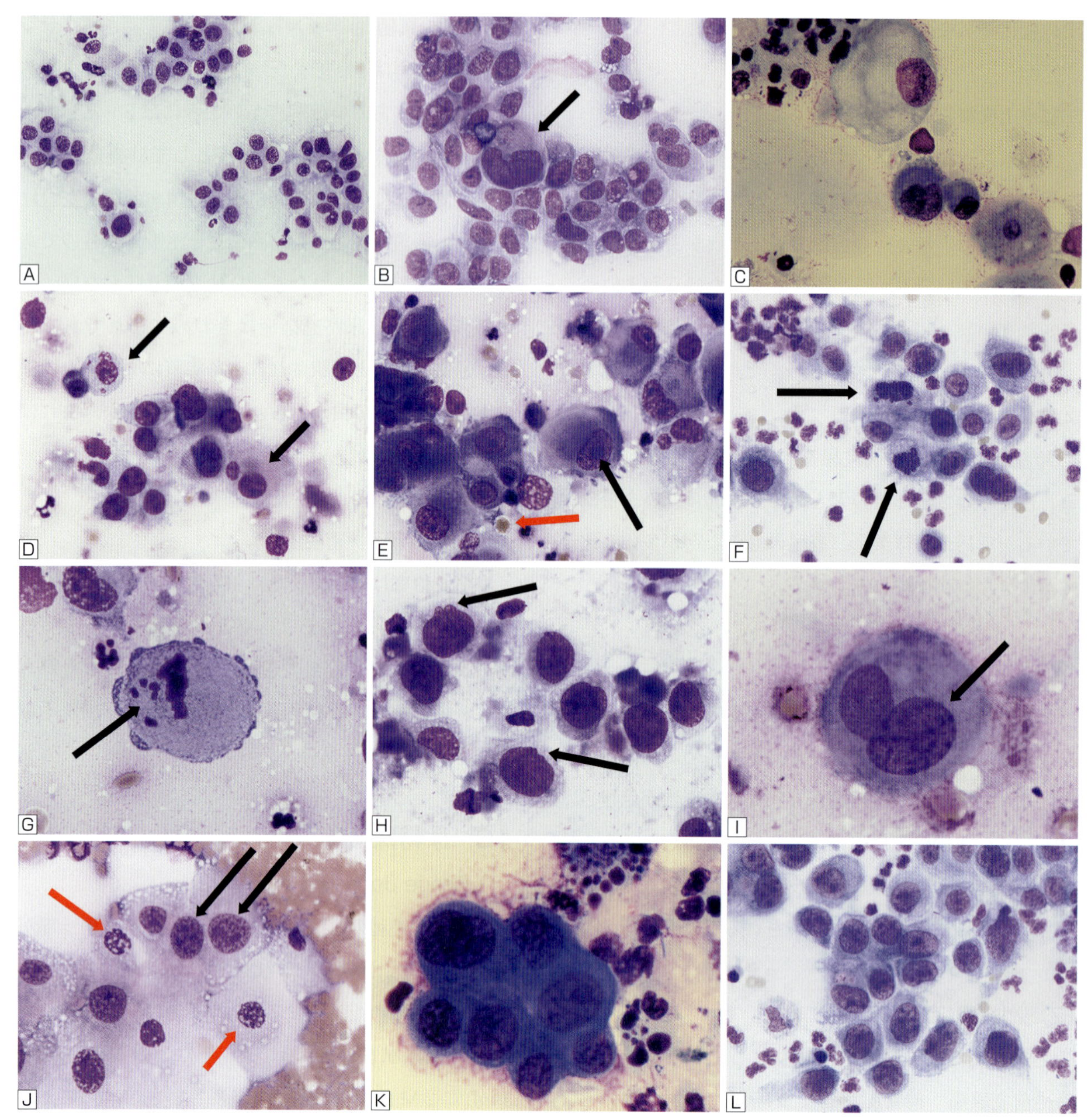

図５　尿中に出現した細胞の悪性所見

悪性が示唆される全体的所見（A，B）。
A：多くの移行上皮と思われる細胞が採取されているが，大小不同が目立つ。
B：ときに巨大かつ奇怪な細胞が認められる（矢印）。
核の悪性所見（C～J）。４つ以上検出できれば悪性と判定。
C：核の大小不同，核細胞質比のばらつきがみられる。
D：大小の核を持つ多核細胞（矢印）。
E：赤血球大または形状が異常な核小体（黒矢印）。赤血球は赤矢印。
F：細胞分裂像が油浸視野で２個以上みられる分裂頻度の亢進（矢印）。
G：染色体が取り残されている異常な分裂像（矢印）。
H：核辺縁の不整（矢印）。
I：異常なクロマチン結節（ドット状結節，矢印）。
J：異常なクロマチン結節（レーズ様結節，黒矢印）。なお，膨化した核は観察不適である（赤矢印）。
上皮細胞を示唆する所見（K，L）。
K：細胞は集塊を形成し，細胞間には結合性がみられる。
L：上皮は，ときには結合性がなく紡錘形細胞もみられるが，しっかりした細胞質が特徴である。

表２　尿蛋白／クレアチニン比

目　　的：尿蛋白の出現が有意であるかどうか判定
判定手順：評価に先立ち，尿沈渣の存在は除外しておくこと
方　　法：新鮮な膀胱穿刺尿で蛋白とクレアチニンを検査センターで同時測定

評価法：
1．尿蛋白をmg/dLで表示する
2．尿クレアチニンをmg/dLで表示する
3．蛋白をクレアチニンで割る。尿蛋白/クレアチニン比＝$\frac{蛋白(mg/dL)}{Cre(mg/dL)}$
4．UPCが0.4未満ならば蛋白の漏出は有意ではない
5．UPCが0.4以上，１未満ならば蛋白の漏出の疑いあり。要モニター
6．UPCが１以上ならば有意な蛋白の漏出ありと判定される
7．考えるべき疾患：糸球体腎炎，腎アミロイドーシス，その他糸球体・尿細管の障害

るか，院内用検査機器で専用スライドを使用することで測定可能である（IDEXX カタリスト One™，アイデックス ラボラトリーズ）。測定した値は**表２**にしたがって評価する。犬では0.5未満，猫では0.4未満が基準値と考えられ，それら以上もの，とくに1を超えた場合には，尿中の蛋白が著しく増加していると判定される。この方法は，1日の全尿量のなかで蛋白を定量する方法に代わって，簡便に蛋白を評価できるものである。

(3)微量アルブミン

医学領域では尿中の微量Albが，高血圧，初期の糖尿病性腎臓病による障害の進行マーカーとして，また糸球体病変の初期のインディケーターとして有用であるとされている。微量とは尿中Albが1～30 mg/dLであると定義される。通常のマルチスティックで微量Albが検出できるかというと，感度が27％しかないため，みつからなくても否定はできないとされている。特異度は74％であるため，みつかったときには信頼性が高い。ERDヘルススクリーン（E.R.D.-HealthScreen®，HESKA）という微量Alb検出キットがあり，感度95％，特異度100％と優れた検査が院内で可能になる。現在は国内ではこの検査キットは入手できないため，UPCによる評価が主流となっている。

血液化学検査による腎臓病の検出

1．スクリーニング検査

腎臓一次パネルとして，BUN，Creを評価する。前述のとおり，BUNまたはCreの血中濃度が上昇している状態を，窒素血症または高窒素血症とよぶ。BUN，Creの評価の際に，尿検査項目であるUSGも同時に評価するとよい。一次パネルに異常がみられたならば，引き続き二次パネルを評価する。ここではリン（P），カルシウム（Ca），電解質すなわちナトリウム（Na），カリウム（K），クロール（Cl）を評価する。Pは窒素血症より遅れて上昇し，進行した腎疾患のよい指標となる。CaはPが上昇すると低下することがある（または高Ca血症で腎臓病が起こっていることもある）。電解質は尿細管機能，尿の排泄状態，水和状態を反映する。

また特殊な疾患である糸球体腎炎やアミロイドーシス（ネフローゼ症候群の原因）を疑うためには，Alb，総コレステロール（TCho）などの項目が有用である。

2．血液尿素窒素（BUN）

本来測定するのは血清尿素窒素，あるいは血漿尿素窒素であるので，SUN，PUNとするのが正しいが，慣用的にBUN，あるいは単にUNとよばれている。尿素は肝臓において尿素回路（オルニチン回路）により合成される最終産物である。

表３　血液尿素窒素(BUN)上昇の原因

腎機能(GFR)低下
腎前性　→血流量・血圧の低下
腎性　→腎組織障害
腎後性　→尿路閉塞，破裂による排泄障害
腎臓以外の原因
食後の採血
高蛋白食の給与
消化管内出血
組織異化亢進
飢餓・カロリー不足
発熱
筋肉損傷
グルココルチコイドの投与
テトラサイクリンの投与

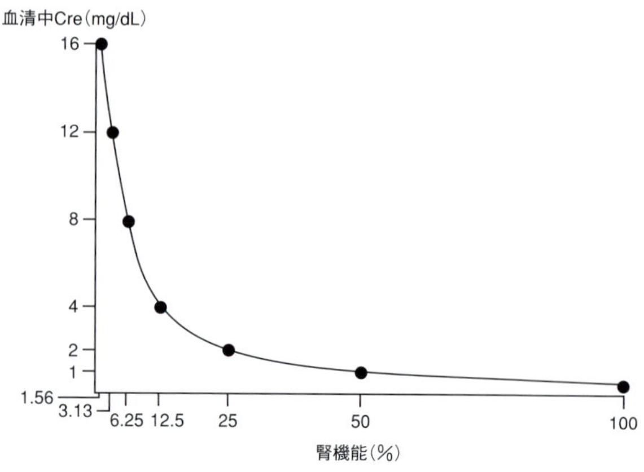

図６　腎機能の低下と血清中クレアチニン(Cre)上昇の関係

(1)上昇(表３)

BUN上昇の原因としては，腎機能に関連したものと腎臓以外の要因によるものがある。まず重要なのは，腎機能すなわち糸球体濾過率(GFR)の低下による血中濃度の上昇である。GFR低下の原因としてのAKIが起こる機構には，腎前性(腎血流量・血圧の低下)，腎性(腎組織障害)，腎後性(尿路閉塞，破裂による排泄障害)の３つが考えられ，これらのどの原因によってもBUNは上昇する。

ただしBUNの評価にあたっては，腎臓以外の要因による上昇が多くあることを知っておかなければならない。BUNが上昇するには尿素産生が高まる条件もすべて含まれる。すなわち食事性のものとしては食後の採血，高蛋白食の給与が挙げられる。消化管内出血も，消化管内に高蛋白の食事が存在することと基本的には同様である。また飢餓とカロリー不足によって炭水化物・脂肪からのエネルギー産生ができなくなった場合，蛋白からのエネルギー産生が起こる。このような組織異化亢進状態でもBUNは上昇する。そのほか，発熱，グルココルチコイド投与，筋肉損傷，テトラサイクリン投与でも組織異化亢進は起こる。

(2)低下

BUNの低下は肝不全など腎臓以外の臓器の異常に関連するものであるが，そのため腎臓病と肝不全が合併していた場合などに腎臓病を見過ごす危険があるので注意が必要である。

BUNの低下は，尿素産生の減少を反映している。このような状態として，PSS，肝硬変などの肝不全，蛋白制限食の給与などが考えられる。また排泄の増加として，多尿が起こる状態も考慮する必要がある。多飲多尿が起こる疾患は数多く鑑別診断が考えられる(クッシング症候群，糖尿病など)。また水分過剰，妊娠末期(心拍出量増加)などについても考慮する。CKDがすでに診断されている動物でBUNが下がる理由としては，もちろん非代償期で腎機能が非常に低下していたものが輸液などの治療で代償期に戻る場合もあるが，低蛋白の腎臓病用療法食を給与しただけでも下がることがある。したがって，必ずしも腎機能が改善したことを示しているのではないかもしれない。

3．クレアチニン(Cre)

(1)上昇

Creは筋肉内クレアチンリン酸(筋肉を動かすエネルギー)の分解に伴う窒素化合物で，尿中に排泄される。その産生，排泄とも，腎臓以外の要因にBUNほどは大きく左右されないため，腎機能，すなわちGFRの評価には有用である。したがって，Creが上昇していたら，腎機能は何らかの原因によって障害を受けていると解釈される。しかし，Creは腎臓病の検出において必ずしも鋭敏な指標とはいえないため，上昇がないからといって完全に除外することはできない(図６)。図のようなカーブの形状から，腎機能が

25～50％程度でのCreのごくわずかな上昇は，機能障害の急速な悪化を意味するということ理解しておくべきである。腎臓には残存ネフロンによる代償能が存在するため，実験的には11/12の腎臓切除でやっと上昇するといわれている。したがって，Creが基準値範囲内でも腎障害の進行はありうると考えておいたほうがよい。本当ならば，Creの基準値範囲を年齢別，性別，筋肉量別，犬種別などの基準で見直し，たとえば「若い動物でCreが1を超えたら腎臓病の可能性あり」といった厳しい見方をすることが必要かもしれない。筋肉の量が減少すればCreは低下気味になるため，筋肉の十分ついた猫でCreが2を多少超えた場合と，削痩している猫でCreが2.5である場合では評価が異なる。筋肉の減少のある個体ではCreが基準値上限を超えていなくとも，すでにCKDが進行していることはありうる。また，AKIの早期検出と早期治療介入においては，Creの単位時間内でのわずかな上昇，とくに48時間以内に0.3 mg/dL以上の上昇がみられた場合，十分な意味があると考えられている。

アーチファクトによる上昇として，溶血，高脂血症，薬物（アスコルビン酸，セファロスポリン，バルビツール酸，アセト酢酸，フラクトース，グルコースなど）の影響があるので注意する。

(2)低下

悪液質の状態で筋肉の減少があればCreは低下することがあるが，通常は低値にはそれほどの意義はないとされている。妊娠に伴う心拍出量の増加でも若干低下気味になることはあるが，BUNほどの影響は受けない。アーチファクトによるものとしては，総ビリルビン（TBil）>10 mg/dLの場合に低下がみられる。

4．BUN，Creの同時評価

(1) BUN/Cre比

ある文献では，犬でBUN8～30 mg/dL，Cre0.4～2.0 mg/dL，猫でBUN13～36 mg/dL，Cre0.5～2.5 mg/dLが基準値範囲とされている（Plumb DC. Plumb's Veterinary Drug Handbook, 8th ed. Wiley-Blackwell, Hoboken. 2015）。ただし腎機能が正常な猫でも，腎以外の要因などでBUN 50 mg/dL程度の値がみられることはある。BUN/Cre比を算出すると，正常では10～20の範囲に入っているはずである。この範囲であれば窒素血症は正しく評価できる。多くの場合，比が10以下では腎臓とは無関係にBUNの低下があり，20以上ではBUNの上昇がある。ただし，腎臓と無関係にCreが変動する場合もある。

(2) BUN上昇，Cre正常またはBUN/Creが高値

腎前性窒素血症の初期には，BUN上昇，Cre正常またはBUN/Creが高値となることがある。したがって，まず脱水，循環血液量減少，血圧の低下などを考える。腎前性窒素血症の初期にBUNだけが上昇を示す理由は，BUNの尿細管での再吸収に関係がある。このような状態では循環不全により濾過量は減少するものの，血中のBUNとCreは顕著な上昇を示さない程度に血液からは除去されている。しかし，前述のとおり濾過量自体は減少しているので，尿細管を下行する原尿の流速は低下する。尿細管では流速の低下によりBUNは再吸収されやすくなるが，Creは再吸収されない。このため血中にBUNだけが戻り，BUNだけの上昇を示す。

次に考えるべき状態として，BUNの腎機能低下以外による高値がある。ここでは前述の尿素産生の上昇の原因について，およびCreの偽の低値について考える。まず悪液質などによる筋肉の減少がないかを考えてみる。10歳以上の猫に多い甲状腺機能亢進症では，インスリン様成長因子（IGF-1）濃度が低下するために痩せて筋肉量が減少する。甲状腺ホルモン（T_4）値が高くなるにつれてCreは下がる傾向にあるが，これは腎臓病がなくなるのではなく，筋肉の減少でCreが上がりにくくなるためである。

(3) Cre上昇，BUN正常またはBUN/Creが低値

Creの上昇はほとんどの場合，腎臓病を示唆している。したがって，腎障害はあるものと考えてBUNの低値の原因を探るのがよい。これには，肝不全（低

Alb血症，低TCho血症などやTBil，肝酵素の異常がないかを評価），多飲多尿，腎臓病療法食といった低蛋白食などが含まれる。また，腎臓以外の原因によるCreの偽の高値として，まれに筋炎（アスパラギン酸アミノトランスフェラーゼ〔AST〕，CKなどを評価）や，アーチファクト（とくに薬物投与や質の悪い食事などが原因）もある。

5．より鋭敏なスクリーニング検査項目

(1)バイオマーカーと機能マーカー

バイオマーカーとはある臓器に損傷が起こるとただちに変化する検査項目のことで，機能マーカーとはある臓器の損傷などの変化を受けて機能が変化したことを示す検査項目のことである。肝臓の場合はアラニンアミノトランスフェラーゼ（ALT）などの逸脱酵素が肝細胞障害のよいバイオマーカーであり，Albの低値や凝固因子欠乏などが減弱した機能を反映する機能マーカーである。心臓のバイオマーカーとしてはNT-ProBNPの上昇が知られており，機能マーカーとして低血圧や不整脈の検出がある。腎臓に関してはBUNやCreは，GFRという腎機能の指標とおおむね反比例する機能マーカーである。

(2) NGAL

最近になって，AKIの発生を鋭敏に検知するバイオマーカーとして，neutrophil gelatinase-associated lipocalin（NGAL）が知られるようになった。NGALは，主に活性化した好中球より分泌されるリポカリンファミリーに属する蛋白であり，腎臓が障害を受けると尿中のNGAL濃度が顕著に上昇するといわれている。犬のNGALが測定できる酵素免疫測定法（ELISA）用の96穴プレートが輸入品として市販されている。測定のための材料は尿，血漿，血清で，サンドイッチELISA法で汎用機器を用いることで450 nmの波長で測定される。測定範囲は4～400 pg/mLとされている。ただしプレートはきわめて高価であり，臨床現場での使用には未だ至っていない。

(3)シスタチンC

シスタチンCはシステインプロテアーゼインヒビターの一種で，すべての有核細胞から一定の割合で産生され，糸球体で濾過された後，尿細管で99％再吸収されて異化される。このため，血中にはほとんど存在しないはずの物質であり，15 kg以下の小～中型犬の場合に高感度で利用可能な腎機能マーカーとされている。犬の場合は人用のラテックス凝集法試薬で測定可能で，動物用検査機関（富士フイルム モノリス）で受注している。検体は15 kg以下の犬の血清0.2 mLで，冷蔵保存したものを提出する。参考値はGFR100％の個体で0.4 mg/L以下とされており，0.6～0.8 mg/Lは腎機能不全のレベルと考えられる。猫のシスタチンCもサンドイッチELISA法試薬が販売されているが（ニプロ），測定法や基準値に関する研究が十分には行われておらず，広く臨床応用されているものではない。

(4) SDMA

Symmetric dimethylarginine（SDMA）は腎機能の低下を犬と猫の両方で，より早期から検出する項目として注目されているものある。現在，検査機関での外注検査で測定ができ，米国，EU，中国，韓国，台湾などでは院内測定用の試薬も発売されている（アイデックス ラボラトリーズ）。

アルギニンL-arginineが細胞核内でメチル基を付加される際にSDMAとasymmetric dimethylarginine（ADMA）の両方が産生される。ADMAは代謝分解によって消失するのに対し，SDMAは尿中へ排泄されることにより消失する物質であるため，GFRとの相関が注目された。研究の結果，ほかの疾患および筋肉量に影響されない可能性が示唆され，GFRとの相関は犬で$R^2=0.85$，猫で$R^2=0.82$と報告された（Nabity MB, et al. *J Vet Intern Med*. 29: 1036-1044, 2015／Braff J, et al. *J Vet Intern Med*. 28: 1699-1701, 2014）。猫ではGFR40％の低下で上昇し，Creの変化より平均17カ月早いこと（Hall JA, et al. *J Vet Int Med*. 28: 1676-1683, 2014），犬では同様に平均9.5カ

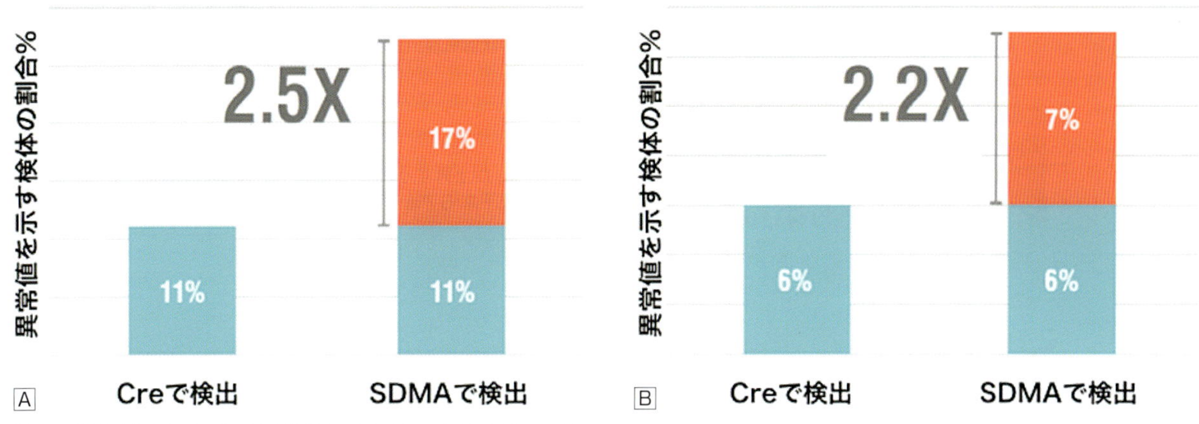

図７　腎障害例の Cre による検出と SDMA による検出の比較

猫で 100 万検体以上，犬で 250 万検体以上の SDMA の測定を行った結果，Cre のみによる検出に対して猫では 2.5 倍，犬では 2.2 倍の腎臓病を検出するようになった。
バーの赤い部分は Cre 正常で SDMA 上昇，青い部分は Cre が上昇していることを示す。
A：猫の検体（n＝1107146），B：犬の検体（n＝2524031）
（米国アイデックス ラボラトリーズの資料をもとに作成）

月早いことがわかっている（Yerramilli M, et al. *J Vet Intern Med.* 28: 1084-1085, 2014）ことから，腎臓の機能障害をより早期に発見できるものと考えられている。米国では猫で 100 万検体，犬で 250 万検体以上の SDMA の測定を行った結果，これまで以上に多くの腎臓病が検出されるようになったと報告されている（図７）。

1 歳以上の犬と猫の基準値範囲は 0 ～ 14 μg/dL で，15 μg/dL 以上を高値と考える。すなわち，GFR の低下を疑う。子犬および子猫は代謝が活発であることから約 90％は基準値範囲内であるものの，1 歳以下の子犬および子猫での中央値が 1 μg/dL ほど高い。1 歳未満で高値がみられた場合には，成長期でアルギニンのメチル基付加反応が多く起こっている可能性とともに，腎臓病の可能性も否定できないので，再検査を含めたモニターが必要である。

猫の症例のうち 1％，犬の症例のうち 2％で，Cre が基準値以上であるにもかかわらず，SDMA が基準値内の数値を示したといわれている。どちらの測定値も基準値上限付近の場合，検査の誤差が影響した可能性も考えられる。SDMA だけ少し低めに出てしまった，あるいは Cre だけ少し高く出てしまったことも考え，再測定が勧められる。とくに筋肉量が多い犬（グレーハウンド，グレート・ピレニーズなど）では Cre が高値になることが知られており，また溶血検体では SDMA が低く出ることが知られている。あるいは，猫の魚肉缶詰で質の悪い輸入製品を食べている場合，Cre が高値を示すことが経験的にある。

甲状腺機能亢進症の猫では，T_4 過剰を受けて IGF-1 の低値が起こるため，確実に筋肉量が減少している。このため Cre が GFR を真に反映するよりも低値に出やすい。実際に，米国で調査された，約 2000 例の猫における Cre と T_4 値，SDMA と T_4 値の関係をみると，T_4 が高値である猫ほど Cre が低値を示す傾向が強くなり，Cre が腎障害といえる高値を示したものは甲状腺機能亢進症群のわずか 3.5％しかみられなかった。しかしながら，T_4 が高値になっても SDMA が低値を示す傾向はなく，甲状腺機能亢進症群の 20.6％が SDMA 15 μg/dL 以上の，腎障害を示す数値を示している（図８）。甲状腺機能亢進症の猫はもともと多尿であるので，従来の Cre だけによる腎障害の検出では，その多尿は T_4 過剰の結果であって腎障害ではないと判定してしまう恐れが十分にある。そのような判断から抗甲状腺薬を使用することにより異常な血圧が低下すると，急に窒素血症が激しくなるような症例も多く経験されている。老齢の猫では一般に，腎臓の評価項目として SDMA を入れておいたほうが検出感度が高くなり，安全と考えられる。

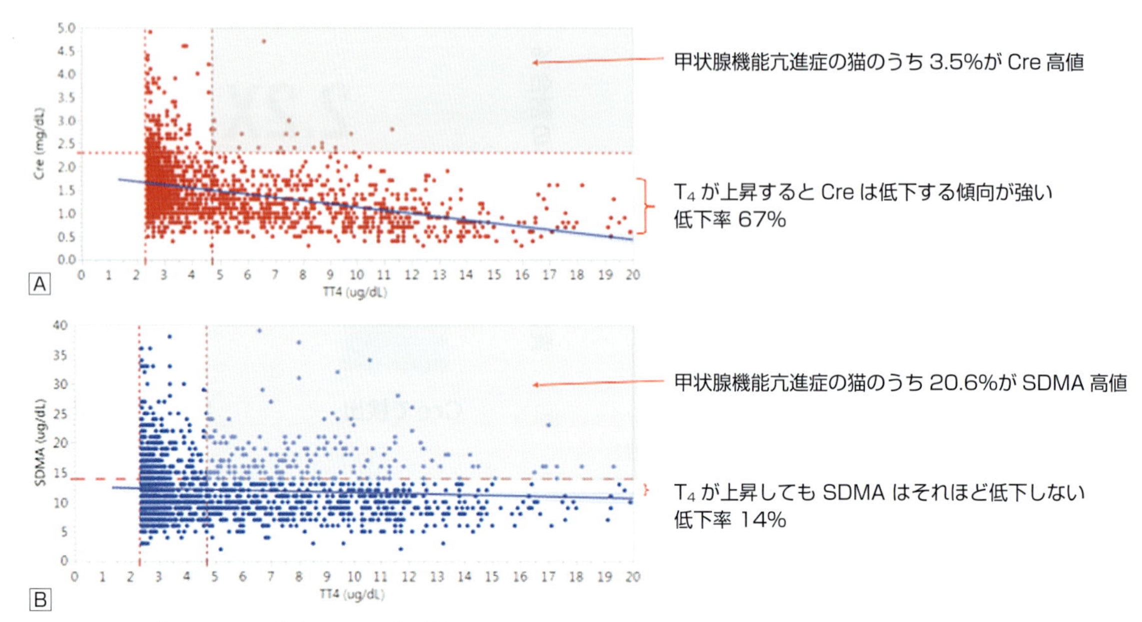

図８　米国の猫における甲状腺ホルモン(T_4)値と Cre，SDMA 測定値の相関図

n＝1959，T_4＞2.3 μg/dL，5 歳以上。
T_4 が高い猫ほど Cre は低く記録され，甲状腺機能亢進症の猫では 3.5％しか Cre 高値の例が発見されなかった。しかし SDMA は T_4 が高値を示しても低下する傾向は少なく，甲状腺機能亢進症の猫では 20.6％が SDMA の高値を示していた。すなわち，甲状腺機能亢進症の猫においては，SDMA によりはるかに多くの腎臓病症例が検出される可能性が示唆された。
A：Cre の測定，B：SDMA の測定。
（米国アイデックス ラボラトリーズの資料をもとに作成）

表４　尿比重評価の要点

所見
異常所見 脱水がありながら低比重 いつも等張尿または低張尿
1.008〜1.012 濃縮も希釈もない状態（糸球体濾液と同等の等張尿）
（犬）1.013〜1.029，（猫）1.013〜1.034 濃縮はあるが十分ではない状態
（犬）1.030以上，（猫）1.035以上 正常な濃縮
1.007以下 希釈がある 持続することは異常（尿崩症の評価が必要）

6．尿検査とその他の項目の同時評価

(1)尿比重の評価(表４)

ある１点だけの検査では USG が正常かどうかを判定するのは困難であるが，たとえば脱水がありながら尿が濃縮されていなかったり，いつも等張尿であったり低張尿であったりすれば，異常と判定できる。1.008 〜 1.012 は濃縮も希釈もない状態(糸球体濾液と同等の等張尿)，犬で 1.013 〜 1.029，猫で 1.013 〜 1.034 は濃縮はあるものの十分ではない状態，犬で 1.030 以上，猫で 1.035 以上であれば正常な濃縮である。また 1.007 以下は希釈(低張尿)を示しており，この比重が持続することは異常であるが，腎臓としては仕事を行っていると解釈される。

①低比重尿または多飲多尿の原因

水分過剰があれば USG は低下する。たとえば輸液時に採尿すれば当然 USG は低いものであろう。そのほか多飲多尿を伴う疾患として CKD，初期の AKI，肝不全，クッシング症候群，尿崩症(下垂体性，腎性)，子宮蓄膿症，高 Ca 血症，低 K 血症，多発性骨髄腫，糖尿病，甲状腺機能亢進症，アミロイドーシス，腎盂腎炎，ファンコーニ症候群，心因性多飲症などが考えられる。このなかでも，比重が低下していわゆる等張尿に近くなるもの(1.008 〜 1.012，腎性の腎不全が代表的)，腎臓は希釈を行っていて激しい低比重尿となるもの(＜1.007，尿崩症が代表的)がある。

②尿比重と腎病変の関係

腎病変を伴わない腎前性窒素血症の場合，その比重が犬で>1.030，猫で>1.035となることが特徴的である。腎病変が存在する場合には，尿細管の減少を反映して尿の濃縮能が低下する。これはCreが基準値を逸脱して高値になる腎機能の障害(おおよそ75%の障害)よりも早期にみられると考えられており，一般にGFRにして33%程度，すなわち67%の障害あたりから低下がみられる。濃縮能の低下を示す比重は犬で1.008～1.029，猫で1.008～1.034の範囲である。ただし，初期の腎障害の場合には犬で<1.008となること，あるいは猫で>1.035となることがあるので注意が必要である(もちろん例外はある)。腎後性窒素血症の場合には，腎前性と同様に当初は腎臓には病変のない窒素血症であるので，比重は高めになる。

(2)尿蛋白と腎病変の関係(表5)

赤血球や炎症細胞のみられない蛋白尿は，一般に腎臓由来と考えられる。そのような場合，硝子円柱や顆粒円柱などの出現に注意する。赤血球や炎症細胞，白血球円柱などがみられる場合には，腎臓あるいはそれ以下の尿路系における炎症，出血などに起因する蛋白尿が考えられる。腎臓由来の尿蛋白の代表的なものは，糸球体腎炎やアミロイド症に伴い漏出するAlbである。まれな疾患として，ファンコーニ症候群がある。これは遺伝性または先天性の近位尿細管の障害で，アミノ酸やグルコースなどが喪失する。

尿蛋白へのアプローチでは，まず尿のpHがアルカリ(pH9以上)で，偽陽性反応を起こしていないことを確認する。次に尿沈渣を評価し，尿沈渣がないことから炎症や出血などが除外されたら，繰り返しの検査で持続性の蛋白尿かどうかを評価する。持続的でなければ，まず生理的なものを考える。生理的蛋白尿は，運動やストレス後に軽度かつ一過性に起こるものである。持続性蛋白尿である場合は，血中Albの低下を評価するとともに，疾患の特定を行う。ただし血圧の上昇で蛋白が漏出する場合には，Albよりも低分子のものが中心に失われAlbの低下が顕著ではないこともある。しかしながら，血栓症のリスクとなる抗トロンビン(AT)が低値になるなど，身体にとっての影響は大きい。持続性蛋白尿には，オーバーロード蛋白尿(BJ蛋白尿，ヘモグロビン尿，ミオグロビン尿)と，腎性蛋白尿(糸球体から漏れているもの，尿細管から漏れているもの)がある。蛋白尿が有意なもの(病的な状態を示す)かどうかは，UPCで評価する。

表5　尿比重と尿蛋白の評価

比重1.020以下では蛋白陰性が正常
比重1.035以下では，≦30mg/dL(＋)が正常範囲
評価に当たっては沈渣の鏡検が必ず必要 沈渣があれば，沈渣の原因の治療をまず行う 赤血球や炎症細胞のない蛋白尿は一般に腎臓由来

(3)グルコースと腎病変の関係

腎臓病という観点から考え興味深いものに腎性糖尿があるが，実際には腎性糖尿の原因となるファンコーニ症候群はまれなものである。AKIでもみられることが多いが，AKIでは乏尿を呈する症例が多いことから，尿糖を検出した場合は糖尿病の可能性のほうが高いことは確かである。したがって，尿糖の評価は臨床徴候，血液化学検査の結果と同時に評価すべきである。糖の尿中出現に関する腎閾値は，犬で血糖値175～225 mg/dL，猫で275～325 mg/dLとされている。血糖値が高くなると原尿中の糖濃度がそれと同一になるが，それがある濃度を超えると尿細管が再吸収しなくなる，その限界の糖濃度，すなわち血糖値を腎閾値とよぶ。

(6)尿クレアチニン／血漿クレアチニン比

尿中のCreを測定して血液化学検査における血漿Cre値と比べることにより，尿細管壊死による乏尿と，激しい腎前性窒素血症を鑑別できる可能性が示されている。腎前性窒素血症では尿Cre/血漿Cre>20であり，尿細管壊死では尿Cre/血漿Cre<20(しばしば<8)とされている。尿中のCre値は，尿の濃縮，すなわちUSGに密接に関連するものであり，尿

細管壊死では尿の濃縮が不可能になることから，尿Creが低下するため，この比が減少する。

7．腎機能検査(図9)

(1)内因性クレアチニンクリアランス

血中にあるCreが腎臓の働きによって尿にどれだけ捨てられるか，ということをみる機能試験である。まず膀胱洗浄を行い，留置カテーテルで24時間(1440分)の尿を採取する。12時間で採血し，血中Creと採取した尿のCreを測定，尿量と体重を記録する。内因性クレアチニンクリアランス計算式は以下のとおりである。基準値(mL/min/kg)は犬で2.8～3.7，猫で2～3である。

$$\text{内因性 CCr} = \frac{\text{尿 Cre} \times \text{尿量}}{\text{血漿 Cre} \times 1440 \times \text{体重}}$$

(2)外因性クレアチニンクリアランス

外から与えたCreがどれだけ排泄されるか，ということをみる機能試験である。50 mg/mLに調整したクレアチニン(Sigma)溶液100 mg/kgを皮下注射し，20分，40分で採尿する。採尿前後に膀胱洗浄および採血を行い，血漿Creを測定して平均値を出す。尿量，体重を記録し，尿のCreも測定する。外因性クレアチニンクリアランスの計算は以下のとおりである。基準値(mL/min/kg)は犬で3.5～4.5，猫で2.4～3.3である。

$$\text{外因性 CCr} = \frac{\text{尿 Cre} \times \text{尿量}}{\text{血漿 Cre（平均）} \times 20 \times \text{体重}}$$

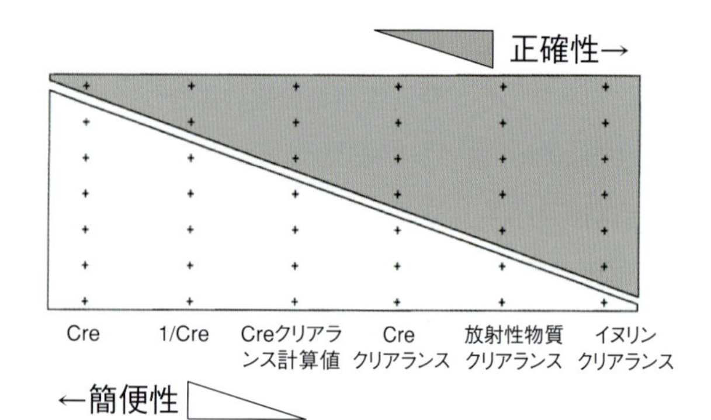

図9　さまざまな腎機能評価法の簡便性，正確性の比較

Creの測定は簡便性が6+で正確性が1+であり，簡便ではあるが正確性に欠ける。さまざまなクリアランス試験は簡便性は低くなるが，正確性が高くなる。
(Taal MW, et al (eds). Brenner and Rector's the kidney, 9th ed. Elsevier Saunders, St. Louis. 2012をもとに作成)

(3)イオヘキソール・クリアランス

日本獣医生命科学大学　獣医内科学研究室第二(宮川優一講師)では，血漿イオヘキソール・クリアランス測定を無料で受け付けている。症例のデータを研究に供するため，動物の家族から必ず検体データの研究使用の許可を得ておく必要がある。食欲不振，脱水，輸液処置(皮下補液を含む)，利尿薬など循環に大きく影響する薬剤の使用や，甲状腺や副腎に対する治療などはGFRに大きく影響するため，これらの症例は適応外となる。

試験は5時間以上の絶食後に開始する(絶水はしない)。試験実施中は必ず自由飲水として，食事だけ抜く。イオヘキソール製剤(240または300が望ましい)を用意しておく。イオヘキソールの投与前に採血し，ヘパリン血漿を分離してブランク血漿として保存する(採血量は全血で1.0～1.5 mL)。静脈留置を行い，イオヘキソール90 mg/kg（ヨード量）を30秒かけてゆっくり静脈内投与する。投与が完了した時点を0分として120，180，240分で採血し，ヘパリン血漿で最低0.3 mLずつを保存する。これらの検体は冷凍または冷蔵保存して，依頼書とともに送付する(図10)。

なお，腎機能検査は腎不全の診断がついているものではあまり意味がない。無症状であるがBUNだけが高い症例や，USGがいつも低い症例などで，腎臓病を確定する場合に意味がある。

日本獣医生命科学大学　獣医内科学教室第二
イオヘキソール・クリアランス測定依頼書

実施日 20　年/　月/　日
病院名・担当医名
連絡先　TEL　　　E-mail

患者名　　　ちゃん
品種　犬　猫　品種名（　　　）
性別　♀　♂　Spay Cast　年齢　歳　ヶ月齢　体重（当日）　kg　BCS　/5
現病歴
既往歴
臨床症状
治療・投薬
食事内容・おやつ

生化学検査	CBC	血圧
BUN　mg/dL	HCT(PCV)　%	収縮期　mmHg
Cre　mg/dL	HGB　g/L	拡張期　mmHg
P　mg/dL	尿検査	
Ca　mg/dL	USG	※記入にご協力お願い致します。
Na　mg/dL	尿中蛋白 - ± +2 +3+	生化学検査の測定機器
K　mg/dL	潜血 - ± +2+ 3+	ドライケム
Cl　mg/dL	膀胱炎　あり　なし	IDEXX
Alb　mg/dL	精子　あり　なし	その他（　）
SDMA　μg/dL	UPC	血圧の測定機器
CysC　mg/L	UAC	（　）

イオヘキソール製剤名
（　　　）
投与量　mL
投与量　mg
※実際の投与量を記入

採血時間
120分　予定　時　分　実際　時　分
180分　予定　時　分　実際　時　分
240分　予定　時　分　実際　時　分

送付いただいた検体やサンプル情報は研究に供させていただけますでしょうか。　はい　いいえ

図10　イオヘキソール・クリアランス測定依頼書
（日本獣医生命科学大学　宮川優一先生のご厚意による）

急性腎障害

1．定義

AKIとは腎機能障害の急性発現であり，急激に進行する窒素血症を特徴とする。本来は可逆性のものであるが，不可逆的なものに進展する可能性ももちろんある。腎臓が機能しなくなる原因はさまざまで，おおまかに腎前性，腎性，腎後性に分類される。尿の出方はさまざまで，乏尿のことが多いが，時期によっては尿が出ることもある。腎機能の低下あるいは廃絶により，生体機能平衡維持が困難となり，全身症状を伴って死の転帰をとるものもある。

AKIとは48時間以内に血清Creの上昇が0.3 mg/dLみられる，またはこれまでの7日間に血清Creが基準値上限の1.5倍になっている，および／または尿量減少<0.5 mL/kg/hrが6時間以上持続しているものをさす。これは，現在は医学領域と獣医学領域共通の認識であり，その病理発生は問わない（腎虚血，毒素，敗血症など）。なぜこれまで使用されてきた急性腎不全（ARF）という用語に対して急性腎障害（AKI）とよぶようになったかというのは，治療パラダイムの変化が主な理由である。早期の腎機能低下（injury）を発見すること，すなわち可逆性で治療可能な早期病変こそが重要であるという認識による。

2. 急性腎障害にみえる病態

(1)腎前性窒素血症

高度の脱水や出血，ショックなどの循環血液量減少によるものや，血圧の低下によるものがある。腎臓自体に問題はなくても，結果的に濾過不能となり血中に老廃物が蓄積する。しかしながら，腎虚血は次第に腎臓へのダメージを助長するため，適切な治療を行わないと腎実質性障害に進展する。

(2)急性腎実質性腎障害

エチレングリコールや重金属中毒などネフロトキシンによる尿細管の急性障害，あるいは急性糸球体腎炎によって引き起こされる，腎組織自体のダメージによる濾過や再吸収の不全である。

(3)腎後性窒素血症

当初は腎臓自体には問題がないものの，作った尿を排泄できない場合をさす。結石，腫瘍，異物などによる尿路閉塞と，膀胱・尿管破裂などで尿が排泄できずに循環中へ再吸収される状態である。この場合も当初は腎組織へのダメージはないが，腎臓へのバックプレッシャーのため次第に腎組織の障害へと進展する。とくに尿管の閉塞が起こった場合には腎盂の拡張を起こし，腎臓自体が腫大する。その結果，伸縮性のない腎被膜に包まれた腎臓は非常に内圧が高まった状態となり，激しい痛みを呈すとともに，GFR が顕著に低下することも避けられない。

(4)慢性腎臓病に腎前性が加担した場合

本質的には CKD であるが，臨床的には急性発症するため AKI にみえる。それまでの多飲多尿，低比重尿，貧血などの存在を知らずに，慢性腎障害をもつ患者に麻酔をかけた場合や，患者が脱水を呈した場合など，腎前性の要因が加担して，腎機能の急性悪化をきたす。適切な入院治療により，代償性の状態に戻せる可能性はある。

(5)慢性腎臓病末期

これも AKI にみえるだけであり，本質的には腎組織の著明な減少によって腎臓が全く機能しなくなった状態である。ヒストリーや身体検査所見からもあらかじめ CKD の存在を予想して，鑑別する必要がある。病変は不可逆性であり，予後は最悪である。この状態を腎不全とよぶことは適切である。

3. 病理発生

(1)血液動力学的／循環障害

低血圧，ショック，循環血液量減少，循環不全などによる腎臓の血液灌流量減少はすべて腎機能の高度な障害をもたらす。当初は腎前性窒素血症が起こるが，長く続くと腎性腎障害へと進展する(後述の急性尿細管壊死)。注意すべき病態としては，出血，敗血症，心原性の循環不全，長時間の麻酔，播種性血管内凝固症候群(DIC)，血栓がある。

(2)ネフロトキシン

水銀，鉛，ウラン，ヒ素などの重金属，エチレングリコール(車のラジエーターの不凍液や保冷剤に使用)などの有機化合物，ある種の治療薬(後述)，その他造影剤，Ca は，腎臓の尿細管にとくに毒性を示す。このような障害により急性尿細管壊死(ネフローシス)が発生すると腎不全が起こる。これは腎性の腎障害であり，USG の著明な低下，尿円柱の出現などが特徴である。また，それぞれヘモグロビン(溶血性疾患による)，ミオグロビン(筋肉挫滅による)の異常増加は尿細管に激しい障害を与える。また高 Ca 血症も尿細管の障害を起こす。

ネフロトキシンとなる治療薬としては，抗生物質(アミノグリコシド，ナフシリン，スルホンアミド，アンホテリシン B)，化学療法剤(シスプラチン)，NSAIDs すなわち非ステロイド性抗炎症薬(ピロキシカム，イブプロフェン，アスピリン，ナプロキセン，カルプロフェン，エトドラク)などがある。そのほか，利尿薬，殺虫剤，除草剤の一部や，治療薬ではないが猫におけるユリ科植物の摂取でも急性尿細管壊死

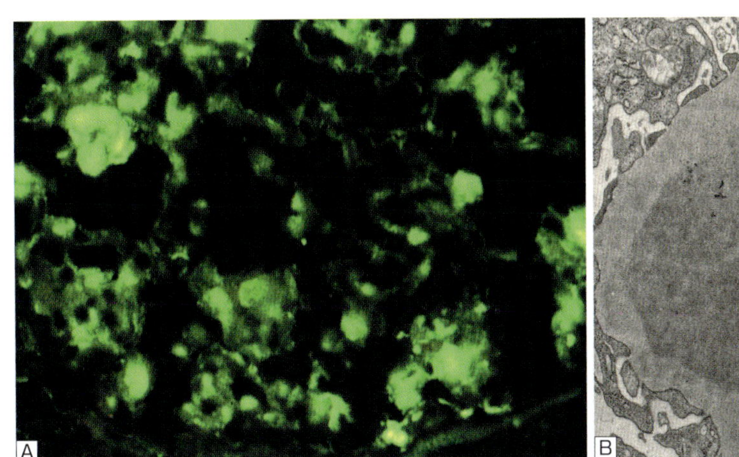
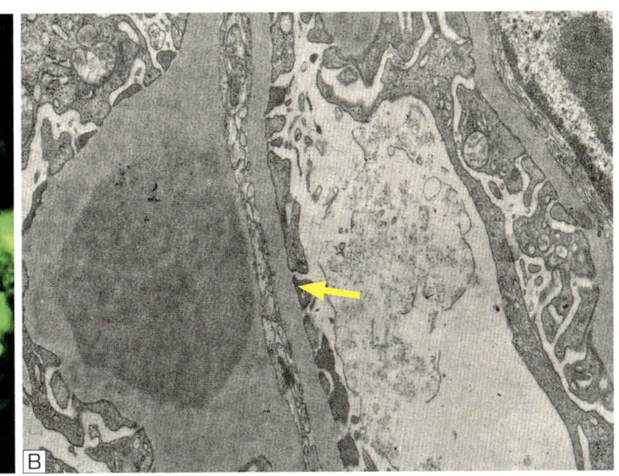

図 11　免疫複合体の沈着

A：腎糸球体における免疫複合体の沈着。蛍光抗体法。
B：猫白血病ウイルス（FeLV）感染猫の，糸球体基底膜における電子密度の高い（黒色）免疫複合体の沈着（矢印）。電子顕微鏡像。

は起こる。また，中毒物質は不明であるが，犬でブドウ，干しブドウの摂取でAKIが起こることが知られている。

(3)全身性疾患

急性糸球体腎炎は，細菌感染などの回復時に血中抗体価が上昇して，多量の抗原と抗体の複合体（免疫複合体）が形成され糸球体基底膜に沈着することにより起こる。免疫複合体には補体も結合し，好中球などの炎症細胞を引き寄せる。その結果GFRが低下し，また尿中に蛋白（Alb）が出現するようになる。そのほか感染症における糸球体腎炎として，代表的なものに猫白血病ウイルス（FeLV）感染症，猫伝染性腹膜炎（FIP）が挙げられる（図 11）。そのほかの機序として，血中の抗体が糸球体基底膜抗原と交差反応により結合し，免疫介在性糸球体腎炎または膜性糸球体腎症を起こすことがある。

犬における感染性の腎炎としてはレプトスピラ症がある。またそのほかの細菌性疾患として，腎盂腎炎から上行性に波及する急性細菌性腎炎がある。まれではあるが，心内膜炎など化膿巣からの細菌の血行性転移による腎炎も，細菌性腎炎のひとつの発生機序である。

そのほかの全身性疾患としては，悪性高血症，高Ca血症，ヘム色素腎症がある。これらでは全身性疾患の結果，尿細管が障害される。

(4)腎後性窒素血症

原因の如何を問わず，尿道または尿管閉塞の結果として尿の排泄が困難になると腎後性窒素血症がみられ，さらにAKIの全身症状が発現する。閉塞の原因としては，尿路系の結石，腫瘍，異物などがある。

猫の尿路結石は，ストルバイト（リン酸アンモニウムマグネシウム），リン酸カルシウム，シュウ酸カルシウム，尿酸および尿酸アンモニウム，シスチンなど多様な種類のミネラルからなっているが，このなかでかつて圧倒的に多いといわれていたものはストルバイトであった。ただしこの結晶は，尿のpHがアルカリ側に傾いただけでも出現する。尿中の溶質自体が多い場合，尿のpHに問題がある場合（食事性または細菌感染）など，その根底にある原因はさまざまである。ただしウレアーゼ産生菌の尿路感染によるストルバイト形成は，犬では非常に多いのに対し猫ではきわめて少なく，猫のストルバイト結石の75～80%が無菌性であるとされている。無菌性ストルバイト結石の予防には，低マグネシウムの食事，尿pHの酸性化，尿量増加が効果的と考えられているが，マトリックスと混合型の結晶，ウイルス感染の関与など，さらに病理発生として解明されなくてはならないことは数多くある。

猫では最近になってシュウ酸カルシウム結石がよくみられるようになった。猫の尿管は内腔が0.4 mm程度と非常に狭いため，部分閉塞や完全閉塞が起こりやすい。完全閉塞でなくとも，尿管の正常な蠕動運動が阻害され，尿の流れがきわめて悪くなることもある。また，交通事故などに起因する膀胱・尿管破裂で尿が排泄できずに循環中へ再吸収される場合も，腎後性窒素血症が起こる。シュウ酸カルシウム結石の溶解療法は知られていない。

4. 診断

(1)ヒストリー

これまでに腎臓病がみられていないということが重要である。もしみられていたならば，今回の障害がたとえ急性にみえても，CKDである可能性が高い。当然のことながら，経過は数日以内の急性経過である。

ヒストリーはネフロトキシンの可能性(たとえば治療薬の投与，重金属などとの接触)を探るのにも有用である。また，ほかの病気との関連として，外科手術後の発症であるか，敗血症や感染症の有無も重要な情報である。交通事故，落下などの創傷のヒストリーは腎後性を示唆する所見である。

(2)臨床徴候

元気消失，低体温，脱水がみられるが，削痩や被毛の光沢減退はみられない。そのほか食欲廃絶，嘔吐，下痢，強膜・粘膜の充血や，場合によっては尿毒症様症状，徐脈，呼吸数増加，腰部の疼痛がみられることがある。腎後性の場合，血尿，排尿困難，外傷，腹水症状がみられることがある。

(3)血液検査(CBC)

AKIに特異的な異常はない。腎前性のもの，あるいは脱水があるものでは血液濃縮が著明で，赤血球容積比(PCV)の高値，総蛋白(TP)の高値がみられる。またCKDと比較して，非再生性貧血がないのが特徴である。ただし，出血のある症例では貧血がみられるかもしれず，この場合はTPの低下を伴うことが多い。発生したばかりの急性出血ならば貧血に対する反応はみられず，3～4日経過していれば再生像がみられるはずである。

細菌尿や膿尿がみられた場合，膀胱およびそれより下部の尿路感染症では発熱も好中球左方移動も起こることはまれで，炎症所見が得られた場合には，腎臓における感染，すなわち腎盂腎炎などが示唆される。

(4)血液化学検査

通常，窒素血症(BUN，Creの上昇)はGFRが重度に障害されないとみられない。高リン酸塩血症あるいは高P血症も重度の障害で上昇する。Caは上昇の場合も低下の場合もある。高Ca自体が腎不全の原因となっている場合と，高Pの影響で低Caとなる場合がある。そのほか代謝性アシドーシスの所見としてHCO_3^-あるいはTCO_2の低下がみられることがある。

(5)尿検査

USGは腎障害の原因，すなわち腎前性か腎性か腎後性かで異なる。腎性腎障害では尿の濃縮が不能となるため，たとえ乏尿があってもUSGが低下することがある。それに対して腎前性や腎後性では，通常はUSGは高い。蛋白尿はみられることも，みられないこともある。炎症によるもの，糸球体腎炎によるものなどの鑑別が必要である。軽度の糖尿もみられることがあるが，これも尿細管障害を示す所見である。そのほか，出血や炎症を反映して，赤血球，白血球，尿細管上皮，細菌などもみられることがある。尿細管の障害を示す円柱としては顆粒円柱などがある。また腎盂のやや扁平化した上皮がみられることもあり，これは腎盂腎炎を示す所見となる。炎症が考えられる場合には，抗生物質治療をすぐに開始すべきであるが，菌の培養用のサンプルはとっておいたほうがよい。結晶としては，ストルバイトなど腎後性腎不全の原因と考えられるもののほか，シュウ酸カルシウムなどエチレングリコール中毒時に出現するものもある。ただしこれは特異的なものではないので，みられたからといってエチレングリコール中毒を特定することはできない。

実際の臨床例においては，急性の疾患を疑い，輸液を始めた後に腎不全が確認される場合がある。そのような場合に尿検査で比重を正しく評価することはでき

表6　急性腎障害の Cre と尿量に基づくステージ分類

ステージ	血清 Cre	尿生産
0	基準値から150%未満の上昇	
1	基準値から0.3 mg/dL 以上, または150～199%までの上昇	6時間以上にわたって0.5 mL/kg/hr 未満
2	基準値から200～299%までの上昇	12時間以上にわたって0.5 mlL/kg/hr 未満
3	基準値から300%以上の上昇または 0.5 mg/dL 以上の上昇があり＞4.0 mg/dL	24時間以上にわたって0.3 mL/kg/hr 未満または 12時間以上の無尿

（KDIGO. *Kidney Int Suppl.* 2: 3, 2012 をもとに作成）

ない。したがって，腎前性窒素血症と腎性腎障害の鑑別は，治療への反応をモニターすることも重要である。循環血液量補正後24～72時間で腎機能が戻るのであれば腎前性と考える。尿細管が壊死している腎性腎障害であれば，早期に窒素血症が改善することはありえない。尿細管上皮の再生が起こるまで長時間（通常は3週間程度）を必要とする。

(6)ステージ分類

Cre 濃度と尿量をもとにステージ分類を行うことが可能である（表6）。このステージ分類に沿った治療ガイドラインは示されていないが，可逆性の可能性が強い早期であるのか，より予後が悪くなる進行期であるのかをわかったうえで治療ができる。犬での懐古的研究によれば，AKI ステージ1～3の犬は致死率が高い（54.2%）のに対し，このステージに満たない，いわゆるステージ0（Cre の増加が＜150%）の犬では15.7%であると報告されている。このことから，とにかく Cre 濃度が基準値内であっても，わずかな上昇にも注意して，早期に発見することに臨床的な意味があるといえる（Thoen ME, et al. *J Vet Emerg Crit Care.* 21: 648-657, 2011）。

(7)画像診断

単純X線検査では正常または腫大した腎臓がみられることが多い。造影X線検査では排泄性尿路造影または動脈造影が行われる。超音波検査では正常または腫大した腎臓，高エコーの結石（シュウ酸カルシウム）などがみられる。CKD の場合には嚢胞や腫瘍性病変などの大きな変化がみられることが多いが，急性の場合にはそれほど変化は大きくない。

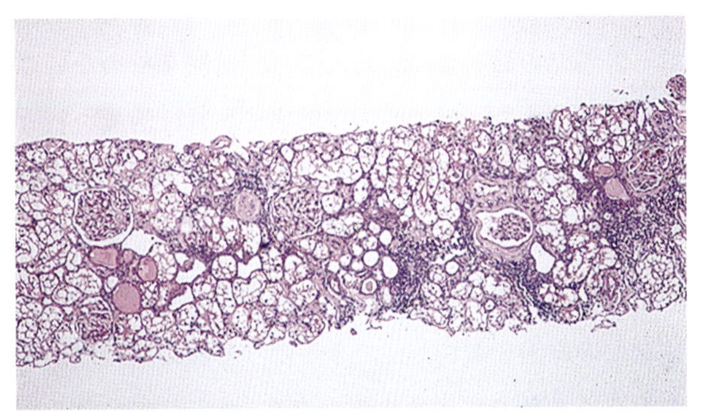

図12　慢性糸球体腎炎の猫の腎臓ツルーカット生検材料からの病理組織標本（HE 染色）

(8)病理組織学的診断

病理組織学的診断は診断確定のための最良の方法であり，障害や修復の程度を評価することができる。ただし，明らかに AKI と診断でき，かつ治療への反応も良好であれば，通常は病理組織学的診断は行われないことが多い。検査結果によって治療方針や予後判定が大きく変わるのならば，検査は有効なものとなるが，それらが影響を受けないであれば検査は行わなくてもよいだろう。鎮静，麻酔が必要であり，すでに腎臓の血液灌流量に減少があるとすれば，悪影響も考えられる。また，出血や感染の危険性も増大するためである。

生検を行う場合は，ツルーカットなどの生検針で組織を採取する。通常は皮質と髄質の境界部や，髄質・腎盂を避けて，皮質内で生検を行う。診断のためには，糸球体を含むネフロンが数個は含まれていることが望ましい（図12）。生検に先立って出血傾向がないかどうかを，活性化凝固時間（ACT），血小板の有無などにより評価する。生検は通常は無麻酔で鎮静程度で行い，前後のPCVの評価も忘れないようにする。採取材料は通常の評価には10%ホルマリンで固定するが，糸球体腎炎の免疫病理学的診断のように，ドライアイス凍結材料とすることもある。

(9)原因の究明

腎障害という診断だけでは不十分である。すなわち，腎不全の診断がついたところで診断をやめないことが大切である。可逆性の腎障害であれば治療を行う必要があるので，腎前性，腎後性はもとより，腎性腎障害であっても，先天性，代謝性，腫瘍性，栄養性，感染性，免疫介在性，虚血性，医原性，中毒性，創傷性などの原因を鑑別し，できる限り基礎的病因の治療を行う。あわせて，感染症や高Ca血症が存在する場合には治療を行い，進行の防止および遅延につとめる。

可逆性かどうかは病変の種類，部位，程度，そして原因の除去の効率によって決定される。可逆性の可能性がある腎障害の原因としては，脱水，低Alb血症，副腎皮質機能低下症，心不全，腎虚血(急性膵炎も腎虚血を起こす)，長期の循環血液量減少，NSAIDsの投与，血栓塞栓，ネフロトキシン，細菌性または真菌性腎盂腎炎，レプトスピラ症，糸球体腎炎，腎後性尿閉塞，尿路破裂などがある。

尿路疾患の持続的徴候がある場合には，それらの重要性や臨床的意義を理解して，原因の究明につとめる。たとえば，糸球体性蛋白尿があれば，原因究明を行い，窒素血症がなくとも治療的介入が必要である。腎性糖尿がAKIによる尿細管損傷によるものであれば，ただちに内科療法が必要となる。また，円柱の存在は活動性の尿細管疾患を示唆するもので，白血球円柱がみられた場合には腎臓における感染または炎症を考え，特異的治療を考慮する。腎性血尿は，創傷，炎症，感染，腫瘍，または虚血による損傷を示唆するものである。腎臓が小型である場合は，機能できる組織の減少を考慮し，腎機能を低下させるような薬物や術式は避けて，十分な水和を維持することが重要である。

5. 治療と治療効果の評価

(1)尿の産生の評価

まず乏尿・無尿の評価を行う。乏尿とは尿量が0.27 mL/kg/hr未満のもので，無尿とは尿の産生が全くみられないものをさす。急性腎性腎障害ではほとんどの場合，乏尿があっても無尿とはならない。それに対して腎後性の尿路閉塞・膀胱破裂の場合には無尿が起こる。尿量の判定は尿道カテーテルで行うが，細菌導入のリスクがあるため，本当に無尿ではないかと疑う症例のみで使う。ある程度の尿は作られている症例では使わないほうが安全である。雄に対して用いる場合は間欠的使用とする。また，腎毒性がない抗生物質を使用して感染防止につとめる。

(2)輸液療法

AKI症例に対して輸液を計画する際は，まず欠乏量を評価してその量を与えること，さらに維持量を与えること，そしてこれから失われていく量を算定しそれに対しても補充することが必要である。欠乏量を計算する際は脱水の割合(%)の評価を1～2%増しにして考え，欠乏量の1/2～3/4量を急速に入れて2～6時間で回復させる。1/2量を6時間で入れた場合には，あとの1/2量は次の18時間で入れるようにする。1日の維持量は40～60 mL/kgで計算し，これに加える。これから失われていく量は下痢や嘔吐の回数と量をもとに算定する。

AKI症例での輸液の目的は細胞外液量を増やすことで，このためには生理食塩液や乳酸リンゲル(LR)のようにNaの入った液体を使う。LRに入っている量はわずかであるがNa濃度は動物の体液よりも低いため，自由水を補給することにもなる。これらの輸液により利尿が起こり，高K血症と代謝性アシドーシスは改善される。尿量が確定されるまでのモニターには，体重の評価，呼吸状態の評価，尿排泄の観察を行う。高Kによる心毒性が発現している場合には，高Kが静止電位を減少させているので，閾値電位を減少させるCaを使用する。これには10%グルコン酸カルシウム0.5 mL/kgを10～15分かけてiv点滴する。Caは閾値電位を変えることでさらに不整脈を起こすこともあるので，濃度の薄い液体でゆっくりと投与し，心電図(ECG)モニターを続けることが重要である。グルコン酸カルシウムの作用の発現は非常に早い(数分)が，作用は20分程度しか持続しない。そのほかの高Kに対する持続的治療としては，インスリンによってKを細胞のなかに押し込めるグルコース／インスリン療法がある。この方法を用いるとKは1時間以内に1～2 mmol/L下がり，効果は数時間持続する。重炭酸ナトリウムもKを細胞のなかに押し込むことで効果を発揮するが，アシドーシスによる高Kにしか効果はないため，代謝性アシドーシスが非常に激しいときのみ使用する。用量過剰は致死的となるので，血液ガス検査で慎重に用量を決定する。pH7.1～7.2であれば臨床的に重大なことは起こらないので，それ以下の場合にpH7.1ぐらいまで持ち上げる程度の治療とすればよい。効果は30～60分で発現し，数時間持続する。

(3)利尿薬

輸液療法で尿量が確保できなかった症例では利尿薬を使用する。通常はフロセミドを2 mg/kg ivで投与する。効果が出るものでは30～60分のあいだに利尿がみられるはずである。利尿がみられなければ2回目を2倍量で投与し，30～60分待って利尿がなければさらに2倍の量で3回目を投与する。最大量は20 mg/kgまでで，これを2～4時間に1回投与可能である。持続点滴で投与する場合には，最初の量を0.66 mg/kg ivで投与して，引き続きCRIで0.5～1 mg/kg/hrで入れていく。フロセミドは，アミノグリコシド系による腎障害では増悪の可能性があるため禁忌である。これは近位尿細管にアミノグリコシド系抗生物質を集めてしまうためと考えられている。また，浸透圧利尿薬としてマンニトールの持続点滴または4～6時間に1回のボーラス投与が可能である。ただし，マンニトールで尿が出なかった場合さらに投与を続けると，浸透圧の作用で細胞外液量が増加してボリュームオーバーロードの状態となるので，その場合は追加せずに，フロセミド投与にする。体液バランスを維持するためのモニターには，輸液療法の投与量と排泄量を記録することが重要である。さらに8～12時間に1回は体重測定を行う。この場合，膀胱の尿および便を排泄させたうえで，条件を一定にして測定する。電解質は当初は毎日測定し，安定化してきたら1日おきの測定とする。

(4)ドパミン

フロセミドが効かない症例ではドパミンを1 μg/kg/minの低用量持続点滴で開始するといわれてきたが，人では現在勧められていない。用量>3 μg/kg/minでは血管収縮作用が出るものであり，不整脈がある場合は使ってはならないとされている。このようなことから，2014年以降の総説などでは，動物でも勧められていない。

(5)透析療法

前述の治療に全く反応しないものは透析療法が適応となる。ただし効果が認められるのは腎臓の状態が可逆性の変化である場合である。体液量のオーバーロードがある場合，肺水腫やうっ血性心不全がある場合にも有効な治療法である。透析療法は通常，腹膜透析チューブを使用し，専用の透析液を入れて20～45分間放置し，滅菌した閉鎖系を使用して回収する。

使用する透析液は，LRと50%グルコースを混合して作成することもできる。LR500 mLに対し50%グルコースを15 mL加えた1.5%液(グルコース濃度)，25 mL加えた2.5%液，45 mL加えた4.5%液などを作る。4.5%液は過水和状態で使用するものである。当初の透析液にはヘパリンを200～1000 U/L加えてもよい。体重をこまめに測定しながら20～40 mL/kgを入れて，1時間から4～8時間放置して回収する。急性期は1時間に1回，その後は1日に数回行う。

血液透析は技術的には可能となっているが，米国でも3～4カ所のセンター病院でのみ利用可能であり，さらに非常に高価な治療となる。カリフォルニア大学デイビス校では，人用の透析機械に胎児用(猫，小型犬）または大人用（10 kg 以上の犬）のダイアライザーカートリッジを組み合わせて使用している（金久保佳代ほか．伴侶動物治療指針 vol.4．緑書房．2013，pp165-178）

(6)嘔吐のコントロール

尿毒症症候のうち AKI では嘔吐が顕著な問題である。これは激しい胃腸炎が起こり，粘膜防御機構が障害されている場合もある。毒物による悪心もある。薬物を使用して嘔吐をコントロールする必要がある。また，嘔吐による迷走神経刺激で徐脈が起こるとさらに嘔吐が激しくなる。したがって嘔吐が間欠的にみられ徐脈が存在する症例では，抗コリン作動薬も使用する。

(7)経口栄養

AKI の場合の栄養管理は，病期が長期にわたるわけではないので，体の栄養をサポートすることを考える必要はなく，胃腸炎や食欲廃絶が続いていた腸管をサポートする治療となる。すなわち，食欲廃絶で上皮細胞の微絨毛の障害や酵素異常，細菌叢の異常などが起こっているのをまず回復させることが目的である。これは微量経腸栄養 micro-enteral nutrition という概念で，できるだけ早期から開始する。経鼻食道チューブを使用し，LR：水が 3：1 の液体 1 L に対して，グルコースを 5 ～ 25 g 添加したもの（少量のアミノ酸やペプチドを添加してもよい）を 0.05 ～ 0.2 mL/kg/hr で持続的に注入する。あるいは動物用のリキッドダイエットを水で薄めて使用することも可能である。4 ～ 6 時間ごとに胃の内容を確かめ，胃がいっぱいなら投与速度，用量を調節する。

(8)予後判定

予後判定として，治療を続ける意義があるものは，尿の産生があるもの，血清中の K 濃度が正常域に戻るもの，臨床徴候の改善がみられるものである。それに対して，異化亢進状態が持続しているもの，すなわち発熱が持続しているもの，手術直後のもの，敗血症がみられるものでは予後は悪い。

6．修復機構

急性尿細管壊死が起こると尿細管腔に壊死産物などのデブリが停滞するが，これに対して上皮細胞が処理するのを助ける機構が存在する。これには apoptosis inhibitor of macrophage（AIM）とよばれる Cd5l 遺伝子によってコードされる CD5-like antigen（CD5L）が関与している。AIM は通常は血中で IgM やそのほかの分子と結合して存在し，尿中には濾過されないようになっている。AKI が発生すると，AIM は IgM から外れて糸球体で濾過され，尿細管中に出る。傷害尿細管上皮には kidney injury molecule-1（KIM-1）が発現されており，これが AIM と結合して尿細管内の壊死産物などを上皮細胞が処理するのを助ける。ところが，猫の血中 AIM は IgM から外れないため糸球体で濾過されず，尿細管中の上皮細胞デブリに結合できないことが知られている。実験的研究ではリコンビナントの AIM を投与することで治療効果が得られるとされている（Sugisawa R, et al. *Sci Rep. 6*: 35251, 2016）。この研究グループは将来的に AIM を治療薬として使用することを考えており，猫で CKD が多い理由として，AKI からの回復が悪いためとしている。確かに AIM を使った治療には希望が持たれるが，猫の CKD が多い原因が本当にそれだけなのかはわかっておらず，実際に猫で急性の尿細管壊死がそれだけ頻繁に起こっているのかどうかもわからない。

慢性腎臓病

1．定義

医学領域では慢性腎臓病（CKD）は，3 カ月以上の GFR の持続的低下（<60 mL/min/1.73 m^2），または 3 カ月以上持続する構造的な傷害や蛋白尿などの腎障害と定義されている。獣医学領域では，一般に長期（3 カ月以上）持続する腎臓のダメージ，または GFR の 50％以上の障害と定義されている。

誘因としては腎前性，腎後性もありうるが，すでに腎臓には不可逆的な腎臓の病変が形成されているのが特徴である（図 13）。すなわち，CKD は慢性かつ進

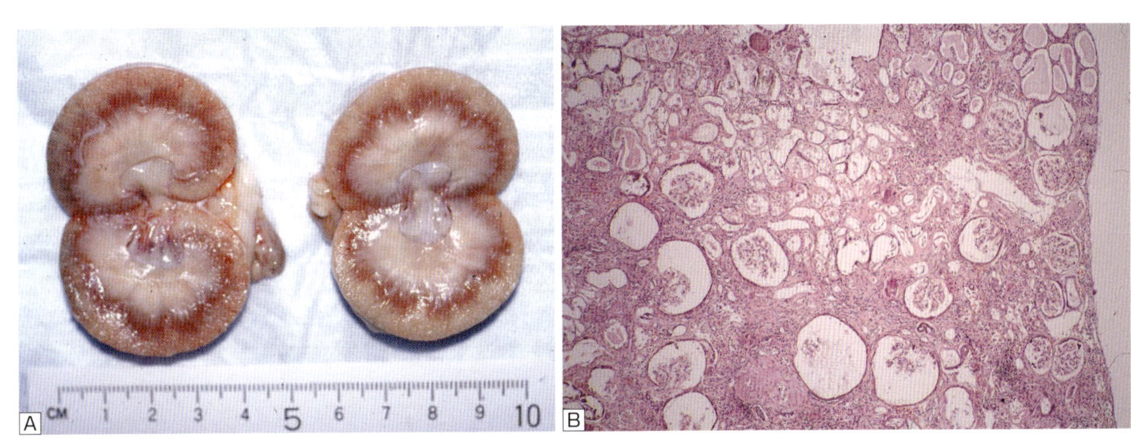

図 13　慢性腎臓病末期の萎縮腎とその病理組織標本

A：肉眼所見。
B：A と同材料の病理組織標本(HE 染色)。ネフロンの消失と線維化が著明。

行性の疾患であり，機能することのできるネフロンの不可逆的な喪失を特徴とする。対症的治療を行うことや進行を遅らせることはある程度可能であっても，完全治癒は望めない。病変は線維化を主体とするもので，その時期まで病変が進行すると腎組織の再生は起こらない。その結果，生体の恒常性維持は次第に不可能となり，窒素血症から尿毒症へと進展する。

発症平均年齢は犬で 7 歳，猫で 7.4 歳と，老齢疾患としての特徴がみられるが，発症年齢範囲でみると 1 歳以前から老齢まですべて報告がある。幼齢での発症は先天性の形成不全があるためである。以前からの報告によれば，来院患者中の CKD の発生頻度は，12 歳以上の猫で 28 %，犬では 5.8 % といわれていた (Bartlett PC, et al. *Prev Vet Med*. 94: 264-271, 2010)。最近では早期発見も可能になり，すべての年齢の猫で 50%，15 歳以上では 81% ともいわれ，その 90% 以上が初期の腎臓病(後述のステージ 1 ～ 2)とされている(Marino CL, et al. *J Feline Med Surg*. 16: 465-472, 2014)。

2．病理発生

(1)遺伝性および先天性

発症年齢，好発品種が特徴で，画像診断的にも特徴所見がみられるものがあり，診断は比較的容易である。先天性の疾患として構造異常を伴うものには，腎形成不全がある。若齢期から慢性的な腎臓病を発症すること，病理組織学的にはネフロンの低形成(形成不全)がみられることが特徴である。シー・ズーで発生が知られている。シー・ズーでは若齢時より腎臓の超音波検査で構造が不明瞭なもの，BUN だけの上昇が常にみられて USG が低下しているものなどが多く経験される。最近では，その時々で繁殖が盛んになったそのほかの品種でも家族性を思わせる発生がある。そのほかの先天性と思われる疾患に，猫の多発性腎嚢胞(PKD)がある。これはペルシャまたはその交配猫にみられ，常染色体優性遺伝疾患(PKD1 遺伝子変異)であることがわかっている。発生頻度は約 1000 例のうち 1 例である。診断には超音波検査が有用であるが，遺伝子診断も利用可能となっている(連絡先：岩手大学動物病院　佐藤れえ子教授)。

(2)後天性

AKI に続発して起こるもので，最終的な腎病変は一様に線維化に向かい，もはや原因の特定が困難なものが多い。全身性エリテマトーデス，アミロイド症，糖尿病，高 Ca 血症，多発性骨髄腫などの全身性疾患

表７　犬と猫の慢性腎臓病 IRIS ステージング

IRIS ステージ	1	2	3	4
犬：Cre（mg/dL）	＜1.4	1.4 ～ 2.0	2.1 ～ 5.0	＞5
猫：Cre（mg/dL）	＜1.6	1.6 ～ 2.8	2.8 ～ 5.0	＞5
SDMA（μg/dL）	＞14	痩せていて＞25 なら ステージ３	痩せていて＞45 なら ステージ４	
臨床的変化	ほぼなし 尿比重低下 あり／なし	ややあり 多飲多尿など	さまざまあり	全身状態悪化 尿毒症
腎機能残存（%）	＞33	33 ～ 25	25 ～ 10	＜10

（国際獣医腎臓病研究グループ〔IRIS〕の資料をもとに作成）

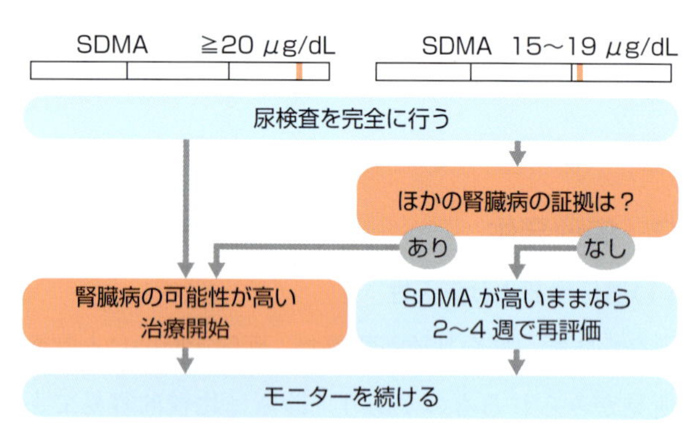

図 14　SDMA 高値がみられた場合の対応

に続発するもの，腎盂腎炎，閉塞性尿路疾患に続発するもの，中毒性腎症（抗生物質や重金属による障害に続発するもの），腎臓自体の病変の慢性化したもの（慢性間質性腎炎，慢性糸球体腎炎）などがある。また特殊な疾患として尿細管機能障害を主体とする CKD もあり，これにはファンコーニ症候群，尿細管性アシドーシスが含まれる。犬に比べて猫でこれほど CKD が多い理由としては複数考えられるが，そのなかには前述の AIM の機能不全の問題や，蛋白主体の食事を給与される動物が高齢まで生きるようになったことが挙げられる。加えて，後述のネコモルビリウイルスが関与している可能性，歯周病やワクチン接種が関与している可能性も示唆されている。

(3)ネコモルビリウイルス

ネコモルビリウイルス Feline morbillivirus（FeMV）は，パラミクソウイルス科パラミクソウイルス亜科モルビリウイルス属のウイルスで，牛疫，麻疹，ジステンパーウイルスと近縁である。2012 年に香港，中国本土の猫の CKD（尿細管間質性腎炎）と関連してモルビリウイルスの分離報告がはじめて行われた（Woo PC, et al. *Proc Natl Acad Sci USA*. 109: 5435-5440, 2012）。その後，日本，米国，欧州からも報告が続き，ウイルスや抗体がみつかっている。1997 年のベトナムの検体の保存血清からはわずかに抗体が検出されている。日本では東京，静岡，京都で報告があり，屋外に出る猫に多くみられる。雌雄差はなく，陽性率は 8 ～ 11 歳でピークとなる。抗体陽性は CKD を持つ猫に多い。病理発生や予防については未だ不明な点が多いが，ウイルスは次亜塩素酸ナトリウム，エタノール，熱湯（60 ～ 70℃，2 分）で死滅する。体内でのウイルスは持続感染することは知られているが血液中からは消失するため，おそらく輸血による感染のリスクは少ないと考えられる。しかし腎臓にはウイルスが存在し，尿に排泄されるため，これは感染源になる可能性がある（宮沢孝幸，私信，2018）。

3．血漿クレアチニン濃度に基づく慢性腎臓病の IRIS ステージング（表７）

(1)ステージ１

CKD は徐々に進行する。最初の段階は腎不全ではなく，慢性腎障害ともよばれる時期である。血漿 Cre 濃度は犬で 1.4 mg/dL 未満，猫で 1.6 mg/dL 未満である。この時期には窒素血症や体液，電解質の異常はほとんどみられないが，腎病変は存在し（生検で確認可能），予備能はすでに低下している。すなわち腎臓に起因すると思われる不適切な尿濃縮，蛋白尿がみられることがある。これまでは生検以外でステージ１を

表８　犬と猫の慢性腎臓病の IRIS サブステージング

蛋白尿ステージング	NP 蛋白尿なし	BP 境界域蛋白尿	P 蛋白尿あり
犬：UPC	<0.2	0.2 ～ 0.5	>0.5
猫：UPC	<0.2	0.2 ～ 0.4	>0.4

血圧ステージング（犬および猫）	0	1	2	3
	正常血圧	境界域高血圧	中等度高血圧	重度高血圧
収縮期血圧	<150	150 ～ 190	160 ～ 179	>180
標的臓器障害リスク	最小	低い	中等度	高度

（国際獣医腎臓病研究グループ〔IRIS〕の資料をもとに作成）

診断することはできなかったが，現在ではSDMAの評価が加えられている。SDMAが15 μg/dLであれば，ステージ1と診断可能である。

(2)ステージ２

軽度の窒素血症と尿濃縮能の低下がみられる。そのため多尿が確認されるがそのほかの症状はみられない。血漿Cre濃度は犬で1.4～2.0 mg/dL，猫で1.6～2.8 mg/dLである。この時期は健常ネフロンが障害ネフロンの機能を代償し，尿を多量に出すことによって機能を確保している。しかしながら予備能ははるかに低下しているので，脱水，外傷，手術などにより容易に非代償性の腎不全に進行することもある。なお，ボディーコンディションスコア(BCS)が低めの痩せた動物でSDMAが25 μg/dL以上の場合は，Cre濃度が正しくGFRを反映できていない可能性を考慮し，ステージ3とすることができる。

(3)ステージ３

代償不全期で，軽～中程度の窒素血症，尿濃縮および希釈能低下(等張尿，多尿)，電解質異常(高P，低Ca)，貧血，体重減少がみられる時期で，腎組織あるいは機能は75％以上障害されている。血漿Cre濃度は犬で2.1 ～ 5.0 mg/dL，猫で2.8 ～ 5.0 mg/dLである。BCSが低めの痩せた動物でSDMAが45 μg/dL以上の場合はステージ4と考え，それに準じた治療を行ってよい。

(4)ステージ４

尿毒症あるいは末期腎不全の時期で，積極的な治療なしには生命維持が困難となる。全身症状(尿毒症)がみられ，窒素血症も高度である。血漿Cre濃度は犬，猫ともに>5 mg/dLである。末期に乏尿，高Kがみられた場合には，腎組織は90 ～ 95％以上障害されていると考えられ，死の転帰は避けられない。

(5)ステージングの臨床的意義

犬と猫のCKDにおける，国際獣医腎臓病研究グループ(IRIS)のステージと臨床的変化を対応させたものを**表７**に示す。臨床医学における分類というものは，臨床的に診断あるいは治療，予後の観点から違いがあるためにその意義がある。たとえば国際猫医学会(ISFM)刊行の猫のCKDの診断・治療ガイドライン(Sparkes AH, et al. *J Feline Med Surg.* 18: 219-239, 2016)はこのIRISステージングに基づいて作成されている。犬と猫のIRISステージングには，蛋白尿の有無および血圧によるサブステージも存在する(**表８**)。

またCre濃度，あるいはIRISステージングごとの生存期間についても検討が行われている。Jacobらは CKDの犬の血圧上昇の死亡に対するリスクを調べる研究の基礎データとして，Creに比例して生存期間は短くなることを示し，短期間で死亡した例(n＝24)の生存期間は250 ± 171日(中央値250日)，長期生存した例(n＝14)では508 ± 181日(中央値475日)と報告している(Jacob F, et al. *J Am Vet Med Assoc.* 222: 322-329, 2003)。また，猫におけるさまざまな研究を

表9 猫の慢性腎臓病症例のIRIS分類による生存期間中央値(日)

文献	ステージ2	ステージ3	ステージ4
Syme (2006)[1]	504	154	57
King (2007)[2]	1151	500	70
Boyd (2008)[3]	1151	778	103
Geddes (2015)[4]	490	263	20

1：Syme HM, et al. *J Vet Intern Med*. 20: 528-535, 2006.
2：King JN, et al. *J Vet Intern Med*. 21: 906-916, 2007.
3：Boyd LM, et al. *J Vet Intern Med*. 22: 1111-1117, 2008.
4：Geddes RF, et al. *J Vet Intern Med*. 29: 1494-1501, 2015.

総括すると，どの研究においてもIRISステージの進行とともに生存期間が短くなることが報告されており(表9)，このような分類は臨床上意義があることがわかる。

4. 早期発見

CKDは不可逆性，進行性の腎病変によるものである。そのため，対症療法での症状の若干の改善を除き，腎移植以外の方法での本質的治療は不可能である。したがって，治療のウエイトは早期発見と進行の防止，あるいは腎前性などの要因が加担して代償性であったものが非代償性になった場合に代償期まで戻すための治療が主体であろう。

このためには健康診断にSDMAの測定を組み込むこと，さらに初期の症状の検出，繰り返しのUSG測定と尿蛋白測定が勧められる。USG検査で濃縮能の低下が疑われた場合(犬<1.030，猫<1.035)には，1回だけの検査で方針決定は行わずに再検査を行い，持続性低比重尿であるかを判定する。持続性の低比重尿であった場合には，まずほかの多尿性疾患の鑑別診断を行う(表10)。

表10 多飲多尿の除外リスト

子宮蓄膿症
医原性(アルコール，グルココルチコイド，利尿薬)
糖尿病
副腎皮質機能亢進症
副腎皮質機能低下症
高Ca血症
甲状腺機能亢進症
肝不全
腎髄質溶質洗い出し
腎不全
尿崩症
心因性多飲

表10のリストのうち，医原性はヒストリーから除外可能である。子宮蓄膿症は身体検査，X線検査，CBCの結果や，分泌物などから除外できる。肝不全は血液化学検査で除外できる。多尿になるメカニズムは尿産生低下に伴う腎髄質間質の浸透圧低下であり，同様に腎髄質溶質洗い出しも，利尿によりNaとClが腎髄質の間質から失われ，相対的な高浸透圧を保てなくなる。尿細管から髄質に向けての水の再吸収ができなくなる結果，多尿になる。糖尿病，高Ca血症も血液化学検査で除外可能である。副腎皮質機能亢進症ならびに低下症，甲状腺機能亢進症は臨床徴候，CBC，血液化学検査で除外できることもあるが，症状などから疑いがある場合には特殊検査が必要になる。尿崩症は特徴的な低比重尿(希釈尿)がみられるはずであるが，疑われる場合には多飲多尿のほかの原因をすべて除外し，バソプレシンの点眼用製剤である酢酸デスモプレシン(DDAVP)で治療する。1滴に1.5～4.0 μgのDDAVPを含有した製剤を1～4滴sid～bidで結膜嚢に滴下する。心因性多飲症の評価には血漿浸透圧測定などを行えばよい。水制限試験は危険を伴うので行わないのが最近の傾向である。

5. 慢性腎臓病用問題特異的データベース

持続性のSDMA高値や低比重尿がみられた場合には，表11に示す問題特異的データベースの検査を行う。検査項目には通常のスクリーニング検査を行っていれば当然含まれるものに，さらに特殊検査を加える。また，尿検査で常に蛋白が陽性であるもの，低Alb血症のあるものについては，高血圧や慢性糸球体腎炎の可能性を考えて追及が必要である。蛋白尿は人では重要な予後因子である。蛋白尿の程度は猫より犬のほうが激しく，しかも犬のほうが猫よりもCKDの予後が短いことから，少なくとも犬においては重要な因子と考えられる。犬ではUPCが1増加すると死亡のリスクが60%上がるといわれている。

問題特異的データベースの目的にはいくつかある。

表 11　腎臓病問題特異的データベースの検査項目

ヒストリー
身体検査
スクリーニング検査
尿検査
CBC
血液化学検査(以下を含む) BUN, Cre, Na, K, Cl, HCO_3, Ca, P
尿細菌培養
単純 X 線検査 腎臓, 尿管, 膀胱, 尿道
場合によって加えられるもの 血清学的検査(FeLV, FIV, FIP) 超音波検査 静脈性泌尿器造影 血圧測定 腎生検

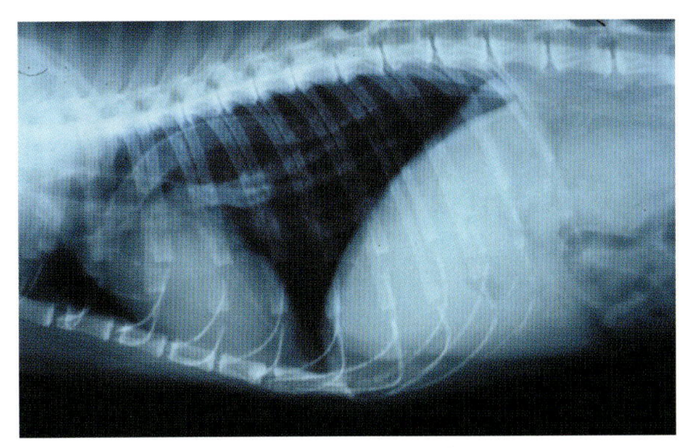

図 15　腎性二次性副甲状腺機能亢進症の X 線画像
大動脈に著明な石灰化がみられる。

まず, 対症療法が必要な合併症を検出することである。これらには尿毒症, 多尿および脱水, 代謝性アシドーシス, 低 K および高 K, 低 Na および高 Na, 高 P, 低 Ca および高 Ca, 腎性骨異栄養症, 非再生性貧血が挙げられる。

腎性骨異栄養症は腎組織が減少し P の貯留がみられるようになって発生する, かなり末期の疾患であるが, 早期からその徴候を調べておくことは有意義である。この場合, 腎臓由来の $1.25\text{-}(OH)_2\text{-}D_3$ も減少し, 腸管からの Ca 吸収は低下する。低 Ca 血症の結果, 骨組織への石灰沈着は減少するばかりか, 二次性の副甲状腺機能亢進症が起こり, 副甲状腺ホルモン(PTH)増加に伴って骨からの脱灰が生じる(図 15)。

CKD における貧血は, 正球性正色素性の非再生性貧血を特徴とする。腎組織由来のエリスロポエチン(EPO)低下が原因の, 赤血球産生低下に由来するものである。ただし尿毒症が激しくなっている場合には, 赤血球寿命の短縮や血小板機能障害を伴うことがある。

蛋白尿の症例では, それが尿沈渣によるものではなく, UPC で有意なもの(顕著なものでは 1 以上)と判定されたら, 糸球体腎炎やアミロイドーシスの可能性を考えるべきである。蛋白尿, 低 Alb 血症, 高コレステロール血症, 腹水および浮腫を伴うものは, ネフローゼ症候群と診断される。原因の追及には腎生検による病理組織学的検査, 蛍光抗体検査(図 11A)や, 電子顕微鏡(電顕)的検査(図 11B)が必要であるが, 獣医領域での腎生検はあまり行われていない。その理由は, 犬ではツルーカット生検も難しいこと, さらに糸球体疾患の病理組織学的ならびに電顕的診断の標準化と治療プロトコールの確立が行われていないこと, 日本では糸球体疾患専門の診断センターが設立されていないことが挙げられる。

これから起こるかもしれない尿毒症に対して, それを悪化させ腎病変の進行を早める因子があるかどうかを検討しておくことも, このデータベースをとる目的である。これらの因子には, 腎前性の原因, 尿路閉塞, 尿路感染, 全身高血圧, 腎臓以外の疾患が含まれる。また, 特異的治療が可能かも知れない腎障害の病因の検出, 治療への反応, 病気進行のモニターもこのデータベースの目的とするところである。

6. 診断

(1)ヒストリー

これまでに AKI がみられていること, 慢性障害の悪化要因(寒冷・騒音といった環境や麻酔, 手術によるストレス, 脱水)が存在することが重要である。

(2)臨床徴候

初期の代償期には, 多飲多尿, 体重減少, 被毛光沢の減退, 嗜眠, 食欲低下がみられ, 進行した非代償期になると, 元気・食欲廃絶, 高度の体重減少, 嘔吐,下痢，脱水，口腔内潰瘍，消化管出血，可視粘膜蒼白，結膜・強膜充血などが顕著となる。尿毒症の徴候として，まれではあるが尿毒症性肺炎，尿毒症性心外膜炎，うっ血性心不全，神経症状，高血圧性網膜疾患，腎性骨異栄養症なども知られている。

(3)血液検査(CBC)

軽～中等度の非再生性貧血がしばしばみられる。

(4)血液化学検査

窒素血症，高P，低Ca(骨吸収により補正されている場合，排泄低下で高値を示している場合もある)がよくみられる。

(5)尿検査

持続性の低比重尿が特徴的である。ただし，正確に比重1.008～1.012の等張尿が常に出るものでもなく，これに近い不十分な濃縮を示すものが多い。腎臓が希釈という仕事を遂行してはいる比重1.007未満の尿は，尿細管の減少よりも，むしろ抗利尿ホルモンの不足や効果の阻害，あるいは過剰な飲水を示唆する所見となる。

(6)画像検査

腎萎縮(犬で第2腰椎〔L2〕×2.5以下，猫でL2×2以下)がみられることが多いが，囊胞腎，水腎症，腎周囲囊胞，腫瘍，FIPドライタイプなどでは逆に腎臓の腫大がみられる。腎性骨異栄養症は進行例において頭骨，下顎骨，脊椎などにみられる。

(7)病理組織学検査

腎組織の縮小，糸球体および尿細管数の減少，間質または糸球体の線維化が特徴で，もはや当初の病因を特定できないことも多い。

7．食事・内科的管理とモニター

(1)総論

CKDは治せない疾患であるが，進行を遅らせ生存期間を延長させること，腎臓病の症状を緩和して生活の質(QOL)を維持することは可能である。基本的な治療は水分，電解質，ビタミン，ミネラルの異常を補正し，患者の栄養要求を満たすことである。

代償期に発見された症例でCreが基準値内でSDMAだけの上昇がみられる場合には，身体検査，尿検査，そのほかの検査を含む全身の評価で，Creが筋肉の減少で低く出ているのではないかをまず評価する。そして，尿検査，必要に応じてUPCも評価する。

腎臓病と考える理由が十分にある症例の場合，すなわちヒストリーから多飲多尿，食欲低下があり，身体検査でかなり痩せていると判定されたのならば，BUNは上昇していてもCreが上がらない可能性を考慮する。濃縮が十分ではないUSGがみられ，画像検査で腎臓が小型あるいは構造不整であれば，腎臓病が進行していることは十分予想できるので治療に入るべきである。

Creが基準値内でSDMAだけの上昇がみられるものはIRISステージ1で，これまでは治療の対象ではなかった。しかし，UPCが高いもの(犬で>0.5，猫で>0.4)は腎臓病用の食事管理と，アンギオテンシン変換酵素(ACE)阻害薬またはアンギオテンシンⅡ受容体阻害薬(ARB)による糸球体性蛋白尿の管理を始めてよいとされている。

(2)ストレス回避

慢性の腎臓病が検出されたならば，麻酔や手術によるストレスは要注意である。不要な手術はできるだけ行わないほうがよい。また，とくに猫では騒音や寒冷などのストレスで非代償性の腎不全に進行する例も多い。

(3)脱水の補正

脱水は非代償性疾患への進行の大きな要因である。CKD治療は対症療法を除いて原則的には困難であるが，それでも正しい管理で延命することは可能な場合が多い。すなわち，代償期に戻すことができ，食事が再開できれば，家で通常の生活に戻ることも可能である。治療の要点は，脱水の補正，電解質の補正，尿路感染の治療，尿路閉塞の治療，尿毒症への対症療法，栄養管理，貧血への対処などである。

脱水の補正，窒素血症の治療には，入院による静脈内輸液療法を行う。窒素血症が改善されるまで，場合によっては2～3週間程度要する場合もあるので，早期の段階で治療を放棄しないことが大切である。ただし高血圧が存在して二次性に左心室肥大が起こっているもの，甲状腺機能亢進症の合併があるもの，原発性の心筋症を持つものなど，とくに猫では輸液過剰でボリュームオーバーロードになり胸水貯留や肺水腫が急速に発現するので，輸液の際には十分注意する。窒素血症が改善され，食欲が出たら在宅治療とすることが可能である。

家庭での皮下輸液は猫で非常に多く行われる。猫の多飲多尿は尿量が増えるのが主体であり，飲む量はそれに追いつかないことが多い。猫が嫌がらないのであれば，少量の皮下輸液（体重5kgの猫で75～125mL/head sidまたはeod）を毎日コンスタントに続けるのもよい。通常，皮下輸液にはLRを使用する。5%グルコースは刺激または皮下の膿瘍の問題が生じるので使用しない。点滴バッグを上から下げて18Gの針で入れる，あるいは50～100mLのシリンジと21G翼状針を使用する方法で，家庭での補液が可能である。

皮下輸液の是否についてはさまざまな意見があるが，おそらく理論的にはNaを含まない水の経口投与を積極的に行う，というのが正しいものと考えられる。皮下輸液ではNaを含む輸液剤しか投与できないため，Naの過剰の問題が当然クローズアップされる。問題は，実際に経口投与をどう行うかである。米国の専門医は頚部食道でのチューブ設置を勧めている。しかしながら，いつから始めいつまで行うのか，動物の家族から受け入れられるのかといった問題や，チューブの維持が大変であるといった実際的な問題も

表12　猫の慢性腎臓病に対する食事療法の効果

文献	生存期間中央値（日）	
	通常食	腎臓病療法食
Elliot (2000)[1]	264	633
Plantiga (2005)[2]	210	480
Ross (2006)[3]	730	50%死亡に達せず

1：Elliott J, et al. *J Small Anim Pract.* 41: 235-242, 2000.
2：Plantinga EA, et al. *Vet Rec.* 157: 185-187, 2005.
3：Ross SJ, et al. *J Am Vet Med Assoc.* 229: 949-957, 2006.

ある。皮下輸液と経口補液を比較した臨床試験は行われていないため，どちらが有意に長期生存するのかは分かっていない。

(4)食事療法

これまで，低Pで蛋白を制限した腎臓病用療法食はIRISステージ2から開始するといわれてきた。しかし現在では，ステージ1でも蛋白尿を伴っているものでは開始してよいと考えられている。また，窒素血症，尿毒症時の悪心改善には有効で，尿毒症症状を伴うものに関しては対症療法として効果が期待できる。初期のCKD症例に腎臓病用療法食を与えることで有意な生存期間の延長が認められている。

食事療法の目的は，腎臓病に伴うさまざまな臨床徴候を最小限に抑え，できればその進行を抑えること，現在のQOLを上げることが目的である。現在市販されている猫の療法食では，蛋白制限，P制限に加え，Na制限，脂肪増量（ω-3脂肪酸），ビタミンD増量が図られている。猫のCKDに関しては3件の食事療法の効果に関する報告があり，すべてで生存期間の延長が示されている（**表12**）。また，犬においても，普通食を給与した症例の生存期間が188日であるのに対して，蛋白とPを制限した食事を給与した症例で594日と，約3倍となることが報告されている（Jacob F, et al. *J Am Vet Med Assoc.* 220: 1163-1170, 2002）。

食事管理で重要なことは，低蛋白だけではなく十分なカロリーを補給して自家蛋白異化による窒素血症の悪化を防止すること，Pの制限を行うこと，ビタミンなどを正しく補給することなど多岐にわたるため，療法食のどの内容が長期生存に寄与しているのかは不明

である。

食事療法で問題となるのは，動物が腎臓病用の食事を食べない場合である。これは嗜好性の問題だけではなく，尿毒症による食欲不振や食物に対する嫌悪反応，あるいは入院で嫌な思いをしていることなどが関係している。したがって，治療効果が出て，十分に気持ちよくなってから食事を変更し，食欲があるときに食べられるように少量を頻回で与えるとよい。変更は徐々に行う。犬の場合は1～2週間で変更すると100％成功するといわれ，猫の場合は数週間～1，2カ月かけて変更すると90～95％程度成功するといわれている。食事を拒否する場合，5～10％程度であれば従来食が混ざっていてもよい。

(5)悪心，嘔吐のコントロール

食欲不振はCKDの症例ではよく起こる。原因として，脱水，胃炎，低K血症，副甲状腺機能亢進症，代謝性アシドーシス，貧血が挙げられる。加えて，腎臓病療法食でPと蛋白を制限しているため，食事がまずいということもある。また，尿毒症性胃炎は胃酸分泌過多によって起こる。これは腎臓で代謝されるガストリンがCKDで増加することによる，胃酸濃度の上昇である。

悪心があってよく食べない症例や，黒色便があり消化管内出血が示唆される症例ではH_2ブロッカーによる治療を2週間継続する。腎臓病用に用量を下げたラニチジンを使用し，犬では2 mg/kg iv tid，猫では2.5 mg/kg iv bidで投与する。制吐剤としてはメトクロプラミド(0.2～0.5 mg/kg poまたはsc tid)が第一選択薬である。クロルプロマジンは鎮静効果が増強され，血圧の低下作用もあるため使用しない。最近ではCRTZおよび嘔吐中枢のNK1受容体に対して効果のある，NK1拮抗薬のマロピタント(セレニア®，ゾエティス・ジャパン)がよく使われている。1 mg/kg scまたはpo sidで，7日間使用できる。それ以上の長期使用の場合にはeod投与とする。

(6)カリウムの補正

低K血症は，とくに猫では起こりやすく，食欲不振，筋肉の脱力のみならず，腎疾患の進行にも影響する。低K血症に対する治療としてのK補給は，実際の臨床的効果は証明されていない。それにもかかわらず，CKDの猫で低K血症があるものでは，一般に補給が正当化されている。さらにすべてのCKDの猫で，低Kを予防するために有効ともいわれている。よく使われるのはクエン酸カリウムで，まず8～12 mEq/kg po bidで使用し，1日投与したらKをモニターしながら望む基準値範囲にKが入っているかどうかチェックして，維持量を調節する。

(7)高リンへの対処

身体には交換条件仮説というものが存在する。腎不全でPが貯留すると，身体は1αハイドロキシラーゼ酵素活性を下げることで活性型ビタミンD_3（カルシトリオール：calciferol)の産生を抑え，副甲状腺機能亢進症を許すかわりにPの排泄を促進するというものである。しかし，多くの動物種において副甲状腺亢進症がさらに腎不全を進行させるといわれている。実際に犬や猫でも食事中のPと蛋白制限は効果があるとされているため，食事中のPの制限とともに，P結合薬を使用する治療も知られている。腎臓病用療法食やPを制限した食事を使用できない場合には，通常は水酸化アルミニウムや酢酸カルシウム90 mg/kgを1日量として，食事の回数で割って食事と一緒に投与する。人ではアルミニウムは脳への蓄積が問題視されており，あまり使用されていない。しかしCa製剤は高P血症や高Ca血症があるうちは使用してはならないので，ほかの治療でそれらを低下させ，次にPを吸着する目的で使用するのがよい。さまざまなP吸着剤については**表13**に示す。

初期の腎臓病であれば，腎組織はまだ残存しているので，Pの吸着と制限により血中P濃度は低下し，1αハイドロキシラーゼ酵素の活性は上昇する。これにより副甲状腺機能亢進症は抑えられるはずである。しかしながら末期の腎不全ではすでにネフロンの減少

表 13　猫でよく用いられるリン吸着剤

製剤	初期用量	報告されている副作用
水酸化アルミニウム	90 mg/kg	便秘
炭酸カルシウム	90 mg/kg	高 Ca 血症
酢酸カルシウム	60 ～ 90 mg/kg	高 Ca 血症
鉄，デンプン，しょ糖	0.25 ～ 0.5 g/day	データ乏しい
セベラマー	90 ～ 160 mg/kg	便秘，ビタミン吸収低下，代謝性アシドーシス
ランタン	30 ～ 90 mg/kg	嘔吐

があり，元々 1α ハイドロキシラーゼ酵素は著しく減少している。このような症例には，外因性カルシトリオールが必要という意見もある。カルシトリオールの欠乏による腎性二次性副甲状腺亢進症は終末腎の症例では 100%にみられ，臨床徴候を伴うものでも 87%にみられる。カルシトリオール治療は犬では効果が証明されており，猫でも現在研究が行われているため，近い将来，よく使われる治療になるものと思われる。P の制限だけで PTH の低下がみられない場合や，PTH が高くならないように予防的に使う場合など，さまざまな使い方が想定される。使用可能な製剤としては，肝臓でカルシトリオールに変換される前駆体のアルファロールやワンアルファ(0.04 ～ 0.12 μg/kg po sid)，あるいは本当の活性型ビタミン D_3（カルシトリオール）であるロカルトロールまたはカルデミン(0.02 ～ 0.06 μg/kg po bid)がある。

ただし使用に際しては，高 Ca 血症と腎臓病の進行の危険性を考える必要がある。P が非常に高値のものではそれを下げる前に使ってはならない。また，P 吸着剤として Ca 製剤を使っているものへの投与も危険である。P と Ca が非常に高い場合，軟部組織の石灰化が起こりやすい。

(8)高血圧への対処

高血圧ならびに蛋白尿は，CKD の重要な予後因子と思われる。犬のでは CKD 症例の半数が高血圧で，猫では腎臓病症例の 20 ～ 25%が高血圧である。猫の腎臓病の症例は犬の 3 ～ 4 倍存在するため，猫でもきわめて重要と考えられる。CKD 症例における高血圧の進行にはさまざまな因子が関与している。すなわち，水および Na の体内での貯留や腎臓の交感神経系の活性化，腎臓のレニン-アンギオテンシン系による昇圧物質の産生，血管拡張作用物質の減少である。高血圧と生存期間短縮の関係は，犬では知られているが(Jacob F, et al. *J Am Vet Med Assoc*. 222: 322-329, 2003)，猫では証明されていない。ただし，猫では蛋白尿の存在が悪い予後因子であることは知られていて，UPC＜0.2 のものと 0.2 ～ 0.4 のもの，＞0.4 のものを比べると，死亡のリスクは UPC の上昇に伴って増加し，生存期間中央値が UPC0.4 以上の群で明らかに短い(0.2 を超えると短くなる)ことがわかっている。そして高血圧を治療することで，生存期間が延長することもわかっている(Syme HM, et al. *Vet Intern Med*. 20: 528-535, 2006)。抗高血圧治療には，猫ではベナゼプリル，エナラプリル(0.25 ～ 0.5 mg/kg po sid または bid)，あるいはラミプリル(0.125 mg/kg po sid)，またはアムロジピン(0.625 mg/head/day，5 kg 以上の猫では 1.25 mg/head/day po)が使われる。最大収縮期血圧を 160 mmHg まで下げることを目標とする。犬では UPC が 3 を超えたらエナラプリルによる治療を開始すると効果があるというエビデンスがある(Grauer GF, et al. *J Vet Intern Med*. 14: 526-533, 2000)。しかし一般には UPC が 2 を超えたら治療を行うというコンセンサスがあり，さらに一部の専門家は 0.5 以上で開始して，0.5 未満に抑え込むのがよいとしている(Brown S, et al. *J Vet Intern Med*. 27: S27-S43, 2013)。犬ではアムロジピンはあまり効かないが，1 mg/kg/day を超えないようにエナラプリルと一緒に投与してよい。ACE 阻害薬による治療は，人の CKD で蛋白尿を伴う症例で進行防止が示されている。猫の実験的腎臓病での研究では全身血圧の下降は少ないが，糸球体輸出血管を広げ，GFR を増大させる可能性があるとされている。

ただし，ACE阻害薬の使用に関してもいくつかの問題が存在する。血圧が下がった当初にBUN，Cre上昇がみられることは当然予想されることであるが，それ以外に，アンギオテンシンⅡがやはり作られてしまう，エスケープという機序も存在する。また，AT2受容体を介したアンギオテンシンⅡの有益な作用，すなわち血管拡張作用，Na利尿作用，線維化抑制作用まで抑制されてしまうという問題がある。

このようなACE阻害薬に関わる問題に対する解決策として，AT1受容体阻害薬のテルミサルタン（セミントラ®，ベーリンガーインゲルハイム ジャパン）が発売されるようになった。猫で認可されており，1～2 mg/kg po sidの用量で投与する。適応外ではあるが犬でも同様に使用は可能である。いつから開始することで生存期間が延長するかはまだわかっていないが，Symeらのデータをみる限り，理論的にはUPCが0.2を超えた猫では有益であろう（Syme HM, et al. *J Vet Intern Med.* 20: 528-535, 2006）。テルミサルタンのAT1受容体に対する阻害効果により，アンギオテンシンⅡの悪影響，すなわち血管収縮，Na・水の再吸収，線維化促進，持続性蛋白尿（蛋白尿が尿細管間質性腎炎を悪化させる）が選択的に抑止される。

（9）尿細管間質性腎炎の進行抑制

猫のCKDでは糸球体腎炎よりも尿細管間質性腎炎という病理組織像が主体であり，蛋白尿もこの病変の進行に関わり，尿細管から蛋白が吸収されることでも周囲に炎症を引き起こす。そして，間質の線維化，血流減少／低酸素，炎症が悪循環を起こして病変を進行させる。

生理的物質としては，血管内皮細胞が産生するプロスタサイクリン（PGI2）が血管拡張作用，抗血小板作用があることが知られ，その誘導体製剤であるベラプロストナトリウムがすでに医学領域で肺血管拡張薬として使用されている。

これは，プロスタサイクリン受容体に結合して，血管内皮細胞保護，血管拡張，炎症性サイトカイン抑制，抗血小板作用を示すことがわかっているため，炎症による血管収縮を抑制し，毛細血管の破壊を防止し，炎症性サイトカインを抑制しつつ血栓形成を予防して腎炎の進行を防止する作用を期待して猫用の製剤が開発された。CKDの猫での6カ月間のランダム化プラセボ対照試験で，投薬群ではBUN，Creの上昇が抑えられること，QOLが保たれることがすでに報告されている（Takenaka M, et al. *J Vet Intern Med.* 32: 236-248, 2017）。PGI2は半減期が短く，1日2回の経口投与が必要な点は猫の治療では必ずしも好ましくはないが，1年以上にわたる投薬の経験から，ほかの治療を妨害しないことや副作用を増強させることがないことはわかっており，しかもCKDのステージの進行が緩やかである感触は得られている。

（10）貧血への対処

腎性貧血に対するヒトリコンビナントエリスロポエチン（rHu-Epo）治療は，猫および犬において貧血を改善することが示されている。EPOは100 U/kg sc週3回から開始し，徐々に間隔を広げて，鉄剤（硫酸第一鉄100～200 mg/head po sid）と一緒に使用する。しかしながら，2カ月程度で抗体が産生されるという問題もあるため，いつ開始するかが問題である。窒素血症がある程度コントロールされたもので，猫ではPCVが20％を切ったもの，犬では25％を切ったものが適応であるが，抗体産生に伴い，自己のEPOも抑制されて急激に貧血が進行することがあるため，CKD症例の最後の2～3カ月のQOLを維持するために使用するのがよい。

現在は，抗体産生が少ないといわれているダルベポエチンdarbepoietinが利用可能である。ただし，EPOですでに抗体産生が起こってしまったものでは，その抗体はダルベポエチンとも交差反応を示す。ダルベポエチンの犬および猫における用量は，ネスプ®注射用製剤（協和発酵キリン）を0.5 μg/kg sc，週1回注射する。使用にあたっては，必ず鉄剤をpoで併用する（「05　CBC：赤血球系の評価」参照）。

(11)免疫抑制療法

糸球体腎炎に対する免疫抑制療法については議論がある。プレドニゾロンの投与は血栓症のリスクを高める可能性がある。病理組織学的，電顕的に，免疫複合体糸球体腎炎であることが証明されている症例で使用する場合には，新鮮血漿輸血を行って血中のATを増加させたうえで，まずは2 mg/kg sid 3～4日から開始し，その後2週かけて漸減する。シクロホスファミド2.2 mg/kg po sid 4日投与3日休薬，またはアザチオプリン2 mg/kg po sid（犬），シクロスポリン15 mg/kg po sid（犬）のいずれかを組み合わせてもよい。また，糸球体腎炎における抗血栓療法としてはアスピリン0.5 mg/kg po sid～bidが使用される。アスピリンは血小板のシクロオキシゲナーゼを抑制する。さらにエナラプリル0.1～0.5 mg/kg po sid～bidも使用される。

8．薬物療法の注意

腎障害の程度が激しい場合に，投与について考慮が必要な代表的な薬物を以下に示す。

まず投与が禁忌のもので代表的なものは，腎毒性を持つアミノグリコシド系抗生物質や，消化器症状を起こすトリメトプリムサルファである。またドキシサイクリンを除くテトラサイクリンは嘔吐，下痢や，腎臓からのNa喪失の危険があるので禁忌である。また蛋白異化亢進も，腎不全では望まれない作用である。

抗生物質で用量減少が必要なものは，アモキシシリン（量か回数を1/2に），アンピシリン（量か回数を1/2に），セファレキシン（間隔をsidやeodに），リンコマイシン（間隔をtidからsidに），ペニシリン（量か回数を1/2に），ストレプトマイシン（間隔をtidからsidに）などが代表的である。これらはアナフィラキシー，消化器症状，腎不全の悪化などの可能性を持つ。また抗癌剤のシクロホスファミドは間隔を2倍に，シスプラチンは中止か間隔延長，メソトレキセート®は量を1/2に調節する必要がある。ジゴキシンはBUNが50 mg/dLを超えた時点で1/2にして，以降も50 mg/dLごとに1/2の量とする。

表14　臨床徴候をもとにした慢性腎臓病の短期予後判定の例

臨床徴候	予後判定
尿毒症症状がない	ややよい，良好
治療で改善	良好～どちらともいえない
激しい尿毒症症状	どちらともいえない～不良
以前からCKDと診断されていて高度の窒素血症を伴いながら無尿となって高Kがみられる	最悪

9．予後判定

CKDの短期予後の判定には臨床徴候が有効である。予後判定を最良，良好，ややよい，どちらともいえない，不良，最悪の6段階で評価すると，表14のように判定される。

長期予後については腎機能検査が参考となる。Creが<3～4 mg/dLに維持できて，そのほかの臨床徴候があまり強くみられず，悪化・進行が急速にはみられなければ，一般に予後は良好に近い（ただし本質的には不可逆性）。また，治療への反応，原因，合併症を考慮して予後の判定の参考にする。

現在，CKDの長期管理にはさまざまな薬剤やサプリメントが利用可能である。しかしながら，あまりにも薬物の投与や治療の回数が多いと，家族の負担以外にも，動物と家族のあいだのヒューマンアニマルボンドに障害が起こる。したがって，治療は必要最小限にして，ヒューマンアニマルボンドに障害が起こるようなことは避けるべきである。

11

肝疾患の検査

はじめに

肝疾患を強く疑う徴候としては，黄疸，肝臓のサイズの変化，食後の肝性脳症を思わせる異常行動がある。これらについてもほかの原因との鑑別が必要なのはいうまでもない。また，肝疾患初期にみられる非特異的徴候として，体重減少，食欲低下，間欠的嘔吐・下痢が挙げられる。さらに，むしろほかの疾患を考えてしまうような初期徴候もあり，それらには腹水，多飲多尿，沈うつ，そう痒ないし皮膚炎が挙げられる（表 1）。したがって，初診の症例で肝疾患を疑っても，肝疾患を検出するだけの検査を行うことはなく，常にスクリーニング検査から始め，ほかの臓器の疾患も評価しながら診断を進める。通常は非特異的徴候や主訴をもとに，鑑別すべき疾患に肝疾患が入っていたり，あるいは全身性や多臓器の疾患が疑われたりする場合に，スクリーニング検査が行われる。この場合，血液検査(CBC)，血液化学スクリーニング検査(Chem)，尿検査(UA)を行うべきである。初期のスクリーニング検査は，全身にわたる情報が得られるものでなくてはならない。また，この 3 種の検査はスクリーニングとしては同時に評価すべきである。

表 1　肝疾患に関連した臨床徴候

特異的徴候	非特異的徴候
肝腫大 肝萎縮 黄疸 食後肝性脳症	体重減少 食欲低下 嘔吐 下痢 腹水 多飲多尿 沈うつ 皮膚疾患

スクリーニング検査

1．血液検査(CBC)

慢性化した炎症性肝疾患がある場合には，軽度の正球性正色素性非再生性貧血がみられることがある。また，肝臓における膜脂質産生が障害されて，赤血球膜の異常，奇形赤血球がみられることもある（図 1）。

黄疸の鑑別には溶血性貧血の有無が重要である。貧血があり，それが再生性貧血で，出血が除外できたならば溶血性貧血を考えなくてはならない。免疫介在性溶血性貧血(IHA)のような溶血性疾患では，肝組織の酸素不足のために小葉中心性の脂肪変性が起こり，後述する肝酵素などの上昇をみることも多いので，貧血に対するアプローチも重要である。

白血球系では炎症，壊死，ストレスの有無をみておくことが重要である。とくに犬では，血液化学検査のアルカリホスファターゼ(ALP)を正しく評価するために，リンパ球数が必要になる。そのほかのパラメータとしては黄疸指数(II)，総蛋白(TP)が重要である。また白血球系に変化が生じる前にフィブリノーゲン(Fibn)の上昇で急性炎症反応を検出できることも多いが，Fibn の自動計測は凝固系検査機器においてのみ可能である。最近では血液化学検査用機器で，犬の急性相蛋白である C 反応性蛋白(CRP)を測定できるようになったことを受け，これを院内で測定する病院が増えている。ただしこれは臓器特異性はない項目で，何か炎症が起こっているということだけがわかるものである。猫用の炎症マーカーとしては血清アミロイド A (serum amyloid A：SAA)がある。これは院

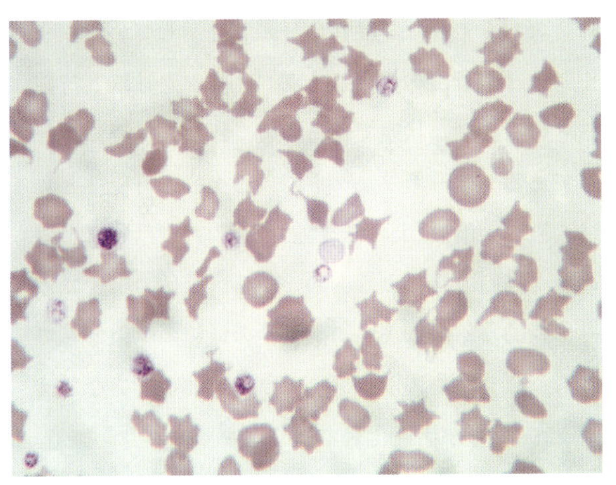
図１　重度の肝障害の猫にみられた有棘赤血球などの奇形赤血球

内検査用に対応したものは人用の機器以外にないが，外注検査を依頼することで測定可能である（富士フイルム モノリス）。ただし人用の試薬を用いた猫の検体の測定は，米国でも十分に評価はされていない。

2．血液化学スクリーニング検査

肝疾患パネルの評価の目的は，肝細胞の障害はあるか，胆道系疾患または胆汁うっ滞はあるか，肝不全はあるかを知ることである。

肝細胞の障害の有無を評価するため，まずアラニンアミノトランスフェラーゼ（ALT，肝細胞の膜透過性亢進や傷害を評価），アスパラギン酸アミノトランスフェラーゼ（AST，肝臓に対する特異性は低いがALTとあわせて肝細胞の壊死を評価）を読む。一般に，肝細胞の障害ではALTのみ，あるいはALTとASTの両方が上昇する。ASTが上昇していてALTが正常である場合には肝細胞の障害ではなく筋肉疾患を疑い，追加検査項目としてクレアチンキナーゼ（CK）を選択する。ALT上昇の程度は，関与する肝細胞の数におおよそ比例する。400 U/L以上の高値であれば，び漫性の障害が疑われる。また，短い半減期を持つ酵素であるため，一度上がってもその後が低下傾向であれば，一度だけの障害と考える。

胆道系疾患または胆汁うっ滞の有無は，ALP，ガンマグルタミルトランスペプチダーゼ（GGT）といった肝酵素に加え，総ビリルビン（TBil）で読む。ただし犬ではグルココルチコイドの影響でもALPやGGTの上昇がみられるので，必ずCBCで算出したリンパ球数を参照する。グルココルチコイドの影響がなく，TBilの顕著な上昇がなくとも，ALP，GGTが増加していれば胆道系疾患が考えられる。猫のGGTは胆管肝炎で上昇するが，脂肪肝では上昇しない。

肝不全の有無は，TP，アルブミン（Alb），血液尿素窒素（BUN），総コレステロール（TCho）といった肝機能に関する項目を読む。これらの項目は肝不全による産生の低下により下がる。BUNを読むときには絶対値も大切であるが，クレアチニン（Cre）との比も参照する。TChoは肝不全で低下するが，肝不全を伴わない胆汁うっ滞では上昇する。これらに異常がみられた場合は，追加の肝機能検査として，食前および食後のアンモニア（NH_3），総胆汁酸（TBA）の測定に進めばよい。

3．尿検査

(1)ビリルビン(Bil)

犬の正常な尿中では，ビリルビン（Bil）はわずかに出ていても正常である。濃縮尿では2+までは正常と判定する。しかし，猫で検出された場合は異常と考える。

犬では血清Bilの増加に先立ち，しばしば尿で増加することがある。高度のビリルビン尿はもちろん肝疾患を示唆するものであるが，溶血でもみられることがある。そのような場合には肝臓が正常に機能して抱合型Bilに変えているものと考えられ，さらに犬の腎臓ではBilの抱合が起こることも示唆されている。

(2)ウロビリノーゲン

ウロビリノーゲンは，ほかのものの影響を受けやすいため意義は少ないとされていて，現在では評価しない。胆管の完全閉塞があれば陰性となるとされているが，胆管閉塞の犬でも尿中陽性のことがあるので，評価は困難である。また未消化便，吸収不全があると陰性になる。希釈尿，光にあてた尿，抗生物質の使用（腸内細菌の死滅），酸性尿などでも陰性となる。増加は，便秘，溶血，肝細胞機能不全のいずれでも起こる。

(3)尿沈渣

尿酸アンモニウム結晶があれば肝疾患が示唆されるといわれているが，ダルメシアンおよびイングリッシュ・ブルドッグでは先天的な代謝異常でみられるので，門脈体循環シャント(PSS)などの重大な肝疾患に真に特異的な所見というものでもない。

血液化学検査による肝疾患の評価

1．肝酵素(漏出酵素)

スクリーニング検査に含まれるALTは，犬と猫では肝臓に特異性の高い漏出酵素である。漏出酵素は肝細胞膜の障害に伴って増加するので，障害のよい指標となる。ASTも肝臓に分布するが，ほかの臓器にも存在するので肝疾患の検出としてはそれほど鋭敏な指標とならない。ただし肝疾患の程度を評価するのに利用できる酵素なので，スクリーニング検査で肝臓に異常が検出されたら，フォローアップのために検査を行うとよい。

(1)アラニンアミノトランスフェラーゼ(ALT)

ALTは肝細胞の細胞質内に存在する酵素である。肝細胞膜の障害，たとえば毒素への曝露や低酸素状態などにより膜の透過性が亢進した場合に漏出(細胞質から逸脱)する。また脂肪変性のように肝細胞が腫大する場合も漏出する。さらに肝細胞の再生に伴って増加することが知られている。薬物でも上昇することがある。グルココルチコイド，アセトアミノフェン，バルビツール酸，フェノバルビタール，プリミドン投与などによるものが知られているので，これらの投与を受けていてALTの上昇がみられる場合には，できれば休薬して2～4週後に再検査するとよい。測定の単位はU/Lである。ALTの半減期は犬で59時間，猫で3～4時間と短い。したがってALTの上昇は，直前の肝細胞の障害を示唆している。上昇の程度は，障害の程度ではなく障害を受けた細胞数に比例している。著明な上昇はび漫性の肝障害を示している。また正常の2倍程度の軽度な上昇でも，1カ月以上持続するものは深刻な状態であるので，ほかの検査に進むべきである。アーチファクトによる上昇の可能性としては，激しい溶血(犬のみ。猫ではみられない)によるものと，高脂血症によるものがある。低値の場合にはとくに病的な原因はない。薬物性の低値の原因として挙げられるシクロスポリン，セファロスポリンなどは，ビタミンB_6が活性化してピリドキサールリン酸pyridoxal-5'-phosphate (P5P)になるのを阻害するため，P5Pを酵素活性のための共同因子として必要としているALT (および後述のAST)の活性は低下する。

(2)アスパラギン酸アミノトランスフェラーゼ(AST)

ASTは主に骨格筋細胞および肝細胞に分布している。細胞質内とミトコンドリア内に，別のアイソザイムとして存在するが，現在これらを区別する酵素アッセイは利用されていない。細胞質から漏出するものは膜の透過性亢進で血中に増加するが，ミトコンドリア内のASTは細胞の壊死などの激しい障害がないと上昇しない。肝疾患および筋疾患により上昇するが，そのほかのアーチファクトとして溶血，高脂血症，また筋肉注射や過度の筋運動なども考慮すべきである。肝疾患でASTが上昇するほどのものであれば，必ずALTも上昇しているはずである。測定の単位はU/L，半減期は犬で22時間，猫で77分である。

(3) ALTおよびAST

肝疾患検出においてASTの感度はALTよりも高いが，特異度ははるかに劣る。

ALTが上昇しASTは正常である場合は，まず両者が上昇して，その後ASTが早期に低下した場合，肝細胞の脂肪変性や空胞変性により細胞が腫大した場合，膜の透過性に変化が生じてALTだけが漏出している場合が考えられる(図2，3)。

ASTとALTの高値がみられる場合は，まず肝細胞壊死があると考えられる。通常はほぼ同程度かALTのほうがやや高い。猫では肝疾患でAST>

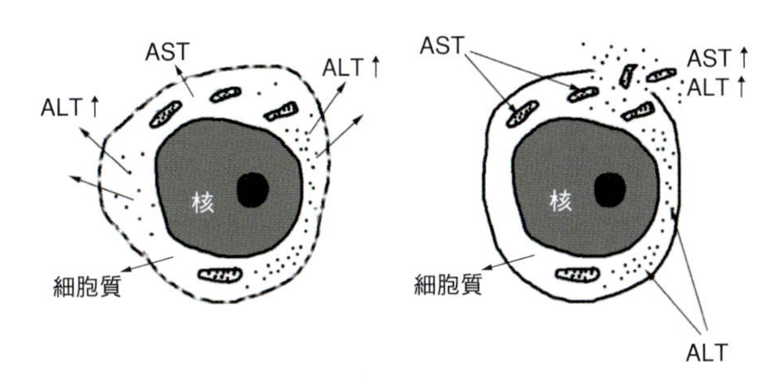

図２　ALT，AST の肝細胞における局在模式図

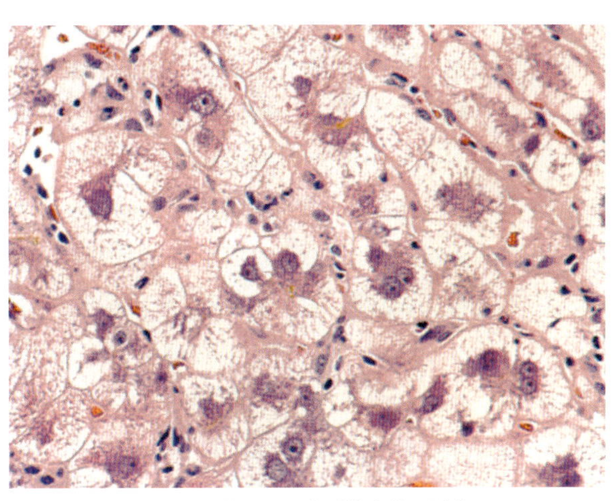

図３　肝細胞の壊死を伴わない水腫様変性と腫大

ALT の場合もあるが，通常速やかに AST は低下して ALT>AST となる。

AST が上昇し ALT は正常である場合には，筋肉疾患を疑うべきである。したがって，CK，乳酸脱水素酵素(LDH)アイソザイムの測定などによる鑑別が必要である。

2．肝酵素(産生増加酵素)

肝臓や胆道系の膜にはじめから存在し，さらに疾患時に産生が増加する酵素がある。これらも疾患の検出に利用できる。スクリーニング検査項目にも入っていた ALP と GGT が胆管系から出現する酵素である。

(1)アルカリホスファターゼ(ALP)

ALP は犬では骨，胆管上皮，ステロイド誘発(肝細胞)，腸の ALP アイソザイムがあるため，必ずしも胆管上皮だけに特異性を持った産生増加酵素ではない。ただし，腸の ALP アイソザイムは半減期がきわめて短いため，臨床上問題にはならない。肝 ALP (L-ALP)は，膜結合酵素として肝細胞の毛細胆管膜および胆管上皮内腔側に存在するが，反応性に産生増加するのものは，とくに肝細胞の類洞側の膜に発現する。この産生増加は，胆汁うっ滞ならびにコルチコステロイドとその前駆ホルモン(犬)が刺激となる。

犬のステロイド誘発アイソザイム(C-ALP)は，腸の ALP アイソザイムが肝細胞内で過剰な糖付加を受けて産生されるものではないかといわれている。猫ではステロイド誘発性のものはない。また犬では前述のバルビツール酸などの肝障害を起こす薬物でも，やはり上昇をみることがある。さらに，骨芽細胞活性で上昇するので，6～8 カ月齢以下の動物で基準値の 3 倍以内の上昇はそれによるものと評価すべきであろう。

犬の ALP を評価する場合には必ず CBC を行い，リンパ球数の減少(<1000/μL)がないかどうか，すなわちストレスあるいは投薬によるグルココルチコイドの影響がないかどうかみておく必要がある。基準値の 3 倍以上の ALP 上昇がみられたならば，とくに犬では原因究明のための鑑別を行う必要がある。まずヒストリーと臨床症状から，肝疾患を示唆するほかの所見があるかどうかを評価する。犬における ALP 上昇の除外リストとしては，肝胆道系疾患，クッシング症候群，グルココルチコイド投与，ストレス，抗痙攣薬投与，バルビツール酸投与，腫瘍(まれ)，骨芽細胞増殖(成長，骨肉腫，骨髄炎など)がある。犬の ALP の半減期は 66 時間(胆管)～ 74 時間(ステロイド誘発)である。

猫の ALP は半減期が短く(6 時間)，上昇は犬より遅い。そのため，肝疾患が存在しているにもかかわらず ALP の上昇がみられないこともある。しかし，上昇していれば激しい疾患が示唆される。猫では肥満症例での絶食や食欲不振に関連した脂肪肝がよくみられるが，通常そのような例では ALT，ALP ともに著明な上昇がみられる。猫の ALP 上昇の除外リストとしては，脂肪肝，胆管肝炎，甲状腺機能亢進症，糖尿病，骨由来 ALP (まれ)などが挙げられる。

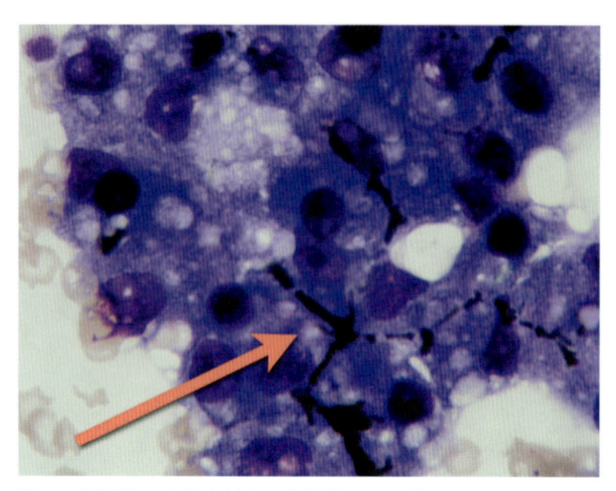

図４　肝細胞の空胞変性と毛細胆管のうっ滞
肝臓 FNA による細胞診でみられた。黒くみえる線状構造が胆汁で充満した毛細血管(矢印)。

犬と猫の肝疾患では，肝外胆管の閉塞や炎症を伴わないにもかかわらず ALP の上昇がみられることがよくある。これは肝細胞の腫大により，細胞間を走る毛細胆管の圧迫が起こる場合や，その先のやや太い小葉間胆管で閉塞が起こっている場合にみられる(図４)。細胞診により肝細胞の腫大と毛細胆管のうっ滞を評価することが可能である。

ALT が上昇し ALP は平行して上昇を示さない場合は，太い小葉間胆管がない小葉中心部における病変，とくに肝細胞の腫大があまり顕著でない壊死性病変が疑われる。この場合 AST も上昇するはずである。このような病態は，高度の貧血，毒物などによる，中心静脈周囲の脂肪変性や壊死でみられる。

ALP が上昇し，ALT は高値を示さない場合には，胆管閉塞，胆管炎などの肝細胞の変性をあまり伴わない胆汁うっ滞，または門脈域に限定した障害と考えられる。しかし胆汁うっ滞が続けば，疎水性胆汁酸の蓄積により肝細胞は障害されるため，遅れて ALT の上昇がみられるようになる。

ALP の半減期は，L-ALP が犬で 66 時間であるのに対して猫では 6 時間である。犬のみでみられる C-ALP の半減期もほぼ同様の 74 時間である。腎臓，腸，胎盤アイソザイムは半減期がきわめて短いため，血清濃度に影響しない。すなわち犬で 6 分未満，猫で 2 分未満である。猫で妊娠後期の胎盤アイソザイムが血清 ALP に影響するといわれているが，普通このようなときには測定しないので，実際は問題とならない。骨由来 ALP (B-ALP)の半減期は，犬では肝臓由来のものと同様におおよそ 2 ～ 3 日であるが，ほかの動物種ではよくわかっていない。成熟した健康な動物の血清 ALP は B-ALP が約 1/3 を占めるといわれており，若齢の動物の骨成長期には ALP の軽度の上昇がみられる。骨髄炎，骨肉腫などの病的な状態でも上昇が認められ，犬の骨肉腫では ALP が高いものは予後が悪い。また，健康な犬では血清 ALP の 5 ～ 20%は C-ALP が占める。これは，正常に分泌されているグルココルチコイドを反映するものであろう。病的な状態での ALP 上昇も，たとえば肝胆道系疾患に伴い L-ALP だけが上昇するのではなく，C-ALP の上昇も含まれている。また，クッシング症候群のような慢性のグルココルチコイド増加では C-ALP が上昇することは明らかだが，グルココルチコイドの短期投与に伴い C-ALP だけが上昇するのではなく，L-ALP も同様に上昇する。したがって，試験管内の化学反応によるレバミゾール抑制試験で，L-ALP は抑制され C-ALP は抑制されないことで両者を鑑別しようとするのは，臨床的にそれほど意味のあることではない。犬における薬物性の上昇は ALT や AST 同様にフェノバルビタールやプリミドンなどで起こるが，これも L-ALP および／または C-ALP の軽度上昇である。ただし，薬物の長期投与に伴って実際の肝障害も起こりうることから，常に薬物性上昇とは考えず，ときに後述の肝機能試験などを行って，実際の肝障害の進行をモニターしたほうがよい。

犬における重度の上昇は，肝内および肝外の胆汁うっ滞，グルココルチコイドの影響(自然発生および医原性のクッシング症候群)でみられる。急性び漫性肝細胞壊死による肝内胆汁うっ滞の場合は上昇に数日を要する緩徐なもので，その程度も胆管閉塞ほどは激しくない。

猫の ALP は C-ALP がないこと，そのほかの薬物誘発性もないことから，臓器特異性は高くなる。しかしながら臓器内含有量が低いこと，半減期が短いことから，肝疾患があっても激しい上昇をみないことも多い。ALP上昇があれば，多くの場合は肝胆道系疾患が示唆される。猫で比較的重度の上昇がみられる疾患は，総胆管閉塞か肝リピドーシスである。

(2)ガンマグルタミルトランスペプチダーゼ(GGT)

GGTはALP同様に胆管上皮由来の酵素であるが，犬の肝胆道系疾患検出における感度はGGT（50%）はALP（80%）よりも低い。通常，急性肝障害では上昇しない。しかし特異度はALP（51%）よりもGGT（87%）が高い。骨からは産生されないものなので，ALPがB-ALPの上昇かどうかを鑑別するには有用である。腎尿細管にも分布するが，その傷害では血中に上昇しない。ただし，初乳を飲んだ動物は高値を示すことがある。また，犬ではステロイド誘発の産生があるといわれているので，グルココルチコイドによるALPの上昇かどうかを鑑別するための材料にはならない。

犬での上昇は，一般に胆汁うっ滞または胆管増生（慢性肝疾患）を示すもので，急性肝細胞障害（肝内胆汁うっ滞）では軽度に，肝外胆汁うっ滞があると比較的重度に上昇する。また抗痙攣薬やグルココルチコイドによる薬物性の軽度上昇がある。胆道系疾患で上昇する酵素でありながら，激しい黄疸時にはアーチファクトによりやや低値となる。とくに黄疸指数（II）が20以上の症例では低めの数値が記録される。また溶血の存在でも低値となる。半減期は馬（72～96時間）以外のほかの動物では知られていない。

猫では肝胆道系疾患，とくに胆管炎，肝外胆管閉塞，肝硬変で上昇し，一部ではALP以上の値を示すこともある。肝リピドーシスではALPは著増するが，GGTは当初は正常か微増で，遅れて上昇する。猫の肝胆道系疾患検出における感度はGGT（86%）のほうがALP（50%）より高く，特異度はALP（93%）がGGT（67%）よりも勝っている。

表2　反応性「肝障害」の原疾患

肝外腫瘍
消化器疾患
腎疾患
皮膚疾患
自己免疫疾患
歯科疾患
心疾患
感染症
代謝性疾患
クッシング症候群
糖尿病
甲状腺機能亢進症
甲状腺機能低下症
栄養性疾患

3. 反応性「肝障害」

肝酵素の上昇としては，他臓器の疾患に関連した反応性「肝障害」が最も多い。そのため，肝機能の数値に異常がみられない場合には，肝生検などの肝臓系の検査に入る前に，常にほかの臓器系の評価も行うことが大切である。

反応性「肝障害」の特徴は，ALT上昇（軽度），ALP上昇（3～4倍）で，TBAの高値がみられず，Alb，BUN，TCho，グルコース（Glu）といった血液化学スクリーニング検査項目のなかの肝機能に関する項目に低値がみられないことである。原因となる疾患としては，肝外腫瘍，消化器疾患，腎疾患，皮膚疾患，自己免疫疾患，歯科疾患，心疾患，感染症，代謝性疾患など多岐にわたる疾患がリストアップされている（表2）。

4. 肝酵素があまり変動しない肝疾患

激しい肝機能障害が予想されながら，肝酵素の低値がみられる場合もある。まず肝硬変のように肝細胞自体がきわめて減少しており，なおかつ破壊が鎮静化している場合には肝酵素はあまり上昇しない。また肝実質の破壊を伴わずに解剖学的な血管異常などで激しい機能障害がみられる場合，すなわちPSSの場合なども同様である。このような疾患では，以下に述べる肝機能検査が有用である。

5. 血液化学検査による肝機能の評価

(1)スクリーニング検査項目

これまでに述べた肝酵素に関する検査は，肝胆道系に異常がありそうかどうかを判定するためのものである。次のステップとして，本当に肝疾患なのか，肝疾患の場合は重大なものか，どのような肝疾患なのかを診断する必要がある。そのような場合に最初に利用できるのが，血液化学スクリーニング検査に含まれている肝機能の評価項目である。肝臓の機能がどの程度落ちているのか，疾患は急性か慢性かを判定するのに有用である。しかしこれらの評価項目は，進行した肝不全の状態を見逃さないためのものであって，機能異常を早期から検出できる鋭敏なものではない。そのため，比較的簡単な肝機能を評価するための追加検査も用意されている。もちろん，最終的な診断は生検に委ねることが多いが，生検は本当に肝疾患であると思われる場合に行うべきであり，さらに肝臓と腎臓のどちらを生検すべきかを決定するような場合には，これらの検査は有用な情報となる。したがって肝機能検査は，肝疾患の徴候があるものの肝酵素でははっきりしない場合，肝性脳症と思われる徴候がある場合，肝臓のサイズが異常な場合，尿中に尿酸アンモニウム結晶がみられた場合に，生検に先立ち評価するのがよい。

肝機能検査には内因性および外因性肝機能検査がある。内因性検査は肝臓が産生する物質，処理する物質を調べる検査である。その多くはすでに血液化学スクリーニング検査に入っているので，肝機能という立場から改めてそれらを見直せばよい。BUN，Alb，TCho，Glu，TBilがスクリーニング検査のうちの内因性肝機能検査項目である。これにNH_3，TBAが加わる。NH_3，TBAについては「肝機能検査」で述べる。外因性肝機能検査は肝臓で処理される物質(NH_3やブロムスルファフタレインなど)を投与して，血中濃度の推移をみることで肝機能を予想するものであるが，アンモニア負荷試験以外はほとんど行われない。

(2)血液尿素窒素(BUN)

BUNは腎糸球体濾過を評価するための項目として用いられる。BUNの上昇は糸球体濾過率の低下を示すと考えられているが，実際には腎臓以外の要因で変動することも多い。Creのほうが腎臓以外の要因で変動することが少ないので，BUN/Cre比をとって評価すれば，BUNが高いのか低いのか，あるいは腎機能の悪化をそのまま反映しているかを鑑別できる。BUN/Cre比は通常は10～20程度であるので，筋肉量や食事の内容からCreの値が信用できると思われる場合，10より低値ならば腎臓以外の要因によるBUNの低下が，20より高値であればさまざまな要因によるBUNの上昇が疑われる。

尿素は肝臓で作られるため，重度の肝不全ではBUNが低下する。そのほかの低下の原因としては，低蛋白食，多飲多尿などがある。高値の原因としては，高蛋白食，初期の腎前性窒素血症，消化管内出血，蛋白異化(カロリー不足，グルココルチコイドやテトラサイクリンの投与，発熱，筋肉損傷)が知られている。

(3)アルブミン(Alb)

肝臓は唯一のAlb合成器官である。血中半減期は8～9日であるため，合成不良になってから減少するまでには時間が必要である。したがって，肝疾患による低下がみられた場合は慢性病変を示唆している。しかし肝臓のAlb合成能力は高く，肝細胞が障害されても残りの細胞や再生肝細胞による代償が可能であるため，肝機能異常の高感度の指標とはならない。肝細胞の60%以上が障害されて低値を示すようになる。また，低Albはほかの原因でも起こるため，肝機能異常に特異的でもない。低Alb血症がみられた場合には，その減少が産生の減少によるものか，喪失・隔離によるものか，過剰輸液による希釈によるものかを鑑別する必要がある(**表3**)。Albが重度の肝不全で低下している場合には，肝細胞で作られるほかの物質，すなわちBUN，TChoなども低下するはずである。また，グロブリン(Glob，TP-Albで算出される)も評価すると，主にAlbが減少しているはずである。そのほか産生の減少としては飢餓などの低栄養状態を考慮する必要がある。喪失としては，出血・滲出によるもの，糸球体腎炎により尿に蛋白が排泄されるもの，蛋白喪失性腸症(犬)などがある。出血であればGlobも一緒に失われ，尿中への排泄であればAlbだけが失われ，腸での漏出ではGlobも一緒に失われるはずである。これらはヒストリー，症状，身体検査，CBC，尿検査で鑑別が可能であろう。

表3　低アルブミン血症の原因

原因	鑑別疾患
産生の低下	肝不全 吸収不良 消化不良 飢餓 高γグロブリン血症
喪失	出血 蛋白喪失性腸症 広範な皮膚の滲出性病変 腎性喪失(糸球体腎炎，アミロイド症) 異化亢進(敗血症)
隔離	腹水・胸水の貯留 血管炎
希釈	過剰輸液

(4)総コレステロール(TCho)

コレステロールは主に肝臓で合成される。血漿中ではコレステロールエステル，または遊離型として存在するが，通常の血液化学検査では総コレステロール(TCho)として測定することが多い。胆汁酸やステロイドホルモンの重要な前駆物質であり，胆汁中に排泄される。このため，胆汁うっ滞では上昇し，黄疸とあわせて肝胆道系疾患のひとつの指標となる。しかし特異度は低く，多くの疾患で高コレステロール血症が起こる。低下は肝細胞の機能障害を示すものである。この低下はAlb同様，予後不良を示唆するものである。ただし，この項目も慢性化した肝不全や重度の肝不全を示す指標であり，それほど鋭敏に低下するものでもない。ある報告では，肝不全と診断された犬20症例のうち，TChoが150 mg/dL未満を示したものは70%であったとされている(Toulza O, et al. *J Am Vet Med Assoc*. 229: 1761-1771, 2006)。

(5)血糖(Glu)

血糖値とは血液中のグルコース(Glu)濃度で，Gluは脳の神経細胞，赤血球，筋肉などの働きに欠かせないエネルギー源である。身体には血糖値を上げる仕組みがいくつも備わっているが，血糖値を下げる仕組みはインスリンのみである。おそらく，かつては人を含む動物はすべて飢餓状態にあり，獲物を捕らえるため，あるいは捕食者から逃れるために，瞬時に血糖値を上げられるようにしておく必要があったのであろう。

食事で炭水化物を摂取すると，Gluが小腸から吸収され門脈を経由して肝臓に運ばれる。同時に膵島のβ細胞からインスリンが分泌され，これも門脈を通じて肝臓に運ばれる。肝細胞は，インスリンの作用で吸収されたGluの60～80%からグリコーゲンを合成して貯蔵する。残りのGluとインスリンは肝静脈から大循環に流れ，インスリンの作用により筋肉や脂肪細胞にGluが取り込まれることで食後に上昇した血糖値は食前の値に戻る。空腹時の血糖値の維持は，肝臓で貯蔵されたグリコーゲンの分解，あるいは肝細胞によるアミノ酸や脂肪からの糖新生により行われる。このように肝臓は食後，空腹時どちらの血糖値に対しても大きな影響を持っている。

肝不全が進行した場合には，肝細胞が減少することによりグリコーゲンの合成・貯蔵量が減少し，糖新生も障害され，70%の機能が失われた段階で低血糖をもたらす。先天性や後天性のPSSがあれば，食べている場合に腸管から吸収されたGluが肝臓で利用されずに大循環に流れ，高血糖を作ることになる。これらの作用が組み合わさることで，空腹時血糖値はほぼ正常を保っている時間が長い。末期の肝不全では，食欲廃絶と貯蔵グリコーゲンの枯渇により低血糖を引き起こす。これは最終的な段階であり，予後は1週間程度となる。この時期は，やはり肝臓で合成している凝固因子が枯渇して，凝固系検査(プロトロンビン時間〔PT〕，活性化部分トロンボプラスチン時間〔APTT〕)に異常値(時間延長)が出る。個々の凝固因子の定量よりもFibnの定量が簡便であるため，その低値を調べることもある。

表４　血糖値減少の原因

血糖値減少の原因
測定エラー（血清分離遅延）
医原性（インスリン）
肝不全
敗血症
トイ種の新生子低血糖
狩猟犬の低血糖
副腎皮質機能低下症
飢餓
腫瘍（インスリノーマ，肝癌など）
糖原病（糖原蓄積病）

末期の肝不全以外では，小型犬の先天性PSSでは比較的頻繁に低血糖がみられるとされている（Nelson RC. In: Nelson RC, et al (eds) . Small Animal Internal Medicine, 5th ed. Elsevier Mosby, St. Louis. 2013, pp777-823）。これはグリコーゲン貯蔵量の減少，糖新生不良，グルカゴンへの反応低下が原因である。また，急性の疾患では，重度の肝細胞壊死がみられる劇症肝炎で，食欲廃絶とともに，肝グリコーゲン貯蔵量の減少と糖新生不良が合併して低血糖が起こりやすい。

なお低血糖は，肝不全よりもほかの病態でよく起こるので，アーチファクトの除外から始め，慎重に鑑別診断を行う必要がある（**表４**）。

（6）ビリルビン

胆汁うっ滞は肝臓の排泄機能の低下を表すものではあるが，肝不全の指標というよりも，胆汁うっ滞により引き起こされる異常，すなわち細菌感染や敗血症といった危険を察知する意味でより重要である。軽度の胆汁うっ滞は，細菌感染や炎症性サイトカインの影響で起こるが，真に危険なものは胆嚢や胆管といった太い胆道系におけるうっ滞で，これが重大な細菌感染の危険を含んでいる。胆汁は本来無菌のものではないので，流れなくなれば細菌の増殖が始まる。さらに，一部の薬物は胆汁に排泄されるため，排泄が障害されることによる毒性も重要である。血清Bil濃度が上昇した状態を黄疸とよぶ。黄疸はその原因により，溶血性黄疸，肝性黄疸，肝後性黄疸に分けられる。肝不全との関係では，多くの肝細胞の壊死などで起こる肝細胞性黄疸が重要である。また，肝細胞とは無関係な原因から発生した黄疸が，毒性胆汁酸のうっ滞により肝細胞膜の乳化を引き起こし，二次的な肝細胞障害を引き起こすことも覚えておく必要がある。

Bilはヘモグロビン，ミオグロビンなどのヘモ蛋白質のヘムが異化されて作られる物質で，胆汁中に排泄される。Bilには肝臓に取り込まれてグルクロン酸抱合される前の非抱合型（間接型）と，肝臓でグルクロン酸抱合を受けて胆汁に排泄される抱合型（直接型）があり（**図５**），これらの合計が総ビリルビン（TBil）である。正常動物の血清中にはTBilはわずかな量（< 0.5 mg/dL）しか含まれず，ほとんどは非抱合型である。一方，可視粘膜の黄色化から検出される臨床的黄疸ではTBil > 3 ～ 4 mg/dLであり，またCBCにおける血漿黄疸指数（II）の上昇は，TBil > 1.5 ～ 2 mg/dLより検出される。非抱合型Bilは非水溶性で，Albと結合して血清中に存在している。したがって本来はこのままでは尿には出ないものであり，尿に出現するBilは抱合型である。

表５に各種黄疸の特徴を示す。Bil産生の材料であるヘモグロビンが増加する溶血性疾患では，黄疸すなわちTBilの増加がみられることがある。しかしながらその増加の程度は，TBil < 3 mg/dLと比較的軽度である。また，通常は再生性貧血像を伴っている。ただし，肝臓の中心静脈周囲の貧血による低酸素のため肝細胞の空胞変性などが起こり，肝酵素の上昇を伴うことがあるので，肝胆道系疾患による黄疸との鑑別が重要である。溶血性黄疸の場合，Alb，TCho，BUNなど肝不全の指標となる所見は正常であることも重要な鑑別点である。増加するBilの型は鑑別にあまり重要な情報を与えない。はじめは確かに非抱合型が上昇するが，次に抱合型の上昇がみられる。これは肝機能が正常であれば，非抱合型が増加しても肝臓で処理されてしまうためであろう。また，尿中のBilの増加は当然，抱合型の増加を示唆する所見であるが，溶血性黄疸でも次第に抱合型が増加することを考えると，ビリルビン尿の存在から溶血性黄疸を除外することは不可能である。事実，IHAのような溶血性疾患でもビリルビン尿はみられる。また犬の腎臓はBilの抱合が

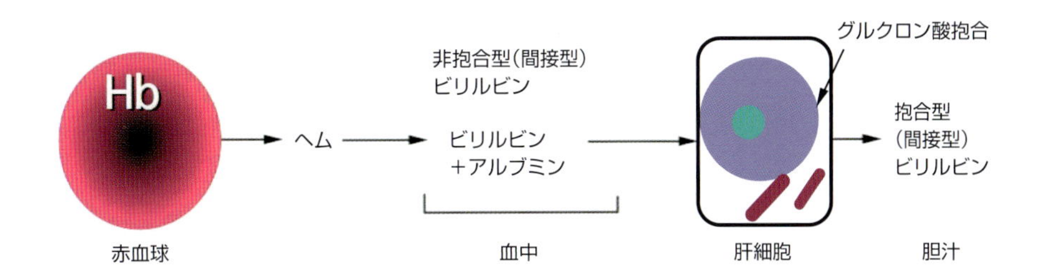

図５　ビリルビン産生とグルクロン酸抱合の過程

表５　各種黄疸の特徴

分類	特徴
溶血性黄疸	TBil が<3 mg/dL の軽度の黄疸が多い 通常，再生性貧血像を伴う
肝性黄疸	TBil は>3 mg/dL のことが多い 肝細胞の壊死や機能不全，肝内胆汁うっ滞 通常，肝酵素上昇や肝のサイズ変化がみられる
肝後性黄疸	TBil>3 mg/dL と重度の黄疸を伴う 肝外胆管の閉塞，胆汁のうっ滞が原因 胆石はまれ 肝内および肝外の胆管周囲の胆管炎の場合には ALP，GGT の上昇を伴う 胆管肝炎の場合には ALT や AST の上昇を伴う 胆汁うっ滞に伴う TCho 上昇も特徴

可能であるとの知見もあり，これは非抱合型だけが増加している状態でも，尿中に Bil（抱合型）が排泄されることを意味している。このため，犬の尿では 1+から 2+（濃縮尿）は基準値範囲であると考えられている。ただし，猫でビリルビン尿がみられた場合は異常所見であり，血清中での抱合型 Bil の増加を意味している。

肝性黄疸は確かに抱合型 Bil の増加が特徴的ではあるが，非抱合型が上昇することもある。これは肝臓における処理能力の低下に起因するものであろう。したがって，現在では，Bil の非抱合型と抱合型の比較は，あまり診断的意義の高いものではないとされている。肝性黄疸は，肝細胞の壊死や機能不全，肝内胆汁うっ滞により起こる。通常，TBil は>3 mg/dL のことが多い。肝疾患は貧血を伴うこともあるが，あったとしても軽度の非再生性貧血である。したがって，通常肝酵素，とくに ALP や GGT の上昇や，肝臓のサイズ変化がみられるはずであり，肝細胞の減少や機能不全が著しい場合には Alb，BUN，TCho の低下も伴うことがある。また肝内胆汁うっ滞は，高度の肝細胞の機能不全を伴わないで起こることもある。肝細胞の腫大が顕著な場合は，肝細胞間の毛細胆管が圧迫される，あるいは炎症性サイトカインの存在により肝細胞から毛細胆管への Bil の輸送が阻害される。

肝後性黄疸は通常，TBil>3 mg/dL と高度な黄疸を伴うもので，肝外胆管の閉塞，胆汁のうっ滞が原因である。胆石はまれであるが，肝内および肝外の胆管周囲の胆管炎はよくみられる。そのような場合には ALP，GGT の上昇が著明で，さらに肝細胞の変性や壊死を伴う胆管肝炎の場合には，ALT や AST の上昇を伴う。さらに胆汁うっ滞に伴う TCho 上昇も特徴である。貧血はあっても軽度の非再生性が多い。ときに膵炎を伴うこともあり，その場合は膵疾患を示す膵特異的リパーゼの上昇がみられることがある。

肝機能検査

1．肝機能検査の種類と適応

前述の血液化学スクリーニング検査中の肝機能検査項目に加え，特殊検査としての肝機能検査がいくつか利用可能である。これらには胆汁排泄能を評価するブロムスルファフタレイン（BSP）試験，インドシアニングリーン（ICG），肝細胞自体の機能を評価するアンモニアトレランス（アンモニア負荷試験，ATT），TBA などがある。

これらの特殊検査は，臨床症状，CBC，血液化学検査，尿検査で肝疾患を疑う所見はあるものの確定的でない場合や，X線検査所見から肝臓のサイズに異常が検出された場合が適応である。これらはそれぞれ補う性格の検査であるのでどれが最良とはいえないし，阻害因子はそれぞれ異なり，それぞれ利点，欠点がある。したがって，評価にあたっては，2種を同時に行うのが好ましい。

また，スクリーニング検査で肝疾患が疑われている場合，あるいははっきりしない場合には，診断を進めるという意味で肝生検に進む前に行うのもよいだろう。機能検査ではどのくらいの機能が失われているかはわかるが，実際の病変の激しさはわからない。また感度はあまり高くないので，基準値が出ても肝疾患を除外することはできない。いくつかの例外を除き，肝疾患の原因は特定できないし，予後の判定にもそれほど重要ではない。

2. ブロムスルファフタレイン(BSP)

肝臓の血液循環と肝細胞機能に依存した胆汁排泄機能を調べる検査である。この試験では，Bilと同様の機構で肝臓から排泄される色素を静脈に注入し，30分後の血液でその消失をみる。したがって，黄疸や高Bil血症が明らかな場合には，診断を進めるという意味ではとくに必要ない。そのような場合には，なぜ黄疸があるのかを知るための検査，すなわち溶血の除外，胆道系の画像診断，肝生検による胆管炎の確認などのほうが有効である。

検査ではスルホフタレイン色素5 mg/kgを静脈内投与し，30分後に採血する。その材料のスルホフタレインを定量し，残留が犬で5%以下，猫で3～5%以下であれば正常である。肝機能障害や胆汁の排泄障害があれば残留が顕著になる。ただしうっ血やフィラリア症などでも試験結果に異常がみられるので注意が必要である。したがって，BSP試験は，それまでの検査で黄疸や肝機能障害がはっきりせず，低Alb血症，うっ血性心不全，抗痙攣薬投与歴がない場合に行うべきである。また，PSS症例ではBSPの診断的意義は薄い。

3. アンモニア(NH_3)

腸管内の細菌によって作られたNH_3は門脈で肝臓に運ばれ，肝細胞中に存在する尿素サイクルにより解毒される。したがって肝細胞の機能不全がある症例では，NH_3が大腸内で産生される，あるいは外からNH_3を投与すると，それが長く血中にとどまる。肝不全の動物では，食後に腸管からの吸収で高アンモニア血症が起こり肝性脳症となることがある。そのような徴候がはっきりみられない場合，その傾向はあるのかを診断するためにNH_3の投与によるアンモニアトレランス(負荷試験)は有効な検査である。またPSSを診断するための検査としても鋭敏であるが，肝性脳症が明らかな症例では，NH_3の負荷自体が危険であるので，単に食前と食後2時間の血中NH_3の定量を行うのがよいだろう。高アンモニア血症を疑っていて，食後2時間で高値が出ない場合は，食物の消化管通過時間の遅延も考慮して，その後4時間，6時間まで評価してもよい。

NH_3は不安定であること，アンモニアガスとして失われてしまうこと，さらに長時間分離しなかった血液検体では蛋白やアミノ酸からNH_3が作られること，とくに溶血検体では赤血球由来のNH_3が多く出現することでアーチファクトの高値がみられるため，採血および検体処理には細心の注意が必要である。極論ではあるが，材料は動脈血でなくては正確な測定ができないといわれているほどである。したがって，NH_3の測定のためだけに採血を行うことが奨励されている。測定のための材料は血漿で，抗凝固剤はEDTAでもリチウムヘパリンでもよい。採血した材料は氷中の試験管に入れ，冷蔵状態で血漿を分離するのが望ましい。冷蔵機能付きの遠心分離機は高価であるが，弾丸型のプラスチックチューブ専用の小型卓上遠心分離機が非常に安く手に入るので，これを冷蔵専用にして冷蔵庫の下段にいれておけばよい。足に吸盤がついているものもあり，十分に冷蔵庫内で使用できる。15分以内に血漿を分離して，検査センターに送る場合には血漿をチューブいっぱいに満たし，密栓したうえで凍結する。空腹安静時の正常NH_3値はおお…である。脂血症で白く濁った血…示す検体(黄疸指数〔II〕が>…が出るため不適である。

…行うには，塩化アン…の水に溶かして…あるいは5%…たは粉末のゼ…前後の血中…準値範囲…g/dL)，…わらな…い，…であれ…ば，…

4. 総胆…

TBA の測…性…薬物の投与は…体…の安定性が高い…評価を食前の材料…で行おうとすると感度はあまり高くなく(肝疾患の76%で検出)，特異度もあまり高くない(異常値の72%が肝疾患)。しかしながら食前，食後の2検体で評価すれば感度も高められる。

肝臓で抱合された胆汁酸は胆汁に排泄されて小腸に達すると，門脈血に再吸収され肝臓に戻る。正常時には胆汁酸は肝細胞によって取り込まれ，全身の循環には胆汁酸はほとんど出現しない。しかし病的な肝臓は胆汁酸を吸収できないので，食事によって胆汁が排泄され，前述の腸肝循環によって肝臓に戻った胆汁酸は，循環血中に多量に存在するようになり，血中濃度上昇が観察される(図6)。実際には多くの種類の胆汁酸があるが，それらを総合的に測定するのがTBAである。猫の肝疾患においては一般にBilがよい指標となるが，やはりPSSのようにBilが上昇しない疾患もある。スクリーニングとしてはBilの評価を必ず行うが，それでも疑いのある場合にはTBAを評価するのがよい。12時間絶食させ，食前の採血を行う。それから食事を与えて2時間後に再度採血する。基準値

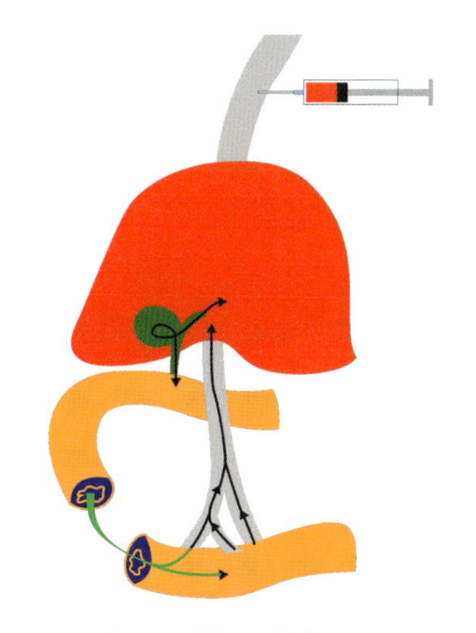

図6　胆汁の腸肝循環の模式図
胆汁酸は胆汁中に排泄され，腸からは門脈に再吸収され，肝臓に戻る

は犬で食前<5 μmol/L，食後<15 μmol/L，猫で食前<5 μmol/L，食後<10 μmol/L である。

TBA 測定では肝不全であるということがいえればよいので，肝胆道系疾患の鑑別までしようと思わないことである。上昇の程度と病変の重症度のあいだに相関はないので，TBA は「正常」か「異常」かだけの判定に利用する。繰り返しの測定で低下傾向があっても，治癒に向かうという評価せずに，正常に戻ってはじめて正常と判定する。

犬の先天性の PSS を検出するうえでは，症状を発現している症例では空腹時の NH_3 の1点測定よりも，TBA の1点測定のほうが優れていることがわかっている。ただし，ATT を行うと，TBA の1点測定よりもさらに感度は上がるといわれている。TBA と NH_3 の両方が上昇していれば，特異度は97%で陽性尤度比も29倍になると報告されている(van Straten G, et al. *Vet J*. 204: 282-286, 2015)。それ以前に行われた研究では，犬の PSS (先天性，後天性)の診断に対しては空腹時 NH_3 の上昇が感度が高く(感度98%，特異度89%)，TBA の1点測定での上昇は感度で劣る(89%)ものの特異度は98%と優れていると報告されている(Gerritzen-Bruning MJ, et al. *J Vet Intern Med*. 20: 13-19, 2006)。

5. その他の検査

(1)ビタミンK反応試験

肝臓はビタミンKによる活性化を必要とする凝固因子(第Ⅱ，Ⅶ，Ⅸ，Ⅹ因子，プロテインC，プロテインS)を産生しているので，肝障害が重度で産生不良になる場合，あるいは胆汁分泌が阻害されて脂肪の分解吸収ができなくなった場合に，脂溶性ビタミンであるビタミンKの欠乏が起こり，ビタミンK依存性凝固因子の活性が低下し，凝固障害が起こることがある。つまり，ビタミンK投与で凝固異常が改善されれば胆汁排泄障害，改善されなければ肝細胞の不全と考えることができる。この場合，ビタミンK_1をまず0.5～1.0 mg/kg scで投与し，その後は12時間ごとに2回，さらに3～5日間sidで投与して凝固時間が正常化されれば，胆汁排泄障害に起因するビタミンKの吸収不良および欠乏と考えることができる。

(2) X線検査

肝臓のサイズをみるのに有効な検査である。肝陰影の拡大，縮小ともに肝臓の疾患を示唆する。肝周囲または肝内のマスに注意する。肝後性黄疸の原因としては膵肉芽腫が多い。また諸検査からPSSが疑われた場合には手術の準備をしたうえで開腹し，確定診断として門脈血管造影を行う(図7)。ただし，最近ではコンピューター断層撮影(CT)検査による診断も多く利用されるようになってきている。

(3)超音波検査

肝周囲または肝内のマス，あるいは嚢胞，膿瘍などが検出可能である。脾臓や腎臓のエコーレベルと対比させて，脂肪肝を疑うこともできる。胆嚢の拡大，胆泥症(図8)，胆嚢粘液嚢腫(図9)，胆管の蛇行(図10)などを検出するのにも優れている。また静脈系のうっ滞(図11)，門脈高血圧，門脈域の線維化に加え，PSSの診断も多く行われている。

(4)生検

針吸引生検(FNA)と細胞診，超音波ガイド下での経皮的ツルーカット生検，さらに開腹による切除生検が行われる。細胞診は，ALTの高度の上昇を伴うび漫性肝障害や肝内胆汁うっ滞，リンパ腫などの腫瘍細胞浸潤の検出にはよいが，線維化病変や巣状病変は検出できない。また細胞異型性の少ない肝細胞癌も評価不可能である。生検組織の病理学的診断では肝疾患を大まかに分類可能と思われる。すなわち，炎症性，空胞性，壊死性，胆汁うっ滞，肝硬変，腫瘍性などは鑑別できる。必ずしも原因まで特定されるとは限らないが，これらの分類が可能であれば，少なくとも治療方針は立てられるであろう。

生検実施にあたり注意すべきことは，出血に考慮することと，胆嚢を避けることである。出血傾向を評価するためのルーティンな検査には，静脈穿刺部位の止血状態の評価，粘膜出血時間，血小板数，活性化凝固時間(ACT)の評価などがある。血小板が少なく粘膜出血時間の延長がみられるものに対して生検を行わなくてはならない場合，血小板を十分に含む新鮮全血輸血が必要である。また，血小板以外の要因による出血傾向がある動物では，PTとAPTTの評価が勧められる。凝固時間に延長がみられるものでは血漿／全血輸血を行えば生検は可能であり，胆管閉塞の症例やそのほかの原因によるビタミンK欠乏が原因のものには前日までにビタミンK_1の投与(1.0～1.25 mg/kg sc bidで3回)をしておけばよい。処置を急ぐ場合は最低でも1回は投与する。超音波ガイドは，肝臓のうっ血を検出し，胆嚢や大血管を避けるために有用である。肝臓にうっ血がある場合には生検は勧められない。輸血で凝固因子を補給するには，DEA1.1(－)型の血液(犬)，あるいは犬または猫のクロスマッチ後の血液にクエン酸・リン酸・デキストロース・アデニンを入れたもの(CPDA-1液)を使用する。

実際の穿刺は超音波ガイド下でFNAあるいはツルーカットを行う。または腹腔鏡下で鉗子生検，開腹により切除生検を行う。生検後は必ず一晩以上，出血のモニターを行う。

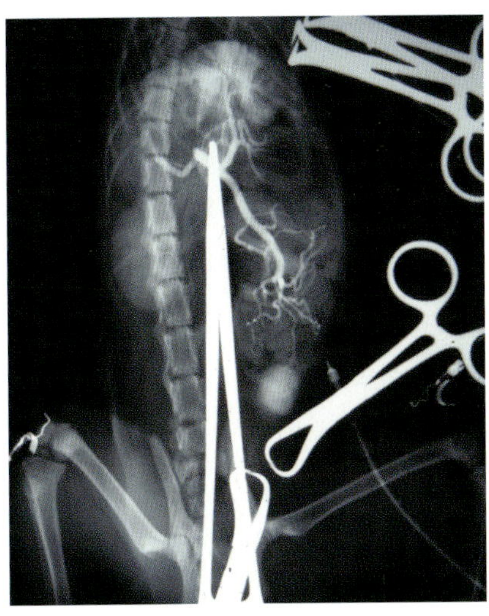

図７　門脈体循環シャントの犬の門脈造影X線画像

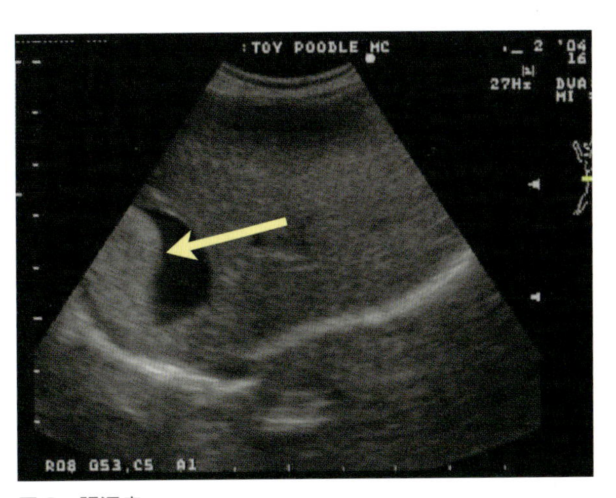

図８　胆泥症

胆嚢内に胆泥（矢印）がみられる。この胆泥は重力方向に沈んでいる。

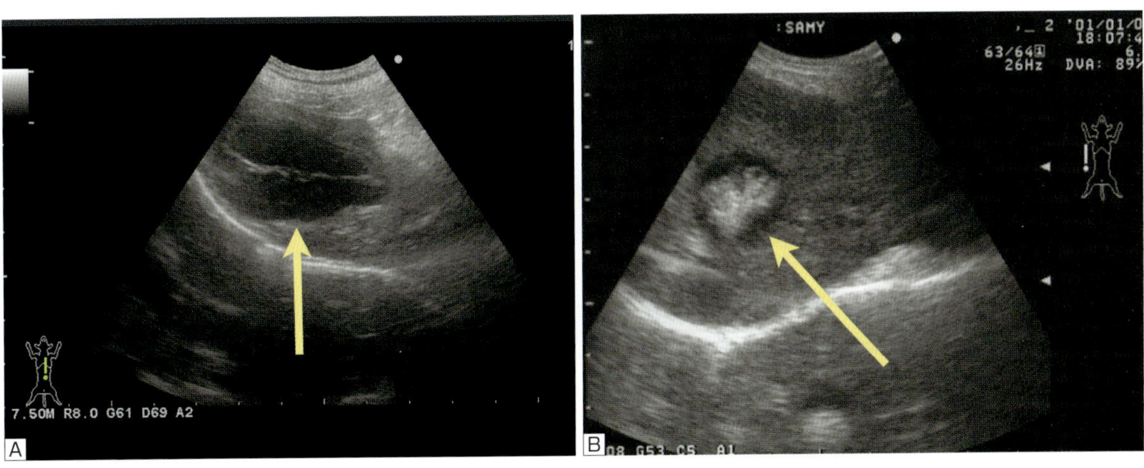

図９　胆嚢粘液嚢腫

A：低エコー部はゼリー状粘液で，そのなかに高エコー像（矢印）がみられ，キウイフルーツ状にみえる胆嚢粘液嚢腫。
B：高エコー部の周囲に低エコーのゼリー状粘液（矢印）が浮いているようにみえる胆嚢粘液嚢腫。

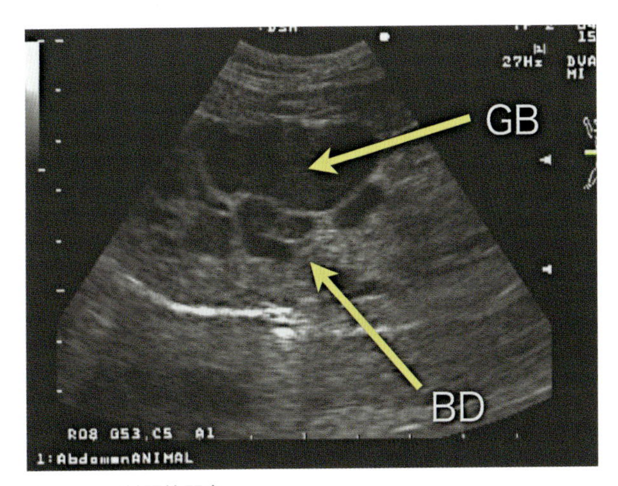

図10　肝外胆管閉塞

胆嚢（GB）に続き拡大，蛇行した胆管（BD）がみえる。

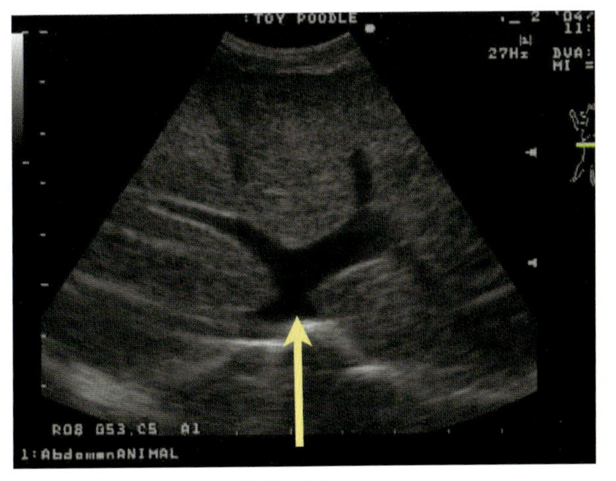

図11　右心不全による著明な肝うっ血

矢印は拡張した後大静脈に連続し拡大した肝静脈を示す。

肝胆道系疾患各論

1．反応性「肝障害」

肝酵素の上昇がありながら，動物には臨床徴候がない，あるいははっきりしない場合に，臨床現場では上昇を無視するか，肝生検まで考慮するかということが問題になる。

まず，肝酵素の上昇があったら必ず肝機能を読むようにする。Alb，TCho，BUN，Gluを読み，それでわからなければTBAの検査に進む。肝機能に問題がないと思われる場合は，常に肝臓以外の疾患の評価を優先する。肝酵素は肝臓以外の疾患の治療で基準値に戻ることが多い。たとえば犬で膵炎がみられる場合，膵炎の治療で肝酵素は安定することが多い。猫の糖尿病では肝細胞の脂肪変性が起こりやすいが，これも糖尿病の治療が優先される。甲状腺機能低下症の犬では，甲状腺ホルモン補充療法で肝酵素が安定することが多い。甲状腺機能亢進症の猫における肝酵素の上昇がみられる場合，肝臓には何ら病変形成を伴わず，甲状腺の治療で肝酵素も低下する。IHAでは中心静脈周囲の肝細胞の低酸素による空胞変性が起こっているので，貧血を治療することが重要である。その場合，肝酵素が軽度上昇しているからといってグルココルチコイドの使用を躊躇してしまうと，IHAの治療自体がうまく行かない。

肝機能に異常がみられる場合，肝臓以外に説明がつかない場合，肝酵素異常が長期間続く場合，患者の状態に悪化がみられる場合には，肝生検に進む。一般に，肝酵素の上昇が基準値範囲上限の2倍を超えている場合，あるいは持続性の上昇を示す場合は追及が必要である。そのためには，TBAの食後値の上昇をみるのがよい。また，ALTとASTの両方が上昇している場合には，本当に肝臓に病変がありそうだと考えてもよい。その場合，TBAの食後値が上昇していることも多い。

TBAの食後値が上昇する症例で1歳未満の場合には，PSSの可能性を考えてみる。超音波検査やCT検査などでシャント血管を探せばよい。2～5歳の犬の場合には初期の慢性肝炎の可能性も十分考えられる。その場合は生検が有用な情報をもたらす。

ALPが上昇している犬で，細胞診や病理組織学的評価では顕著な炎症反応や腫瘍性変化は認められず，単に肝細胞の空胞変性のみ認められるものがある。これは，以前はステロイド肝障害ともよばれていたが，最近は空胞性肝障害 vacuolar hepatopathy（VH）として分類されている。

2．急性肝不全

急性肝不全の原因としては，中毒（有機溶媒，重金属，アフラトキシンなど），薬物反応（ケトコナゾール，アセトアミノフェン，カルプロフェンなど一般の治療薬），感染性疾患（犬伝染性肝炎，トキソプラズマ症，レプトスピラ症，猫伝染性腹膜炎），全身性疾患（IHA，播種性血管内凝固症候群〔DIC〕，低酸素症，急性膵炎，敗血症など）のように，さまざまなものが挙げられるが，病態としては急激に肝細胞の障害が広範に現れるものである。診断には肝検査に加えて，ヒストリー，身体検査による肝毒性物質との接触，全身性疾患の有無を確認することがとくに重要である。原因が特定できない場合には肝生検が重要である。

人用のガムに配合されている甘味料として有名なキシリトールは，一部では犬用の歯磨き製剤にも添加されている。しかし，人用で大型のボトル入りのガムが発売されて以後，小型犬がそれを全部食べてしまい中毒を発症するという事例がみられるようになった。150 gのガムに64.3 gのキシリトールが含まれている。キシリトールは経口摂取で非常によく吸収され，犬では糖として利用されないにもかかわらずインスリン分泌を促す。実験的には0.2～0.4 g/kg ivで低血糖が起こるとされている。さらに1.6～2.0 g/kgで肝細胞壊死とDICが起こり，死亡例も報告されている。

さらに人用抗酸化サプリメントとして簡単に入手できるα-リポ酸 alpha-lipoic acidは，犬および猫に対して一定の薬効も知られてはいるが，ある量を超過すると毒性を示す。人用の製剤は100 mgあるいは300 mgのものであるため，体格の小さな動物では1

錠摂取しただけで容易に中毒量に達する。一般に，犬で50 mg/kg以上，猫で13 mg/kg以上の摂取は危険であると考えられている。中毒症例では低血糖，肝障害，さらに急性腎障害の発生が知られ，死亡例も報告されている。

3. 感染症

(1)ウイルス感染症

ウイルス感染症による急性の肝障害として，犬では犬伝染性肝炎が知られている。犬伝染性肝炎の原因は犬アデノウイルス1型(canine adenovirus type I)で，感染犬の尿中ウイルスが免疫のない子犬などに経口感染して発症する。しかし日本では現在ほとんど発生をみない。ワクチン接種によるところも大きいが，同じく混合ワクチンのなかに含まれているジステンパーは依然として発生がみられるため，ウイルス自体が存在しなくなっているのかもしれない。典型例では，最大で7日の潜伏期を経て，発熱，元気消失，呼吸器系・消化器系症状，腹痛，粘膜出血がみられる。一部で目が濁る，ブルーアイとよばれる徴候がみられることもある。

診断は，まずヒストリー(ワクチン未接種)，肝腫大，肝酵素上昇所見から本症を疑い，肝臓FNA細胞診または生検病理診断で肝細胞核内に封入体を検出できれば確定できる。血清学的診断としては，ペア血清による抗体価上昇が診断的である。劇症肝炎は致死的となるが，特異的治療法はない。予防には生ウイルスワクチンの接種が有効であるが，アデノウイルス1型では弱毒化したものでもブルーアイといった症状を出してしまうため，交差反応を利用して，アデノウイルス2型を用いて1型(犬伝染性肝炎)と2型(呼吸器感染症)の両方を予防するようになっている。

(2)細菌感染症

細菌感染症としては，肝臓および腎臓に病原性を持つレプトスピラ症がある。レプトスピラ症は，らせん状の形態を持つグラム陰性細菌の一グループであるスピロヘータ門に属するレプトスピラ目レプトスピラ科のレプトスピラ属細菌 *Leptospira* spp.による，人と動物の共通感染症である。レプトスピラは，ネズミなどの哺乳動物の尿細管に定着し，それが尿中へと排出され，尿や汚染環境(水，食物など)との接触，咬傷，感染組織の摂食などにより感染が起こる。菌は粘膜や損傷した皮膚からも侵入するため，傷口からの感染も起こる。伴侶動物では犬と猫に感染するが，猫の感染例は少ない。0～25℃で菌は生存し増殖するが，それ以上の高温では増殖せず，また凍結により死滅するので，屋外では夏の終わりから秋に発生が多い病気として知られている。多くの血清型が知られており，病気の種類はそれぞれ異なるが，肝臓と腎臓が同時に侵されることも多い。国内では以前は西日本や沖縄県を中心にみられていたが，最近では長野県，東京都，神奈川県，千葉県などでも発生がみられている。感染すると1日後には血液中で菌が増殖し，腎臓，肝臓，脾臓，中枢神経系，生殖器系といった標的臓器に侵入する。

診断は，汚染地域で屋外に出る犬が対象で，臨床徴候をもとに行われる。多くは感染しても症状がみられない，あるいは軽症(発熱，嘔吐，脱水，元気消失程度)であるが，年齢，血清型，感染菌数，感染犬の免疫などによっては激しいものにもなることもある。重症例でよくみられるのは肝障害，腎障害，血液凝固障害，ショックである。菌の培養はきわめて難しく，尿のなかの菌を探すのも難しいため，通常は細菌学的な検索は行われない。血清学的診断では，現在の感染および発症による抗体と，過去に軽度に感染して治癒した後の抗体，ワクチンによる抗体を区別することが難しい。ワクチン株以外の血清型に対する高い抗体価がみられる，あるいはペア血清で抗体価の4倍以上の上昇がみられれば診断的である。本症は家畜伝染病予防法の届出対象となっているが，その対象は7血清型に限られている。対象となっている血清型は *Pomona*, *Canicola*, *Icterohaemorrhagiae*, *Grippotyposa*, *Hardjo*, *Autumnalis*, *Australis* である。ただし，最近の国内での発生をみると *Hebdomadis*, *Australis*, *Autumnalis* が主体で，ワクチンに必ず含まれている

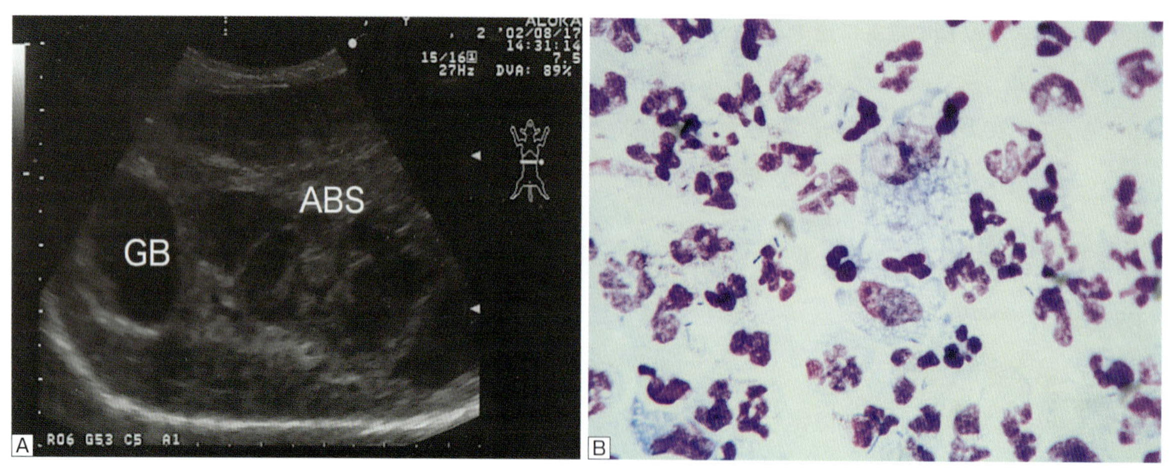

図 12　犬にみられた肝膿瘍

A：肝臓内の膿瘍(ABS)。左には胆嚢(GB)がみえる。
B：細菌貪食像を伴う好中球性，マクロファージ性炎症(通常 FNA は行わないが，膿瘍と思わずに FNA を実施してしまった症例)。

Icterohaemorrhagiae と *Canicola* は多くはなかった（小泉信夫ほか．病原微生物検出情報．37：9-10, 2016）。*Hebdomadis* が届出の対象になっていないことは大きな問題と考えられる。疑いのある症例が来院した場合，とくに床に排尿した場合は，人およびほかの動物への感染を防止するために，汚染を広げないよう注意が重要である。菌の増殖と排泄をすぐに止めるために，アンピシリン 22 mg/kg iv tid またはアモキシシリン 22 mg/kg im bid（牛用油性懸濁注射液）を投与する。腎臓での菌の定着を終結させるためには，経口投与が可能になった時点でドキシサイクリンを 5 mg/kg po bid で 3 週間投与する。予防には不活化ワクチンを毎年接種する必要があるが，前述のように流行していない血清型 2 種が含まれているものが多く，しかも免疫は長期間持続しにくい。通常は夏に毎年接種するのがよい。日本で市販されているワクチンで，複数の血清型を含む者製品としてはバンガード® プラス 5/CV-L4（*Icterohaemorrhagiae*, *Canicola*, *Grippotyposa*, *Pomona*：ゾエティス・ジャパン），キャニバック®9（*Icterohaemorrhagiae*, *Canicola*, *Heptomadis*：共立製薬）がある。ただしこれらのワクチンは，乾燥ワクチンのバイアルのなかに生ウイルスおよびレプトスピラ死菌が一緒に入っているため，コアーワクチンは 3 年以上あけて追加し，レプトスピラは毎年接種するという国際的なガイドラインに沿った使用が難しい。

犬や猫では肝臓内での細菌性の膿瘍形成はまれである。腸内細菌は胆管あるいは門脈を経由して常に肝臓に到達するため，肝臓組織や胆汁を培養すれば細菌陽性であるが，健康な動物ではクッパー細胞の強力な作用により感染は起こらないはずである。肝臓にほかの臓器から血行性に菌が運ばれることによる感染，あるいは創傷に起因する感染もある。免疫力の低下，クッパー細胞の機能低下，圧倒的な細菌感染などで，肝臓における膿瘍を伴った激しい感染が起こりうる。さらに，犬や猫の新生子での肝膿瘍の原因として，臍帯からの感染がある。また肝臓の低酸素状態が嫌気性菌（クロストリジウム）の増殖を助けることもある。診断には身体検査での発熱，肝腫大，CBC での左方移動（通常は再生性だが変性性の場合もあり）と好中球中毒性変化，腹水があればその化膿性炎症像，超音波検査での低エコー部の検出（図 12）などが重要であるが，腹膜炎の原因を探る探査的開腹ではじめて明らかになることもある。猫では猫免疫不全ウイルス（FIV），猫白血病ウイルス（FeLV）などの免疫不全を起こす感染症の存在に，犬においても免疫を障害するようなほかの基礎疾患の存在に注意する。通常，穿刺は勧められない。

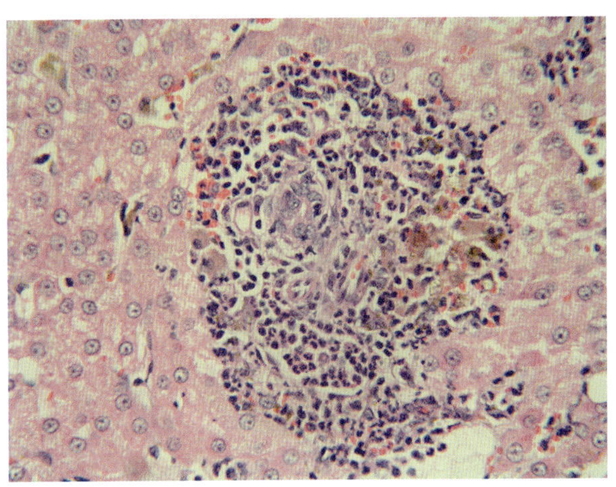

図 13　胆管上皮の破壊と好中球浸潤を伴う急性(化膿性)胆管肝炎

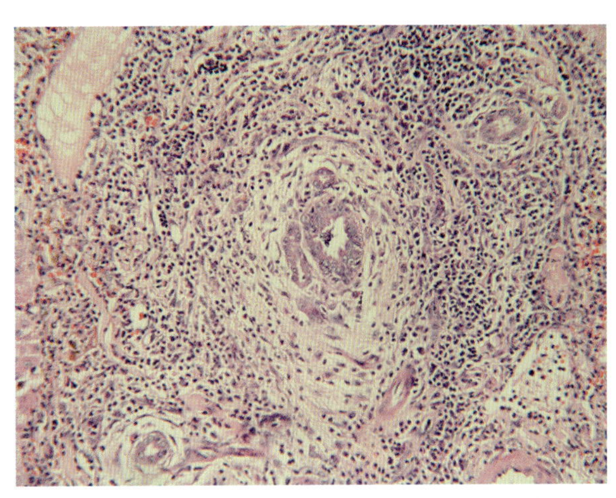

図 14　胆管周囲の線維化やリンパ球，好中球の浸潤を伴う慢性胆管肝炎

(3)そのほかの感染症

そのほか肝臓に病変を作る可能性のある感染症としては，*Toxoplasma gondii* による原虫感染症，すなわちトキソプラズマ症がある。ほぼすべての温血動物に感染し，世界総人口の 1/3 が感染するともいわれているが，日和見感染症であるため健康な成人では無症候性であるか軽い症状が出るのみである。ネコ科のみですべての生活環がみられ，猫は感染性オーシストを便に排泄するため公衆衛生の観点から重要視されているが，猫も免疫不全要因がないとほとんど発症しない。発症するものでは，腸管からリンパ，血液に原虫が侵入，肺や肝内で壊死巣を形成し，ときに腹水がみられることがある。発症例は，元気消失，食欲廃絶に加え，肺炎，前ブドウ膜炎，網膜出血，肝炎が起こる。一部は死亡するが，多くは回復する。診断には X 線検査(肺)，血液化学検査(肝酵素)，IgM 抗体の検出(感染から 3 カ月以内)，IgG 抗体の検出(感染から 4 週以降)，細胞診による虫体検出，およびクリンダマイシンへの反応(25 mg/kg po bid，治療には 3 週間の投与が必要)も考慮される。猫は便中にオーシストを感染後 3 週しか排泄しないため，健康で抗体陽性である猫は以前にオーシストを排泄した可能性はあるものの，現在は再度排泄している可能性はきわめて低い。またオーシストは排泄後 24 時間経過しないと感染性を持たないので，屋内の猫の便は感染性を持つよりも前に始末すれば問題はなく，かつ 70℃，10 分間の加熱で死滅する。実際に，人への感染経路は，猫からではなく，豚の生肉由来が主体である。

4. 胆管肝炎

(1)急性(化膿性)胆管肝炎

急性胆管肝炎は，猫で多く犬ではやや少ない肝疾患である。胆管周囲での化膿性細胞浸潤と胆管上皮および肝細胞の変性壊死を特徴とする疾患で(図 13)，猫の場合は胆汁中に発見される *Escherichia coli* (*E. coli*)が原因のひとつではないかと考えられている。

猫で発熱を伴う黄疸と，好中球左方移動や中毒性変化，GGT や ALT の上昇がみられた場合には，まずこの疾患を考える必要がある。診断は生検に頼るしかないが，前述の所見から本症を強く疑い，経験的な抗生物質治療を優先させる場合もある。基礎疾患として FIV，FeLV の感染には注意する。

(2)慢性胆管肝炎

慢性胆管肝炎は猫でみられる病態で，急性胆管肝炎に続発する。細菌感染を引き金とする，胆管上皮に対する自己免疫疾患と考えられる。門脈域周囲の肝細胞壊死と胆管炎，炎症細胞の浸潤がみられる。浸潤細胞は好中球とリンパ球である(図 14)。急性胆管肝炎に比べて治療がやや困難で，長期化することが多い。

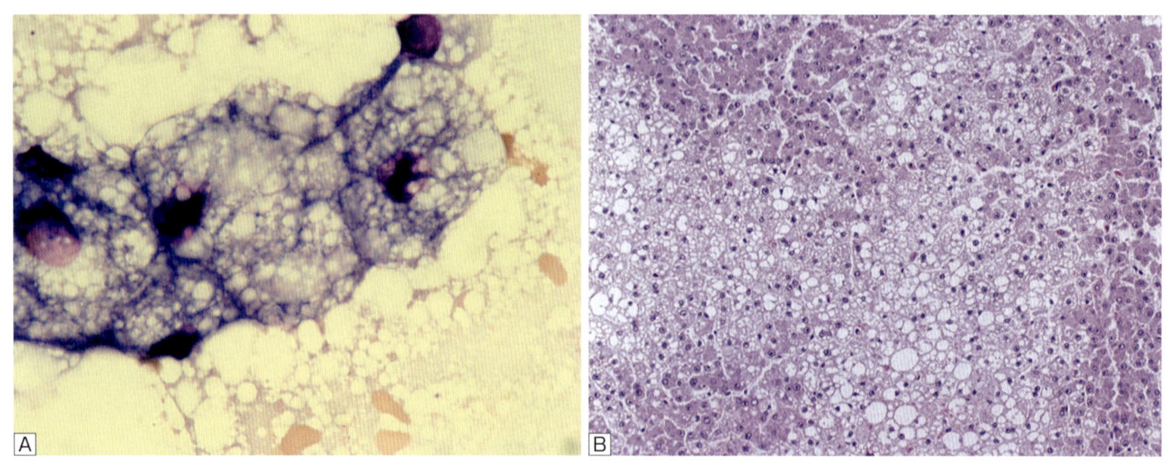

図 15　肝リピドーシス

A：猫の肝リピドーシス。顕著な脂肪変性を示す肝細胞が認められる。
B：病理学的には肝細胞の空胞化が著明な肝リピドーシス。

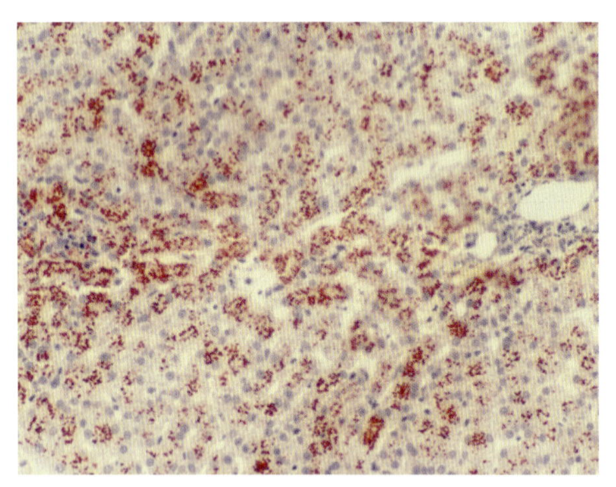

図 16　ベドリントン・テリアの銅蓄積性肝障害(銅特殊染色)

5. リンパ球性門脈肝炎

リンパ球性門脈肝炎とは組織学的には胆管周囲のリンパ球，プラズマ細胞浸潤のみがみられ，門脈周囲の肝細胞の変化を伴わないことを特徴とする，原因不明の疾患である。胆管の破壊や胆管炎の像もみられない。偶発的所見で，治療は必要としない。

6. 肝リピドーシス

肝リピドーシスでは多くの場合，原因不明でび漫性の肝細胞脂肪変性を伴う病気が発生する。しかし，太った猫の急激な食欲不振と関係があるように考えられている。そのほか原因がわかるものとしては糖尿病やテトラサイクリン投与によるものがある。肝臓での変化は，肝細胞内へのトリグリセリドの蓄積である。診断にはヒストリーなどに加えて肝生検が必要である(図 15)が，しばしば超音波検査での肝実質のび漫性高エコー所見と，FNA 細胞診により診断される。

7. 銅蓄積性肝障害

銅蓄積性肝障害は肝細胞内のライソゾームに過剰の銅が蓄積することによって急性肝炎，慢性肝炎が発生するが，犬種特異性も報告されている。とくにベドリントン・テリアが代表的で，この犬種では常染色体劣性遺伝で銅排泄の障害に伴う銅蓄積症が起こる(図 16)。以前の研究ではベドリントン・テリアの 50 ～ 80%が疾患を持つといわれていたが，最近の研究ではベドリントン・テリアのうち 30%がホモで疾患フリー，39%がホモで疾患あり，31%がヘテロでキャリアーであったとされている。肝臓内の銅蓄積量が 2000 μg/g (乾燥重量)を超えると激しい肝障害が起こる。同様の肝障害はやはり遺伝性にウェスト・ハイランド・ホワイト・テリアでも生じる。そのほか，ドーベルマン・ピンシャー，コッカー・スパニエル，キースホンド，ラブラドール・レトリーバーでも，ほかの犬種よりも肝臓内の銅量が多いことが知られている。以前は正常な犬の肝臓内銅量は<400 μg/g (乾燥重量)といわれていたが，実際には健康でも 2000 μg/g (乾燥重量)の銅を持つものもいるので，肝障害発生の予想は困難である。

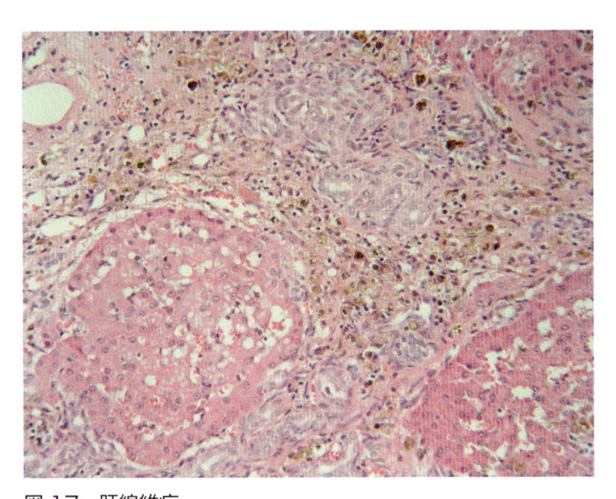

図 17　肝線維症
著明な線維化と偽胆管の増生，再生性結節が認められる。

8. 慢性肝炎

慢性肝炎は犬にみられる特発性の肝疾患で，長期にわたる慢性活動性の炎症性プロセスから徐々に肝線維症に向かう疾患である。最終の病型は門脈域が線維化で結ばれ，び漫性に線維化した肝硬変である。

さまざまな年齢で発生がみられるが，多くは中年の犬で，しかも大多数は雌である（>75%）ので，少なくとも一部は自己免疫疾患の特徴を備えているようである。好発品種があり，遺伝的な好発性も考えられている。これらは，ドーベルマン・ピンシャー，アメリカン・コッカー・スパニエル，イングリッシュ・コッカー・スパニエル，イングリッシュ・スプリンガー・スパニエル，ラブラドール・レトリーバー，テリア系（ウエスト・ハイランド，ヨークシャー，ケアーン，ベドリントン）である。

自然寛解はない進行性の疾患で，肝硬変となったものでは治療困難となる。重症の肝不全にまで進行すると，予後は数週から数カ月となる。コッカー・スパニエルは5歳未満で肝硬変が起こるが，遺伝的に肝細胞内にα1-抗トリプシンの蓄積が起こることが知られている（Sevelius E, et al. *J Comp Pathol*. 111: 401-412, 1994）。

また，スコティッシュ・テリアにみられる激しい形の空胞性肝障害は，おそらく肝細胞のグリコーゲン変性から始まるものと考えられているが，本当に肝臓が壊れるほど激しいものである。1/4ではび漫性の肝構築の変化に進行し，結節性過形成と線維化が起こり，さらに1/3は肝細胞癌を伴うといわれている。この病態はALP高値を伴ういわゆるステロイド肝障害の激しいもので，コルチゾール以外のさまざまな副腎ホルモン，17-ハイドロプロゲステロンやアンドロステンジオンが高値を示しているようである（Cortright CC, et al. *J Am Vet Med Assoc*. 245: 797-808, 2014）。

原因はどのようなものであれ，肝障害の最終段階は線維化である。すなわち，さまざまな原因で肝細胞が壊死した場合の線維組織による置換と結節性再生が高度になったものが線維症または肝硬変であり，この変化は不可逆的である。その原因としてはうっ血，胆汁うっ滞，肝炎など多様なものが考えられるが，最終段階では組織学的にも原因を特定できないことが多い。臨床的には肝不全に関連するさまざまな変化が認められる（図 17）。

9. 門脈体循環シャント（PSS）

PSSは門脈血管の異常により，門脈血が肝臓に到達せず全身循環に入ってしまうことによる肝機能不全であり，肝臓自体は萎縮は示すものの激しい破壊などは起こっていない。原因としては先天性のものと後天性のものがあるが，先天性のものがはるかに多い。大型犬では，門脈と後大静脈を結ぶ肝内シャントがよくみられる。また，門脈と後大静脈を結ぶ肝外シャントがみられることもある。門脈から奇静脈への肝外シャントは小型犬や猫でみられることがある（図 7）。先天性疾患の場合，若い犬で発育不良や肝性脳症として発見されることが多いが，代償され続け，年齢が進んでから偶発的に発見されるものもある。猫のPSSではあまり顕著な肝不全の徴候や検査異常がみられないことがあるので，若い猫で肝性脳症を疑う症例の場合には，鑑別疾患としてPSSを考えておいたほうがよい。後天性のPSSは，すでに慢性肝炎や肝線維症が進行していて慢性の門脈高血圧がある場合の側副循環の形成である。診断は開腹手術による門脈造影がベストであり，そのまま外科的処置を行うこともできる。

10. そのほかの血管系障害

PSS以外の肝臓の血管系障害には，原発性門脈低形成(PHPV)，特発性非肝硬変性門脈高血圧，肝動静脈瘻，門脈血栓症，慢性受動性うっ血，バッド・キアリ様症候群などがある。

(1)原発性門脈低形成(PHPV)

PHPVは，かつては門脈微小血管形成異常，先天性肝線維症ともよばれていた。当初はスクリーニング検査データの異常がなく，TBAの異常のみがみられる軽症例が報告されていたが，最近では腹水，後天性PSS，肝性脳症を持つものまで，さまざまな重症例が報告されている(Akiyoshi M, et al. *Front Vet Sci.* 4: 224, 2017)。肝生検では病理組織学的にPSSと類似の所見が認められる。小さい門脈，動脈の蛇行が特徴である。病理組織学的診断に加えてカラードップラー超音波検査を行うと，PHPVでは血流は肝臓→門脈→シャント→後大静脈の順に流れており，先天性のPSS，門脈血栓症，動静脈瘻と鑑別可能となる。肝性脳症がある場合は対症療法を行い，一般に長期生存可能である。マルチーズには小葉中心性(zone 3)の炎症性病変を伴うzone 3肝障害がよく発生するが，これもPHPVのひとつの亜型である。多くは炎症性腸疾患も伴い，肝病変が激しい場合には肝硬変まで進行することがある。

(2)特発性非肝硬変性門脈高血圧

特発性非肝硬変性門脈高血圧は原因不明の疾患で，血管炎，血栓症，腸内細菌の上行を伴う。門脈血管に対するさまざまな障害，あるいは食事内容や細菌由来の毒素が関係するのではないかといわれている。犬ではドーベルマン・ピンシャー，コッカー・スパニエル，ロットワイラーの若い犬に多いとされている。小肝症，腹水，肝性脳症，間欠性消化器徴候などがみられ，臨床病理学的には小赤血球症，低Alb，肝酵素の軽度〜中等度の上昇，肝機能検査異常が特徴である。肝生検ではPSSとPHPVに類似の所見が認められる。

(3)肝動静脈瘻

肝動静脈瘻は肝内で動脈と門脈が吻合する異常で，多くは先天的であるが，傷害や腫瘍に続発するものもある。症状や検査所見はPSSに似るが，異なる点は門脈高血圧による腹水がみられること(低Albなしで漏出液腹水がみられる)，PSSが形成されるとすれば後天性であることである。超音波検査では門脈高血圧が確認され，確定診断には血管造影が行われる。治療は一般に困難である。

(4)門脈血栓症

門脈血栓症は凝固亢進状態に二次的に起こるもので，基礎疾患としては副腎皮質機能亢進症，グルココルチコイド投与，全身性エリテマトーデス，慢性肝炎，蛋白喪失性腸症，蛋白喪失性腎疾患などがある。血栓症に伴い腹痛，腹部膨満，嘔吐，下痢がみられ，基礎疾患に伴う異常に加えて低蛋白腹水，肝酵素の上昇(さまざまな程度)，分裂赤血球，血小板減少などがみられる。診断は超音波検査による血栓検出をもって確定する。基礎疾患の治療に加え，新鮮血漿輸血，ヘパリンやワルファリンによる血栓形成の防止を行う。血栓は時間とともに自然に溶解するはずである。

(5)慢性受動性うっ血

慢性受動性うっ血は肝臓から流出すべき血液がうっ滞している状態で，右心不全または右心系負荷による。さまざまな心疾患や右心房の腫瘍，フィラリア症などが原因となる。肝腫大が顕著で，超音波検査で肝臓内の血管拡張がみられる。腹水もみられるが，肝臓から血液成分が漏れ出すため変性漏出液ではあるものの蛋白濃度や比重はやや高めである。治療は右心不全とボリュームオーバーロードの改善に向けて行う。人ではうっ血が長期化してうっ血性肝硬変となることもあるが，動物ではそのような進行を示すものはまれである。

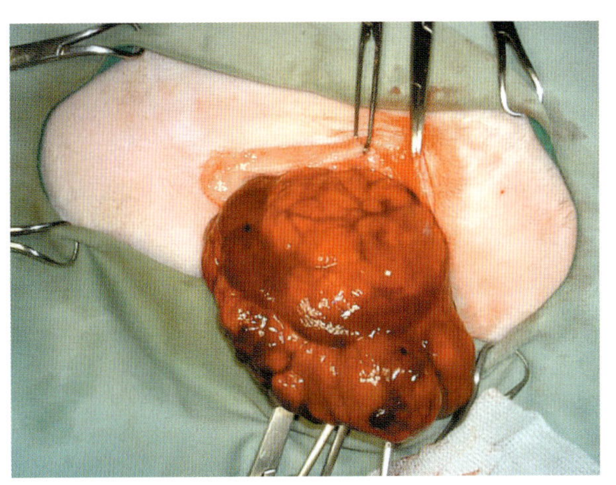
図 18　猫の肝細胞癌

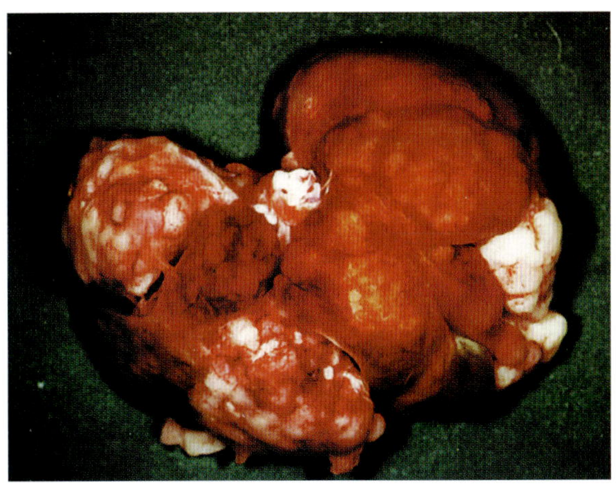
図 19　犬の胆管癌

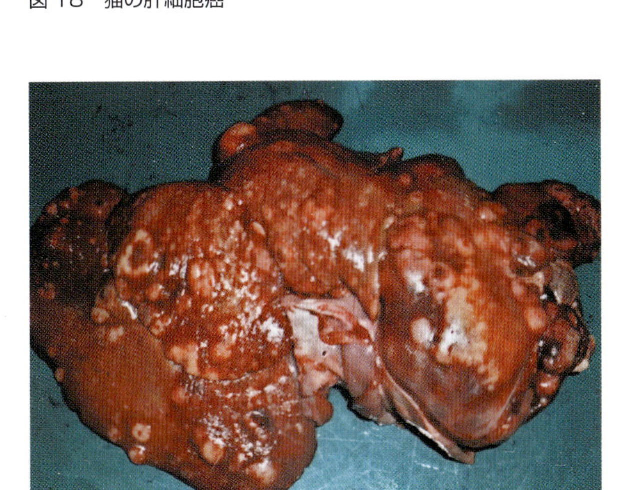
図 20　犬の肝リンパ腫

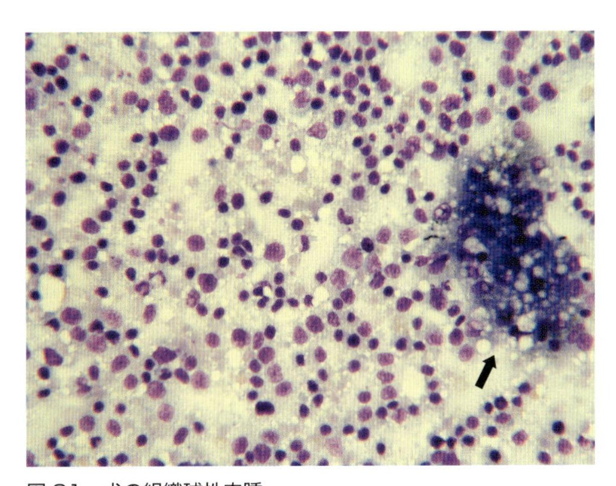
図 21　犬の組織球性肉腫
肝 FNA 所見。青い細胞の集団(矢印)が肝細胞。

(6)バッド・キアリ症候群に似た病態

人のバッド・キアリ症候群はやはり肝臓のうっ血と門脈圧上昇を引き起こす疾患である。その原因は肝臓内の肝静脈の血栓による閉塞で，犬でバッド・キアリ様症候群としての報告が数例ある。腫瘍による塞栓の犬３例に静脈内ステントを使用したところ，臨床徴候の劇的な改善をみた症例も報告されている。

11．肝臓の腫瘍

肝臓の腫瘍は比較的まれではあるが，肝細胞癌(図 18)，胆管癌(図 19)，線維肉腫，血管肉腫(脾臓からの転移もある)，リンパ腫(図 20)，内臓型肥満細胞腫，組織球性肉腫(図 21)などがある。診断にはすべて生検による病理学的検査が必要である。肝酵素の上昇や肝不全の程度などはとくに診断的なものではなく，小型犬では低血糖の鑑別において肝臓の腫瘍を疑うようになる場合もある。肝細胞癌の分化程度の高いものが一肝葉に限局して存在する場合を除き，外科的切除による治療は望みがない。リンパ腫を除いて化学療法にも特別な効果は期待できない。

肝疾患の治療およびモニター

1．急性肝障害に対する一般的治療

肝疾患であることがわかったら，末期の肝不全症例以外では肝細胞を再生させる治療が有効である。すなわち，基本は，安静，点滴，食事療法である。したがって動物では，入院させて静脈点滴を行いながらケージレストし，嘔吐が止まれば食事療法を行う。

ヒストリーから中毒や薬物など原因が明らかな場合にはそれを除去する。リンゲル，生理食塩液，または5%グルコース：生理食塩液の1：1混合液で欠乏量に対する補液を行う。維持量は5%グルコースで与える。また，低血糖がある場合には20%グルコースをボーラスで(5 mL/kgを5～10分かけて)静脈内投与する。肝障害の激しいものでは乳酸リンゲル(LR)は避ける。低カリウム血症がある場合には，カリウム(K)の低下の度合いに応じて補給する。

抗生物質として避けるべきものは，クロラムフェニコール，テトラサイクリン，リンコマイシン，エリスロマイシン，ストレプトマイシン，スルホンアミドである。通常は，アンピシリン(22 mg/kg poまたはscまたはiv tid)，アモキシシリン(11 mg/kg poまたはsc bid)，セファレキシン(15 mg/kg poまたはscまたはiv bid～tid)，メトロニダゾール(7.5 mg/kg poまたはiv bid～tid)が選択される。抗生物質療法は感染性の肝疾患の治療のみならず，腸内細菌のコントロールで高アンモニウム血症を治療しようとする場合にも有効である。

肝障害の治療ではグルココルチコイドが適応である場合もあるが，リンパ球・プラズマ細胞の浸潤を伴う慢性胆管炎などの特異的診断がない場合には使用しない。

高アンモニウム血症の治療として，ポビドンヨード液(1：10希釈)を4～6時間ごとに浣腸して10～15分後に回収する方法，ネオマイシン(10～20 mg/kgを水に溶解)またはラクツロース(300～450 gを200～300 mLの液体として)をヨード浣腸後の直腸内に投与する方法がある。また慢性化した症例などでラクツロース液の経口投与を行う場合には，5～10 kgの動物では5 mL (3.3 g) qidを基準に投与する。ネオマイシンは腸内細菌の減少を目的として投与するものであるが，副作用として正常細菌叢の破壊と病原性細菌の増殖，過剰な吸収による耳への毒性などが考えられる。ラクツロースは動物では吸収も利用もできない合成糖類で，腸管内細菌により発酵が起こることで酸が産生され，なおかつ腸管内が高張になり，NH_3の吸収が抑えられる。

ビタミンの補給としては，B群のチアミン(犬では2 mg/kg po sid，猫では最初の1回は100 mg poまたはim，後に50 mg po bid)，ビタミンC(犬，猫ともに100～500 mg/day po)，ビタミンK_1(犬，猫ともに5～15 mg/head sc bid)を投与する。食事は急性期には控えるが，長期管理の場合は良質の蛋白を含み銅の含有量が少ない肝疾患用療法食を与えるとよい。胃粘膜の保護のためには，ファモチジン(0.12～0.25 mg/kg po bid)またはラニチジン(2 mg/kg po bid)，スクラルファート(20～40 mg/kg po tid～qid，H_2ブロッカーの30分前に)を使用する。H_2ブロッカーとしてはファモチジンを選択する。

食欲不振に対する治療としてのジアゼパム投与は，鎮静作用が増強されるので使用しない。またアセプロマジンの鎮静作用も肝不全時には増強されるので使用しない。

胆汁うっ滞にはウルソデオキシコール酸が使われる。これは親水性胆汁酸で，胆汁を薄めて流れやすくする作用があり，さらに抗炎症作用，免疫調節作用も期待される。10～15 mg/kg/day poで長期にわたり使用可能である。そのほか，制吐剤の使用，抗酸化療法などについては以下の項で触れる。

2. 肝リピドーシス

肝リピドーシスでは食欲不振によるカロリー不足が原因で脂肪の分解が亢進していると考えられるため，治療では十分なカロリーを経口投与することが原則である。またストレスを避けることも重要である。抗生物質としては，腸から上行してくる細菌に対し，アモキシシリンまたはアンピシリン(22 mg/kg poまたはsc，bid)，メトロニダゾール(7.5 mg/kg po bid～tid)を投与する。テトラサイクリンは避けるべきである。静脈内輸液はリンゲルまたは酢酸リンゲル(肝障害があまり激しくなければLRでもよい)で20～30 mL/kg/dayを与える。そのほかビタミンB群，ビタミンK_1(1～2 mg/kg sc bid，5～7日間)，カリウムを必要に応じて補給する(30～40 mEq KCl/L)。嘔吐が続く場合にはマロピタント(セレニア®)1 mg/kg sc または po sid，7日間まで使用可能で，それ以上の長期使用には eod で投与する。H_2 ブロッカーとしてはファモチジン(0.25 mg/kg iv bid または 0.5～1.0 mg/kg po sid)を使用する。

栄養サポートは最も大切だが強制給与は不適当で，食道瘻または胃瘻チューブなどで行うのがよい。薄いかゆ状のもの 5 mL/kg を 3～4時間ごとに与え，1～2日後に量を増やす(頻度は減らしてよい)。カロリーはできる限り 80～90 kcal/kg/day に近づける。このカロリーは炭水化物で摂取させ，脂肪は少なく，蛋白は十分な食事がよい。絶食が続いていたあとに食事を再開する際，急に食事を与えると嘔吐が再開することもあるので，胃と腸の粘膜や酵素，細菌叢の正常化を促すために，LR＋水＋少量のグルコースで作った，いわゆるスポーツドリンクのような等張の液体を胃のなかに点滴するように少量ずつ入れて，1日くらいは様子をみるのがよい。あるいは栄養リキッドとして市販されている，おおよそ 1 kcal/mL に調製された薄めの液体(ロイヤルカナン ジャポンのクリティカルリキッドや消化器サポート〔低脂肪〕リキッド)を，はじめは2倍程度に薄めて徐々に与え，その後薄めていないものを続ける。その後，通常の食事に移行してもよい。食道瘻または胃瘻チューブによるチューブフィーディングは，10～15分かけてゆっくり入れる。食事を入れたあと，10～15 mL の水を通す。チューブを入れて早期に家に帰すようにして，あとは家庭内でチューブフィーディングを行う。これは平均5～6週必要で，最短でも3週間は行われる。元気になったらチューブでの供給を減らし，経口摂取に切り替える。

肝リピドーシスにグルココルチコイドは禁忌である。低リンが続くと(＜2 mg/dL)，溶血性貧血が起こるためリンの補給が必要になる。これには補正用 0.5 モル リン酸二カリウム液(リン酸2カリウム注 20 mEq キット，テルモ)などを輸液に添加する方法で使用し，リン酸塩として 0.01～0.03 mmol/kg/hr iv で投与し，3～6時間ごとにリンをモニターして 2 mg/dL を上回るまで続ける。同時に K をモニターして高 K 血症でないことも確認する。リンを輸液剤に入れる場合にはカルシウム製剤は沈殿が起こるので同時に添加してはならない。

そのほかの内科療法としては，抗酸化療法として，S-アデノシルメチオニン S-adenosylmethionine (SAMe)やビタミン E の投与がある。また胆汁うっ滞が続きビタミン K の欠乏が考えられる場合にはビタミン K の投与も行う。とくに生検などの外科的手技の前には必要である。ビタミン K_1 (0.5 mg/kg sc bid)は術前 12～24時間に投与し，そのうえで CBC 中の血小板数(Plat)，PT，APTT を測定する。

SAMe はすべての細胞が産生するヌクレオチド様分子で，物質代謝に必須の物質である。Denosyl®-SD4 (Nutramax Laboratories，米国で認可されている動物医薬品)という商品名の腸溶剤が市販されている。最初は初期量 40 mg/kg 程度を1回与え，その後 20 mg/kg/day po で続ける。SAMe は日本では入手が難しくなっているが，SAMe を含有する天然酵母のサプリメントは市販されている(VetPlus，SAMYLIN® 小型犬・猫用パウダー，ワールドエクイップ)。同様の効果が期待されるサプリメントとしては N-アセチルシステインがある。70 mg/kg po tid で投与すると，肝細胞内グルタチオン SH が増加する(プロヘパフォス®S，共立製薬)。

ビタミン E (d-alpha tocopherol)は 50 U sid で投与する。L-カルニチンは長鎖脂肪酸のミトコンドリアへの輸送のために必要な物質で，さらに酸化されてアセチル-CoA を作りクエン酸回路に入る。カルニチン欠乏があるとミトコンドリア機能障害が起こり，毒性アセチル-CoA 代謝産物が蓄積する。その結果，クエン酸回路，脂肪酸酸化，尿素サイクルの障害が起こり NH_3 産生も増加する。これは食事中に十分量を入れておくことで投与できる。

3．胆管肝炎

(1)急性(化膿性)胆管肝炎

急性(化膿性)胆管肝炎の輸液療法は，K を 20～40 mEq KCl/L 添加した生理食塩液：5％グルコース，1：1で行う。抗生物質は一般に2～3カ月間投与する。基本的に胆汁または肝組織培養結果に基づいて選択するが，よく使われるのはアンピシリン，メトロニダゾール，セファロスポリン，フルオロキノロンである。組み合わせとしては，メトロニダゾールとエンロフロキサシン，メトロニダゾールとアンピシリンあるいはアモキシシリンがよく使われる。避けるべき抗生物質は，テトラサイクリン(食欲不振)，クロラムフェニコール(食欲不振)，サルファ剤(胆汁中排泄なし)である。制吐薬の第一選択としてはマロピタント(セレニア®)である。モニターは治療開始後3～5日より，4～6週ごとに，基準値に戻るまで CBC，血液化学検査で行う。

急性(化膿性)胆管肝炎でもときにグルココルチコイド治療を必要とすることがある。抗生物質と支持療法で改善があるなら使用しないが，改善がなければ加えてみるのもよい。プレドニゾロン(1 mg/kg bid)を最初の1～2回は注射で，その後は経口で投与する。とき劇的な改善をみることもある。1週間後には sid に減量する。抗生物質は併用し，3カ月まで続ける。

ウルソデオキシコール酸はほとんどの症例において有益である。胆汁の流れを改善し，さらに細胞保護作用，免疫調節作用があるとされている。グルタチオン SH を増やす効果もある。15 mg/kg po sid で使用する。胆管閉塞例においても，閉塞を別の方法で解除するなら，肝細胞を保護するうえで有用である。すなわち胆汁うっ滞で疎水性胆汁酸が増加して肝細胞を障害している際に，親水性胆汁酸であるウルソデオキシコール酸がそれらを追い出し，肝細胞を保護する。

(2)慢性胆管肝炎

慢性胆管肝炎では支持療法として，抗生物質2～6週間，グルココルチコイド(プレドニゾロン1～2 mg/kg bid)の投与を行う。中等度～劇症のものではプレドニゾロンを4～6 mg/kg から始め，数週間後に漸減する。投与開始から3カ月経過後に eod にして，1～3 mg/kg eod で続ける。ウルソデオキシコール酸(1日あたり 15 mg/kg po)も併用する。そのほか，メトロニダゾール(抗菌，抗炎症作用)も併用してよい。さらに免疫抑制剤が必要な症例では，クロラムブシル 2 mg/head po 週3回をプレドニゾロンと併用する。

4．慢性肝不全

犬の慢性肝疾患の治療においても，肝再生を助ける治療が基本である。これには，ケージレスト，輸液，電解質や栄養の補給，酸塩基平衡の治療が含まれる。

栄養補給のうち，カロリーの多くは消化しやすい炭水化物で供給する。これには米，パスタなどがよい。蛋白については，肝性脳症がある場合には制限を行うが，それがなければ不要である。肝性脳症がなければ蛋白要求はむしろ高めになっているので，最低の要求量は満たす(5.1 g/100 kcal)。多くの場合これ以上が適切である。過不足は Alb，体重，ボディコンディションスコア(BCS)でモニターする。

肝性脳症においては，中等度～高度の蛋白制限が推奨されている。しかしこの場合にも最低必要量は満たすほうがよい。消化性がよく利用効率がよいものを利用すべきで，卵，カッテージチーズが推奨される。芳香族アミノ酸の多い肉は避ける。また，栄養状態がよければ高線維食が有効で，大腸内で発酵により揮発性脂肪酸が生成されることで窒素固定細菌を助け，腸内の酸性化が達成される。

ビタミン K 欠乏は，胆汁うっ滞による脂肪吸収不良のために起こり，その結果，ビタミン K 依存性凝固因子欠乏が生じる。まずビタミン K_1 を 0.5 mg/kg sc bid で7日間投与し，その後は必要に応じ週1回投与する。さらに亜鉛欠乏も，摂取不足，吸収不良，肝臓での代謝変化，尿への排泄増加から起こるので，亜鉛の供給を行う。これは抗線維化作用，肝庇護作用が期待される。

合併症の治療としては，肝性脳症，胃潰瘍，凝固異常，腹水，細菌感染に対するものがある。肝性脳症に対しては上記の蛋白制限以外にも，抗生物質や二糖類の投与がある。ラクツロースは非吸収性二糖類で，大腸内で細菌により短鎖脂肪酸に変わり，腸内酸性化が起こり，NH_3をイオン状態で捕捉する。また，細菌の代謝も変化してNH_3産生が減少する。初期用量は0.25 mL/kg po bid～tidで，その後，用量調節を行う。抗生物質としては，メトロニダゾール7.5 mg/kg po bid～tid，またはネオマイシン22 mg/kg po bid～tidを利用する。

腹水は低Albや門脈高血圧，腎臓によるNaと水の停滞により起こる。腎臓周囲の貯留で圧迫が激しく尿量が減少した場合や，横隔膜への圧迫が呼吸を障害している場合のみ物理的な除去を考えればよい。食事中Naを＜0.05 g/100 kcalにしたNa制限を行い，利尿薬をコンビネーションで使用してNa排泄を促進する。低Albが激しいものでは血漿輸血またはヒトアルブミン製剤の投与を行う。利尿薬としてはアルドステロン拮抗薬のスピロノラクトン(1～2 mg/kg po bid)，ループ利尿薬のフロセミド(0.25 mg/kg po sid～bid)を併用し，腹水がコントロールされたらスピロノラクトンのみで維持する。

血液凝固障害は，肝臓による合成の問題，ビタミンK欠乏の問題が合併して起こるが，自然出血はまれである。ただし，侵襲的手技により出血するので，非経口ビタミンK補給，全血輸血，新鮮凍結血漿で治療する。

慢性肝疾患では細菌感染が起こりやすい状態になっている。肝網内系機能低下，肝臓での補体合成不良に加え，門脈高血圧による腸内細菌上行性感染が起こりやすくなっているためである。発熱や左方移動を伴う白血球増加または減少症がみられた場合には，肝組織または胆汁の好気性，嫌気性培養を行う。培養結果が出るまでは経験的な抗生物質使用を行う。化膿性胆管肝炎，化膿性肝炎の治療，肝性脳症と敗血症の防止には，アンピシリン22 mg/kg po tid，アモキシシリン22 mg/kg po bid，セファレキシン22 mg/kg po tid，エンロフロキサシン2.5～5.0 mg/kg po bid，メトロニダゾール10～22 mg/kg po bidがよく使われる。細菌性腹膜炎または敗血症が存在する場合には，ゲンタマイシン2.2 mg/kg imまたはsc tid 5～7日に加えてセファロチン22 mg/kg iv tidまたはセフォキシチン22 mg/kg iv tid～qidを使用する。嫌気性菌感染が検出された場合には，ペニシリンG 22000 U/kg iv q4～6 hr，メトロニダゾール10～22 mg/kg bid，クリンダマイシン5～10 mg/kg po bidが選択される。

胃潰瘍は，血清中胆汁酸濃度上昇による障害，あるいは門脈高血圧からくるうっ血に続発する虚血性障害として発生する。H_2ブロッカーのシメチジン，ラニチジンは肝臓のチトクロームP450酵素を抑制するため勧められない。ファモチジンを0.5 mg/kg sid～bidで使用する。さらにスクラルファートの使用もよい。

肝疾患進行の防止には抗炎症，抗免疫療法，抗線維化療法，抗酸化療法などがある。グルココルチコイド療法はすべてで有益なわけではないが，感染症が除外され，生検でリンパ球・プラズマ細胞浸潤が検出されたり，高グロブリン血症あるいは免疫疾患の併発がみられる場合には使われる。慢性活動性肝炎，胆管肝炎，免疫介在性肝障害では，炎症を軽減し，軽度の線維化ならば減少させ，血清Alb上昇，胆汁の流れの増加などが期待される。プレドニゾロンを2 mg/kg sidから始め，寛解維持量に漸減する。アザチオプリン2 mg/kg po sidを併用してもよい。アザチオプリンは数カ月で半減し，寛解でeodとする。

ウルソデオキシコール酸は，胆管閉塞がない場合に使用できる。肝保護作用として，胆汁うっ滞で疎水性胆汁酸が増加して肝毒性を示すところを，親水性のウルソデオキシコール酸が胆汁酸を置換してしまう。また，抗酸化作用として，GSHとメタロチオネインを増加させ，酸化的損傷から守る。胆汁分泌作用としては，胆汁への水分分泌促進がある。また，免疫調節作用として，免疫グロブリン(Ig)，インターロイキン(IL)産生減少，肝細胞表面抗原発現減少が知られている。

線維化進行の防止にはコルヒチン0.03～0.15 mg/

kg sidが使用される。コラーゲン産生抑制作用，コラーゲン分解促進作用，肝細胞膜の安定化，炎症の抑制（白血球走性抑制，IL-1，IL-2，腫瘍壊死因子〔TNF〕抑制）が知られている。オキシダント細胞損傷の防止には，SAMeやN-アセチルシステインに加え，ウルソデオキシコール酸，ビタミンE（d-alpha tocopherol）50～400 U sid，シリマリン（Silymarin）50～250 mg/kg bid（オオアザミMilk thistleの活性成分）が使われる。

5. 銅蓄積性肝障害

銅蓄積性肝障害の特異的治療は銅キレート剤による食事中銅の捕捉である。銅キレート剤は，食事前に与え，この治療は一生続ける必要がある。第一選択はトリエンチン（Syprine 2,2,2-tetramine）で15～30 mg/kg bidとする。以前使われていたD-ペニシラミンに類似の作用を示しながら副作用が少ない。

補助治療としては亜鉛の添加を行う。これは腸のメタロチオネインを増加させ，食事中の銅を腸上皮細胞に結合させる。上皮が脱落すると銅も排泄される。さらに肝臓からの銅の排除にも有効とされている。グルコン酸亜鉛1.5～2.5 mg/kg tid，硫酸亜鉛または酢酸亜鉛0.67 mg/kg tidなどが使用される。食事とは1時間あけて投与する。血中亜鉛濃度を200～600 mg/dLに維持し，3～6カ月後には用量を半減する。その後，4～6カ月ごとに血中亜鉛濃度を測定して，150 mg/dL以上に維持する。亜鉛による嘔吐を防止するためには，ツナ缶詰（オイル浸け）を小さじ1杯程度給与するのがよい。

食事療法としては肝疾患用療法食など銅が少ないフードを使用する。一般食は銅が多いので注意する。ホームメイドの食事では，肉，鶏肉，魚，乳製品は使用可能であるが，卵，肝臓，貝，臓器肉，マメ科，マッシュルーム，チョコレート，木の実，シリアルは避ける必要がある。

Coffee Break 4 臨床現場でのコンピュータは？

会計システムを使うパソコンがWindowsであるといったことは一切関係ない。これからの電子カルテはクラウド型で，端末はなんでも使えるものが主流になる。そのなかでも端末はとくにiPad Proが主流になるだろう。臨床現場でのさまざまな画像の整理，プレゼン作成のクオリティーとスピードを追求するなら，Apple製品を使用すべきであろう。

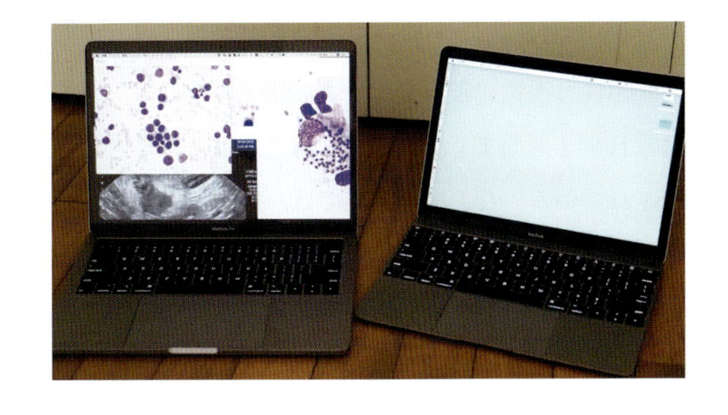

12

消化器，膵外分泌疾患の検査

はじめに

消化器病の代表的な臨床徴候である嘔吐や下痢は，それがみられた場合にはまず消化器系の異常が疑われるので，スクリーニング検査により器官系の特定を行う意義はやや乏しい。さらに罹患臓器が消化器系であることを特定できる特異性に優れたスクリーニング検査はきわめて少ない。

ただし嘔吐や下痢は，胃や腸といった狭義の消化器系器官の疾患のみならず，甲状腺機能亢進症，膵炎，肝胆道系疾患，慢性腎臓病，副腎疾患，腫瘍といった他臓器の疾患や全身性疾患の結果として発現する場合も少なからずある。したがって，このような場合のスクリーニング検査は他臓器の疾患を除外するうえできわめて有効である。また，実際に胃腸に限局した疾患であった場合には，全身への影響を評価する意味で重要である。

消化器徴候へのアプローチ

1．下痢

(1)急性か慢性か

下痢(軟便や，排泄頻度の増加も含む)の症例へのアプローチでは，3つの鑑別ポイントがある。そのひとつが急性と慢性の鑑別である。獣医学領域では，急性は数日～2週間まで，慢性は2週間を超える経過と定義されている。なお医学領域では，経過が2週間を超えるものは持続性下痢，4週間以上続くものを慢性下痢としている。急性の下痢は自然に治ることが多いため，外来で対症療法を行い，それで治らなければ慢性の症例として再度対処すればよい。最初から慢性であることが分かっている症例であれば，入院させて各種診断検査を行うことも多い。

(2)小腸性か大腸性か

小腸性か大腸性かは，症状とヒストリーを検討することでほぼ完全に鑑別することが可能である(表1)。これにより，それぞれの下痢の鑑別診断リストを選び，考慮する疾患，生検の部位などの方針を決定できる。

頻度は大腸性が4～6回／日と多く，小腸性は1～2回／日と少なめである。1回の便の量は大腸性が少量で，小腸性が大量である。血液を伴う場合は，大腸性の場合は鮮血便がみられ，小腸性では黒色便となる。嘔吐の有無はあまり鑑別には有効ではない。確かに嘔吐は小腸性下痢に伴ってみられることが多いが，大腸性でも10～15%の症例で嘔吐がみられることがある。体重減少は，通常は小腸性下痢の特徴である。ただしボクサーの潰瘍性大腸炎ではみられることがある。粘液の存在は大腸性の特徴で，小腸性ではみられない。テネスムス(しぶり)も大腸性の特徴で，小腸性ではみられない。

(3)原発性か続発性か

身体検査，ヒストリー，臨床検査所見をもとに，他臓器の疾患の証拠を検出する。身体検査では触診も入念に行い，老齢で痩せている猫では甲状腺機能亢進症による慢性の下痢や嘔吐の可能性を調べるため甲状腺の触診も行う。また慢性腎臓病に続発する嘔吐や下痢の鑑別には腎臓の触診が重要である。黄疸，脱水など

表１　小腸性下痢，大腸性下痢の鑑別

	小腸性下痢	大腸性下痢
便の頻度	１～２回／日	４～６回／日
１回の便の量	多量	少量
嘔吐	多い	少ない*
体重減少	あり	なし**
テネスムス	なし	あり
粘液	なし	あり
出血がある場合	黒色便	鮮血便

*：10～15%でみられる。
**：ボクサーの潰瘍性大腸炎では体重減少がみられる。

表２　急性小腸性下痢(全身症状なし)の除外リスト

食事性	ごみあさり
感染性(寄生虫，原虫)	医原性

表３　急性小腸性下痢(全身症状あり)の除外リスト

細菌性
サルモネラ
大腸菌
クロストリジウム
カンピロバクター
ウイルス性
ジステンパー
パルボ
コロナ
毒素
急性出血性下痢症候群(出血性胃腸炎)
急性膵炎

も見逃さないようにする。さらに，肝臓，腸，腸間膜リンパ節などの触診も行い，リンパ腫などの腫瘍性疾患，あるいは慢性腸症 chronic enteropathy の可能性がないかを探る。慢性腸症とは慢性経過の腸疾患を総称するもので，３週間以上の慢性経過で下痢や嘔吐などの消化器徴候がみられる症候群をさす。慢性腸症のなかには食事反応性腸症(FRE)，抗生物質反応性腸症(ARE)，炎症性腸疾患(IBD)が含まれる。より広義の概念では，腫瘍による慢性徴候も含まれる。なお慢性腸症での慢性の定義は，下痢および嘔吐での慢性の定義と異なるが，別に作られた定義であるため，あくまでも慢性腸症と考える場合には３週間以上経過していることが必要と理解しておけばよい。

慢性の症例に対する標準的な初期の臨床検査は，血液検査(CBC)，血液化学スクリーニング検査(Chem)，尿検査(UA)，糞便検査である。猫ではさらにチロキシン(T_4)の測定，猫免疫不全ウイルス(FIV)および猫白血病ウイルス(FeLV)抗原検査や，場合によってはフィラリア抗原検査を加える。また，スクリーニング的な画像検査としてＸ線検査，超音波検査がよく行われる。これらの検査のなかで，CBC は病気の種類を推測することを目的として行い，炎症，壊死，ストレス，過敏症，黄疸，貧血，蛋白異常を検出する。Chem は異常な臓器系の特定が目的で，消化器症状を起こす可能性のある消化器系以外の疾患として，肝胆道系疾患，糖尿病，副腎皮質機能低下症，慢性腎不全，高カルシウム血症など，特定の他臓器の疾患の診断や除外を行う。UA は尿路系疾患や一部の全身性疾患の検出を目的に行い，尿比重や蛋白から腎臓病の進行，尿糖，黄疸，ケトアシドーシスなどを検出する。

(4)急性小腸性下痢

急性小腸性下痢はヒストリーと身体検査に基づき，全身症状があるものとないものに分ける。それぞれ異なった鑑別診断リストが用意される(表２，３)。

全身症状のない急性小腸性下痢ではそれほど重大な疾患は含まれていないため，鑑別のための検査は簡単である。ヒストリー，身体検査を考慮して，食事性，ごみあさり，医原性の可能性について評価し，糞便浮遊法検査(原虫検査を含む)を３回行い，感染性(寄生虫，原虫)を除外すればよい。糞便検査で完全に寄生虫を除外するためには３回陰性を確認する必要があるが，３回の検査をせずに駆虫薬を投与してしまうとい

表４　急性大腸性下痢の除外リスト

鞭虫症
痙攣性大腸炎(過敏性腸症候群)
細菌性大腸炎

表５　慢性小腸性下痢の除外リスト

- 小腸疾患
  - 炎症性
    - 好酸球性腸炎
    - リンパ球プラズマ細胞性腸炎
    - 肉芽腫腸炎
  - 腫瘍性
    - リンパ腫
    - 小腸癌
  - 食事性
    - グルテン腸症
    - ラクトース不耐
  - 感染性
    - 細菌異常増殖
    - ループ形成
    - 抗生物質(医原性)
    - ヒストプラズマ症
    - ジアルジア
  - 構造性
    - 腸閉塞
    - リンパ管拡張症
- 膵外分泌疾患
  - 再発性膵炎に続発
  - 若年性腺房萎縮(ジャーマン・シェパード・ドッグ)
  - 特発性
- 多臓器疾患
  - 肝胆道系疾患
  - 甲状腺機能亢進症

う方法もある。また，原虫(ジアルジア *Giardia*)に対しては院内検査用の酵素免疫測定法 ELISA (スナップ・ジアルジア，アイデックス ラボラトリーズ)が感度，特異度ともに高いので，陰性であることが1回確認できれば除外してよいだろう。

全身症状のある急性小腸性下痢へのアプローチは，全身性疾患鑑別のためのスクリーニング検査が必要となる。ヒストリー，身体検査，糞便浮遊法検査3回に加え，CBC，Chem，UA を行い，必要に応じて細菌培養またはポリメラーゼ連鎖反応(PCR)検査も行う。たとえば，CBC ではパルボウイルス腸炎に特徴的な白血球減少症や，急性出血性下痢症候群(AHDS，かつて出血性胃腸炎とよばれていた病態)に比較的特徴的な赤血球容積比(PCV)の上昇，急性膵炎に伴う白血球の炎症像が評価可能である。Chem では，犬の急性膵炎の疑いを強め，急性小腸性下痢症の全身への影響を評価することができる。

(5)急性大腸性下痢

急性大腸性下痢の鑑別診断リストも比較的単純である(**表４**)。したがって，急性大腸性下痢へのアプローチは，ヒストリー，身体検査，糞便浮遊法検査3回だけで十分である。

(6)慢性小腸性下痢

慢性小腸性下痢では食事性，各種小腸疾患，他臓器の疾患を鑑別する必要がある(**表５**)。これらすべてを鑑別するためのアプローチは膨大なものになり，ヒストリー，身体検査，糞便浮遊法検査3回，CBC，Chem，UA，トリプシン様免疫活性(TLI)，画像検査(X 線検査，超音波検査)，内視鏡検査，腸生検，細菌培養が必要になる。

ただし，最初からすべての症例に対して，**表５**に挙げるすべての疾患の可能性を完全に評価しなければいけないわけではない。もちろん，肝胆道系疾患および猫の甲状腺機能亢進症については臨床症状や Chem により除外する。膵外分泌不全(EPI)に関しては，必要ならば TLI をみておけばよい。腸閉塞のような重大な疾患は，激しい嘔吐を伴うかどうかなどから判断し，必要に応じて画像検査を行えばよい。

全身症状や合併症のない下痢については，まず経験的治療を行ってよい。検査としてはまず糞便検査を行う。陰性の場合，犬であればドロンタール® プラスを，猫であればドロンタール® (いずれもバイエル薬品)を投与して駆虫を繰り返す。次に食事反応性，抗生物質反応性の疾患について検討する。感染症については，犬用あるいは猫用の下痢パネルの PCR 検査(アイデックス ラボラトリーズ)を外注して除外しておく。最後に慢性腸症のなかの IBD を考えて，まずは食事の変更を行う。これには新奇単一蛋白食または加水分解食を与える。またメトロニダゾール(嫌気性菌や原虫に対しても有効で，免疫調整作用がある)を，

表6　慢性大腸性下痢の除外リスト

炎症性腸疾患
リンパ球・プラズマ細胞性大腸炎
好酸球性大腸炎
ボクサーの潰瘍性大腸炎
感染性
鞭虫症
ヒストプラスマ症
プロトセカ症(藻類)
腫瘍性
大腸癌
リンパ腫
ポリープ
異物
腸重積・盲腸反転
大腸過敏症候群

10 ～ 15 mg/kg bid で2週間使用する。生菌製剤(プロバイオティクス)サプリメントを追加してもよい。

(7)慢性大腸性下痢

犬や猫では，大腸の疾患は胃や小腸の疾患に比べまれである。慢性大腸性下痢はすべて大腸における異常が原因である(表6)。

これらを鑑別するためのアプローチとしては，ヒストリー，身体検査，糞便浮遊法検査3回，CBC，Chem，UA，画像検査(単純および造影X線検査)，内視鏡検査，生検が必要となる。

小腸性下痢と同様に，全身症状が深刻でなければ経験的な治療が許される。はじめに抗生物質反応性を検討する。次に食事反応性を検討する(高線維食)。そして，小腸性と同様に駆虫を行う。それらで反応がなければ，下痢パネルのPCR検査を行い，抗原管理ができる食事療法を行う。はじめは小腸性と同様に低残渣の低アレルギー食(新奇単一蛋白または加水分解食)を与え，反応がよければ健康食品店などで入手できる，アレルゲンフリーのペクチンなどの可溶性線維を加えればよい。生菌製剤(プロバイオティクス)サプリメントを追加してもよい。

表7　吐出を起こす疾患

構造的問題
食道内異物
血管輪異常
食道炎
食道狭窄
胸腔内腫瘤
機能的問題
先天性巨大食道
後天性巨大食道
重症筋無力症
逆流性食道炎に続発
多発性筋炎
鉛中毒

2. 嘔吐

(1)吐出との鑑別

主訴が「吐く」というものであれば，嘔吐と吐出が含まれると考えて詳細に問診を行う，または実際に動作を観察して正確に鑑別する。吐出は食道から吐き出すもので，事前に横隔膜が凹むような努力を伴った吐き方ではない。前触れなく，すっと未消化物を吐くのが特徴である。嘔吐は胃または小腸から吐き出すもので，事前に横隔膜が凹む動作を繰り返し，苦しそうな動作で吐く。吐物は未消化物または消化物である。

吐出を起こす原因はすべて食道の異常である。表7に吐出の原因となる疾患を示す。ここに挙げる疾患のうち，内科的に対応できるものは少ない。鉛中毒であれば鉛摂取のヒストリーとともに，貧血を伴わない赤芽球，多染性赤血球(とくに好塩基性斑点)の出現といった特徴的所見から診断が可能である。また重症筋無力症を疑う場合で骨格筋の筋力の低下を認める症例では，短時間作用型コリンエステラーゼ阻害剤であるエドロホニウム(テンシロン®)を静脈内投与してテンシロン試験を実施してみる。テンシロン試験が不可能な場合，あるいは本症が強く疑われる場合には，抗アセチルコリン受容体抗体の検査を外注すればよい(アイデックス ラボラトリーズ)。それ以外の疾患は，すべて食道に問題があり外科的対応が必要とされるものである。胸腔内腫瘤が食道を圧迫している場合には，針吸引生検(FNA)細胞診による診断が可能であるかもしれない。

表8　12～24時間で自然に改善することが多い急性嘔吐

臨床的特徴
嘔吐以外の症状がない
持続期間が短い(3日以内)
頻度が少ない(2回／日以内)
鑑別診断
急性胃炎
急性小腸炎
食事性
薬物性
異物
寄生虫
対処
最小限の検査と対症療法を行う

(2)急性嘔吐

獣医学領域では嘔吐の持続期間が2～3日までのものを急性嘔吐と定義している。急性嘔吐であることがわかったら，最初に鑑別すべき項目は，自然に治る疾患なのか，生命を脅かす問題なのかである。鑑別手段はヒストリーと身体検査であるが，臨床経験がかなり役立つ。経験による合理的な鑑別法を表8，9に示す。持続期間が3日以内で，頻度が1日に1～2回程度で，ほかの全身徴候などを伴わない場合には，ヒストリーの検討，身体検査を行い，対症療法を行えばよい。対症療法としては安静または入院で，24時間の絶食を行う。症状が悪化しない限り，氷をなめさせたり，少量の水を飲ませたりしてもよい。そのほかの対症療法として，脱水があれば補液を行ってもよい。モサプリドクエン酸塩(プロナミド®錠，DSファーマアニマルヘルス)は，犬用に認可されたセロトニン5-HT_4受容体を選択的に刺激して消化管運動機能を改善する薬剤で，犬の上部消化管運動機能の低下に伴う食欲不振および嘔吐を改善する効果がある。承認外であるが，猫でも使用できる。制吐剤を使用する場合には，犬，猫ともにNK_1拮抗薬のクエン酸マロピタント(セレニア®，ゾエティス・ジャパン)が安全に使用できる。注射薬は1 mg/kg sc sid，錠剤は2 mg/kg po sidで使用する。胃酸分泌抑制薬としては，人用のファモチジン製剤がよく使われている。胃酸分泌抑制はそれほど強いものではないため，使いやすいと思われる。もちろん，食事性，医原性，感染性(寄生虫)など原因が明らかであればそれを除去する。

表9　生命への脅威が考えられる急性嘔吐

臨床的特徴
以下のいずれかに合致するもの
ワクチン接種不完全の子犬
腹部痛(中等度～重度)
元気消失
脱水
発熱
腸管の肥厚，腫大
頻回で重度の下痢
頻回の嘔吐
吐物に血液
そのほかの全身的徴候
鑑別診断
代謝性
尿毒症
副腎皮質機能不全
肝疾患
急性膵炎
高Ca血症(犬で多い)
中毒
感染症
ジステンパー(犬)
パルボ(犬，猫)
細菌性
胃腸の疾患
腸閉塞
腸内異物
胃内異物
腹腔内腫瘍
慢性腸症(慢性嘔吐として対処)
対処
必要に応じ対症療法
ヒストリー再検討
身体検査再検討
スクリーニング検査
CBC，血液化学検査，尿検査
糞便検査浮遊法(硫酸亜鉛)
X線検査
超音波検査

脱水あるいはそのほかの症状，とくに激しい腹痛，重度の元気消失，発熱，腸管の肥厚，重度の下痢，吐血，頻回の嘔吐など，重度の全身徴候を伴っている場合には重大な疾患の可能性を考え，救命処置を行いながら詳細な検査を行う必要がある(表9)。もちろん，はじめは自然治癒の可能性があるとして対症療法を行っていたものの12～24時間以内に嘔吐が止まらない場合も，重大な疾患の可能性があると考えてよい。これらの症例では鑑別のために多くの検査を行う必要があるが，何も考えずにただスクリーニング検査

を行うのではなく，ヒストリーを再検討し，身体検査を再度丁寧に行い，異常所見を列挙する。たとえば食事歴を再検討して得られた情報，すなわちどのような食事で吐くのか，食事を変えたから吐くのか，食事と嘔吐の時間的関係があるかなど情報は参考になる。また，若齢の動物ではワクチン歴を再検討する。16週齢以降に最終接種が行われていないものではパルボウイルス感染症の可能性は否定できない。身体検査では，猫では必ず口を開けて，舌下に糸がからまっていないか確認する。臨床検査としては，まずCBC，Chem，UA，糞便浮遊法検査(硫酸亜鉛)，X線検査が必要である。その後，必要に応じて，内視鏡検査，上部消化管造影検査，超音波検査，副腎皮質刺激ホルモン(ACTH)刺激試験，開腹手術を行うこともある。

胃性嘔吐の場合には塩化水素(HCl)が失われ，低クロール(Cl)がみられ，代謝性アルカローシスとなっていることが多いが，酸塩基に異常がみられない場合も含めて，脱水がみられる場合には生理食塩液あるいはリンゲルでの輸液を行う。腸からの嘔吐でHCO_3^-の喪失が起こり，代謝性アシドーシスに陥っている場合には乳酸リンゲル(LR)で輸液するのがよい。電解質の補給は検査データに応じて行う。

制吐薬は症状を抑えて原因疾患を隠してしまうこともあるので，無闇に使うものではない。しかし，嘔吐が激しく，電解質や水の喪失が激しい場合には有用である。

(3)慢性嘔吐(表10)

慢性嘔吐とは4日以上持続しているものをさす。急性嘔吐であっても，慢性嘔吐の始まりであるかもしれない。したがって全身症状を伴うものや，頻度が多く激しい嘔吐は最初から慢性嘔吐に準じてアプローチすべきである。表9に示すような嘔吐が3日以上続いているもの，あるいは1日の回数が1～2回よりも多いもの，生命に危険がある臨床徴候が存在すると思われるものへの対処は慢性嘔吐へのアプローチとほぼ同様である。

慢性嘔吐に対するアプローチとは，ヒストリー，身体検査と，CBC，Chem，UA，糞便検査，血液ガス分析，画像検査(X線検査，超音波検査)などである。ここでは胃腸疾患以外の原因と，胃腸疾患に大別して鑑別する。ヒストリーでは，食事の問題，ワクチン歴，投薬歴，異物や毒物摂取の可能性，あるいはこれまで多飲多尿がみられたか，ときおりの虚脱がみられたかなどについて確認する。また嘔吐のタイミング，吐物の性状，嘔吐は吹き出すようなものか，便臭はするかなどを入念に聞く。身体検査では，脱水を評価し，入念に腹部触診を行い臓器の腫大や縮小を確認し，咽頭部の視診で舌下にからんだ糸状異物などを詳しく調べる。

胃腸疾患以外で鑑別すべき重大な疾患は，進行した

表10 慢性嘔吐の除外リスト

慢性嘔吐の除外リスト
消化器系，腹部臓器疾患
反射性
胃炎
胃癌
十二指腸潰瘍
腸炎
肝炎
膵炎
腎炎
腹膜炎
咽頭炎，扁桃炎
子宮筋層炎
閉塞性
胃幽門部閉塞，異物
小腸閉塞
上部または下部
腔内，外側
全身性疾患
急性感染
うっ血性心不全
胃以外の悪性腫瘍
体液電解質異常
内分泌疾患
副腎皮質機能低下症
糖尿病
妊娠，子宮蓄膿症
神経疾患
腫瘍
感染，炎症
水頭症
前庭疾患
薬物・中毒物質
アポモルヒネ，モルヒネ
硫酸銅
ジキタリス
心理性，疼痛，創傷

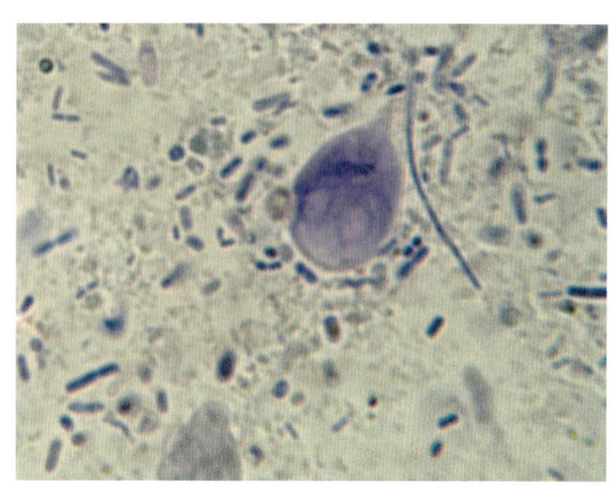

図1　糞便中にみられたジアルジア(ニューメチレンブルー染色)

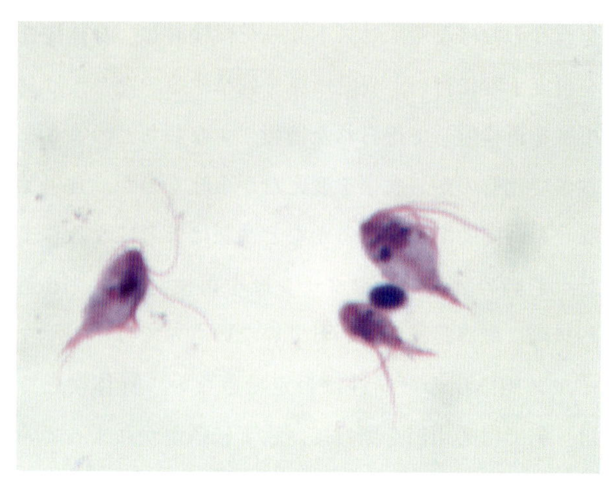

図2　特殊培地で糞便培養後の猫の *Tritrichomonas blagburni* (ライトギムザ染色)

慢性腎臓病，副腎皮質機能低下症，肝疾患，急性膵炎，中毒である。これらについては，臨床検査を駆使して除外する。除外されたなら胃腸の疾患と考えられるが，鑑別診断は食事性，感染性(寄生虫，ウイルス，細菌)，薬物性，炎症性疾患，腸閉塞，腸重積，異物，腫瘍など多岐にわたる。猫が毛玉を吐くのはあたりまえの所見と考えられがちであるが，これは異常所見でありIBDの可能性も十分考えられる。

胃腸の疾患に関しては，内視鏡検査，単純および造影X線検査，超音波検査などの身体に対する検査が鑑別に有用であるが，最終的な診断については開腹または内視鏡生検，あるいは体表からのFNAによる顕微鏡的診断が威力を発揮することが多い。臨床検査所見からほかの疾患が除外された場合，最初に行って最も有用と思われる検査は内視鏡検査であろう。胃の生検材料でヘリコバクター(*Helicobacter*)が検出されたり，胃の病変が発見されることがよくある。現在よく使われているビデオ内視鏡も，最近では十二指腸を超えて十分奥まで入れることのできる機器が市販されるようになり，IBDの診断的材料が内視鏡生検で採取できるようになった。しかし小腸の腫瘍の診断は，開腹生検により下すことが多い。画像検査のうち超音波検査とX線検査は，お互いに補う性格でありどちらがどれだけ優れているというものではない。しかし，近年は超音波検査が多用されるようになったことは事実である。腸以外の疾患の除外もある程度可能であり，腸の肥厚，リンパ節腫大，腫瘤の検出に対して威力を発揮する。この場合も生検，FNAとあわせて診断が行われる。

臨床検査各論

1．糞便検査

糞便検査では，直接塗抹，浮遊法，塗抹染色標本による顕微鏡検査が行われる。直接塗抹は虫卵や運動性寄生虫を検出するための検査で，これらが比較的多く含まれる場合に検出が可能になる。スライドグラスに生理食塩液を1滴とり，非常にわずかな量の便を入れてよく混ぜ，カバーグラスをかける。便材料があふれないように，カバーグラスは小型(18×18 mm)のものを使用する。標本の薄さはスライドグラスをとおして新聞が読める程度とする。鏡検の倍率は10倍と40倍で行う。ジアルジア(*Giardia*，図1)やトリコモナス(*Tritrichomonas blagburni*，これまで *Tritrichomonas foetus* とよばれていたもの，図2)の運動を観察しようとする場合，排泄してから1時間以内の新鮮な便である必要がある。

浮遊法検査とは，高比重の飽和食塩液や硫酸亜鉛液を利用して対象物を浮遊させ，濃縮状態で鏡検する検査で，直接法に比べて高感度である。ジアルジアの検出も一緒に行うためには硫酸亜鉛遠心浮遊法が適している(表11)。とくにジアルジアは検出が難しいた

表 11　硫酸亜鉛遠心浮遊法

1. 33%(W/V)硫酸亜鉛(SG 1.18)の作り方 336 g $ZnSO_4 \cdot 7H_2O$ 蒸留水 1000 mL まで入れる
2. 糞便 0.5 g を水 2 ～ 3 mL に溶解する
3. 水を加えて 10 mL にする
4. ガーゼで濾過する
5. 濾液を 2000 rpm で 2 分遠心する
6. 上清は捨てる
7. 沈渣を硫酸亜鉛で溶解する(できるだけ上まで加える)
8. 2000 rpm で 2 分遠心する
9. 上まで静かに硫酸亜鉛を満たし，カバーグラスを置いて 10 分待ち， カバーグラスをスライドグラスに置いて鏡検する

め，1 回の検査結果が陰性だからといって除外することはできない。違う便で 2 ～ 3 回繰り返して，検出率を上昇させたうえで除外する必要がある。最近は ELISA 法を利用したスナップ・ジアルジアという院内検査用機器が市販されている(アイデックス ラボラトリーズ)。蛍光抗体法による検出を標準とした比較試験では硫酸亜鉛遠心浮遊法と同等の感度および特異度が記録されており，その簡便さから広く使われるようになっている(Uehlinger FD, et al. *Vet Parasitol.* 244: 91-96, 2017)。一方，猫のトリコモナスに対しては，検出用の培地が米国で市販されている(In Pouch® TF, Biomed Diagnostics)。最近では糞便を用いた猫下痢パネル PCR 検査(アイデックス ラボラトリーズ)が多く利用されており，その結果，純血種の 1 歳未満の猫で比較的多く検出されている。

糞便塗抹染色材料の鏡検は赤血球や炎症細胞の検出，細菌の形態観察を目的に行われるが，あまり有用性はないようである。糞便材料は通常のスメアーを作り，メタノールで固定後，血液同様にライトギムザ染色を施す。細菌の鑑別には簡易グラム染色を行ってもよい。抗酸菌染色も行えば，浮遊法検査では見逃しやすい小型(5 μm)の病原体であるクリプトスポリジウム(*Cryptosporidium*)まで検出可能になるが，これも最近では犬および猫の下痢パネル PCR で検査するようになっている(**表 12**)。

直腸スワブの細胞診も同様の目的で行われる。新しいスワブを生理食塩液で湿らせ，直腸内に 3 cm ほど静かに挿入する。直腸内でスワブを回し，抜いたものをスライドグラスの上にスタンプする。この細胞診で白血球がみられたなら，細菌感染の探索および菌培養が必要になる。細菌については，桿菌，球菌の大まかな比をみる。下痢の症例ではクロストリジウム・パーフリンゲンス(*Clostridium perfringens*)に一致する形態の，大型の芽胞菌桿菌がみられることがある。これはヘアピン状でその末端では芽胞が白く抜けてみえるものである。ただしこの菌は正常でもみられるため，みられただけ，あるいは細菌培養で分離されただけでは，下痢の原因とは確定できない。クロストリジウム・パーフリンゲンスによる下痢症と診断するためには，ELISA 法でエンテロトキシンが陽性と判定する，あるいは PCR 検査でその遺伝子を検出する必要がある。犬用，猫用それぞれの下痢パネル PCR 検査にはクロストリジウム・パーフリンゲンス アルファトキシン(*Clostridium perfringens α toxin*)ならびにクロストリジウム・パーフリンゲンス イプシロン トキシン(*Clostridium perfringens ε toxin*)の検査が含まれている。犬用ではさらにクロストリジウム・パーフリンゲンス・ネット E/F トキシン(*Clostridium perfringens net E/F toxin*)，クロストリジウム・ディフィシル・トキシン A & B(*Clostridium difficile Toxin A&B*)の検査も含まれる。らせん菌がみられる場合はカンピロバクターである可能性が高いが，ヘリコバクターの可能性もある。カンピロバクターは犬用，猫用どちらの下痢パネル PCR 検査にもカンピロバクター・ジェジュニ(*Campylobacter jejuni*)，カンピロバクター・コリ(*Campylobacter coli*)の 2 種が含まれ

表 12　犬と猫の消化器病原体検出用の PCR 検査

犬下痢パネル
クリプトスポリジウム（*Cryptosporidium* spp.）
ジアルジア（*Giardia* spp.）
犬パルボウイルス 2（CPV2）
ジステンパーウイルス（CDV）
クロストリジウム・ディフィシル・トキシン A & B（*Clostridium difficile Toxin A&B*）
クロストリジウム・パーフリンゲンス アルファ トキシン（*Clostridium perfringens* α *toxin*, CPA）
クロストリジウム・パーフリンゲンス イプシロン トキシン（*Clostridium perfringens* ε *toxin*, CPE）
クロストリジウム・パーフリンゲンス・ネットE/F トキシン（*Clostridium perfringens net E/F toxin*, CPnetE/F）
犬サーコウイルス（*canine circovirus*）
カンピロバクター・ジェジュニ（*Campylobacter jejuni*）
カンピロバクター・コリ（*Campylobacter coli*）
サルモネラ（*Salmonella* spp.）
犬腸管コロナウイルス（CECoV）
猫下痢パネル
猫コロナウイルス（FCoV）
猫汎白血球減少症ウイルス（FPLV）
クロストリジウム・パーフリンゲンス アルファ トキシン（*Clostridium perfringens* α *toxin*, CPA）
クロストリジウム・パーフリンゲンス イプシロン トキシン（*Clostridium perfringens* ε *toxin*, CPE）
ジアルジア（*Giardia* spp.）
クリプトスポリジウム（*Cryptosporidium* spp.）
サルモネラ（*Salmonella* spp.）
トリコモナス（*Tritrichomonas blagburni*）
トキソプラズマ（*Toxoplasma gondii*）
カンピロバクター・ジェジュニ（*Campylobacter jejuni*）
カンピロバクター・コリ（*Campylobacter coli*）

（米国アイデックス ラボラトリーズの資料をもとに作成）

ている。ヘリコバクターの検出には胃粘膜の内視鏡生検による病理組織学的検査が必要であるが，その臨床的意義はよくわかっていない。

便の細菌培養は患者と時を選び，さらに検出目的菌を選ぶことが重要である。細菌培養の適応は，家のなかで複数の動物が次々に下痢をしている場合，ケネルクラブに預けた後でショー後の発症がみられる場合，急性発症の血便で敗血症が認められる場合，直接塗抹で大量の好中球がみられた場合，家族がヒト免疫不全ウイルス（HIV）感染者など免疫不全疾患を呈している場合である。検出目的菌は，クロストリジウム・パーフリンゲンス，クロストリジウム・ディフィシル，サルモネラ，カンピロバクターに限って行うのがよい。

2．血液化学検査

(1)蛋白の検査

蛋白の検査では，総蛋白（TP），アルブミン（Alb），グロブリン（Glob，＝TP-Alb）を読む。TP は蛋白成分が減れば低下，増えれば上昇するが，その細かい増減については各成分で読む。Alb の上昇は脱水を示し，低下は肝臓，腎臓，腸などの疾患や出血が疑われる。TP または Alb の低下がある場合は，Alb だけの低下か，Alb と Glob 両方の低下かを鑑別する。Alb だけの低下の場合は，肝臓（肝不全），腎臓（尿蛋白所見も含む）で鑑別を行う。Alb と Glob 両方の低下による低蛋白血症は，出血（PCV の低下），蛋白喪失性腸症（犬のみで発生があるといわれている），隔離または希釈（高蛋白の胸水・腹水の貯留およびその頻回除去，輸液）のなかで鑑別する。

(2)消化器系の検査

消化器徴候がみられる症例では，消化器系の検査として，ナトリウム（Na），カリウム（K），Cl，TP，Alb，Glob を評価する。Alb と Glob 両方の減少がみられる場合には，蛋白喪失性腸症も疑われる。蛋白喪失性腸症は IBD，腸壁に浸潤する腫瘍，リンパ管拡張症を含む。激しい小腸疾患がみられる場合には，食物不耐および感染症の検討，肝胆道系疾患の評価，

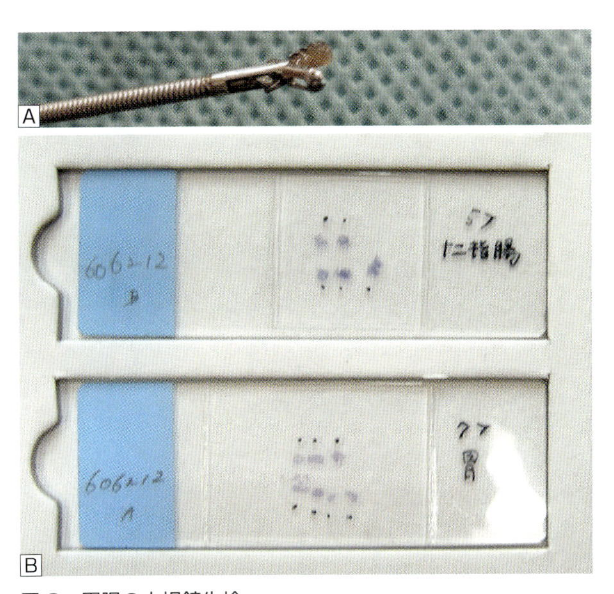

図３　胃腸の内視鏡生検
A：内視鏡用の生検鉗子，B：内視鏡生検材料の病理組織標本。

TLIによるEPIの評価を行った後，内視鏡生検または小腸の全層生検を考慮する。

(3)膵臓の検査(犬のみ)

犬ではアミラーゼ(Amy)，リパーゼ(Lip)が膵炎で上昇することがある。ただし，消化器徴候をおこす膵炎以外の疾患でも上昇することがあり，膵炎があってもあまり上昇しないこともあるため，膵炎検出における感度，特異度は高いものではない。したがって，膵炎を思わせる急性腹症などが出ている症例に対し，それを確かめるために利用するのがよいだろう。AmyとLipの血中濃度は糸球体濾過率(GFR)が低下する腎疾患で上昇するといわれているが，本当かどうかはわかっていない。しかし全く別の事象であるものの，Amy，Lipが激しく上昇している急性膵炎で，続発性に腎虚血による急性腎障害が起こることは事実である。さらにTChoの高値もみられる。カルシウム(Ca)は，膵炎でCa沈着が起こるため低値を示すことがあるとされているが，犬ではまれで，むしろ高Ca血症が膵炎を引き起こすことがある。猫では膵炎に伴い低Caをみることが多い。CaはAlbと同時評価する。膵炎を特異的に検出できる検査としては犬および猫の膵特異的リパーゼ(C-PLIおよびf-PLI，アイデックス ラボラトリーズ)がある。

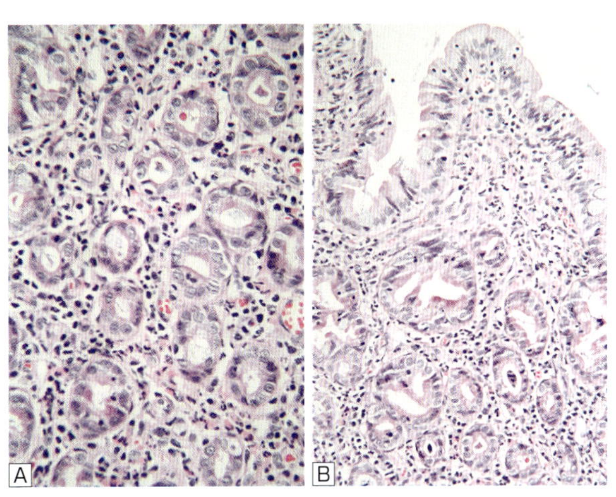

図４　内視鏡生検による絨毛の組織標本
A：絨毛を輪切りにしたもので，診断的価値に乏しい。
B：絨毛長軸に沿って切られているもので，正しい診断ができる。

3. 病理・細胞学的検査

(1)胃腸の生検

胃は内視鏡を用いて生検を行うことが多い。小腸は開腹により全層生検を行うことが多い。ただし猫の家族は開腹を拒否することも多いため，米国の消化器病専門医は，細めのファイバースコープを小腸下部まで入れて内視鏡生検を行うことを推奨している。日本では細めのビデオスコープがよく使用されている。これは猫の十二指腸下部まで観察，生検が可能である。大腸は部位的に開腹による生検が困難なこと，さらに内部に細菌が多いことから，内視鏡生検が推奨されている。

内視鏡生検材料は粘膜を上にして，粘膜下織部を濾紙に貼って固定し，絨毛の長軸方向に平行に切片を作製する。濾紙に対して垂直に切片を作製しないと粘膜の輪切りができてしまい，診断価値のない標本となる(図３，４)。全層生検では腸壁に浸潤したリンパ腫や腺癌，リンパ管拡張症まで診断することが可能である。材料は大型で，情報量が多い(図５)。

(2)細胞診

細胞診の対象となるのは，腸粘膜や腸管膨大部，腫大した腹腔内リンパ節に加え，肝臓，腎臓，脾臓などの実質臓器である。腸やリンパ節，あるいはそのほかの組織で悪性所見を伴ったリンパ系幼若細胞や肥満細

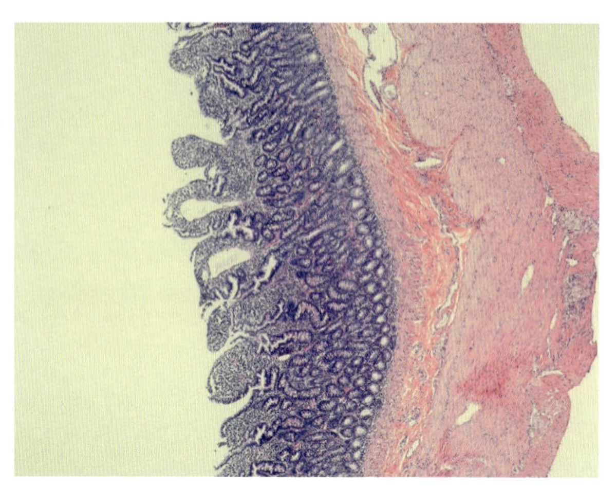

図５　全層生検による空腸の組織標本

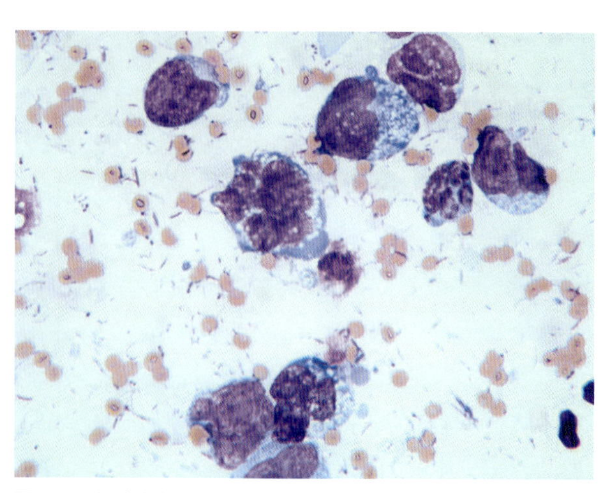

図６　Ｔ細胞未分化型リンパ腫
小腸マスからのFNA材料にみられたＴ細胞未分化型リンパ腫。

胞がみられれば，比較的容易にリンパ腫(図６)，肥満細胞腫といった確定診断が得られる。そのほかの病変については，おおまかに炎症性，変性性疾患が分かるのみで，確定診断は得られないことが多い。肝細胞癌であっても，細胞学的には正常な肝細胞と鑑別できないことも多い。腸の腺癌などはFNAで診断できることもできないこともある。したがって癌細胞がみられた場合は診断してもよいが，みられないからといって除外することは危険である。

(3)病理学的診断

癌，リンパ腫，炎症性疾患などの確定診断が得られることもあるが，斑状病変の場合は生検の場所が外れることがある。したがって病気が存在していても，病理医が診断できないことは多い。

内視鏡生検ではとくに腫瘍の部位を外すことがある。また，たまたま生検した部位の腫瘍に二次的な炎症があると，IBDと誤診することがある。粘膜面に異常がなくとも壁に浸潤する腫瘍もあるため，腫瘍を見逃すことがありうる。全層生検では，正しい部位が生検されれば，壁に浸潤したリンパ腫，リンパ管拡張症も診断することが可能である。

しかしながら，たとえ特異的な部位が生検されたとしても光学顕微鏡による診断には限界がある。光学顕微鏡レベルの診断ではあくまでも病気の一部のみをみているのだということを，検査を依頼する臨床医は知っておかなくてはならない。光学顕微鏡による診断あるいは形態学的診断では，形態学的変化の少ない消化管の機能的障害，運動障害，腸粘膜上皮刷子縁の酵素異常などは分からないことが多い。原発性の腸疾患でも，50％は病理学的変化(形態学的変化)を示していないといわれている。

さらに，獣医学領域では，腸の病変評価における用語が確立していないという問題がある。慢性腸症すなわち炎症性腸疾患(IBD)というように，さまざまな疾患の除外を行うことなく多くのものがIBDと診断されてしまう問題もある。医学領域においては，IBDに合致する病理組織学的所見として絨毛の短縮・融合，粘膜固有層における中等度～重度の炎症性細胞浸潤が必須の所見とされている(図７)。炎症性細胞の種類は，好酸球を除いて予後に関係しないといわれている。浸潤細胞により，リンパ球／リンパ球プラズマ細胞性，好酸球性，好中球性，組織球性，肉芽腫性に分類され，部位により小腸性，大腸性に分類される。

このような病理学的所見をもとに，臨床医がさまざまな除外，すなわち抗生物質反応性，食事反応性，単純な感染症，そして腫瘍性疾患を除外したうえで診断を確定する必要がある。また，寄生虫感染のある患者では，IBDは起こりそうもないということを知っておくべきである。腸疾患で多くみられるリンパ球プラズマ細胞浸潤があっただけでは，必ずしもIBDとはいえない。このような軽度の慢性胃腸炎は，細菌過剰

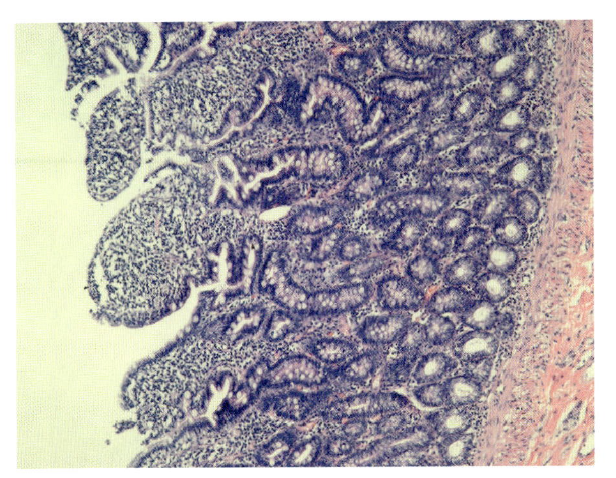

図7　IBDの組織標本
小腸絨毛の短縮化と固有層における重度の細胞浸潤を呈す。

増殖，カンピロバクター，ジアルジア，クリプトスポリジウム，FIVまたはFeLV感染，リンパ腫に付随してみられる。実際，リンパ球プラズマ細胞浸潤は，粘膜における慢性炎症ならばどこの部位でみられてもよい所見であるため，診断に特異性のあるものではない。

4. その他の検査

(1)細菌過剰増殖の診断試験

細菌過剰増殖の定義は，犬の場合は十二指腸液を内視鏡または開腹で採取後，1 mLの培養あたり10^5 CFU以上の細菌が回収されることとされている。しかし健康な動物でもこれ以上みられることがあり，また猫には定義そのものがないため，実際の臨床上での応用は困難である。

そのほか，血中のビタミンB_{12}と葉酸の比によりこれを診断しようとする考え方がある。細菌はビタミンB_{12}を消費し葉酸を産生するため，細菌の過剰増殖があれば血中の濃度が変動するであろうという理論である。ただし，葉酸は空腸で，ビタミンB_{12}は回腸で吸収されるため，どちらか一方に吸収不良があるとそれだけで数値が変動してしまうという問題がある。ビタミンB_{12}の低下は猫の小腸における高分化型リンパ腫でもみられる。むしろこれらを測定するのは，不足を補おうとする治療に結びつけるために意義がある。

(2)膵外分泌不全(EPI)の診断試験

EPIの評価はTLIの測定により行うことが現在のゴールドスタンダードである。犬における基準値は5～35 μg/Lとされているので，これより低値であればEPIと診断できる。フィルム試験，ゼラチン液化試験，糞便のスダンⅢの染色試験，脂肪吸収試験は，感度あるいは特異性に乏しいため現在では行われない。BT-PABA試験も行われなくなっている。TLIは，外注検査(アイデックス ラボラトリーズまたは富士フイルム モノリス)で測定可能である。猫においても，猫のTLI (f-TLI)が診断のスタンダードとされている。犬同様に低値がみられれば異常と考える。種特異性の検査であり，Texas A&M大学でのみ検査が可能である(アイデックス ラボラトリーズ経由で送付可能)。

消化器系疾患各論

1. 蛋白喪失性腸症

犬にみられる蛋白喪失性腸症(PLE)はひとつの病気ではなく，いくつかの疾患からなる症候群である。Alb，Glob両方の低下を特徴とする。最初に除外しておくべきものは消化管内出血および寄生虫感染症(鉤虫症)である。それらが除外されたうえでリンパ管拡張症を鑑別する。これは最も重要な鑑別診断である。リンパ管拡張症には先天性にリンパ管に問題がある原発性のものと，後天性すなわち炎症などでリンパ管の循環障害と拡張が起こる続発性のものがあるが，ほとんどの症例は後天性である。次に腫瘍について鑑別する。そのなかでも最も多いのはリンパ腫で，そのほかに腺癌，肥満細胞腫などがある。腫瘍の次に鑑別するものとしてIBDがあるが，IBDとリンパ管拡張症が同時に起こる症例もある。また，リンパ腫があればその周囲に激しい炎症がみられることも多いので，慎重な鑑別が必要である。最近では，犬のIBDと診断された症例で，PCR検査によりリンパ球のクローナリティーが検出された症例の予後が悪いことがわかってきた。それらの症例が犬の消化管の高分化型リンパ腫

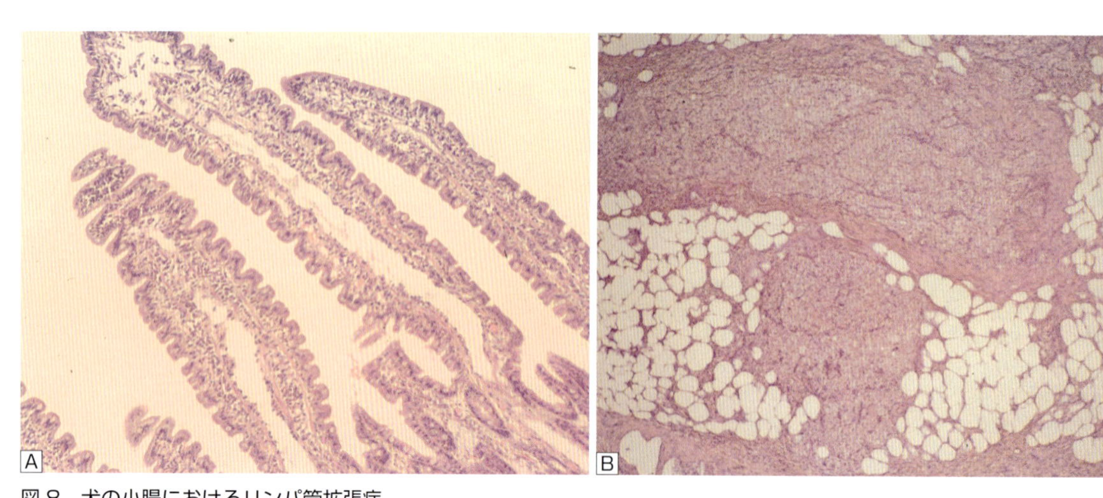

図８　犬の小腸におけるリンパ管拡張症

A：絨毛の中央に拡張したリンパ腫が観察された。
B：腹膜には多数の脂肪肉芽腫が形成されている。

なのではないかと考えられるようになり，診断は非常に難しいものになってきている（Nakashima K, et al. *Vet J*. 205: 28-32, 2015）。

2．リンパ管拡張症

先天的なリンパ管拡張症は，ヨークシャー・テリア，マルチーズなどにみられる。続発性のものでは，IBDを伴うもの，脂肪肉芽腫を伴うものがある（図8）。また，右心不全により胸管のうっ滞があるとリンパ管拡張症がみられる。症状および検査所見は，体重減少，食欲亢進，脂肪便を伴った下痢，AlbとGlobの低下，リンパ球減少症，膠質浸透圧低下に伴う漏出液腹水の貯留である。確定診断には腸の全層生検や腹膜の生検と，病理診断が必要である。ヨークシャー・テリアはPLE発生のリスクがほかの犬種に対して10倍であり，それが起こっているものでは低マグネシウム（Mg）および低Ca血症のリスクが9.2倍であるといわれている（Kimmel SE, et al. *J Am Vet Med Assoc*. 217: 703-706, 2000）。低Mgの原因は腸からの吸収の低下である。Mgは副甲状腺ホルモン（PTH）を活性化させることが知られているので，低下することでPTH活性の低下が起こる。その結果，骨からの溶出が減少し，腎臓でのビタミンD活性化および消化管からのCa吸収ができなくなることで，低Ca血症が起こる。

リンパ管拡張症およびIBDに対する治療に加え，低Mg血症に対して硫酸マグネシウム1 mg/kg/day CRI点滴を行う。一般に，治療による完治は難しいとされているが，続発性のものでは治療への反応がややよい。以前から低脂肪食の使用と中鎖脂肪酸による脂質補給が推奨されてきたが，中鎖脂肪酸も乳び管を拡張させる作用があることが分かった。現在は，1～2カ月間は，鶏胸肉や豆腐，カッテージチーズなどで作ったホームメイドの超低脂肪食で管理し，その後は栄養バランスを考えて消化器用低脂肪療法食（ロイヤルカナン ジャポンまたはヒルズ・コルゲート）を混ぜて給与するか，療法食のみで維持することが多い。食事療法に加えて，脂溶性ビタミンのビタミンDやビタミンKの補給，さらに低Ca血症や低Mg血症への対処も必要である。一般に，リンパ管拡張症および脂肪肉芽腫に対してはグルココルチコイドを使用する。IBDを伴う場合には超低脂肪食事療法に使う蛋白源についても抗原を回避する必要がある。

3．犬種特異性腸炎

バセンジーの遺伝的疾患としてリンパ球プラズマ細胞性腸炎がある。一見リンパ腫を思わせるほどの，過剰なリンパ球系の増殖が特徴である。ジャーマン・シェパード・ドッグおよびビーグルには，特発性の小腸細菌過剰増殖がある。ジャーマン・シェパード・

ドッグは先天性の免疫グロブリン(Ig) A が欠損しており，細菌過剰増殖とそれに関連したIBDが起こりやすく，かつ膵外分泌不全も起こりやすい犬種であるため，鑑別診断が重要である。アイリッシュ・セターには遺伝的なグルテン腸症がある。この場合は麦を含む食事を食べているかどうかが診断の決め手となる。ゴールデン・レトリーバーやラブラドール・レトリーバーには食物アレルギーによる皮膚瘙痒症が多いが，それと同時に食物アレルギーによる下痢がみられる。ソフトコーテッド・ウィートン・テリアでは，PLEと蛋白喪失性腎疾患が多くみられる。ロットワイラーでは，おそらく食物過敏症反応と思われる好酸球性腸炎がよくみられる。若齢(2歳未満)のボクサーでみられる組織球性潰瘍性大腸炎は特殊なIBDで，病原性大腸菌の関与があるため一般的なIBDの治療には反応しない。エンロフロキサシンが著効を示す。

4. 炎症性腸疾患(IBD)

(1)病理発生

猫のIBDは80%が小腸性で，胃を含む上部消化管でよくみられる。犬においては大腸に起こるものも多く，小腸性が50%，大腸性が50%と考えられる。この慢性炎症性腸疾患の原因は，消化管における食物抗原あるいは細菌抗原に対する過剰な免疫反応によるものと考えられている。通常のタイプではエフェクター細胞はTh1ヘルパーT細胞であり，放出される各種のサイトカイン，とくにインターロイキン(IL)-2，IL-12，インターフェロン(IFN)-γ，腫瘍壊死因子(TNF)が炎症反応を起こす。猫のIBDでは下痢よりも体重減少，嘔吐が多く，小腸の肥厚および腸間膜リンパ節の腫張がよくみられる。これらの所見は必ずしも特異的なものではないため，確定診断には消化管の生検による病理診断が必要である。浸潤細胞と予後にはあまり関連がないといわれているが，猫の好酸球性のIBDだけは，犬の同様の疾患に比べてきわめて予後が悪い。生検による病理診断をもとに，臨床医が単純な感染症やARE，FRE，そして腫瘍性疾患を除外することで確定診断となる。

(2)治療およびモニター

①細菌過剰増殖に対して

過剰な免疫反応の原因は細菌であったり食物抗原であったりするため，免疫抑制療法を優先させるのではなく，原因の除去を行うことも重要である。細菌過剰増殖に対する対応としては，食事中のフラクトオリゴサッカライド(プレバイオティクス)により善玉菌を増やす治療，乳酸菌や腸球菌の生菌製剤(プロバイオティクス)による短期(最初の2～3週間)の治療，そして短期間の抗生物質使用(タイロシン，メトロニダゾール，オキシテトラサイクリンのいずれか)がある。さらにビタミンB_{12}の補給も行う。猫においてはそれほど細菌過剰増殖は発生していないと考えられる。

メトロニダゾール(フラジール®，シオノギファーマ)は嫌気性菌に対する広域性スペクトラムを有し，ジアルジアなどの原虫に対しても効力を持つ。さらに細胞介在性免疫の阻害による免疫調節作用も認められる。メトロニダゾールは犬，猫ともに10～15 mg/kg po tidで投与する。メトロニダゾールの錠剤は苦みがあり，分割して投与すると激しい流涎を起こす。副作用の発生はまれであるが，食欲不振，嘔吐，運動失調，発作および可逆的好中球減少症が起こることが知られている。タイロシンはマクロライド系抗生物質で，犬のIBDの治療に効果があるといわれている。用量は20～40 mg/kg po bidである。

②食事の変更

食事の基本は，抗原性のない加水分解食である。下痢が大腸性であっても，最初の反応をみるまでは加水分解蛋白食の給与が基本である。ある程度の反応がみられてから食物線維を添加するのがよい。

③抗炎症治療

食事療法の次に抗炎症治療，とくにプロスタグランジンに対する治療がある。プロスタグランジンが腸における吸収を阻害し，分泌を増して下痢を起こしていることがわかっているためである。通常の食事における脂肪酸の含有量はω-6：ω-3が25：1であるが，これを5：1から10：1にすることで炎症性ロイコトリエンleukotriene B4を減らし，非炎症性ロイコトリエンleukotriene B5を増やす効果があるとされている。このような療法食には「ω-3脂肪酸増強」のように書かれている。

グルココルチコイドの経口投与はIBDに対する薬物療法の中心として利用されており，一般に抗炎症作用および免疫抑制作用があるものと考えられている。作用としては，消化管におけるNaと水分の吸収促進，大腸における電解質能動輸送の調節や，IFN，IL-1，IL-2，IL-3，TNF，ブラジキニン，ヒスタミンなどのサイトカインの生成阻害が知られている。プレドニゾロンがよく使用されるが，臨床症状の重症度と持続期間，炎症の重症度とタイプ，臨床的治療反応，薬への許容性などを考慮しながら使用する。初期投与量として，犬で1～2 mg/kg bid（大型犬では少なめ，小型犬で多めの用量），猫で5 mg/head bidを投与し，臨床的な改善が認められたならば4～10週間かけて漸減する。グルココルチコイドの副作用を軽減する目的で，吸収性の悪い経口グルココルチコイド剤のブデソニドbudesonideが利用されることがある。高い局所性抗炎症作用と低い全身性活性が特徴で，ステロイドレセプターへの高い親和性と肝臓での急速な代謝により，循環中ではグルココルチコイド活性が最小の代謝産物となるといわれている。しかし，実際には犬で副作用が出ることもあり，また高価であるためあまり使用されていない。グルココルチコイド剤による治療は単独では行わず，食事療法，後述のアザチオプリンやメトロニダゾールとの併用で行い，副作用を軽減できるまで用量を下げる努力が必要である。

犬の大腸性IBDの治療に使われる抗炎症薬物に，スルファサラジンがある。これはスルファピリジンとメサラミンがアゾ結合したもので，活性物質はメサラミンである。上部消化管ではほとんど吸収されずに結腸に達し，細菌のアゾ還元酵素によりアゾ結合が解離して活性物質であるメサラミンが放出される。メサラミンは結腸から吸収され，上皮細胞内でアセチル化され，炎症のメディエーター，すなわちロイコトリエン，プロスタグランジン，トロンボキサン，血小板活性化因子（PAF），ヒスタミン，IL，IFNなどの生成が阻害される。日本ではサラゾピリン®500 mg錠，サラゾピリン®500 mg座薬（ファイザー）として市販されている。犬の初期投与量は20～40 mg/kg tid 3週間で，その後20～40 mg/kg bid 3週間で投与し，その後10～20 mg/kg bidを投与する。ただし，猫の大腸性IBDではスルファサラジンは第一選択薬ではなく，プレドニゾロンを先に試したほうがよい。猫はサリチル酸の吸収が非常によいため副作用も発現しやすいためである。使用する場合には同量でeodといった使い方がよい。副作用は食欲不振，嘔吐，胆汁うっ滞，アレルギー性皮膚炎，乾性角結膜炎（KCS）などである。新しいサリチル酸製剤としてオルサラジンolsalazineやバルサラザイドbalsalazideがある。オルサラジンは初期投与量として10～20 mg/kg po tidで使用する。オルサラジンは大腸まで行かないと効果が出ないというわけではないため，胃や小腸の炎症のコントロールに対しても期待が持たれている。

④止瀉薬

一般的な止瀉薬として，オピオイドの性質を利用して腸管における吸収能を上げて分泌を止め，腸の分節性の動き（蠕動運動）を高める薬物がある。γ，δ-オピオイド作動薬がそれで，ロペラミドがよく使われる。通常はP糖蛋白の作用で脳血液関門を通過しないため猫でも使用できるが，イベルメクチンと同様コリーでは禁忌で，使用すると神経症状が出る。

⑤免疫抑制療法

食事療法，抗生物質療法，生菌製剤療法，抗炎症療法または止瀉薬の使用でも反応がみられなければ，免疫抑制療法を考慮する。アザチオプリンは代謝拮抗剤で，肝臓で6-メルカプトプリンに変換され，その後チオイノシン酸となる。これによりプリン体の生合成が下がり，細胞の増殖が阻害される。このような効果の発現にはかなりの時間が必要で，通常は長期間の投与が行われる。グルココルチコイドの副作用が強い場

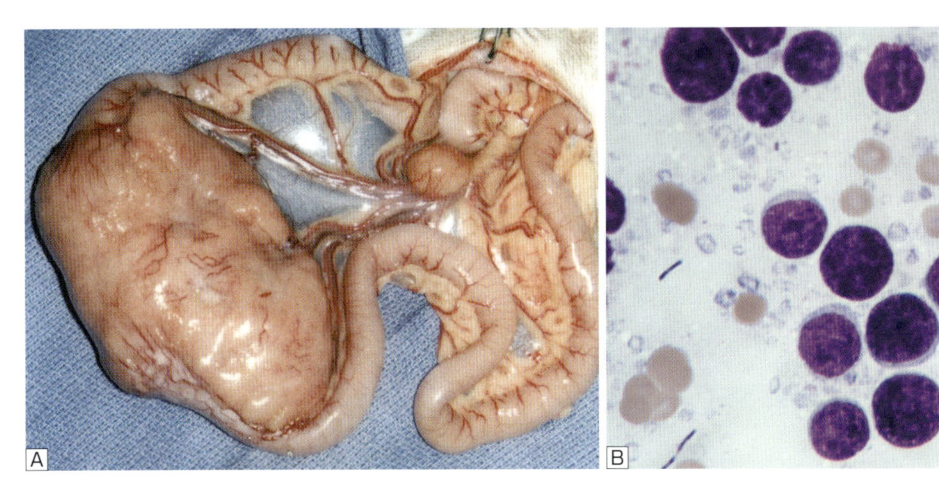

図９　猫の小腸における高グレードリンパ腫

A：猫の小腸に著明なマス形成を伴った高グレードリンパ腫。
B：マスからのFNA細胞診でみられた芽球比率の高いリンパ球集団。

合や高用量に耐えられない症例において，グルココルチコイドの用量を軽減するためによく使用される。犬では1〜2 mg/kg po sidで2週間投与し，その後eod投与とする。猫では0.3 mg/kg po eodにする必要がある。副作用は骨髄抑制，食欲不振，膵炎，肝機能不全などである。猫ではむしろアルキル化剤のクロラムブシルを使用することのほうが多い。重度のIBDや高分化型リンパ腫の治療として，猫ではプレドニゾロンとともにクロラムブシル2 mg/head po週2回投与，犬ではクロラムブシルは1.5 mg/m^2 eodで投与する。骨髄抑制のモニターとして毎週CBCを行う必要がある。また，無菌性出血性膀胱炎に注意する。

5．消化器型リンパ腫

高齢の猫のリンパ腫では，そのほとんどを消化器系のリンパ腫が占めている（Moore PF, et al. *Vet Pathol.* 49: 658-668, 2012）。犬での消化器型リンパ腫は，多中心型よりもはるかに少ない頻度であるもののみられる。細胞型が低分化型の場合や，明確なマス形成がある場合などであれば診断に苦慮することは少ない（図9，10）。基本的には腸管のマスは切除し，腸間膜リンパ節はそのままにして，次に化学療法を実施する。問題は低グレード（高分化型）のリンパ腫で，猫ではIBDのあとに発生するもの，あるいはIBDを伴いながら発生するものがある。まず診断面での問題となるのは，よく分化した形態のリンパ球の浸潤がみられることで，免疫染色などを行わないと重度の炎症性浸潤と区別することが困難かもしれない（図11）。また重度のIBDでも，腸間膜リンパ節などの著明な腫大や末梢血成熟リンパ球増加症をみることがあり，鑑別は非常に難しい。さらに治療においては，もともと高分化型リンパ腫は化学療法への反応が悪いうえに，IBDの治療で長期にわたりグルココルチコイド投与を受けていたものではp糖蛋白の誘導で多剤耐性が起こりやすく，薬物療法の実施が困難である。犬の高分化型リンパ腫で，体表リンパ節から発生するもの，脾臓から発生するものについてはよく知られている。しかし消化管から発生するものは，その存在が徐々に明らかになってきている段階である（Nakashima K, et al. *Vet J.* 205: 28-32, 2015）。

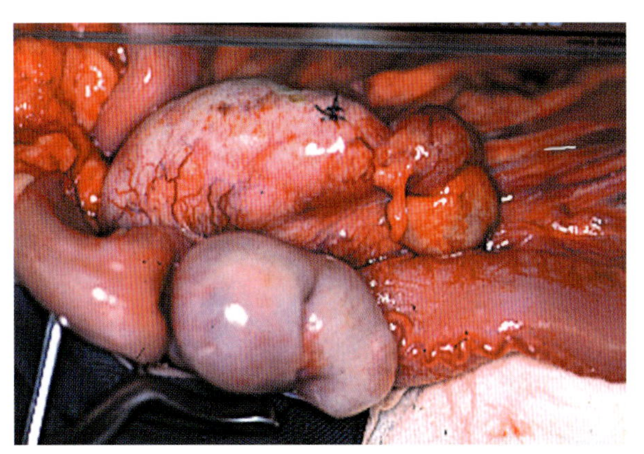

図10　腸間膜リンパ節の腫大が顕著な犬の消化器型リンパ腫

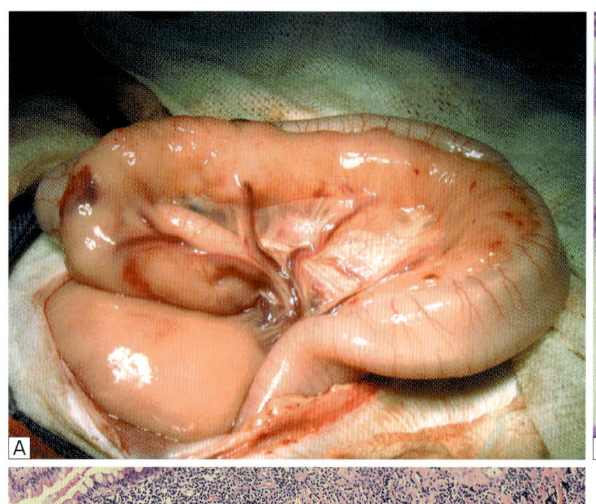

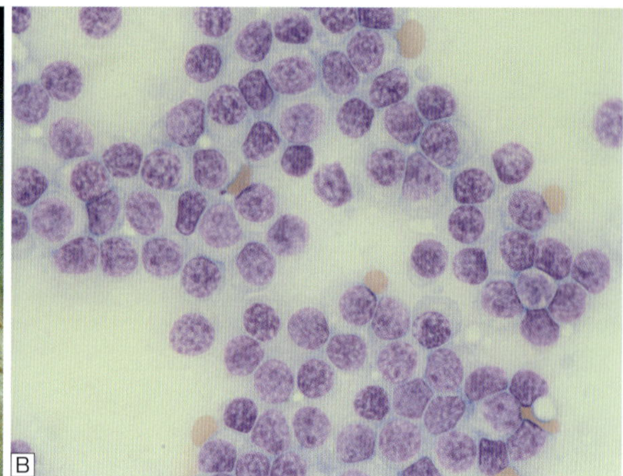

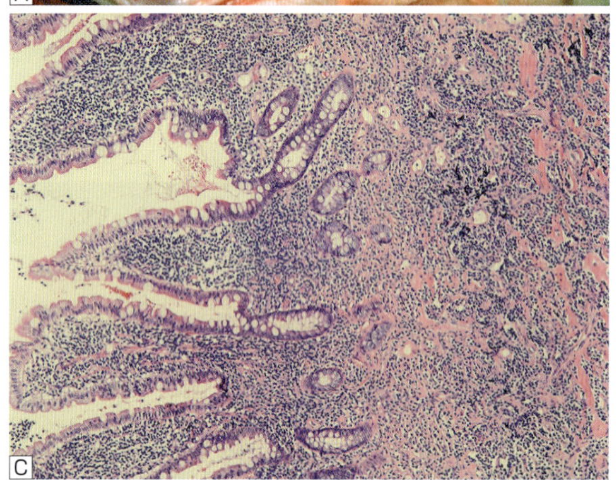

図 11　猫の高分化型リンパ腫

A：腸管の肥厚，リンパ管内への浸潤，腸間膜リンパ節の腫大を伴っている。
B：FNA による細胞診では小リンパ球の均一の集団がみられた。
C：病理組織学的検査では，一見 IBD にも似た重度のリンパ球浸潤がみられた。

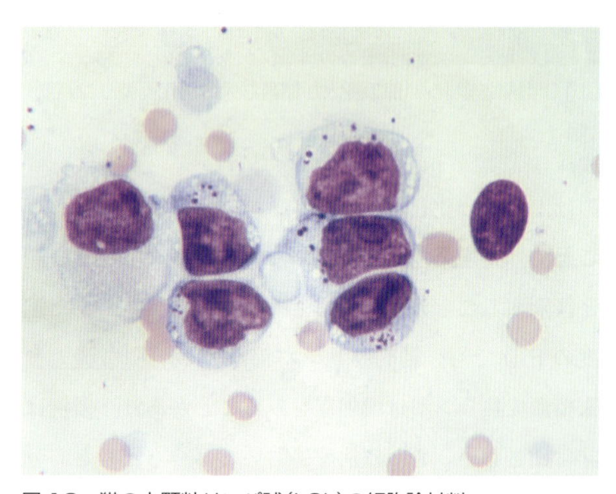

図 12　猫の大顆粒リンパ球（LGL）の細胞診材料

アズール好性顆粒を持った大型リンパ球が多数みられる。

猫の高分化型消化器型リンパ腫に対する LP プロトコールはクロラムブシル（Leukeran, GlaxoSmithKline plc）2 mg/head po eod，プレドニゾロン 5～10 mg/head po sid で，完全寛解（CR）は 56％，部分寛解（PR）は 39%，生存期間中央値 704 日という結果が示されている（Kiselow MA, et al. *JAVMA*. 232: 405-410, 2008）。

猫の大顆粒リンパ球腫瘍は腸管に発生することもあるが，細胞の形態に精通していれば診断は比較的容易である（**図 12**）。その多くは $\gamma\delta$T 細胞であるため化学療法への反応は悪く，さらに細胞傷害性蛋白の放出により組織壊死が起こりやすいため治療は困難である。

日本のミニチュア・ダックスフンドには高分化型の消化器型リンパ節が若齢で比較的よくみられるといわれていたが，最近はそれほどみられない。おそらく本犬種が非常に人気があった時代に，誤った繁殖を行ったためと思われる。しかしながらこの犬種では異常なプラズマ細胞 Mott cell に分化した B 細胞リンパ腫である Mott cell リンパ腫（**図 13**）が今でも散見される。この場合，予後は高分化型リンパ腫のものと違い非常に悪い（Kodama A, et al. *Vet Clin Pathol*. 37: 409-415, 2008）。

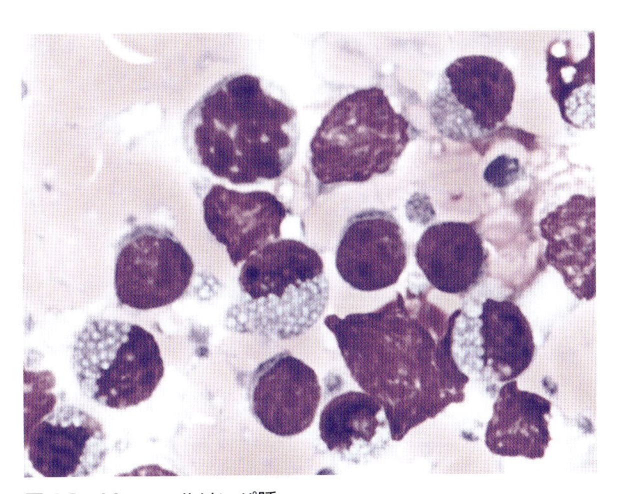

図 13　Mott cell リンパ腫

粗面小胞体由来の袋状構造に IgM をため込んだ Mott 小体を持つ異常なプラズマ細胞である Mott cell が増殖している。

6．膵外分泌不全（EPI）

膵外分泌不全（EPI）は慢性小腸性下痢と体重減少を特徴とする疾患で，膵消化酵素分泌が正常の＜10％になったときに発症する。EPI の原因として，膵腺房萎縮（PAA），先天性形成不全，末期の慢性膵炎，腺癌による膵管閉塞，外科手術による膵管切除（猫）などが知られている。

PAA は 1 ～ 5 歳の犬に発生する膵外分泌部の萎縮で，内分泌部の異常を伴わない原因不明の疾患である。慢性膵炎による EPI は，5 歳以上の犬，とくにミニチュア・シュナウザーなどの膵炎好発犬種にみられる。猫の EPI のほとんどすべてが慢性膵炎によるものであることは事実であるが，若齢発症の低形成，萎縮が原因の場合もある。慢性膵炎によるものでは，EPI の症状に加えて糖尿病の併発が特徴的な所見である。

EPI の病態生理は，消化酵素欠乏と消化不良といった簡単なものではない。腸粘膜の酵素異常が起こり，空腸絨毛の短小化，糖・アミノ酸・脂肪酸の運搬異常に加え，細菌過剰増殖まで起こることがある。臨床症状としては，大量の淡色軟便または間欠性水様下痢，体重減少，多食，糞食，腹鳴，嘔吐，多飲，被毛のべたつきなどがみられる。臨床検査上の診断的特徴は血液化学スクリーニング検査における総コレステロール（TCho）低値で，TP はあまり低下しない。診断的治療として膵酵素の経口投与を行った場合，ほかの原因による下痢も一時的に治るため，鑑別にならない。

犬における本疾患の特異的診断として TLI の測定がある。基準値範囲 5 ～ 35 μg/L に対し，低値（＜2.5 μg/L）がみられた場合は診断的である。このアッセイは種特異的で，猫の TLI（f-TLI）は 8 μg/L 未満で異常と考える。これは前述のとおり Texas A&M 大学でのみ測定可能である。

診断が確定したら膵酵素による治療を行う。なぜ確定診断をつける必要があるかというと，この治療が一生涯におよぶためである。膵酵素製剤は粉末のものを使用する。カプセルや腸溶剤の剤形は使用しない。膵酵素による治療では制酸剤も H_2 ブロッカーも必要なく，室温であらかじめ食事と混ぜておく必要もない。もちろん胆管閉塞などのない症例で胆汁酸の添加も必要ない。猫では 1 頭に対して 1 食あたりティースプーン 1 杯，犬では 1 食あたりティースプーン 1 杯/10 kg を食事に混ぜて投与する。細菌過剰増殖があればメトロニダゾール，アンピシリンなどの抗生物質療法を併用する。そのほかの治療として，ビタミン B_{12} を猫では 150 μg/head sc q1 w で 4 週間，犬では 250 ～ 300 μg/head sc q1 w で 4 週間投与する。その後 4 ～ 6 カ月は B_{12} を測定してモニターすればよい。また，ビタミン K_1 も，はじめは 5 ～ 20 mg/head sc bid で投与する。食事は脂肪の量をある程度まで上げたほうが脂肪の吸収も良好であり，激しく削痩した動物に脂肪制限食を給与することはかえって悪影響である。もちろん膵臓の機能は損なわれているので，高脂肪食は避ける。また，高線維食も避けたほうがよい。このため，メインテナンスタイプあるいは低脂肪ではない療法食などがよい。

7．急性膵炎および再発性膵炎

（1）病理発生

犬と猫の急性膵炎の病因あるいは病理発生については未確定であるが，臨床例における経験と発症実験からいくつかの関連因子が推測されている。通常はいくつかの危険因子に引き金となる事象が合併することで急性膵炎が起こるが，誘因は何であれ消化酵素が膵臓内で分泌前に活性化することが，激しい壊死と炎症の原因となる。

犬の急性膵炎は急性嘔吐，急性腹症を主徴として来院することが多いが，実際には軽度の臨床徴候から重度のものまでさまざまである。予後はほとんどのもので良好であるが，重症例では不定ないし悪いものもある。診断は決して容易ではないが，嘔吐の症例に対するアプローチとしては自然治癒の可能性があるものなのか，重篤な疾患が存在するのか，という見極めが重要である。

猫における急性膵炎は，臨床徴候が非特異的で，しかも非侵襲的な診断手段がなかったため，これまであまり診断されていなかった疾患である。病理学的には壊死性膵炎と化膿性膵炎に分けられるが，臨床徴候との関連，それぞれの組織像の相互の関連などについては不明のままである。

膵外分泌部の機能は，腺房上皮細胞による消化酵素前駆体(チモーゲン)の産生と分泌や，導管上皮細胞による水分，重炭酸ナトリウム，内因性因子，抗菌蛋白からなる膵液を分泌することであり，これにより，腸内で蛋白，炭水化物，脂肪の消化や，十二指腸液の中和，回腸遠位におけるビタミン B_{12} の吸収促進，小腸内細菌叢の調節が行われる。

不活性型のチモーゲンは粗面小胞体(r-ER)内で合成されゴルジ体に運ばれ糖化蛋白となる。チモーゲンはチモーゲン顆粒としてトリプシン阻害物質と一緒に包まれ，食事性の刺激，コレシストキニンの分泌を受けて，膵臓導管中に分泌される。生理的には，チモーゲンの活性化は十二指腸に到達するまでは起こらず，腸上皮刷子縁のエンテロペプチダーゼがトリプシノゲンを活性化してトリプシンに変え，トリプシンがほかのチモーゲンをさらに活性化する。このように，いくつかの機序によって腺房細胞自身が自ら産生した酵素により消化されることは防がれている。

急性膵炎は，このようなチモーゲンが腺房上皮細胞内で活性化してしまうことによる壊死から始まる。腺房上皮細胞内で消化酵素チモーゲンと同時に産生されるカテプシンBやN-アセチルグルコサミニダーゼといったライソゾーム加水分解酵素が，ゴルジ体を通過する際にチモーゲンと分かれることなく，チモーゲンと一緒に局在し活性化されてしまう。本来このような機構は，分泌の必要のない酵素を細胞内で加水分解処理するための機構であるが，なぜこのようなことが起こるのか現時点ではわかっていない。実験的には，コレシストキニンによる過剰刺激，あるいは高脂肪食が引き金になると考えられている。結果的にトリプシノゲンは活性化されてトリプシンになってしまい，ほかのチモーゲンも腺房上皮細胞内での活性化を受けてしまう。トリプシン，キモトリプシン，カルボキシペプチダーゼの作用により腺房細胞の壊死が起こり，エラスターゼにより血管のエラスチンの消化が起こる。リパーゼの作用により膵臓ならびに周囲組織の脂肪の壊死と鹸化も生じる。その結果，TNF-α，IFN-α，IFN-γ，PAF，ILなどの炎症メディエーターやサイトカイン，さらにはフリーラジカルが放出され，壊死と炎症が進行する。

(2)診断

犬の急性膵炎発症の危険因子としては，犬種，年齢，性別，肥満などがある。ヨークシャー・テリアにおける好発性が示唆されているが，遺伝的な問題かどうかについては不明である。中齢～老齢での発症が多く，平均発症年齢は8歳である。この年齢は，糖尿病，甲状腺機能低下症，クッシング症候群といった犬の内分泌疾患の好発年齢であり，これらの疾患に伴う脂質代謝障害自体が危険因子として知られている。性別としては雄と不妊手術済みの雌に多いとされている。人では腹膜脂肪および膵臓周囲の脂肪の増加が危険因子として知られており，犬でも同様のことが示唆されている。実験的高トリグリセリド血症が膵組織損傷の引き金となることが分かっているほか，前述の内分泌疾患による高脂血症も危険因子として知られている。しかし，クッシング症候群またはグルココルチコイド投与が膵炎の発生と関係しているという証拠はない。IBD，寄生虫感染や，食道裂孔ヘルニアなどの消化器疾患に加えて，てんかんは危険因子として知られている。

犬の急性膵炎の診断所見として，中齢以降の肥満の雌犬に多いのがひとつの特徴である。脂肪を大量に含む食事(ごみあさりなど)のヒストリーも得られれば比較的特徴的である。身体検査では，嘔吐，下痢，腹痛，発熱がよくみられる。脱水を伴うものが多く，循環血液量の減少によるショックに陥っているものもある。急性膵炎の例の11%で止血障害を疑う所見(点状出血，血腫など)がみられる。臨床検査上の所見は不定であるため，ひとつの診断所見だけに基づいて診断を確定すべきではない。CBCでは左方移動を伴う好中球増加をみることがあるが(62%)，なかには好中球減少症を示すものもある。脱水を反映してTP，PCVの上昇がみられる。血小板減少症は急性膵炎例の59%でみられる。血液化学スクリーニング検査では，腎前性窒素血症，TP，Alb，アラニンアミノトランスフェラーゼ(ALT)，アルカリホスファターゼ(ALP)，TChoの上昇をみる。

典型例ではAmy，Lipの上昇がみられるが，必ずしも特異的ではない。犬におけるLipの検査は感度73%，特異度55%と，スクリーニング検査としては利用価値が認められるが，確定診断が可能な特異度ではない。Amyの診断的価値は感度62%，特異度57%であるため，少なくともこの項目単独で膵炎をスクリーニングできるものではない。これらの項目は，膵炎で必ず上昇するものではなく，膵臓以外の消化器系臓器の異常でも上昇することがある。犬の膵炎では低Ca血症が起こるといわれてきたが，実際には膵炎症例の5%でしかみられない。しかし15%では高Ca血症がみられる。高Ca血症は膵炎の結果としてみられるのではなく，原因と考えられている。凝固系検査では活性化部分トロンボプラスチン時間(APTT)とプロトロンビン時間(PT)の延長が，それぞれ61%，43%でみられる。実験的膵炎ではAmy，Lipに先立ってTLIが上昇するといわれており，実際にその上昇は膵炎を示唆する所見ではあるが，必ずしも特異的ではない。犬ではX線所見が比較的特徴的であるともいわれてきたが，犬の致死的急性膵炎の症例でX線的変化があったものは24%でしかない。超音波画像上の変化があったものが68%であったことから，超音波検査のほうが感度に優れている。膵炎を疑う症例では膵特異的リパーゼ(c-PLI)の測定が勧められる(アイデックス ラボラトリーズ)。Cre上昇とc-PLIの上昇のあいだには相関はないといわれている。

(3)急性膵炎の治療

嘔吐の激しさに応じてNPO(何も口から入れない)を24～72時間続ける。そのあいだは静脈内輸液(電解質と水分)を行う。発熱，出血性下痢がある場合には抗生物質を投与することもある。血漿輸血は，α1マクログロブリンや，そのほかの血液凝固因子の補給として意味がある。α1マクログロブリンは蛋白分解酵素阻害成分であり，また血漿輸血自体に膠質浸透圧上昇効果もある。激しい壊死があるものでは腹腔洗浄を行うこともある。激しい嘔吐が止まらないような場合には，メトクロプラミド0.5～1.0 mg/kg ivのボーラス投与または1～2 mg/kg/24 hr持続点滴，または酸マロピタント(セレニア®，ゾエティス・ジャパン)注射薬を1 mg/kg sc sidで使用する。H_2ブロッカーとしてラニチジンを1～2 mg/kg imまたはiv bidで投与し，激しい痛みがある場合にはブトルファノールを0.055～0.11 mg/kg sc bid～qidで投与する。

NPOは，膵炎の治療という意味ではなく，嘔吐に対する処置として行う。したがって，できるだけ早く食事を再開することを目標とする。これにより，膵液の腸管への分泌を促すのが目的である。軽症例では24時間，通常は48～72時間の絶食後，症状がなければ氷をなめさせるか，ほんのわずかな量の水を飲ませる。水を給与して12～24時間嘔吐がなければ柔らかく調理したおかゆやポテトを与える。この炭水化物を与えた時点で嘔吐しだしたら，さらにNPOを続ける。10%の体重減少があれば胃瘻チューブまたは中心栄養静脈(TPN)を用いた強制的な栄養補給が必要である。炭水化物を給与して12～24時間嘔吐がなければ低脂肪の蛋白を与える。これには豆腐，カッテージ

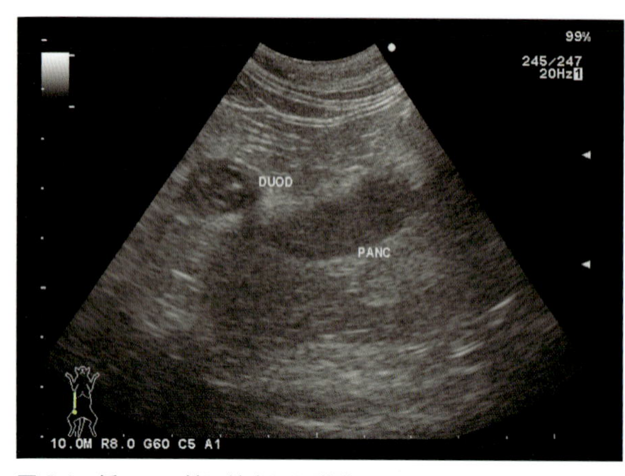

図 14　低エコー性に拡大した膵臓
猫の慢性膵炎症例でみられた。十二指腸(DUOD)に隣接して膵臓(PANC)がみられる。

チーズ，鶏胸肉などがよい。そして徐々に市販の低脂肪食に変える。ロイヤルカナン ジャポンまたはヒルズ・コルゲートから低脂肪の消化器用療法食が市販されている。

8. 猫の膵炎

猫の膵炎は7歳以降に多いという報告もあるが，5カ月齢～20歳まで発生の報告がある。猫の急性膵炎発症の危険因子として，かつてはシャムに多いといわれていたが，最近の報告では米国の短毛種(ドメスティックショートヘア)がほとんどとされている(日本の短毛猫も多くはこの血を引いている)。好発年齢，性差については知られていない。肥満について，ボディーコンディションスコア(BCS)との関連は報告されていない。IBD，肝疾患の存在は危険因子として推測されている。とくに慢性嘔吐による十二指腸内容の逆流は膵炎の引き金として，犬よりも猫で重要と考えられている。これは十二指腸乳頭で胆管と膵管が一緒に開口すること，十二指腸内容中の菌数がはるかに多いことに関連するといわれている。実験的には高Ca血症およびアスピリン投与による膵炎の発生が示されている。そのほか腹部の外傷，感染症(トキソプラズマ，肝吸虫，FIP，FIV)，有機リン，脂肪異栄養症なども膵炎の発症と関連するといわれたが，実際の症例数は非常に少ない。また，食事内容の変化が危険因子になるかどうかは未知である。

主訴としては，元気消失(86～100%)，部分的ないし完全食欲廃絶(95～97%)が圧倒的に多い。身体検査では，脱水(92%)，呼吸促迫(74%)，低体温(68%)，頻脈(48%)などが多くみられる。また23%で痛みを伴わない腹腔内腫瘤が触知される。犬の膵炎でみられる典型的な所見は猫ではあまり認められず，嘔吐は35%～52%，腹痛は25%，下痢は15%，発熱は7%でしかみられない。胸水や肺血栓症を伴うことがあるので，呼吸器系のサインを見逃さないことが大切である。CBC所見は非特異的である。重症例では，非再生性貧血(26%)，血液濃縮(13%)，白血球の増加(30%)および減少(15%)が報告されている。血液化学スクリーニング検査における異常はしばしば併発疾患を反映するもので，膵炎に対する特異性はない。ALT，ALP，総ビリルビン(TBil)の上昇はしばしばみられる。グルコース(Glu)，TChoの高値，窒素血症がみられることがある。Caの低値は45%でみられ，これがあるものは予後が悪いといわれている。また低Kのものも多い。Amy，Lipは感度，特異度ともにないため，測定する意義はない。Texas A&M大学では膵臓特異的Lip (f-PLI)の測定ができるようになった。これは犬のPLI同様，膵炎の診断に優れている(アイデックス ラボラトリーズ経由で検査可能)。X線検査での猫の膵炎の検出は困難といわれている。超音波検査がある程度有用であるとされていて，大きく低エコー性に腫大した構造物が十二指腸に隣接している，あるいは左側脾臓付近まで伸びて検出されることがある(図14)。

通常，猫で嘔吐はないので絶食の必要はない。しかし主要な症状として食欲不振がある。この場合，一般食を食道瘻チューブなどから補給する。高脂肪食も低脂肪食も使う必要はない。

Coffee Break 5 臨床現場での勉強は？

英語が読めることは必須である。そのうえで，米国の獣医情報サービスVeterinary Information Network（VIN，http://www.vin.com）に入会し，病院のコンピュータから常時アクセスして分からないことを調べる。

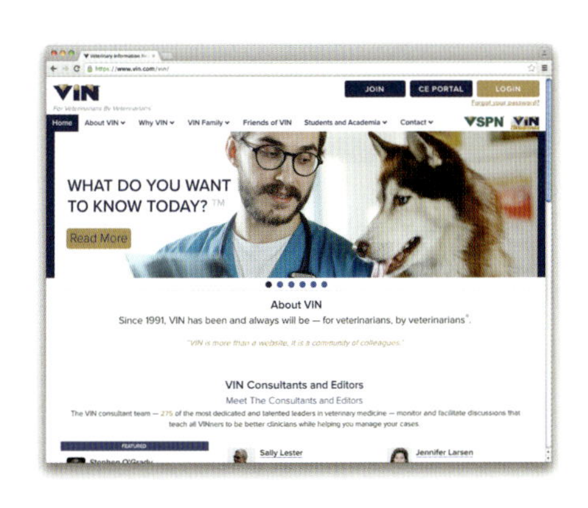

13

膵内分泌疾患の検査

はじめに

血糖値を適切な範囲で維持することは，とくに脳の機能，網膜の機能，赤血球の機能のためのエネルギー源を供給する意味できわめて重要である。これらの細胞は，エネルギー源として主にグルコース(Glu)とケトン体を利用している。また，筋運動のためのエネルギー作りとして，激しい運動時にはGluを，安静時や軽い運動では脂肪酸を利用する。このため，人を含む多くの哺乳類の正常な血糖値は100～150 mg/dL程度でおおよそ数値が近似であるが，常に飛行しているような鳥類では300 mg/dL以上もまれではない。血糖値は脳の覚醒と筋運動の必要性をそのまま反映しているようである。

高血糖や低血糖の定義は，動物種ごとに，その生活パターンの違いによって異なるものである。本章では人の病態にも触れながら，犬と猫について解説する。犬と猫においても低血糖と定義される血糖値は同等であるものの，高血糖に関しては少し異なる。犬は雑食であるため，食事のなかに炭水化物も含まれる場合はすぐに血糖値が上昇することになる。猫は主に肉食であるため食事から直接糖を摂取することは少ないのであろうが，アミノ酸や脂肪から糖を作るシステムが存在する。しかし犬であっても猫であっても四六時中何かを食べていられる，あるいは常に糖質が含まれる食事を摂れるとも限らないので，空腹時に，食事に頼らず血糖値を維持するシステムが存在する。

生物はその進化の歴史において，常に高血糖よりも低血糖の危険にさらされてきた。そのため血糖値を上げるメカニズム，すなわち糖新生のための機構は複数備わっている。低血糖になるとそれを補正するために，膵臓内分泌部のランゲルハンス島(膵島)α細胞が分泌するグルカゴンをはじめ，副腎からはアドレナリン，コルチゾールが，下垂体からは成長ホルモンなどが分泌され，その結果として肝臓や筋肉内に貯蔵されているグリコーゲンから糖新生が起こる。ただしグリコーゲンには貯蔵量の問題もあるので，それ以外にも多数の物質，すなわちアミノ酸，ピルビン酸，プロピオン酸，グリセロール，乳酸などから糖新生を行う機構が備わっている。

一方，高い血糖値が持続することで問題になるのは血管病変である。動物の進化の過程において，おそらく低血糖は起こりやすいものだったと考えられる。しかし激しい高血糖が起こる状況はそれほどなかったためか，血糖値を下げる機構としてはインスリンの分泌しか備わっていない。インスリンは血糖値上昇，脂肪酸，アミノ酸，ケトンの増加，少量のグルカゴンなどに反応して，膵島β細胞から分泌されるホルモンである。血糖値の上昇(2～3倍)はインスリン分泌を即時に促し，その分泌は5～10分続いたのち半減する。アラニン，ガストリン，セクレチン，コレシストキニンも分泌刺激となる。さらにインスリンに拮抗するホルモン，すなわち成長ホルモン，グルココルチコイド，エストロゲン，プロゲステロンの存在下では，インスリンの分泌亢進が起こる。β細胞における血糖値が60 mg/dL以下になると，インスリンの分泌が停止する。インスリンは細胞に対して，血液中のGluを細胞内に取り込ませる働きがある。

糖の取り込み

一般に，細胞内への糖の取り込みは糖輸送体(Glut：グルコーストランスポーター)によるものである。脳神経細胞，赤血球，網膜細胞など，そして肝細胞，膵島β細胞は細胞の表面にすでにGlutが発現されているため，インスリン非依存性の糖の取り込みが可能になっている。脳神経細胞，赤血球，網膜細胞は，細胞表面に存在するGLUT 1，あるいはGLUT 1と似たGLUT 3(とくに脳神経系)によりGluを取り込むことができる。肝細胞，膵島β細胞はGLUT 1と似たGLUT 2を介して取り込みを行う。腸上皮細胞，尿細管上皮細胞へのGlu輸送もインスリン非依存性であるが，これらの細胞ではナトリウム・グルコース共輸送体sodium glucose co-transporter (SGLT)とよばれる特殊な蛋白が取り込みに関与している。腸内腔から上皮細胞へのGluおよびガラクトースの輸送にはSGLT 1が働いており，細胞外の高いナトリウムイオン(Na^+)濃度を利用して，GluとNa^+を細胞内へ同時に輸送する。上皮細胞内に取り込まれたGluは細胞内輸送で基底膜側に運ばれ，今度はGLUT 2の働きで血管内に放出される。

肝細胞ではインスリン依存性の糖の取り込みもある。骨格筋，心筋，脂肪細胞などは常にインスリン依存性である。また，中枢神経系の細胞のなかでは，満腹中枢だけがインスリン依存性である。インスリンの作用によりGLUT 4が細胞膜に移動し，糖が取り込まれる。食事から摂取した糖の吸収に関しては肝臓が大きな働きを示し，小腸からGluが吸収され門脈血に入ると，膵島β細胞はGLUT 2またはGLUT 1を介してGluを取り込む。そして，グルコキナーゼの働きでGluとアデノシン三リン酸(ATP)からグルコース6-リン酸が生成され，細胞内にカルシウムイオン(Ca^+)の流入が起こり，インスリンが放出される。

インスリンが分泌されると門脈血中にインスリンが存在するようになり，肝臓はインスリン非依存性にGluを取り込める。しかし同時にインスリン依存性にグリコーゲン合成を促進し，かつ糖新生を抑制するため，肝静脈にはわずかしかGluが放出されない結果となる。このGluとインスリンは後大静脈から心臓を経て全身に回り，インスリンの作用で筋肉や脂肪細胞にGluが取り込まれることで，食後に上昇した血糖値は食前の値に戻る。空腹時の血糖値の維持は，肝臓で貯蔵されたグリコーゲンの分解，あるいは肝細胞によるアミノ酸や脂肪からの糖新生により行われている。

糖の取り込みにインスリンを必要とする組織では，インスリンの絶対的欠乏(β細胞の減少)，あるいは相対的欠乏(インスリンの効果がみられないインスリン抵抗性)により糖が細胞内に入らないことになる。満腹中枢の細胞に糖が届けられないと，もっと糖が必要だという指令が発せられて多食が起こり，さらに血糖値を上げて全身の細胞に糖を届けようとする。その結果，高血糖が持続する状態が糖尿病である。これまで調べたすべての動物で糖尿病の発生が認められているが，なかでも犬や猫はその発生頻度が比較的高く，1/100 ～ 1/500例に糖尿病がみられると報告されている。

糖尿病の病因

1．犬の糖尿病

犬の糖尿病症例の大多数が人の1型糖尿病に類似している。特徴は，低インスリン血症，糖またはグルカゴン負荷に対するインスリン分泌反応の欠如，血糖値コントロールに対するインスリンの絶対的要求性であり，その原因としてβ細胞の消失または機能不全が存在する。しかしながら，β細胞の障害のメカニズムは完全に解明されておらず，しかも単一のものではないことが予想されている。人の1型糖尿病では病気の進行段階が知られている。ステージ1は遺伝的好発傾向があるだけの状態で，ステージ2は引き金になる事象が発生した段階である。ステージ3になると自己免疫疾患が発生するが，この段階ではインスリン分泌は正常である。ステージ4では自己免疫疾患が進行し，インスリン分泌に障害が生じる。ステージ5が糖尿病の

表 1　糖尿病の犬における膵臓の病理学的所見

80頭での調査報告結果	
膵島β細胞の空胞変性	58%
慢性膵炎	31%
膵島消失	6%
β細胞消失	5%
13頭での調査報告	
免疫介在性膵島炎	46%

(Gepts W, et al. *Diabetologia*. 3: 249-265, 1967／Ling GV, et al. *J Am Vet Med Assoc*. 170: 521-530, 1977／Alejandro R, et al. *J Am Vet Med Assoc*. 193: 1050-1055, 1988 をもとに作成)

表 2　健康な犬と糖尿病の犬における抗β細胞抗体の出現の比較

[犬]	抗体陽性率(%)		
	陰性	弱陽性	陽性
健康	14	1	0
糖尿病	11	3	9

(Hoenig M, et al. *Vet Immunol Immunopathol* 32: 195-203, 1992 をもとに作成)

発生で，もはやわずかなインスリン分泌しか残っていない。そして最終段階であるステージ6では，β細胞の完全破壊が起こる。このような，人で知られている遺伝性，自己免疫性の病理発生は犬においても十分考えられる。犬では，甲状腺，副腎，肝臓，さらに血液系など多くの臓器で自己免疫疾患が知られているため，膵臓における自己免疫疾患も十分に可能性がある。糖尿病の犬における膵臓の病理学的所見に関する報告では，膵島変性も慢性膵炎も認められている。膵島の病変はβ細胞の空胞変性，β細胞消失，膵島消失であり，一部は免疫介在性膵島炎と診断されている(**表 1**)。抗β細胞抗体は健康な犬ではほとんど検出されないのに対して，糖尿病の犬では約半数で検出される(**表 2**)。

すなわち，現在のところ考えられている犬における病理発生は，免疫介在性疾患と急性再発性膵炎から進行する慢性膵炎の二本立てである。免疫介在性疾患ではリンパ球プラズマ細胞性膵島炎を経て最終的に膵島萎縮に進行し，膵炎の場合は膵臓全体の萎縮と線維化が起こる。免疫介在性疾患に関する遺伝的な好発傾向としては，ゴールデン・レトリーバー，ジャーマン・シェパード・ドッグ，キースホンド，プードルが知られている。

さらに犬では，不妊手術未実施の雌で性周期と関連した糖尿病をみることがあるが，これはプロゲステロンや成長ホルモンなどに関連した続発性糖尿病である。これ以外にも自然発生または医原性のクッシング症候群症例で，グルココルチコイドによる糖尿病もまれにみられる。

2. 猫の糖尿病

猫の糖尿病は主に2型糖尿病で，徐々に膵島の破壊が進行する。病理学的変化としては，慢性膵炎，膵島変性，膵島アミロイドーシスが報告されている(**図 1**)。膵島の破壊の原因としては，膵島アミロイドーシスによるもの，慢性膵炎によるもの，特発性のものがあると考えられる。少なくとも膵島アミロイドーシスの進行には，さまざまなインスリン抵抗性が密接に関係しているように思われる。すなわち，2型糖尿病から始まり徐々に膵臓が破壊される。最終的に完全にβ細胞が消失する1型糖尿病がみられるのは末期の慢性膵炎程度であり，頻度は少ない。

2型糖尿病の特徴は，インスリンは分泌されておりしばしば高値すら示すものの，分泌反応が遅れる，あるいは分泌の総量が少ないこと，またさまざまなインスリン抵抗性によって血糖値低下に対する効果も薄いことが挙げられる。人では遺伝性，肥満，膵島アミロイドーシスが原因として挙げられている。このうち，少なくとも後二者は猫での発生にもあてはまると考えられる。肥満は可逆的なインスリン抵抗性を作り出すもので，2型糖尿病の本質的な原因として説明できる。2型糖尿病はライフスタイルに密接に関連した現代病であり，人とラットでの研究によると，都会での生活，不活発な生活，食事といった要因が肥満を作りやすいとされている。運動は一般にインスリンへの感受性を高めるので，不活発な生活自体がインスリン抵抗性を作りやすいと考えられている。また，人と一部の猫では2型糖尿病の発生に関して遺伝性が示されている。人では複数の遺伝子が知られており，主要な遺伝子はインスリンの分泌と作用を支配し，それ以外の複数の遺伝子，すなわちleptin遺伝子，leptin受容体

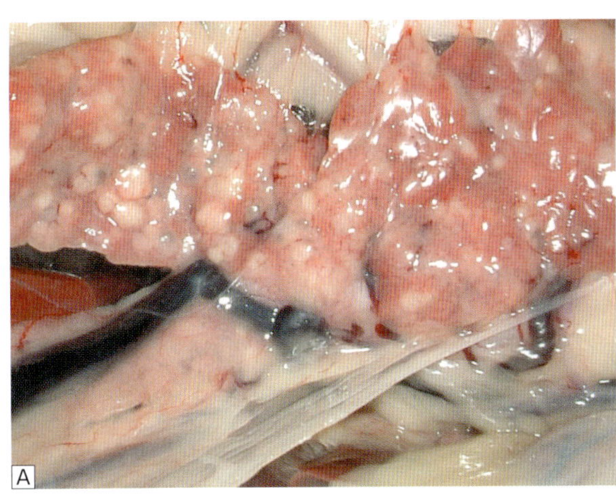

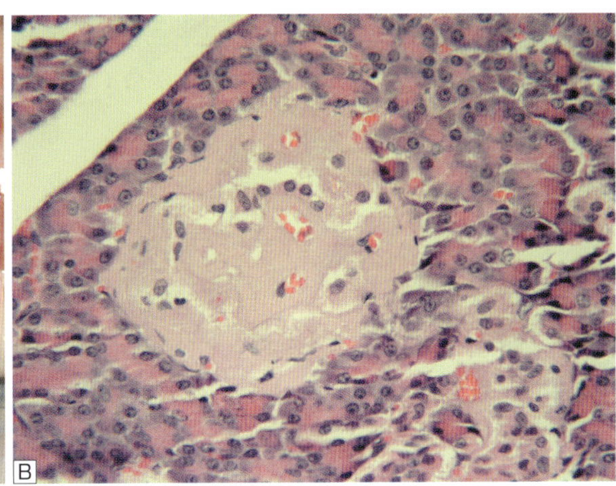

図１　糖尿病に伴う猫の膵臓の病理学的変化
A：結節性過形成を伴った慢性膵炎，B：膵島アミロイドーシス。

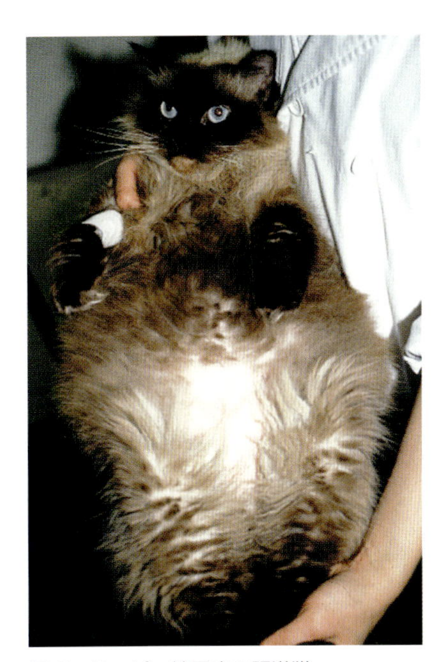

図２　ハッピー糖尿病の肥満猫

インスリン抵抗性（肥満，ホルモン，炎症，薬物）
↓
インスリン分泌増加
↓
アミリン分泌増加
↓
β細胞内にアミリン沈着
↓
膵島へのアミロイド沈着
↓
膵島破壊

図３　膵島アミロイドーシスの発生と悪循環

遺伝子などが肥満に関係するといわれている。高炭水化物の食事はインスリン要求を増やし，長期的な影響としてインスリンの過剰分泌やβ細胞のアポトーシスを引き起こす。肥満は人と猫における糖尿病の危険因子であり，猫では肥満によりインスリン感受性が1/2に低下し，インスリンの効きが悪くなるためにより多くのインスリンが分泌され，β細胞のアポトーシスにつながると考えられている。人で痩せている場合は脂肪組織から放出されるサイトカインであるアディポネクチン adiponectin 濃度が高く，抗炎症作用，インスリン感受性の増大が期待されるが，肥満状態ではアディポネクチン分泌は減少し，遊離脂肪酸，レプチン，炎症性サイトカインが脂肪細胞または活性化マクロファージから放出され，インスリン抵抗性が作られる。さらに猫では性差が存在する。雄の糖尿病発生に関するリスクは雌の1.5倍であり，肥満のリスクも雄のほうが高い。インスリン感受性は痩せていても雄のほうが低く，基礎インスリン濃度の増加も雄が太った場合に起こりやすいことが知られている。猫ではハッピー糖尿病とよばれる，まるまると太った猫の糖尿病も知られている（図２）。

膵島アミロイドーシスでは，膵島アミロイドポリペプチドであるアミリンの沈着が知られている（図３）。これは全身性アミロイドーシスのアミロイドとは異なるもので，人と猫のアミリンのアミノ酸配列は似ていることからも，人の２型糖尿病の進行に似た病態が猫でもあるのではないかと考えられている。アミリンはβ細胞からインスリンと同時に分泌される物質で，これ自体がインスリン分泌を抑制し，かつインスリン抵抗性を作ることが知られている。したがって先に存在するインスリン抵抗性(肥満，ホルモン，炎症，薬物)がインスリン分泌の増加を引き起こすと，アミリンの分泌が増加し，β細胞内にアミリンが沈着，膵島へのアミロイド沈着の原因となる。アミリンの分泌増加は同時にインスリン抵抗性を作り出すため，さらにインスリンとアミリンが分泌されるという悪循環の存在が示唆されている。

猫では膵炎の診断が困難で，診断されずに膵炎が進行することもある。膵炎はまず炎症性サイトカインを通じてインスリン抵抗性を生み出す。膵炎の再発が繰り返され慢性膵炎となると膵島も破壊されるため，β細胞は減少し続け1型糖尿病となる。その他の病態として，膵臓の癌に関連した糖尿病も報告されている。これは最終的に2型から1型に進行すると思われるが，その原因は他疾患によるものであるため，続発性糖尿病に分類される。また，ホルモン性の続発性糖尿病として，猫では自然発生のクッシング症候群やグルココルチコイド投与に関連したもの，不妊手術未実施の雌での発情間期糖尿病(性ホルモンに関連)，先端巨大症(成長ホルモンに関連)がある。

3．糖尿病性ケトアシドーシス

インスリン欠乏の動物では，糖尿病と併発疾患によるインスリン抵抗性などが合併し，ケトアシドーシスが発生する。これは糖の利用が低下し，エネルギー産生のために脂肪が分解されることによるものである。脂肪分解から作られる遊離脂肪酸はβ酸化の結果，アセト酢酸，βヒドロキシ酪酸，アセトンといったケトン体となり，これらの酸が蓄積することで代謝性アシドーシスとなる。そして糖とともにケトン体が陰イオンとして尿に出現することを，一般に「尿にケトンが出る」という。これはNa^+やカリウムイオン(K^+)といった陽イオンの尿中への排泄を促進するため，糖による浸透圧利尿効果とあわせて，大量の水が失われる状態を生み出す。このため，進行した糖尿病性ケトアシドーシスの症例では，著明な脱水が起こる。これは腎前性窒素血症を引き起こし，悪心や嘔吐が飲水量の低下とさらなる脱水につながり，さらに低下した糸球体濾過によって糖とケトン，水素イオンの排泄が悪くなるという悪循環が生じるため，身体の状態はきわめて悪いものになる。しかし，糖尿病性ケトアシドーシスの存在は必ずしも1型糖尿病を示唆するものではない。猫では適切な治療を施した後に，インスリン療法を中止することが可能な場合もある。

糖尿病の診断

1．患者情報

犬では糖尿病発生のピークは中齢以降(7～9歳)で，4歳程度の若いものから老齢犬までみられている。猫では6歳以降の発生が多い。犬での発生は雌で雄の2倍である。猫では，去勢雄によくみられる。犬種好発性はあるが，日本で多く飼育されている犬種では比較的発生が少ない。ミニチュア・ピンシャー，プードル，ダックスフンド，ミニチュア・シュナウザー，ビーグルは，ほかの犬種よりも発生がやや多いかもしれない。猫の好発品種はとくにないようである。

2．ヒストリー

多くのものが多飲多尿や多食，体重減少といった典型的な症状を主訴に来院することに加え，糖尿病の診断は比較的容易なものであるため，ヒストリーは軽視されがちである。しかしながら，診断的な情報というよりも，併発疾患に関する情報を得る意味でヒストリーは重要となる。

3．身体検査

糖尿病が進行していない場合には身体検査所見はとくにないが，進行した糖尿病や，併発疾患，ケトアシドーシスの存在によりさまざまな異常所見が得られるようになる。糖尿病の犬や猫では，体重減少や削痩が典型的所見といわれるが，とくに猫では肥満の例もかなり経験される。ケトアシドーシスを疑う所見としては，虚脱，脱水，頻呼吸，嘔吐がある。またアシドーシスが高度になるとゆっくりとした呼吸になる。猫ではまれに，多発性関節炎を疑うような，踵をつけた歩様がみられることがある。犬では糖尿病の進行に伴い，白内障がみられることがある。

4. 診断アプローチ

糖尿病の診断には，特徴的な臨床徴候(多飲多尿，多食，体重減少)に加え，持続的絶食後高血糖と糖尿を証明すればよい。尿糖はマルチスティック検査で簡単に検出できる。血糖値の測定は病院内で，血液化学検査機器および／または精度の高い簡易血糖値測定器を用いて，待つことなく行えることが望ましい。高血糖は尿糖と同時に評価することが望ましく，高血糖が一過性であるか持続性であるについては繰り返しの検査，あるいは後述する過去の平均血糖値を調べる方法を用いて慎重に鑑別する必要がある(5. 特殊検査(3)糖化蛋白参照)。

すなわち糖尿病を診断するためには，臨床徴候として多飲多尿，多食，体重減少が，臨床検査上の異常として高血糖，尿糖が確認できればよく，とくに臨床所見と検査所見がすべて揃っていれば診断アプローチは簡単である。ただし，臨床所見が異なっている場合，血液化学スクリーニング検査上での項目である血糖値のみで診断してしまうと誤診も起こりやすい。血糖値の上昇がみられる疾患は糖尿病以外にも多く挙げられるので，血糖値の評価は厳密に行わなければならない。

血糖値の評価を行う際にはまず，採血時のストレスを避けることが重要である。ストレスのみが原因で高血糖が続く場合もあり，たとえば前腕橈側皮静脈からの採血では高血糖が続いていても，静かな環境に入院させて頚静脈カテーテルで採血すると高血糖を示さなくなることもある。

またアーチファクトとしての低血糖についても考慮が必要である。すなわち入院中の動物については，入院自体がストレスにならないよう注意するとともに(これは高血糖の原因となる)，食欲不振で低血糖気味になっていないかを考える必要もある。通院している動物で血液化学検査を実施する場合，12時間の絶食をすることが通例であり，絶食後血糖値が高値であることが診断の指標である。低血糖がみられた動物を再評価する場合には食事を済ませてから来院するように指示して，乳びにならない範囲で次の食事時間までのあいだに採血するのがよい。また，全血法以外の測定法では，血清，血漿の分離までに時間が経過していないことが条件である。検体は30分以内に分離しなくてはならない。とくに赤血球数の多い検体，白血球数の多い検体では，血糖の消費が早く進むので注意が必要である。

表3　高血糖症の原因

医原性
グルコース
グルココルチコイド
プロジェステロン
酢酸メゲステロール
ストレス
食後(半生フード)
糖尿病
プロジェステロン過剰症
成長ホルモン過剰(先端巨大症，猫)
副腎皮質機能亢進症
膵炎
腎障害
発情休止期(雌犬)
クロム親性細胞腫(犬)
グルカゴン産生腫瘍(犬)

高血糖がみられた場合，次に行うべき検査は尿検査である。ここで尿糖，あるいはそれに加えてケトンが陽性であれば，ほぼ糖尿病と診断してよいだろう。尿糖だけが陽性でも出血や炎症などが否定されれば十分糖尿病が考えられる。しかし，尿糖とケトン両方が陰性の場合は，糖尿病の疑いは残るもののほかの可能性も十分考慮しなくてはならない(表3)。

犬と猫では，血糖値と糖尿の関係が若干異なる。血液中のGlu (分子量180)は糸球体濾過の過程ですべてが原尿中に捨てられる。すなわち，血糖値と原尿中のGlu濃度は同一となる。しかしその後，Gluのうち90%は近位曲尿細管において尿細管上皮に存在するSGLT 2の働きによって再吸収される。再吸収されなかった残りの10%は，少し下方の近位尿細管上皮に発現されるSGLT 1により再吸収される。このように2段階のシステムを備えることで，尿細管におけるGluの再吸収効率は100%となっている。ところが原尿中のGlu濃度がある閾値を超えると，Gluはすべてが再吸収されずに，最終的な尿のなかに排泄されるようになる。これが高血糖由来の糖尿であり，糖が尿中に出現する。閾値は犬で血糖値175～225 mg/dL，猫で275～325 mg/dLと考えられている。

ストレスに起因する高血糖は一過性のものが多い。したがって，一過性高血糖と持続性高血糖の鑑別のためには，まず血糖値の測定と尿検査をほぼ同時に行うのがよい。一過性高血糖で糖尿が出ることはまれなためである。来院時にすぐ採血するのではなく，しばらく入院させ数時間経ってから血糖値を測定するとよい。採血時の保定を最小限にするのも重要である。または家族に尿検査用のマルチスティックを渡し，家で尿糖をモニターさせるのもよい。

糖尿病症例におけるそのほかの尿検査所見として，尿路感染症を示唆する異常がみられることもある。これには，細菌尿，白血球尿が含まれる。また通常は多飲多尿があれば尿比重の低下が顕著であるが，多量の糖が含まれる場合はあまり激しい低比重がみられないこともある。

血液化学スクリーニング検査におけるその他の異常としては，高血糖のほか，アルカリホスファターゼ(ALP)，アラニンアミノトランスフェラーゼ(ALT)，総コレステロール(TCho)，トリグリセリド(TG)の上昇がみられることがある。また黄疸や，脱水に起因する腎前性窒素血症がみられることもある。高血糖症の原因は**表3**に示すとおりであるが，このほかにもストレス性の高血糖を示しながら類似の臨床所見または異常値を示す疾患として，甲状腺機能亢進症，消化器型リンパ腫，肝疾患がある。

5. 特殊検査

(1)静脈内耐糖試験(IVGTT)および静脈内グルカゴン反応試験(IVGST)

糖尿病の診断が確定している動物では必ずしも必要な検査ではないが，後述のインスリン定量と組み合わせて評価される場合もある。耐糖試験そのものの適応としては，前糖尿病状態が疑われる場合，潜在性インスリノーマが疑われる場合(検査にあたっては低血糖に注意)がある。

犬および猫のIVGTTの方法としては，一晩絶食させた後に，50%グルコース液500 mg/kgを30～45秒かけて静脈内投与する。あらかじめ採血と血糖値測定の準備をしておき，採血は投与直前(0分)，投与後1，5，10，15，20，30，45，60分に行う。60分以内に血糖値が基準値内(<130 mg/dL)に戻るものが正常で，高値が持続するものが耐糖能の低下，すなわち糖尿病と評価される。そのようなものではさらに90分，120分にも採血したほうがよい。

空腹時血糖が200 mg/dLを超える症例ではIVGSTを行い，血糖値の変化とインスリンの変化を調べるのがよい。これによりβ細胞機能を評価することが可能であり，インスリンが分泌されていれば少なくともβ細胞は残っていることがわかる。もちろんインスリンの定量を行う場合，前述のIVGTTで行ってもよい。ただし，このようにインスリン分泌をみる試験は，高血糖が持続していて来院した症例に対してすぐに行うべきものではない。インスリン分泌能が高血糖の持続によりブドウ糖毒性(糖毒性)という機構で抑制されている可能性があるためで，血糖値コントロールを1カ月以上行ってから評価すべきである。

IVGSTでは，犬ではグルカゴンを1 mg/head，猫では0.5 mg/headを静脈内投与して，採血は投与直前(0分)，投与後1，5，10，20，30，45，60分後に行う。IVGSTにおける血糖値の変化に対する評価はIVGTTとほぼ同じで，60分までに基準値に戻ればよい。

正確な評価のためには血糖値の半減期(T1/2)をグラフから求め，さらに1分間に何%血糖値が減少するかというK値を計算する。半減期を求めるためには，X軸は時間を，Y軸は対数目盛で血糖値をとり，最も激しく上昇した1分間の値が半減するまでの時間を求めればよい。そしてK＝(0.693÷T1/2)×100で計算する。K値は糖尿病の症例で1％/min以下である。正常な動物では，おおよそ45分以内には血糖値が正常になることから考えても，2％/min以上の値は得られるだろう。

(2)インスリン測定

血中の基礎インスリン濃度から1型と2型を鑑別することは必ずしも容易ではない。その理由として，血清基礎インスリン濃度が1型と2型でオーバーラップしていることが挙げられる。また2型であっても，高血糖が持続することによる糖毒性でインスリン分泌が抑制されている場合がある。したがって，1型であっても2型であっても，基礎インスリン濃度として20μU/mL以下が記録されることも多い。しかし基礎インスリン濃度が20μU/mL以上の場合には，2型の可能性，またはインスリン抵抗性疾患・薬剤による耐糖能の低下(たとえばクッシング症候群)の可能性が考えられる。糖毒性にも糖誘発性脱感作とよばれる可逆性のβ細胞のインスリン分泌反応の低下と，真の糖中毒があり，このうち前者が2型でありながらインスリン分泌がみられないという状態に相当するものである。後者は深刻な状態で，長期の高血糖がβ細胞機能を抑制し，不可逆的にインスリン遺伝子の解読を不能にするものである。この状態は，血糖値コントロールが悪ければ徐々に進行するので，2型糖尿病もしっかりと血糖値コントロールを行うべきであるという考えの根拠になっている。

通常，インスリンの定量は抗インスリン抗体を利用したラジオイムノアッセイ(RIA)やエンザイムイムノアッセイ(EIA)で行われる。これは人用の測定系であるが，犬に適用することは問題ないものと思われる。猫についてはこれまで，インスリンは測定不能であったり，測定できたとしても値自体には信頼性がないことがあるため，あまり厳密な評価はできなかった(**図4**)。

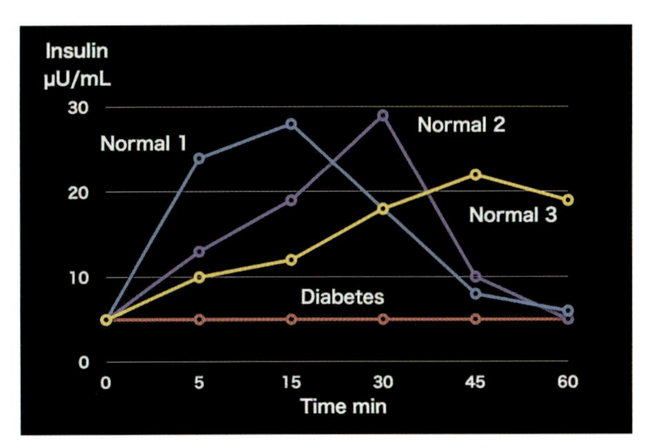

図4　医学検査センターでの猫のインスリン測定

グルコース負荷試験を行い経時的に測定した結果を示す。糖尿病(Diabetes)の猫ではインスリン分泌はみられない。正常な猫(Normal 1～3)ではインスリンは測定できるものの，ピークがさまざまな時間でみられ，インスリンのみならずその分解産物まで測定されている可能性も考えられた。したがってインスリンあり，なし程度の判定には使用できても，精密な分析は困難と思われる。

最近になって，猫のインスリンに特異的な測定キットを利用した外注検査が可能となった(富士フイルム モノリス)。比較のため，事前に正常な猫でIVGTTやIVGSTを行い，インスリンを測定してみるのもよい。

(3)糖化蛋白

一過性高血糖と持続性高血糖の鑑別，また血糖値コントロールをモニターするという目的で，過去数週間の平均血糖値に関する指標を，血液を材料とした検査で調べることができる。これは血液中の蛋白に過剰に存在するGluが結合してできる物質で，糖化蛋白とよばれる。これらには，糖化ヘモグロビン(HbA1c)，フルクトサミン，グリコアルブミンがある。医学領域ではHbA1cが最もよく使用されている。また以前利用されていたフルクトサミンに代わり，現在ではグリコアルブミンが利用されている。しかしながら，獣医学領域で十分な評価が行われている検査はフルクトサミンを用いるもののみである(Reusch CE, et al. *J Vet Intern Med.* 7: 177-182, 1993)。

フルクトサミンは，Gluが血清蛋白と結合したもので，過去2～3週間の平均血糖値を反映すると考えられている。報告されている数値に基づき(**表4**)，高血糖を示す症例でフルクトサミン測定値が300μmol/L前後であれば一過性高血糖と考え，400μmol/L以

表４　犬と猫における血清フルクトサミンの測定値(μmol/L)

	症例	範囲	平均
犬	健康	187-386	312
	糖尿病	325-834	476
	治療成功	216-474	251
	治療失敗	382-745	476
猫	健康	221-341	284
	糖尿病	226-835	487
	一過性高血糖	204-305	313

(Reusch CE, et al. *J Vet Intern Med*. 7: 177-182, 1993 をもとに作成)

上の高値がみられれば持続性高血糖と考える。治療モニターの場合は，おおよそ350μmol/L以下を良好なコントロールと考える。フルクトサミンは検査センターならびに院内検査で測定可能である(基準値は犬：177～314μmol/L，猫：191～349μmol/L，アイデックス ラボラトリーズ)。

HbA1cはGluがHbと結合したもので，赤血球生存期間中は安定である。過去4週間程度の平均血糖値を反映するといわれているが，測定方法がやや複雑であること，猫では数値が小さく変化を読みにくいこと，獣医学領域では十分に検証が行われていないことから，ほとんど利用されていない。

グリコアルブミンは，血清蛋白のうちアルブミン(Alb)とGluが結合したもので，Albの半減期(約20日)をもとに考えられ，フルクトサミン同様に過去2～3週間程度の血糖値を反映するものである。数値は絶対値ではなく，総Albに占めるGluが結合したAlbの割合(%)で報告される。富士フイルム モノリスで測定可能で，基準値は犬で8.8～14.5%，猫で6.7～16.1%，糖尿病治療中であれば犬で<25%，猫で<30%を目指せばよいといわれている。

糖尿病の治療およびモニター

1．糖尿病性ケトアシドーシス

(1)診断

糖尿病性ケトアシドーシスは，未治療の症例で救急例として来院することもあれば，治療中の症例に感染やストレスが加わることによって発生することもある。通常，以下に挙げる特徴的な徴候や所見が観察されるはずで，削痩や脱水，虚脱もなく，尿に尿糖とケトンが出ているだけでは糖尿病性ケトアシドーシスではない。それは糖尿病でケトン尿が出ているだけである。特徴的な所見とは，食欲廃絶，元気消失，5%以上の脱水，糖尿，ケトン尿，高血糖(>300 mg/dL)，動脈血重炭酸濃度の低下(<10 mmol/L)である。さらに糖尿病に特徴的な徴候である，多飲多尿と多食でありながら削痩しているという所見も認められるはずである。嘔吐や嗜眠もよくみられる。呼気のアセトン臭は分かる場合も分からない場合もある。

通常，劇症のものが夜間緊急症例として来院した場合には，ただちに輸液とインスリン療法に入る。加えて持続的な血糖値のモニターが必要になる。まず患者になにが起こっているのかを全般的に知る必要があるので，さまざまな検査も必要である。たとえば虚脱かつ浅速呼吸で来院した場合には胸部の疾患に関する検討に加え，アシドーシスを疑って尿検査が行われる。ケトアシドーシスの症例ではさまざまな感染症の併発が多いので，とくに尿路感染，前立腺炎，子宮蓄膿症などに注意する。さらに脱水による腎前性窒素血症，急性膵炎，肝障害，うっ血性心不全の存在についても検査が必要である。窒素血症がみられた場合には，尿比重を確認して腎前性と腎性の鑑別を行う。電解質異常としては，消化器徴候および多尿に関連したNaとKの喪失が起こっていることが多い。輸液や頻繁な採血に備えて，静脈内カテーテルの留置が必要となる。

(2)治療

糖尿病性ケトアシドーシスは生命に危険のある状態で，緊急治療が必要となる。治療のゴールは，インスリン投与により血糖値を下げ，水分・電解質の補給により脱水や電解質異常，さらにはアシドーシスを補正することである。あわせて，治療中に低血糖が起こらないように注意しながら，基礎疾患の検出と治療につとめる。

輸液療法はNa濃度に応じて，生理食塩液，5%グルコース，乳酸リンゲル(LR)を選択し，まず最初に循環血液量(犬で 90 mL/kg 猫で 70 mL/kg)の回復を目的に，過負荷に注意しながら 1 ～ 2 時間で急速に静脈内投与する。脱水改善後も経口摂取ができない状態が続いていれば，40 ～ 60 mL/kg の維持量(1.5 ～ 2.5 mL/kg/hr)を投与するようにする。また必要に応じて輸液中に K の添加も行う。

インスリン療法としては，まず最初にレギュラーインスリンを 0.2 U/kg 筋肉内投与する。血糖値をモニターし，血糖値が毎時 50 ～ 100 mg/dL ずつ低下するように 1 時間ごとに 0.05 ～ 0.2 U/kg のレギュラーインスリンの筋肉内投与を続ける。この治療は血糖値が 200 ～ 250 mg/dL に下がるまで続ける。

毎時間の血糖値モニターは簡易血糖値測定器を使用して行えばよい(図 5)。毎時 50 mg/dL 程度でゆっくり下げる理由は，脱水と高血糖や高窒素血症，高 Na 血症などで血漿浸透圧が上昇した場合には脳細胞保護のため細胞内で浸透圧を上げる物質(ソルビトールなど)が蓄積していることから，急激に細胞外液の浸透圧を下げると脳細胞に水腫が起こるためである。レギュラーインスリンを毎時間筋肉内投与する治療法は，血糖値低下が比較的ゆっくりであること，低 K 血症を起こしにくいこと，難しい計算などが必要ないことから，常に推奨される。ただし，低リン血症は起こりやすく，それが持続すると溶血性貧血の原因にもなるため，リンのモニターと補正には注意する。

脱水の補正と血糖値の低下が達成できたら，次にインスリンの皮下投与による通常の糖尿病のコントロールに入る。しかしながら夜間に長時間作用型のインスリンを投与することは一般に勧められない。血糖値が午前 2 時を過ぎて 250 mg/dL 以下に下がった場合には，朝 8 時以降まで待ち，午前中に長時間作用型インスリンを皮下投与すればよい。

血糖値 250 mg/dL 以下への低下が昼 12 時から夜中にかけてみられた場合には，レギュラーインスリン 0.5 ～ 1.0 U/kg6 時間ごとの皮下投与で朝まで維持する。そして同様に午前中に長時間作用型インスリンを皮下投与すればよい。こうすることで，いずれの場合も長時間作用型インスリンによる低血糖の発現を見逃さずにすみ，獣医師は夜間に安心して休むことが可能になる。

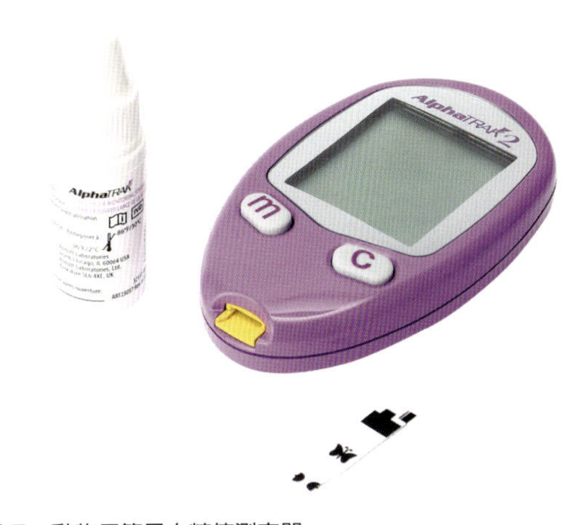

図 5　動物用簡易血糖値測定器
アルファトラック 2®（画像提供：ゾエティス・ジャパン㈱）

2. 糖尿病の治療オプション

一般に糖尿病の治療には，食事療法，インスリン療法，経口血糖降下薬の使用がある。臨床的に安定していて，とくに肥満でケトアシドーシスがないものでは，食事療法での体重コントロールと経口血糖降下薬の使用も考えられる。猫ではほとんどが 2 型糖尿病であることを考えると，太った猫ではこの治療法も可能と思われる。しかしながら，犬では 2 型があまりみられないことから，食事管理はインスリン療法とあわせて重要な位置を占めるものの，経口血糖降下薬の使用はあまり勧められていない。しかし経口血糖降下薬に反応する犬の症例がいることを考えると，最終的な 1 型に移行する途上の症例も存在するのであろうと考えられる。もちろん前述のように臨床症状とケトアシドーシスがある場合には，併発疾患の治療とあわせて，当然インスリン療法が選択される。

インスリン感受性を高める方法として，肥満の防止，併発疾患の治療，血糖上昇薬の回避がある。体重コントロールにより，1 型でもインスリン要求量を減らせること，2 型であればインスリン抵抗性の治療になることも分かっている。安全な減量のためには，とくに猫では 2 ～ 4 カ月で目標体重に到達するように進めることが大切であり，脂肪肝の発生に注意する必要がある。肥満動物の食事療法としては，粗線維を多量に含む療法食が勧められる。毎食時に起こる高血糖を最小限にするために，少量の食事を数回に分けて，または1日中自由に食べられるようにして与えるのがよい。しかしながら，痩せた動物では低カロリー食は禁忌である。

食物線維にはペクチンなどの可溶性線維と，セルロースなどの不溶性線維がある。どちらも食後の高血糖を防止するものであるが，人での研究では可溶性線維のほうが効果が高く，しかも線維含有量を減らせることが分かっている。動物用では初期の製品には不溶性線維が高濃度で入れられていたが，現在の研究では，不溶性と可溶性をミックスし濃度を薄くしたものが効果が高いことが分かっている。

アカルボースは複合オリゴサッカライドで，腸α-グルコシダーゼならびに膵臓α-アミラーゼを阻害することで複合糖質消化を遅らせて食後の高血糖を抑える効果がある。用量依存性に食後の高血糖を抑え，インスリン用量を減らせることが分かっている。ただし，副作用として体重減少，一過性の下痢がみられ，高価であるため常には使えないのが難点である。したがって，コントロールが悪い犬(>20 kg)で25 mg/head bidで食事と一緒に使用するのがよい。反応がなければ50～100 mgまで増量可能である。

経口血糖降下薬はスルホニル尿素(一般名グリピジドGlipizide，製剤名Glucotrol®，Pfizer)を成分とするもので，インスリン分泌を刺激し，インスリン感受性を高め，糖新生・糖原分解を減少する効果がある。この作用には機能的β細胞が必須であることから，インスリン分泌試験で分泌反応がみられた症例(血清インスリン>20 U/mL)で，臨床症状が軽度でケトアシドーシスがないものが適応となるが，実際にはケトアシドーシスがなく全身状態は安定していて，インスリン注射が不可能な場合などに試験的に投与を開始してみることもある。猫では2.5 mg/head po bidで2週間投与し，効かなければ5 mg/head po bidに増量する。それでも効かない場合には，最初の投与から数週間以内にインスリンに変更しなくてはならない。これは高血糖が持続してβ細胞の機能異常が起こらないようにするため，すなわちインスリンで治療し，最終的にはインスリン不要に持ち込めるかもしれないチャンスをなくさないためである。インスリン分泌は15分がピークで，一過性である。日本で人用の薬として売られているものには第二世代，第三世代まで，新しいものがあるが(一般名グリメピリド，製剤名アマリール®0.5 mg錠，サノフィ)，獣医学領域で用量決定がなされエビデンスのあるものは第一世代であるグリピジドのみである(Nelson RW, et al. *J Am Vet Med Assoc.* 203: 821-827, 1993)。

3．糖尿病のインスリン療法

(1)インスリンの治療総論

現在，人用インスリン製剤は動物由来のものからヒトリコンビナント型に変わっているが，犬および猫に使用しても問題はないとされている。人用の製剤としては，医学領域において長時間作用型と超短時間作用型を併用する治療が一般化したことで，それらの2種類に両極化し，中間の作用のものは次々と市場から消えている。

人の糖尿病の治療のゴールは，厳格な血糖値コントロールにより常に血糖値を下げておくことであるが，犬と猫では糖尿病と診断後20年も30年も生きることはそもそもありえないため，脳，心臓，腎臓などの血管病変や，断脚が必要になるような細菌感染といった重大な合併症は起こらない。そのため，それほど厳格な血糖値コントロールは必要なく，むしろ臨床的に安定することを目標に治療が行われる。ただし，血糖値を下げておくことが治療のゴールであることに違いはない。血糖値を下げることでインスリンがさらによく効くようになり，それがβ細胞を守ることにつながる。猫の症例ではインスリン不要の段階まで持ち込むことを目標としている。したがって，人のように長時間作用型と超短時間作用型を併用する使用法は必要なく，犬では中時間作用型，猫では長時間作用型で治療することが一般的である。ただし，犬でも猫でも，人のインスリン製剤の作用時間は比較的短めであるため，1日1回の高用量で治療するよりも，1日2回の低用量で治療したほうが安定した結果が得られやすい。比較的高用量で治療した場合は低血糖という問題も起こりうるものであり，しかもそれを見逃してしまうことで，低血糖に続発して高血糖が起こるソモギ効果(後述)が発現している症例も多い。

人用に認可されている長時間作用型インスリンのウルトラレンテ，PZIはすでに市場から消え，さらに中時間型製剤のNPHも今後は入手不能になる可能性がある。しかしながら，犬と猫で使用できる動物用に認可されたインスリンが日本でも利用できるようになったことは朗報である。

(2)犬と猫の糖尿病の治療のゴール

犬と猫の糖尿病の治療のゴールは，血糖値を基準値範囲に保つことでも，糖化蛋白を正常化することでもない。家族が「うちの動物は調子がよい」といえることである。高血糖が続けば当然ながら多尿や体重減少が続き，しかも膵島の病変は進行するので，治療を行ったほうがよい。しかし厳格な血糖値コントロールを目標とする人の場合と，動物の目標とするところは違うものである。猫の糖尿病は一部の慢性膵炎例を除いて1型糖尿病ではないため，たとえ糖尿病性ケトアシドーシスに陥った症例であってもインスリンからの離脱を目標としてよい。

(3)犬と猫で使用可能なインスリン

短時間作用型のレギュラーインスリンは現在も利用可能で，糖尿病性ケトアシドーシスの緊急治療，後述のインスリン抵抗性の評価をする場合や，どうしても長時間型でコントロールできない場合などに使われる。中時間型製剤のNPHは今後，市場から消える様子である。すでにNPHのバイアルは入手不可能で，ノボ ノルディスク ファーマの製品群ではフレックスペンというペンの中にあらかじめインスリンが入っているものしか入手できなくなっている。人用に認可された長時間型製剤としては，グラルギンおよびデテミルがある。

グラルギンはサノフィからランタス®として販売されている。ヒトインスリンA鎖の21番目のアミノ酸であるグリシンをアスパラギンに変え，B鎖末端に2つのアルギニンを追加した合成インスリンである。100 U/mLの透明な液体として販売されている。皮下のpH7.4に依存して沈殿し，吸収が遅れるものであり，pHに依存するため希釈は禁忌となっている。グラルギンは猫で吸収性，作用時間の予想ができない場合が多く，その結果として用量を無闇に増加させて低血糖を起こす症例が増えているので，使用にあたっては十分な注意が必要である。病的な猫の皮下で正しく沈殿が起こり，吸収が遅れて安定して長時間効いているのかどうかははなはだ不明であり，このインスリンが一気に吸収された場合にはレギュラーインスリンと同等の働きをすることは覚えておく必要がある。

デテミルはノボ ノルディスク ファーマから販売されている(レベミル®注，ペンフィル)。デテミルの皮下からの吸収遅延はAlbとの結合に依存するため，効果の個体差が少ないようである。このインスリンはB鎖の30番目のアミノ酸(トレオニン)をミリスチン酸(脂肪酸)に変更し，注射液には亜鉛イオンを加え，体内で6量体や2×6量体を形成しミリスチン酸部分がAlbと結合することで，24時間かけて少量ずつインスリンが血液に流入するように設計されている。この製剤も筋肉内投与してしまうと急速に作用を発揮してしまい，長時間型ではなくなる。

犬用に認可されているインスリンとして，豚由来のレンテインスリン(30%がセミレンテ，70%がウルトラレンテの混合製剤)が，米国ではVetsulin®，カナダや欧州などではCaninsulin®という製品名でMerck Animal Healthから販売されている。一部の国では猫用に認可し，あるいはOTC(薬局で合法的に買える医薬品)として販売されている。人用の製剤は100 Uであるのに対し，このような動物由来のものは40 U製剤(40 U/mL)であるため小型動物への使用が容易である。ただし，日本から購入することは難しい。

最近になって，米国などで猫用に認可され市販されてきた新しいヒトリコンビナントPZI製剤のProZ-

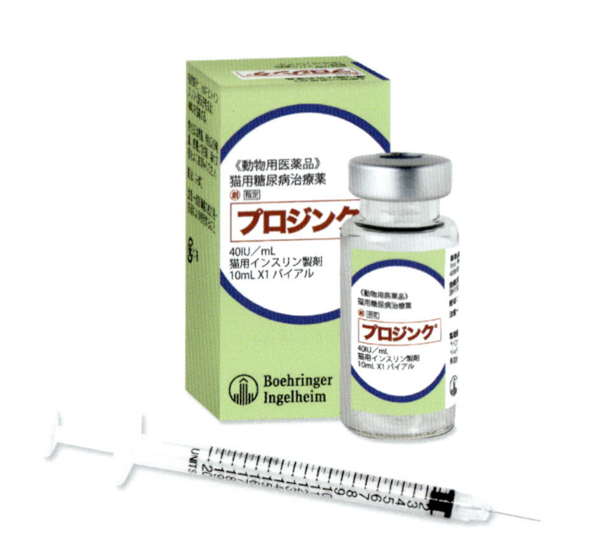

図 6　ヒトリコンビナント PZI 製剤
プロジンク®（画像提供：ベーリンガーインゲルハイム アニマルヘルスジャパン㈱）

inc®（プロジンク®）が日本でも承認され，利用可能になった（ベーリンガーインゲルハイム アニマルヘルスジャパン，図 6）。PZI は protamine zinc insulin の略で，NPH 同様に亜鉛を結合させて吸収を遅延しており，さらにプロタミンと結合させることで効果持続時間が延長するように設計されている。ヒトリコンビナントインスリンであるため動物由来材料を含まず，安全性も高い。またヒトリコンビナントであっても抗体はできにくいとされている。皮下に投与された後，まずプロタミンが外れ，次に亜鉛で結晶化しているものが徐々に崩れるため吸収はゆっくりで，猫での作用時間は 10 ～ 18 時間とされている。通常は 1 日 2 回の皮下投与が適切である。40 U 製剤であるため微量で打ちやすいことは，とくに 1 頭あたり 0.5 U や 1 U を皮下投与しなくてはならない猫においては重要である。

(4)最初のインスリン投与

犬のインスリン治療の第一選択は，ヒトリコンビナント NPH インスリン（ノボリン®N 注 100，ノボ ノルディスク ファーマ／ヒューマリン®N 注 100，日本イーライリリー）である。日中入院させてモニターできればベストで，朝一番に NPH を 0.2 ～ 0.5 U/kg sc で皮下投与し，0，3，6，9 時間の血糖値を測定して血糖値曲線を作成する。評価のポイントは血糖値が少しでも下がっているか，血糖値を下げすぎていないかで，それが確認できれば家庭での 1 日 2 回の皮下投与を指導して帰宅させる。満足行く結果が得られなければ，用量を変更してもう 1 日同じ評価を行う必要がある。

最初の 1 週間における治療の目的は，動物の身体をインスリンに慣らし，代謝異常を改善すること，家族が皮下投与と食事療法に慣れることであり，そもそもこの時期にインスリン用量を調節することは無理である。通常は血糖値を下げていくことによりインスリンの効き方がよくなるはずであり，第 1 日目から最低血糖値が 100 mg/dL になるような用量設定を行うと，次第に低血糖が起こってしまう。したがってケトアシドーシスはないことを確認したうえで，インスリンに少しでも血糖値を下げる効果がみられたら，その用量で 1 週間皮下投与を続けてもらうというのが安全である。それでも 1 週間のあいだに低血糖が起こる可能性は否定できないため，低血糖の症状ならびに対処法についても教えておく。NPH の入手が困難な場合にはグラルギン（ランタス®），デテミル（レベミル®）を使用することになるが，犬ではこれらのインスリンは人に比べて作用時間が短いので，1 日 2 回の投与とする。グラルギンは NPH とほぼ同様に 0.2 ～ 0.4 U/kg sc bid でよいが，デテミルは 0.1 U/kg sc bid とはるかに用量が少ないので注意する。

猫の最初のインスリン投与には，PZI のプロジンク® を 1 U/head sc bid で投与する。その日の評価方法，さらに最初の 1 週間の注意事項は犬と同様である。また PZI を使用しないのであれば，犬と同様にグラルギン（ランタス®），デテミル（レベミル®）を使用することも可能である。グラルギンは 1 U/head sc bid が，デテミルは 0.5 U/head sc bid または 0.1 U/kg sc bid が標準用量である。猫の投与量は，肥満猫，削痩猫では理想体重をもとに計算するほうが安全である。

表５　最低血糖値および空腹時血糖値に基づいた猫のインスリン維持用量調節法

最低血糖値	<80 mg/dL	0.5 ～ 3.0 U/head bid なら 0.5 ～ 1.0 U/head bid 減量 それ以上の用量なら 25 ～ 50％減量
	>144 mg/dL	0.5 ～ 1.0 U/head bid 増量
朝の血糖値	144 ～ 180 mg/dL	0.5 U/head bid 減量を考慮
	80 ～ 142 mg/dL	0.5 U/head bid 減量
	<80 mg/dL	インスリン中止 その後血糖値が上昇するならこれまでの 30 ～ 50％で投与

(5)インスリン用量の調節

①最初の調節

最初の評価は必ず１週目に行う。病院であまり激しいストレスを受けない動物であれば，朝一番に家庭で食事を済ませ，インスリンを持って来院してもらう。あるいは食事も持って来院し，朝一番の血糖値を測定するのもよい。そしてその血糖値に応じた量のインスリン，すなわち高血糖が続いていればインスリン量を増量，血糖値が低ければインスリン量を減量して，目の前で注射してもらい，注射方法をよく観察する。その後，血糖値曲線の評価ができるものでは１～２時間ごとに採血する。とくに血糖値が 150 mg/dL 未満になった場合は１時間ごとの評価が必要である。犬における血糖値の指標は，最低血糖値は 80 mg/dL より上に維持し，最高血糖値は白内障なしの場合 200 mg/dL 未満，白内障ありの場合 250 mg/dL 未満とする。

ストレスがかかっている動物では血糖値曲線の評価はできないので，空腹時血糖値や過去の臨床徴候を考慮して用量調節を行って，低血糖が起こらないことだけを確認して家に帰し，3 週間は家でインスリン治療を継続してもらう。そして３週間後に採血し，フルクトサミンを評価すればよい。

②猫の用量調節

猫の血糖値管理については，国際猫医学会(ISFM)による猫の糖尿病治療ガイドラインにより具体的な指標が示されている(Sparkes AH, et al. *J Fel Med Surg.* 17: 235-250, 2015)。高血糖はインスリン抵抗性をさらに生み，糖毒性で β 細胞の機能不全を引き起こす悪循環の原因である。インスリンを使用して血糖値を 252 mg/dL 以下にコントロールすることで，尿糖，多尿が抑えられ，さらにインスリン用量を下げられる，あるいはインスリン療法からの離脱に持ち込める可能性がある。54 ～ 63 mg/dL 未満の低血糖には死亡のリスクがあり，さらにリバウンド高血糖により血糖値管理が複雑になる問題もあるので，絶対に避けるようにするということが治療の戦略である。

はじめの用量調節は，最低血糖値が 80 mg/dL 未満ならインスリン用量を 50％減量する。1 日を通じて血糖値が 80 ～ 252 mg/dL に維持されているならそのまま継続し，最高血糖値が 252 mg/dL を超え最低血糖値が 80 ～ 144 mg/dL なら，あと１～２週間は継続してから再評価あるいは１回量を 0.5 U/head 増量する。最高血糖値が 252 mg/dL を，最低血糖値も 144 mg/dL を超えて，さらに糖尿病の症状がある場合は，すぐにインスリンの１回量を 0.5 U/head bid に増量する。

長期的なコントロールのためには，最高血糖値 180 ～ 252 mg/dL，最低血糖値 80 ～ 144 mg/dL を目標とし，増量する場合は１回量を 0.5 U/head ずつ，減量する場合は 0.5 ～ 1.0 U/head ずつ調節でする。一度用量を変更したら，次の５～７日で血糖値曲線を評価してさらに調節すればよい。しかし最低血糖値が<80 mg/dL または朝の血糖値が<144 mg/dL のおそれがあるならば１～３日で血糖値曲線の評価を行ってよい。評価ができない場合は７日以上経過してから少量ずつ変化(0.5 U/head)させ，尿糖，症状でモニターすればよい。最終的に，猫では 0.5 ～ 6.0/head bid で維持されるものが多い。しかし，>1.5 U/kg bid が必要な症例は何かがおかしいので，抵抗性を評価したほうがよい(表５)。

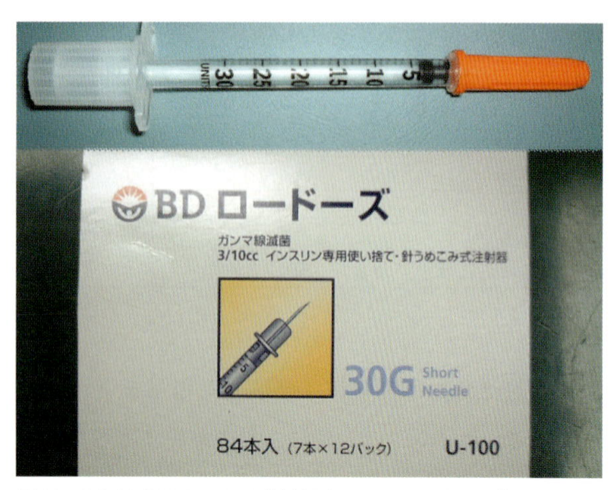

図7　30 U（100 U/mL 製剤用）の BD ロードーズシリンジ

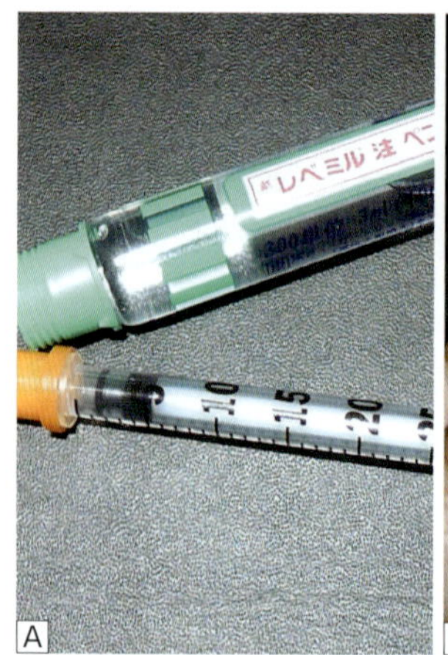

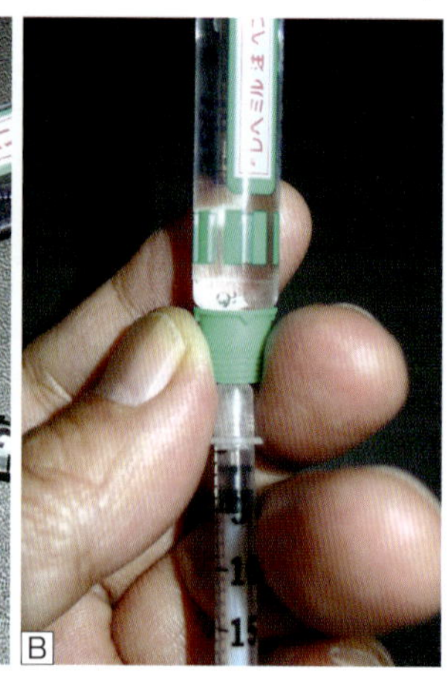

図8　レベミル®の使用法

A：BD ロードーズシリンジとレベミル®
B：BD ロードーズシリンジを使用して，ペンフィル型の容器から微量のインスリンを吸引することができる

(6)低血糖への対応

低血糖は<54 mg/dL と定義される。痙攣などの症状を伴い，重症のものでは死亡の危険性もある。軽症であれば，家庭内で糖シロップや蜂蜜を口腔粘膜に塗り込むことで治療できる。重症例は入院治療を行う。50％グルコースを蒸留水で2倍に薄めて25％にしたものを2～4 mL，5～10 分かけて静脈内投与する(0.5～1.0 g の Glu が入る)。血糖値をモニターして必要に応じて投与を続ける。血糖値が正常となり臨床的に改善されたら，5％グルコースを静脈内持続点滴(CRI)で血糖値をモニターしながら投与する。また，グルココルチコイド，グルカゴンなどのインスリン拮抗薬を使用することもある。

(7)インスリン不要の判断

猫の症例ではインスリン療法から脱却することがしばしば可能である。血糖値が常時 135 mg/dL 以内で尿糖なし，および／またはフルクトサミンが 350 μmol/L 未満ならばインスリン減量に入る。1回量 0.25～1.0 U/head bid を1～2 週間ごとに減量していく。血糖値が基準値下限に近い場合は急いで減少または中止してよい。0.25 U/head bid または 0.5 U/head sid で血糖値が正常ならば中止してよい。その後，2～4 週間インスリンなしで尿糖陰性，血糖値正常ならインスリン不要になった可能性ありと判定する。血糖値曲線の評価ができない場合は，臨床的によいコントロールで尿糖陰性の場合，1～2 週間に1回，1回量 0.5～1.0 U/head ずつ減量していく(bid 投与)。そのあいだ糖尿病の症状再発をモニターして，再発がなければ中止してよい。

(8)微量のインスリンを皮下投与するコツ

40 U のインスリンであれば，40 U 用のシリンジを使用することでして，問題なく低用量の皮下投与をすることが可能である。100 U の製剤でも少量注射用のシリンジを使用すれば 0.5～1.0 U といった微量のインスリンの皮下投与も可能であるので，インスリンは通常希釈しない。これには，Becton and Dickinson の BD ロードーズ™ という 30 U (100 U/mL 製剤用)のシリンジを使用する(図7)。このシリンジでは，最少の目盛りが1U である。0.5 U を皮下投与するには0と1U の中間で，0.75 U の場合は中間よりも1U 寄りと指示すればよい(図8)。

4．糖尿病の治療モニター

最もシンプルかつ重要なモニターは，動物の家族の報告ならびに病院での体重測定と詳細な身体検査である。血糖値，尿糖，糖化蛋白の測定値はあくまでも補足的なモニターの項目とすべきである。臨床的な評価は家族による観察(多飲多尿，多食)と，病院での身体検査所見によって下す。病院では，体重測定，被毛の

表６　糖尿病のよいコントロールと悪いコントロール

臨床的指標	よい	悪い
空腹時血糖値	低	高
平均血糖値	低	高
糖化蛋白	低	高

状態，脱水の有無，末梢神経障害(猫)や白内障(犬)に対する観察を行う。血糖値のモニターは，病院に来ること自体がストレスになる動物や，攻撃性のある動物では行わないほうがよい。アドレナリンやグルココルチコイドの影響で高血糖が観察されることが多いためである。インスリンの用量変更を行ったら，2～3週後にフルクトサミン(アイデックス ラボラトリーズ)の測定を行えばよい(表４)。

よいコントロールとは家族の観察で，活動性があり，多飲多尿，多食，低血糖の症状がなく，病院での身体検査所見が正常で体重が安定している場合である。朝の空腹時血糖値を測定すれば150～300 mg/dLの範囲である。悪いコントロールは家族の観察で，嗜眠および無気力，多飲多尿および多食がみられ，病院での身体検査で体重減少を含む異常所見が認められ，朝の空腹時血糖値を測定すれば高値が記録される場合である。臨床的指標は，血糖および糖化蛋白の測定値とよく相関する(表６)。したがって，動物にストレスをかけた状態で糖尿病の治療効果を判定するよりも，はるかに正確なモニターとなる。

5. インスリンの効きが悪いと思われる場合

(1)動物の家族による注射

インスリンの効きが悪いと思われる場合は，いきなりインスリン抵抗性と考えるのではなく，一定の順番で，原因として多くみられるものからアプローチするのがよい。インスリンの問題と，真のインスリン抵抗性に分けて原因を考える。

最も多くみられるものは家族の注射技術の問題である。したがって，これを最初に考える。家族には，自宅で投与せず，インスリンと注射器を持って来院してもらう。必ず目の前で注射をさせて，注射やインスリンの取り扱い方法に問題がないかを観察してみる。家族の投与では血糖値が下がらず，しかも注射方法に問題があると思われる場合には獣医師が自分で注射をしてみる。これで血糖値が下がるならば注射方法の問題と考えて，再度注射方法を教える(図９)。

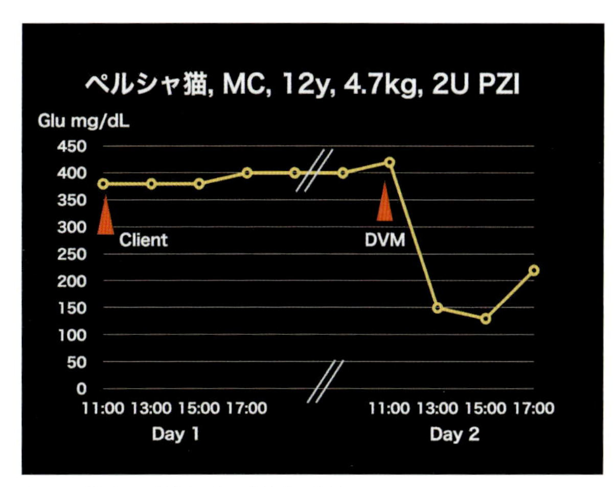

図９　動物の家族による注射の失敗
猫の家族(Client)が家でインスリンを注射してきた日(Day 1)には血糖値が下がっていないが，次の日(Day 2)に獣医師(DVM)が同量を注射してみるときちんと血糖値は下がる。目の前で注射してもらえば失敗はすぐに分かる。

(2)インスリン製剤

注射法が正しいと思われる場合には，次にインスリンの活性についての問題を評価する。使用期限切れのものがあれば新しいものに替える。室温での保存自体は問題ないと思われるが，過度の加温があれば失活することもある。インスリンを混ぜる際に激しく振っていれば結晶を壊して，すぐに吸収されるインスリンになっている可能性もある。注射器の目盛りの間違いがないかどうかも確認する。また，PZIなどを微量投与する際に希釈したインスリンを処方している場合は，試しに非希釈のインスリンを注射してみるのもよい。

(3)用量の問題

そのほかにインスリンの問題として考えられるものに，単なる用量や回数の不足がある。さらに用量過剰でも，ソモギ効果とよばれる高血糖の持続がみられることがある。

用量から考える場合の指標として，犬で1.5 U/kg

表７　インスリンが効かない理由を用量から考える

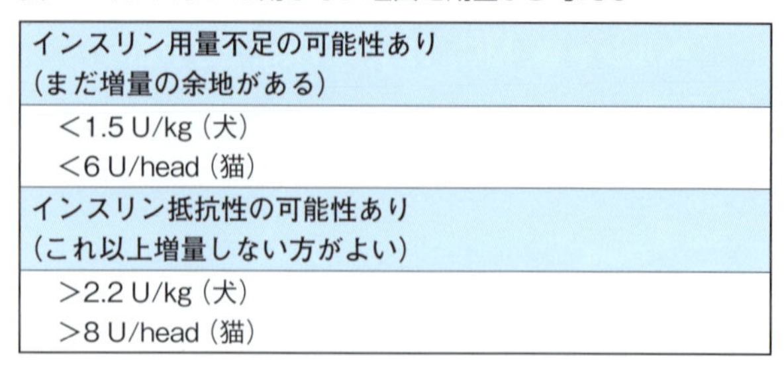

インスリン用量不足の可能性あり （まだ増量の余地がある）
<1.5 U/kg（犬） <6 U/head（猫）
インスリン抵抗性の可能性あり （これ以上増量しない方がよい）
>2.2 U/kg（犬） >8 U/head（猫）

未満，猫で 6 U/head 未満の場合は用量不足を考慮する余地がある。しかし，犬で 2.2 U/kg，猫で 8 U/head を超える用量をすでに使用しているにもかかわらず効果がみられないのであれば，これ以上増やす必要はなく，何らかのインスリン抵抗性の存在を考えるほうがよい（**表７**）。インスリンの量が不足していると考えられる場合には，犬で 0.1 U/kg，猫で 0.5 U/head を増量し，血糖値曲線の評価または臨床的評価をやり直せばよい。

（4）吸収の問題

不適切なインスリンの吸収は，かつてはウルトラレンテインスリンを投与された猫の症例の約 20％で起こるといわれていた。これは皮下投与されたインスリンが十分に吸収されない，あるいは吸収が遅れることで，インスリンが効いていないようにみえる場合である。脱水の激しい症例，あるいは目にみえた脱水はなくとも PZI，グラルギンを使用している場合，皮下からの吸収が著しく遅延することがある。注射後 6〜10 時間まで血糖値が低下せず，12 時間ごとに 8〜12 U/head を投与しても低下を示さないこと，血糖値が終日 300 mg/dL を超えることが特徴である。

この場合にインスリンが効く症例であることを証明する最も簡単な方法は，レギュラーインスリンを筋肉内投与または皮下投与して血糖値の低下をみることである。レギュラーインスリンの筋肉内投与または皮下投与が効くならば，それはインスリン抵抗性ではなく，製剤による吸収不良が問題と考えられる。吸収が問題と考えられたならそれを中止し，持続時間がやや短いもの，すなわち吸収性がやや良好なものに変更す

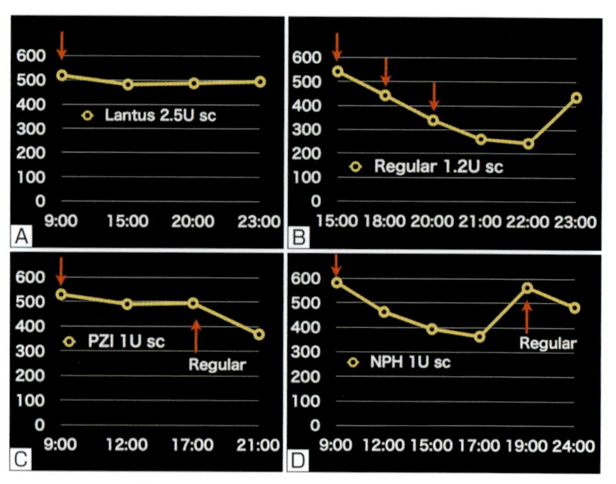

図 10　さまざまなインスリンの吸収不良

A：ランタス®では血糖値は下がらない。
B：しかしレギュラーインスリンの皮下投与では血糖値が下がるので，インスリン抵抗性ではないことがわかる。
C：PZI でも下がらないため，夕方にはレギュラーインスリンを注射した。
D：NPH は持続時間は短いものの，正しく吸収されて効いているようにみえる。

る。ここで重要なことは，そのままの高用量では絶対に投与せず，必ず最初の用量に戻すことである。猫で長時間作用型使用で吸収が悪いと判断された場合には，NPH の低用量投与にしてみる（**図 10**）。

（5）ソモギ効果

インスリンの用量が多すぎた場合には，低血糖が起こることがある。そして低血糖のあとには，ソモギ（Somogyi）効果とよばれる，低血糖に対する正常な生理的反応による高血糖（>300 mg/dL）がみられる。これはインスリン投与後の 24 時間内にみられる反応であるため，低血糖を見逃していると，あたかも次の日にインスリンが効いていないようにみえる。低血糖が発現すると，グルカゴンやアドレナリンが放出されてインスリンに拮抗するようになり，同時に肝臓からから Glu が放出され，結果として血糖値が上昇することになる。これがソモギ効果の発生機序である。最初の低血糖，あるいはその症状を認めていれば，次の日にソモギ効果が発現するのは予想可能である。しかし通常は，低血糖が起こった翌日に，たまたま血糖値の評価を行ってインスリンが効いていないと判定してしまうことが多い。ここでさらにインスリンの用量を増やすと，その後にさらに低血糖が起こり，ソモギ効果

表８　ソモギ効果への対処

犬で<1.5 U/kg，猫で<5 U/head の場合 インスリン用量を 10 ～ 25％減らす
動物の家族がその後２～５日間患者の反応を評価 減量後に糖尿病の臨床徴候が悪化した場合 →別のインスリン抵抗性を考える 臨床徴候の安定または改善がみられた場合 →ソモギ効果の可能性を考える →インスリン量を続けて減少させる
明らかに過剰（犬で>2.2 U/kg，猫で>8 U/head）の場合 最初のインスリン量まで戻す
犬で 0.2 ～ 0.4 U/kg 猫で１U/head 用量の調節をやり直す

を繰り返すことにもなってしまう。

１～２日はうまく血糖値のコントロールができていて，次の数日間はコントロールができないという周期がみられる場合，ソモギ効果を疑ってみるのがよい。診断確定には数日の入院と血糖値曲線の評価が必要であるが，インスリン用量を 10 ～ 25％減らすことでも診断は可能である。たとえばインスリン用量を 10％減らし，家族がその後２～５日間患者の反応を評価する。インスリン減量後に糖尿病の臨床徴候が悪化した場合には別のインスリン抵抗性を考えればよい。しかしインスリンを減量して臨床徴候の安定または改善がみられた場合には，ソモギ効果の可能性が示唆される。この場合には，続けてインスリンを減量させるとよい。

インスリンの減量は，これまでの使用量が犬で<1.5 U/kg，猫で<5 U/head の場合，10 ～ 25％減らす。明らかに過剰（犬で 2.2 U/kg，猫で 8 U/head を超える）投与を行っていた場合，最初のインスリン量まで戻すのが簡単である。すなわち，犬で 0.2 ～ 0.4 U/kg，猫で１U/head から用量の調節をやり直す（表８）。

6．インスリン抵抗性の診断アプローチ

家族の失敗，インスリンの問題，ソモギ効果の除外ができたならば，次にインスリン抵抗性を起こす併発疾患の診断に移る。ここではヒストリーの検討，身体検査を再度行い，全身状態の把握のための臨床検査を行う。併発疾患を探索するための評価項目としては，

表９　低血糖症の原因

分類	原因
グルコース利用促進	外因性薬物 インスリン スルフォニル尿素 エタノール サリチル酸塩 プロプラノロール エンドトキシンショック，敗血症 内因性疾患 膵臓の機能性 β 細胞癌（高インスリン症） 膵臓以外の腫瘍（肝細胞癌，平滑筋肉腫，肝転移）
グルコース分泌減少	副腎皮質不全 重度の肝疾患 グリコーゲン貯蔵病 Ⅰ型：Von Gierke 病 Ⅲ型：コーリ病 慢性腎臓病 機能性低血糖（病変なし） 新生子低血糖症 トイ種の新生子低血糖症（若齢犬） 猟犬低血糖症 飢餓

ヒストリー，身体検査に加え，血液検査（CBC），血液化学スクリーニング検査（Chem），尿検査（UA），尿細菌培養，チロキシン（T_4）測定（猫），X 線検査，超音波検査などがある。犬や猫でインスリン抵抗性を起こすことが知られている疾患は数多くあるため，ヒストリーや身体検査に加え諸検査を駆使して多くの疾患を除外，診断する必要がある。

疾患が検出されたならばそれを最初に治療しないと，インスリンの効果は得られない。非常に多いものは炎症性疾患である。まず最初に，膵炎，膀胱炎，歯肉炎など簡単なものから考える。次に雌におけるプロゲステロン過剰を引き起こす疾患を考え，クッシング症候群，膵外分泌機能不全，先端巨大症，下垂体腫瘍といった順番で診断を進める。10 歳以上の猫ではまず甲状腺機能亢進症の検査を行うべきである。

低血糖症

1．低血糖症の病因

低血糖症は犬で多く，猫では比較的まれである。低血糖とは貧血と同様に診断名ではなく検査所見であり，原因（表９）の究明および除去が最も大切である。

2. 低血糖症の臨床徴候

ニューロンにおける糖欠乏により，さまざまな臨床徴候が引き起こされる。神経系では満腹中枢を除き，ニューロンのなかに糖が取り込まれる。そのためインスリンは必要とされず，主に血糖値によって糖が取り込まれるかどうかが決まる。血糖値が 40 mg/dL 以下になるとニューロン中のグルコース濃度は低下し，代謝活性が下がる。低血糖が持続するとニューロンは低酸素により壊死する。最も影響を受けやすいのは大脳皮質と血管運動中枢で，臨床徴候はこれらに関連したものが出る。

アドレナリン作動性の徴候として，瞳孔散大，心拍数増加，神経質，過敏，発声，顔面筋の攣縮がある。神経徴候としては，脱力，運動失調，不全麻痺，嗜眠，精神錯乱，発作，昏睡，除脳硬直，縮瞳，深部腱反射の欠如がある。

3. 機能性低血糖症

(1)新生子の低血糖症

新生子での低血糖は肝臓に貯蔵されているグリコーゲンが急速に消耗され，血糖値を上げる糖新生が不十分なため低血糖が発生する。環境温度の低下なども発生に関与するかもしれない。通常はグルコースの投与による治療を行うが，基礎疾患があれば検討する。

(2)若齢犬の低血糖症

若齢犬の低血糖としては 6 カ月齢未満のトイ種に発生する「トイ種の新生子低血糖」がある。過度の運動，ストレス，病気などの誘因が存在する。冬期に子犬で発生する低血糖症は，夜に長い時間遊び，エネルギーを消耗した子犬が寒い場所で寝たときによく起こる。十分にエネルギーを補給して，暖かい場所で寝るようにすれば防止できる。治療としては 50％グルコース 1 mL/kg を静脈内投与し，療法食の p/d（ヒルズ コルゲート）を 4 ～ 5 回／日使用する。通常は年齢とともに消失する。

(3)狩猟犬の低血糖症

運動性能の高い猟犬において起こる低血糖症がある。狩猟で走った後，数分～数時間で発症する。低血糖の病理発生は完全には理解されていない。通常は狩猟の数時間前に食事を与え，狩猟中も 4 時間ごとに軽食を与えるなどで対処する。発症がみられた場合には通常の低血糖症の治療を行う。

4. β 細胞癌

膵島 β 細胞の機能性腫瘍はほとんどが悪性であり，そのため以前はインスリノーマ（インスリン分泌性腫瘍）とよばれていたが，最近は β 細胞癌とよばれることが多い。リンパ節，肝臓，腸間膜へ高率に転移を示す。この腫瘍は血糖値上昇に反応してインスリンを過剰分泌することも多く，食後 2 ～ 6 時間，あるいは運動や興奮をした後に，低血糖による臨床徴候が発生する。

犬の発症年齢は平均 9.5 歳（範囲 3 ～ 14 歳）で，性差はない。発生がみられる犬種は，スタンダード・プードル，ボクサー，フォックス・テリア，ジャーマン・シェパード・ドッグ，アイリッシュ・セター，ラブラドール・レトリーバーおよびゴールデン・レトリーバー，雑種である。猫における発生は非常にまれである。

診断としては低血糖の存在を確認し，臨床徴候が低血糖症によるものであることを証明する。次にほかの低血糖の原因をすべて除外する必要がある。さらに低血糖に対して血清インスリン濃度が不適切に高いことを証明する。血糖値が≦60 mg/dL のときに血清インスリンを測定するのがよい。この血糖値ではインスリン分泌は止まり，ほとんど検出されないのが正常である。インスリン／グルコース比をとる方法が記載されているが，この比自体は β 細胞腫瘍の診断に対して感度も特異度も高いものではない。むしろ大切なのは，そのときの血糖値とインスリンの濃度そのものである。したがって絶食させて観察を続けながら血糖値を測定し，≦60 mg/dL になったところでインスリンを測定するのが最もよい。正常な犬では血糖値が 70 ～

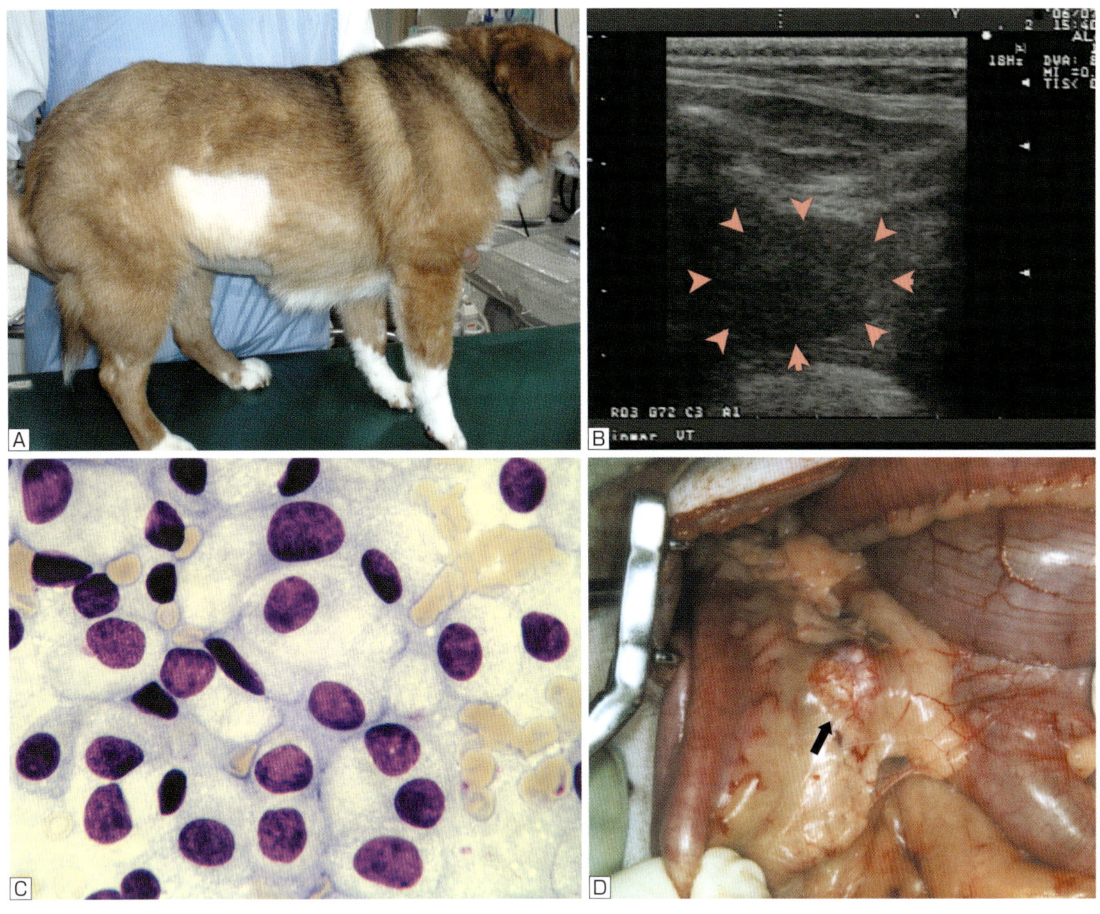

図 11　低血糖症を伴う犬の膵臓 β 細胞癌

A：膵臓の超音波検査を行う前の毛刈り。右側十二指腸付近の膵臓を目指す。
B：13 MHz リニアプローブで検出された膵臓領域の低エコー性マス病変（矢頭）。
C：エコーガイド下 FNA 細胞診では，内分泌腺細胞を思わせる均一の細胞群が採取された。
D：開腹すると，膵臓には円形に盛り上がった腫瘤（矢印）が観察され，切除後の病理検査で β 細胞癌と診断された。

100 mg/dL の場合，インスリン濃度は 5 ～ 20 μU/mL である。臨床徴候を伴う低血糖症が存在し（＜60 mg/dL），インスリン濃度が 20 μU/mL を超えている場合には β 細胞腫瘍が強く示唆される。ただし，β 細胞癌が存在し 60 mg/dL 未満の低血糖が起こる症例においても，血清インスリン濃度の上昇（＞20 μU/mL）がみられたものは 68％でしかなく，基準値のものも低値のものも存在するとされている。そもそも分泌から 1 時間で代謝されるはずのインスリンが，血糖値＜60 mg/dL のときに測定されること自体が異常と考えるのがよく，インスリン濃度が 20 μU/mL を超えていないからという理由で本疾患を除外するのは危険である。

糖負荷やグルカゴン負荷で低血糖の発生やインスリンの分泌をみる方法もあるが，β 細胞腫瘍がある場合は高度のインスリン分泌と激しい低血糖症が予想されるので，十分な注意が必要である。グルカゴンを 0.03 mg/kg iv で与え，血糖値を 0，3，5，15，30，60，120 分後に測定する。急速に高血糖が起こる結果 β 細胞からインスリン放出が起こるが，これが機能性膵島細胞腫瘍の場合は非常に激しいインスリン分泌となる。したがって，β 細胞腫瘍を診断するための基準は，90 分以内で低血糖（＜50 mg/dL）が起こることである。その他の検査としては，超音波検査と針吸引生検（FNA）が勧められる（図 11）。内分泌系腫瘍を思わせる細胞診所見としては，軽度の大小不同を伴う円形核で，比較的広い細胞質を持つ上皮様細胞で，裸核になりやすいことである。β 細胞癌であっても，それほど強い細胞学的悪性所見はみられないことが多い。しかし腫瘍の挙動は悪性である。

超音波検査結果から転移が考えられない場合には，外科的探索と切除が勧められる。術前，術中，術後には低血糖の発現を防止するため，2.5 ～ 5.0％グルコース輸液を行う。効果的な化学療法はないため，外科療法が不可能な場合には内科療法で低血糖をコントロールし，かつインスリン分泌を減少させるしかない。食事を頻繁に与え，プレドニゾロン(0.25 ～ 0.5 mg/kg/day po)でインスリンに拮抗させる。さらにジアゾキシド(5 mg/kg po bid，徐々に60 mg/kg/dayまで増量可能)を使用してインスリン分泌抑制と末梢での糖消費減少を期待する。ソマトスタチンアナログ(SMS 201-995，サンドスタチン®)はインスリン合成および分泌を抑制することが知られているが，犬での反応は一定しない。長期予後はあまりよいものではなく，目にみえる腫瘤を持つ犬の80％は2年以内に死亡する。

Coffee Break 6

臨床現場を離れた勉強は？

海外の学会に出席してみるといい。そのためには，少しでも英語が聞けて話せたほうがよい。毎年さまざまな国で開催される国際的なものではWSAVA（世界小動物獣医師会），FASAVA（アジア小動物獣医師会）の大会などがある。そのほかにも，AAHA（米国動物病院協会），ACVIM（米国獣医内科学会），ACVS（米国獣医外科専門医学会），WVC（ウェスタン獣医会議），NAVC（ノースアメリカン獣医学会議），VCS（米国獣医がん学会）など米国で開催される大きな学会がある。学術プログラムはもとより，国際交流は歌って踊っても楽しい。

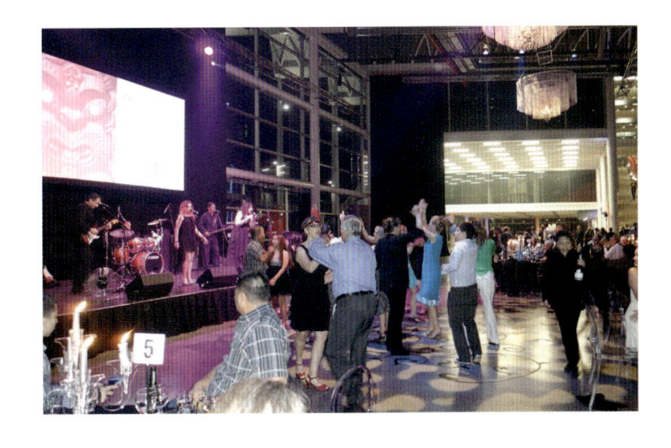

14

副腎疾患の検査

はじめに

副腎皮質機能亢進症は，過剰な副腎皮質ホルモンによるさまざまな臨床徴候の発現を特徴とする疾患である。副腎皮質ホルモン，すなわちコルチゾールが発見される以前から，クッシング症候群としてすでに記載があった。獣医学領域においては犬に比較的多くみられる疾患であるため，その診断法，治療法について精通しておく必要がある。

副腎皮質機能低下症は，グルココルチコイドおよびミネラルコルチコイド分泌量の減少による症候群で，原発性のものと二次性のものがある。クッシング症候群の治療により副腎自体が破壊される原発性(医原性)疾患が起こる可能性もあるので，知っておく必要がある。自然発生のものは犬でまれにみられ，猫では非常にまれとされている。

副腎皮質機能亢進症(クッシング症候群)概説

1．病態生理

クッシング症候群の歴史は，1932年にHarvey Cushingが人の症例15例を報告したことにさかのぼる。この報告時にはコルチゾールはまだ発見されておらず，患者に共通の所見として報告されたのは下垂体腫瘍であった。現在のクッシング症候群の定義はコルチゾール過剰による多彩かつ特徴的な臨床徴候の発現とされているが，その原因は多様で，コルチゾール投与による医原性と，体内でのコルチゾール分泌過剰を引き起こす複数の病態によるもの，すなわち自然発生のものに分類される。

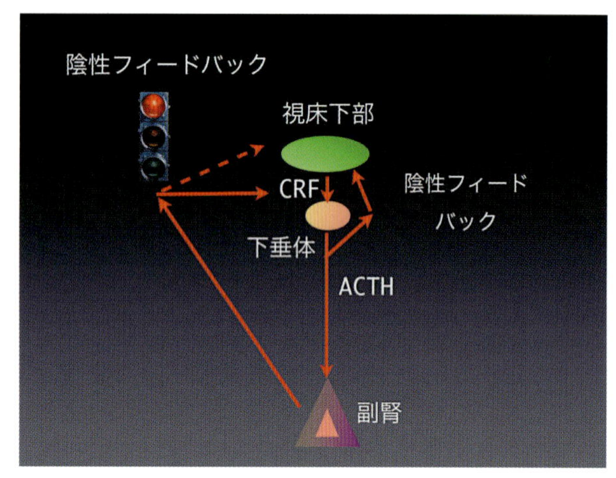

図１　視床下部-下垂体-副腎軸と陰性(ネガティブ)フィードバック

CRF：コルチコトロピン放出因子，ACTH：副腎皮質刺激ホルモン

クッシング症候群を理解するためには視床下部-下垂体-副腎軸を知っておく必要がある。生理的には，さまざまな刺激が視床下部からのコルチコトロピン放出因子(CRF)分泌を促し，これを受けて下垂体から副腎皮質刺激ホルモン(ACTH)が分泌される。副腎はACTHの刺激を受けてコルチゾールを放出し，これが食欲や元気を増し，消化器系やその他の状態を整え，さらに身体をストレスに対応できるような状態にする。そして分泌されたそれぞれの物質は上位に働いて，分泌を停止させる陰性フィードバック(ネガティブフィードバック)を起こす(図１)。

医原性クッシング症候群は副腎皮質ホルモンの長期投与に起因するもので，体内のコルチゾール濃度が高いために臨床的には自然発生疾患と同じようにみえる。しかし，過剰な副腎皮質ホルモンの影響でネガティブフィードバックが作動してACTH分泌が抑制される結果，実際の副腎機能は低下し，副腎も萎縮する。

自然発生クッシング症候群は副腎機能が亢進し内因性コルチゾールが増加したことによる臨床徴候の発現であり，その原因には下垂体性（ACTH 分泌腫瘍）と副腎腫瘍性（コルチゾール自律性分泌）がある。これらは治療法ならびに予後が異なるため，正しく区別する必要がある。

2. 医原性クッシング症候群

グルココルチコイド製剤の長期にわたる投与の結果起こるもので，犬ではとくにグルココルチコイドに対する耐性がないためよくみられる。生理的なレベルを超えてグルココルチコイドが投与され続けると，下垂体には常にネガティブフィードバックがかかった状態になり，ACTH の分泌が抑制され，副腎皮質は萎縮する（図 2）。しかしながら体内には常に投薬によるグルココルチコイドが存在するため，疲れやすいことはあっても食欲があり，虚脱や嘔吐といった副腎機能低下症の徴候もみられず，副腎自体がそのような方向に変化していることが気づかれにくい。

臨床徴候は後述する自然発生クッシングときわめて類似しているもので，多飲多尿，多食，脱毛，ポットベリー（腹部膨満），皮膚の石灰沈着などがみられる。投薬歴が分からないと自然発生の病気を疑うかもしれない。医原性クッシングが発生するかどうかは薬物の種類，用量，投与期間，個体により異なる。極端な例ではグルココルチコイドの持続的局所塗布により発生する場合もある。猫では比較的，グルココルチコイド投与に耐性がみられるが，それでもデポ・メドロール®20 mg（ファイザー）3 週間ごとの筋肉内投与を数回行ったことにより医原性の疾患が起こることもあるので，最近ではこのようなグルココルチコイドのデポ剤（持効性注射製剤）は使われなくなってきた。

病気のコントロールの必要性にもよるが，犬で高用量のプレドニゾロン（2 ～ 4 mg/kg）を 1 週間投与したならば，通常は漸減すべきであろう。また通常の抗炎症量（1 mg/kg）であっても，あまり長期にわたって連

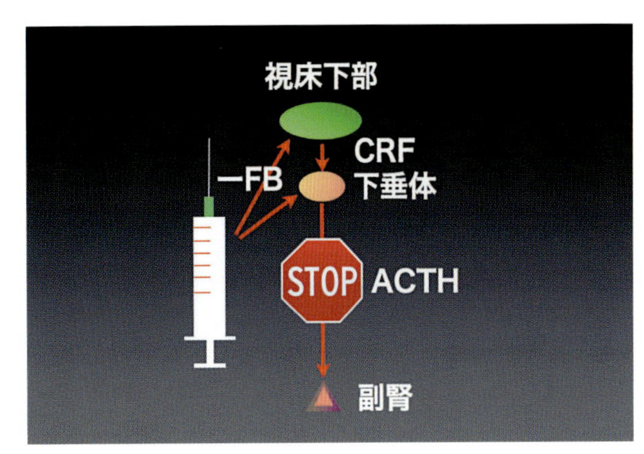

図 2　医原性クッシング症候群におけるネガティブフィードバック

CRF：コルチコトロピン放出因子，ACTH：副腎皮質刺激ホルモン，-FB：ネガティブフィードバック

日投与すべきではない。できるだけ早期に 0.5 mg/kg の隔日投与まで用量を下げるほうがよい。犬のリンパ腫プロトコールでも，導入初期にはプレドニゾロンを多めに投与しても，その後はすぐに減量し隔日投与に切り替えている。犬の医原性クッシング症候群の原因で意外と多いものは，グルココルチコイド入りの外耳炎治療薬の投与である。投与量を厳しく指導しないと，熱心な家族は 1 日に何回も耳の中に投与し，医原性の病気を作ってしまう。

3. 犬の自然発生クッシング症候群

犬の自然発生クッシング症候群の好発品種は，プードル，ダックスフンド，ビーグル，ボストン・テリア，ボクサーで，発生年齢の範囲は 6 カ月齢～ 17 歳，平均年齢は 12 歳とされている。8 歳以上で診断されるものが多い。性差はないという報告と，雌に多いという報告がある。

約 85％の症例は下垂体依存性（下垂体性）のクッシング症候群で，下垂体の病変は良性の腺腫が多いとされている。これは機能性であり ACTH を分泌する。ACTH の分泌を受けて副腎は両側性に過形成となる（図 3A）。約 15％は機能性副腎腫瘍性クッシング症候群である。通常，病変は片側性で，内訳は腺腫と腺癌が半分ずつであると報告されている（Feldman EC. *J Am Vet Med Assoc.* 182: 506-510, 1983 ／ Reusch CE, et al. *J Vet Intern Med.* 5: 3-10, 1991）。腫瘍化した副

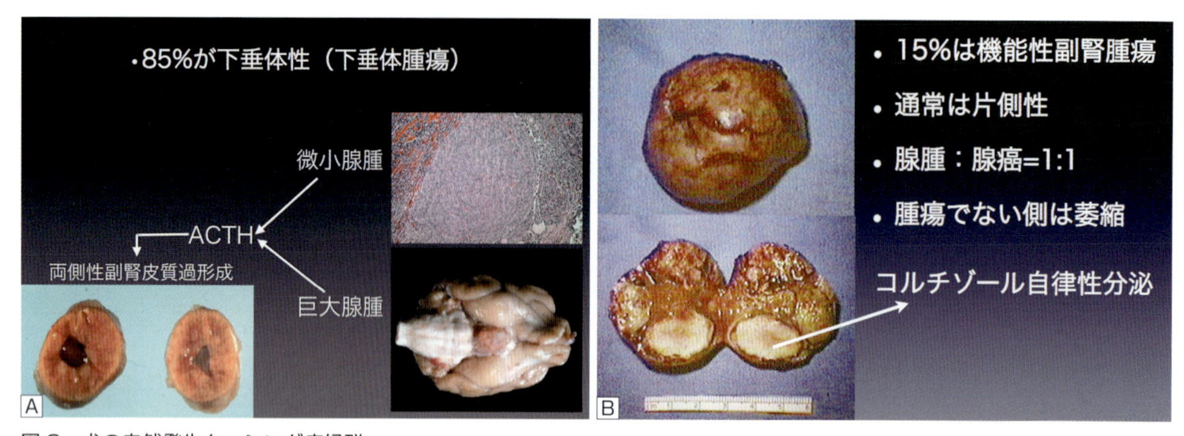

図３　犬の自然発生クッシング症候群
A：下垂体性，B：副腎腫瘍性
（画像はオクラホマ州立大学，Dr. Michael D Lorenz のご厚意による）

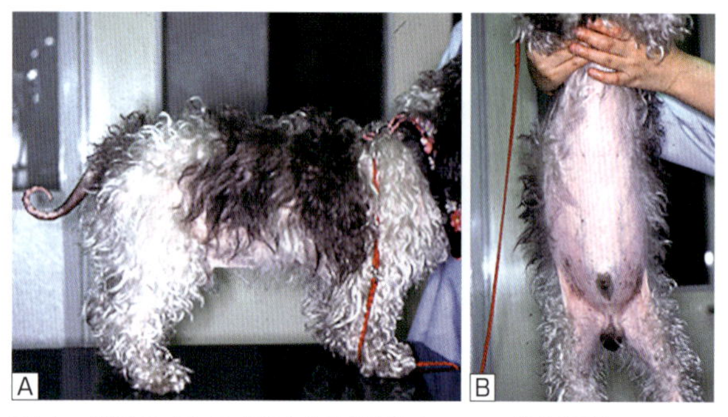

図４　老齢の犬にみられた下垂体性クッシング症候群
腹部膨満（ポットベリー）と左右対称性脱毛が顕著である。
A：側面，B：正面

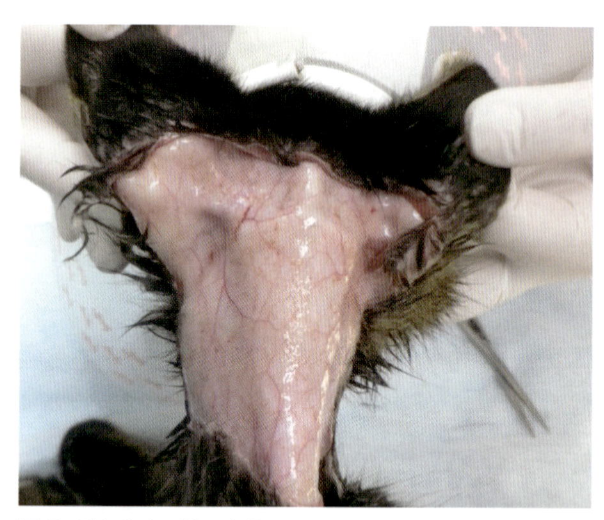

図５　破れやすい薄い皮膚
破れやすい薄い皮膚は猫のクッシング症候群の特徴である。

腎が自律性にコルチゾールを分泌し，それがネガティブフィードバックをかけるために下垂体からはACTHが分泌されなくなる。このため，反対側の副腎は萎縮する（図3B）。臨床的にはいわゆるクッシング様とよばれる外観を呈することが多く，腹部膨満，左右対称性脱毛がよくみられる（図4）。

4．猫の自然発生クッシング症候群

クッシング症候群は犬に比べ猫ではまれな疾患である。ほとんどはインスリン抵抗性の糖尿病を持ち，その追及の結果，クッシング症候群が診断されることが多い。病理発生は犬に似ており，75～80％が下垂体性で20～25％が副腎腫瘍性（50％が腺腫，50％が腺癌）である。臨床的には多飲多尿（多くは糖尿病も伴う），多食，斑状の脱毛，体重増加・腹部膨満，被毛粗剛などを示す。猫でこの病気を示唆する唯一の特異的所見は，薄く，脆く，傷つきやすい皮膚である（図5）。その他，ポットベリーや筋の萎縮，肝腫大などがみられることもある（Valentin SY, et al. *J Vet Intern Med.* 28: 481-487, 2014）。

5．その他の「クッシング」症候群

(1)症状のない「クッシング」

いわゆるオカルトクッシング症候群とは，症状のないクッシング症候群をさすものではない。非定型クッシングともよばれる，臨床的にクッシングが十分疑われるものの検査で確定できない症例をさす（後述）。

すなわち，症状のないクッシング症候群というものは，症候群の定義上ありえない。症状があることからクッシング症候群とよぶことができる。たとえば，犬にプレドニゾロンを投与して多飲多尿や多食が起こらないということはまずありえないことで，過剰なグルココルチコイドあるいは類似物質に関連して必ず症状がみられるはずである。したがって，アルカリホスファターゼ(ALP)の高値がみられるだけであればクッシング症候群に対するアプローチを行う必要はない。またクッシング症候群に特徴的な検査所見がみられないからといってオカルトクッシングという診断名を使用することも誤りである。

(2)非定型クッシング症候群

オカルトクッシング症候群，すなわち非定型クッシング症候群とは，副腎腫瘍があり性ホルモンやコルチゾール前駆物質を分泌している可能性がある症例で，症状はクッシング症候群に合致するものの，通常の診断のための検査がコルチゾールの定量を利用するものである限り診断が確定できないものである。

症状も血液化学検査所見なども典型的であるが，後述するクッシング症候群に対する診断アプローチであるACTH刺激試験，低用量デキサメタゾン抑制試験を行っても正常の反応しかみられない。このような症例は腫瘍性の副腎におけるグルココルチコイド合成経路に異常があり，コルチゾールは作られないがその前駆物質は増加している状態である。たとえばACTH刺激試験で，刺激前後の17-OHプロゲステロンを測定すると増加していることがある。ただしこれはコルチゾールの前駆物質であるので，普通のクッシング症候群の症例でも増加していて不思議はない。そのため，これだけではなく副腎が産生するホルモンのフルパネルを測定しつつACTH刺試験を行う。コルチゾール以外のホルモンが複数増加している場合に診断が可能となる。そのためにはACTH刺激試験の前後でコルチゾール，アンドロステンジオン，エストラジオール，プロゲステロン，17-OHプロゲステロン，アルドステロンなどを測定する必要があり，診断はかなり難しい。

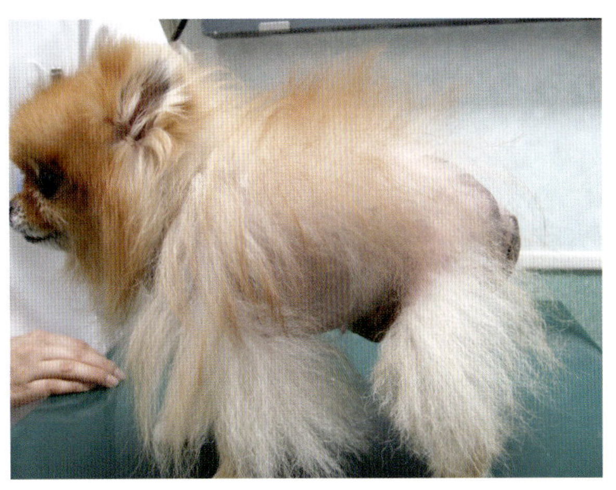

図6　脱毛症Xのポメラニアン
全身の左右対称性脱毛を示す。

(3)食事起因性クッシング病

食事起因性クッシング病は，正確には下垂体が無関係のACTH非依存性のクッシング症候群である。生理的には，食後にグルコース依存性インスリン分泌刺激ポリペプチド(GIP)が消化管内に出てインスリン分泌を促している。しかし，副腎皮質で異常にGIP受容体が増えてしまう病気がある。このため，食後にはインスリンのみならず，副腎でグルココルチコイド作用を持つステロイドホルモンが産生されてしまう。症状はクッシング症候群そのものであるが，ACTH刺激試験や低用量デキサメタゾン抑制試験結果は正常で，ACTHは低値である。画像検査では副腎が腫大しており，食後の尿コルチゾール／クレアチニン比の上昇がみられる。これは副腎でのグルココルチコイド産生を要請するトリロスタンを食前に投与する治療でコントロールされるといわれている。

(4)偽クッシング病

偽クッシング病pseudo-Cushing's diseaseは，皮膚科の分野では脱毛症X (alopecia X)とよばれる病態である(図6)。副腎過形成症候群ともよばれる。以前はさまざまな名前でよばれており，なかでも成長ホルモン反応性脱毛症growth-hormone responsive alopecia という名称が有名である。ほかにも，副腎性ホルモン失調症adrenal sex hormone imbalance，去勢反応性皮膚症castration responsive dermatosis，先天性副腎過形成 congenital adrenal hyperplasia などはすべて同じ疾患をさしている。ポメラニアン，ミニチュア・プードル，サモエド，アラスカン・マラミュートなどで認められる。成長ホルモンや性ホルモンの失調ではなく，下垂体性クッシング症候群の軽症型と考えられており，ACTH 刺激試験で 17-OH プロゲステロンの上昇をみることがあるが，脱毛以外の全身症状を伴うものではない。脱毛自体は内分泌性脱毛症で一般にみられるものと同様である。甲状腺機能低下症，クッシング症候群であれば全身的な影響もあり治療が必要となるため，まずこれらの疾患を除外する必要がある。一部では去勢後に発毛がみられることや，皮膚生検部から発毛がみられることもあるが，偽クッシング病は全身に対する影響がある重大な疾患ではないので，副作用もあるような強力な治療は推奨されない。

クッシング症候群の診断

1．臨床的なゴール

クッシング症候群に対する臨床的なゴールとは，家族の考える「問題」の改善である。クッシング症候群に特徴的な臨床徴候は多飲多尿，多食，脱毛などであるが，これを家族が「問題」と考えるならば治療を行う。投薬によるものであれば投薬を慎重に中止すればよいが，自然発生の疾患の場合，通常は完治を目指す治療ではなく対症療法が主体となるため，家族の認識する，目にみえる異常がなければ治療は必ずしも正当化されない。

診断のゴールはクッシング症候群であることを確定する，すなわち臨床徴候がほかの疾患によるものではないことを確認することである。そのうえでクッシング症候群の原因を，医原性，下垂体性，副腎腫瘍性で鑑別し，適切な治療法を計画する。犬の自然発生クッシング症候群の診断に関するコンセンサスが米国獣医内科学会（ACVIM）から発表されている（Behrend EN, et al. *J Vet Intern Med.* 27: 1292-1304, 2013）。

2．ヒストリー

（1）多食

多食はグルココルチコイドの影響下で常にみられる徴候であり，常に空腹状態の犬もいる。家族は食欲良好と考えるため，これが主訴として挙げられることは少ないかもしれない。

（2）多飲多尿（PU/PD）

多飲多尿も犬では常にみられる徴候で，主訴としては多尿が多い。多飲多尿が疑われる場合は確認が必要である。基準となる数値は，正常な犬の飲水量 20 ～ 90 mL/kg/day，尿量 20 ～ 45 mL/kg/day，尿比重 1.018 ～ 1.045 の範囲である。正常な猫の場合，食事以外の飲水量 0 ～ 45 mL/kg/day（食事の内容によるところが大きい），尿量 20 ～ 40 mL/kg/day，尿比重 1.030 ～ 1.050 が基準となる。したがって 1 日の尿量が 60 mL/kg を超えるようならば多尿と考えられる。また，尿比重が 1.035 を超える場合には多尿ではないと考えたほうがよいだろうが，多量の尿糖を含む場合は糖により比重が上昇することがあるので注意する。クッシング症候群における多尿の原因はあまりはっきり分かっていないが，二次性腎性尿崩症として，過剰な尿中コルチゾールが尿細管における抗利尿ホルモンの働きを妨害している可能性が考えられている。

3．身体検査

（1）ポットベリー（腹部膨満）

腹部膨満は多くみられる徴候である。ただし家族は肥満ととらえ，多食に関係したものと考えることが多い。また，体幹の脱毛と肥満を人になぞらえて考え，単なる老年性の変化ととらえるようである。獣医師による診察でも，肥満あるいは腹水の疑いとして記録されることがある。

腹部膨満の原因は複数あり，それぞれグルココルチコイドの過剰と関連づけて説明される。筋の萎縮，腹腔内脂肪の増加，肝腫大，膀胱腫大（多尿および膀胱アトニー）がある。

(2)脂肪の移動

脂肪代謝異常の結果，肩部，腹膜に脂肪が移動して，体型の変化がみられる。

(3)筋の脱力

筋の脱力もグルココルチコイドの影響による必発の徴候であるが，家族は気づかないことがある。蛋白異化亢進が原因であり，徴候としては，ジャンプや階段昇降が困難，無気力，腹部膨満，膀胱膨満などがある。

(4)左右対称性脱毛

全身性または局所性の脱毛がみられる。パターンとしては頭部，四肢遠位端だけ毛が残るものが多い。ただし，逆に四肢端だけの脱毛もまれにみられることがある。ステロイドホルモン過剰に関連した毛根萎縮が原因と考えられる。

(5)その他の皮膚変化

内分泌性皮膚疾患の特徴として薄い皮膚がみられる。ただし人に比べて動物の表皮はもともと薄いものであり，肉眼的には分からないことがある。病理組織学的にも，表皮細胞がきわめて薄く，1～2層の細胞しかみられない場合でないと明らかな内分泌疾患と診断できないことが多い。

その他の変化としては毛包の角化亢進によるケラチン栓の形成，色素沈着，免疫低下によるび漫性皮膚感染(かゆみはある場合もない場合もある)がある。皮膚石灰沈着症は皮膚にカルシウム(Ca)が沈着するもので，クッシング症候群の症例の約10%でみられる。触診可能な固いマス状にみえ，X線画像上で非透過像を示す。発生部位は肩，脇腹，鼠径が多い。原因は異栄養性石灰沈着であるが，血清Ca濃度は正常のこともある。

(6)呼吸器徴候

休息時においてもパンティングがみられることがある。さらに軽度の運動負荷で呼吸困難がみられることがある。筋の萎縮，肝腫大，肺高血圧，肺コンプライアンスの減少が原因である。

(7)性ホルモン異常所見

アンドロゲン過剰に伴って雌の雄性化がみられることがある。これには徴候として無発情，陰核腫大がある。また雄でアンドロゲン減少のために雌性化徴候，精巣萎縮がみられることがある。

肛門周囲腺腫は通常は未去勢の雄犬でみられる腫瘍であるが，とくに不妊手術済みの雌でみられた場合，副腎疾患を疑う必要がある。性腺がないのであれば，アンドロゲンの産生の場所としては異常な副腎しか通常は考えられないからである。

(8)中枢神経徴候

ごくわずかであるが，犬の下垂体性クッシング症候群の症例で巨大腺腫が下垂体に存在する場合がある。腺腫の大きさが1cm以上のものでは，発作，倦怠，行動異常(ヘッドプレッシングなど)がみられることがある(後述)。

4．臨床検査

(1)アプローチ法

臨床検査による診断アプローチは，犬ではまず脱毛症の鑑別をして，一般的なスクリーニング検査により多飲多尿の鑑別を行い，次にクッシング症候群診断のためのスクリーニング検査(後述)，鑑別検査(下垂体性と副腎腫瘍性)を行う。猫では通常，インスリン抵抗性の糖尿病の症例として来院しているので，スクリーニング検査で各種疾患の鑑別を行い，クッシング症候群しか考えられなければ，確認検査，鑑別検査に進む。

(2)多飲多尿の鑑別

多飲多尿の鑑別は，まずクッシング症候群，子宮蓄膿症，糖尿病，腎疾患(腎盂腎炎を含む)，高Ca血症，肝不全，副腎皮質機能低下症，甲状腺機能亢進症(猫)について検討する。これはヒストリー，身体検査，血液検査(CBC)，血液化学スクリーニング検査(Chem)，尿検査(UA)をもとに行う。尿崩症と心因

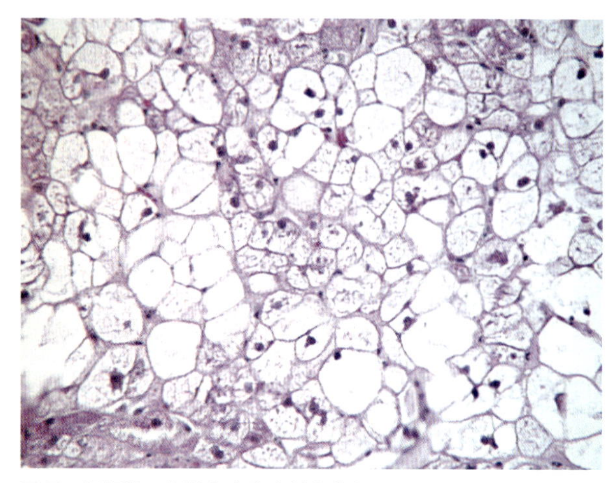

図７　肝細胞の顕著な空胞変性を伴うステロイド肝障害

性多渇症については，すべてが除外されない限り考慮しない。

(3)血液検査(CBC)

犬のクッシング症候群における赤血球系のパラメータは，雄では正常で，雌では正常か増加がみられる。白血球系では，総白血球数は正常かやや増加で，白血球分画では成熟好中球増加，リンパ球減少，単球増加，好酸球減少のストレス／ステロイドパターンがみられる。

猫におけるストレスパターンはリンパ球減少と好酸球減少が特徴的である。

(4)血液化学検査

ステロイド肝障害により，肝細胞の腫大，アラニンアミノトランスフェラーゼ(ALT)の上昇がみられることがある(図７)。また犬ではALPの上昇はステロイド誘発アイソザイムによるものが主体である。同様に，犬ではグルココルチコイド誘発性のガンマグルタミルトランスペプチダーゼ(GGT)の上昇がみられることがある。脂質代謝異常により総コレステロール(TCho)の上昇もみられるため，上記の所見とあわせて胆汁うっ滞が疑われるが，高ビリルビン血症がそれほど顕著にみられるわけではない。またクッシング症候群でのALPの上昇はリンパ球数の低下を伴ったものであるため，グルココルチコイドに関連した疾患のほうが強く示唆される。

グルココルチコイドの影響による異化亢進で血液尿素窒素(BUN)は高値を示すことも予想されるが，実際には多飲多尿を呈しているため，BUNは低値であることが多い。コルチゾールとインスリンの競合により糖尿病を併発するものもあり，実際にクッシング症例の5～10%が糖尿病を併発している。このような例では血糖値の上昇，基礎インスリン濃度の軽度の上昇がみられる。

犬の高コレステロール血症の除外リストにはクッシング症候群に加え，糖尿病，胆汁うっ滞，甲状腺機能低下症などが含まれるため，これらの疾患の鑑別が重要である。最近では超音波検査が多く行われるようになり，犬では胆泥症や粘液嚢腫がよく診断されるようになっている。これらが高脂血症の症例で多くみられることは事実であり，治療としては低脂肪食の導入が指示される(Kutsunai M, et al. *Vet J.* 199: 76-79, 2014)。クッシング症候群の犬のほとんどは高脂血症を示しており，実際に胆嚢の異常が発見される例も多い。この場合，ALPやGGTの上昇がグルココルチコイド誘発性のものなのか，胆嚢疾患に関連したものなのかは調べておいたほうがよい。クッシング症候群があれば高脂血症と易感染性という両面から胆嚢疾患のリスクが高まっていると考えるべきであるからである。また，高コレステロール血症の重要な鑑別診断には甲状腺機能低下症も含まれる。実際にクッシング症候群の症例が脱毛を伴っていることから甲状腺機能低下症にみえ，チロキシン(T_4)を測定すると低値を示すこともある。T_4に加え遊離T_4(fT_4)も低値を示すことから，甲状腺機能低下症と誤診してしまうこともあるので注意が必要である。クッシング症候群は多飲多尿，多食を主徴とした老齢の小型犬に多い疾患であり，脱毛だけをみて，発症年齢，全身徴候，好発犬種の異なる甲状腺機能低下症を疑うのは明らかに誤りである。グルココルチコイド過剰で引き起こされたT_4とfT_4の低値は，クッシング症候群の治療によりもちろん正常に戻るはずである。ただし，ほかの疾患がまだ残っているとT_4だけは低値のままのこともある。

(5)尿検査

犬では尿比重の低下が特徴的な所見で，通常は<1.020である。尿沈渣の鏡検では，犬のクッシング症候群症例の約50％で尿路感染が認められる。また，糖尿病の併発例では尿糖もみられる。

猫では尿比重の低下，多飲多尿はコルチゾールによるものではなく，ほとんどは糖尿病によるものであると考えられる。

5. 腹部X線検査

腹部膨満と肝腫大がよくみられる。腹腔内コントラストは腹腔脂肪の増加により良好となる。膀胱腫大は多くの症例でみられ，皮膚石灰沈着症も一部でみられる。副腎の石灰化(卵の殻様)所見は副腎腫瘍でよくみられる所見といわれていて，腺腫および腺癌のそれぞれ50％に認められるとされている。しかし実際には健康でも副腎の石灰化がみられることもあるようで，特異性には乏しい。

6. ACVIMコンセンサスステートメントに基づく犬の自然発生クッシング症候群の診断手順

(1)検査の選択

クッシング症候群の治療では，高価で危険性も伴う薬物療法が行われるため，治療開始前に正確に診断をするための検査を行う必要がある。しかし検査の価値としては，ヒストリー，身体検査に勝るものではないことを覚えておきたい。以下に示す検査の目的は，医原性と自然発生クッシング症候群の鑑別，自然発生クッシング症候群の確定，クッシング症候群の原因追及(下垂体性，副腎腫瘍性)である。このような検査はもちろん重要なものであるが，100％正確な検査というものは存在しない。検査が陽性であっても過大評価しないことが大切である。検査の陽性適中率 positive predictive value や陰性適中率 negative predictive value は，疾患の発生頻度に依存するものである。そのため，ある症例を検査前確率の低い一般集団として検査するのではなく，疑いを十分強めてから，すなわち疾患の発生頻度が高いと思われる集団に属するものとして検査を行うべきである(「02　検査診断学総論」参照)。そのためにはヒストリー，身体検査で十分な疑いを持つようにする。疑いが薄い場合は検査に入らないほうがよい。そして，CBC，Chem，UAによってクッシング症候群に合致する異常を集めることで，その先の検査前確率を高め，かつ類似の徴候を示す他疾患を効果的に除外しておく。

ACVIMコンセンサスステートメントに基づく犬の自然発生クッシング症候群の診断手順を示す(Behrend EN, et al. *J Vet Intern Med.* 27: 1292-1304, 2013)。ACVIMコンセンサスステートメントでは，診断に使用される試験をクッシング症候群のスクリーニング検査とよんでいるが，これはおそらく「単一の試験で確定しないようにすべきである」という意味であろう。まず基礎コルチゾール濃度の測定については，クッシング症候群の症例でも基準値内のことがあり，ストレスのかかった犬は高値を示すことがあるため，診断的価値なしとしている。そのうえでスクリーニング検査として挙げられるのは，低用量デキサメタゾン抑制試験(LDD)，ACTH刺激試験，尿コルチゾール／クレアチニン比の3種としている。

これらのうち2つ以上の検査で陰性であれば，病気はないのではないかと考えてもよい。検査の選択として，自然発生クッシングが十分疑われるならばLDDに進む。十分に疑われるものの自然発生か医原性か分からない場合はACTH刺激試験に進む。ACTH刺激試験は，医原性クッシング症候群診断のためのゴールドスタンダードであるが，自然発生クッシング症候群を診断するためには必ずしも勧められるものでもない。自然発生クッシング症候群に合致する所見を得るだけならLDD検査での陽性結果のみでよいが，より確実な所見としてはこの3つの検査のうち2つで陽性を認めればよい。なおクッシング症候群の症例でもこれらで陰性結果がでることがある。病気が軽く，結果が陽性にならない場合もあるため，症状が続くなら3～6カ月で再検査すればよいとされている。

その後は自然発生クッシング症候群の原因について

鑑別を行う。下垂体性クッシング症候群と診断するにはLDDでの特徴的な結果が得られること，超音波検査で左右同じ大きさの腫大した副腎がみられること，ACTHの定量で>45 pg/mLとなることのなかから2つを満たせばよい。副腎腫瘍性クッシング症候群と診断するには，超音波検査での副腎腫瘤の検出，腫瘍であるという病理診断，ACTHが低値または測定不能という所見すべてを満たす必要がある。

(2)低用量デキサメタゾン抑制試験(LDD)

LDDは，かつては下垂体性の95%で診断的，副腎腫瘍の100%で診断的，自然発生クッシング全体で90～95%が検出可能である優れた検査といわれてきたが，その後の再評価では感度85～100%，特異度44～73%とされ，やはりスクリーニング的性格の検査であると考えられるようになっている。

しかしながらこの検査は，ヒストリー，身体検査，基本的なスクリーニング検査から，自然発生クッシング症候群が十分疑われるときに実施すべきである。少しでも迷いがある場合はこの検査には入らないで，ほかの疾患の診断を進める。ほかのストレスがかかるような疾患例の30～65%で自然発生クッシング症候群と同様の反応がみられることがあるため，臨床的な疑いを強めてからでないと結果の解釈に迷う。ほかの所見を参考にせず，この結果だけを盲目的に信頼すると，クッシング症候群ではないもので誤診してしまう可能性があることを覚えておきたい。

検査の実施は，医原性を疑わない場合，病院に来ることがストレスにならない犬の場合に勧められる。検査は1日のなかのいかなる時間に行ってもよい。高脂血症による血漿の白濁が起こるので，できれば検査中は食事を与えないほうがよい。プレドニゾロンを投与した症例ではそれがコルチゾールとして測定される可能性があるので，投与から24時間経過してから検査を実施するが，それでも副腎軸抑制の可能性は排除できない。

LDDの実施方法は，まずデキサメタゾン投与前の採血を行い，次にデキサメタゾン0.01 mg/kgを静脈内投与する。投与後4時間(Post-1)と8時間(Post-2)で採血し，いずれも血清材料でコルチゾールを測定する。

正常な動物の場合，下垂体は低用量デキサメタゾン0.01 mg/kgでネガティブフィードバックがかかり，ACTH分泌が抑制される。その結果，Post-1およびPost-2のコルチゾール値に抑制がみられる(<1 μg/dL，図8A)。

自然発生クッシングの症例で下垂体性の場合，異常な下垂体は低用量デキサメタゾンでは抑制されないことが多い(図8B)。また，副腎腫瘍性の場合は，下垂体に無関係にコルチゾール分泌が起こっているはずであり，Post-1とPost-2での抑制はありえない(図8C)。したがって，どちらの場合もPost-2のコルチゾールは抑制されない。ただし，一部の下垂体性クッシング症候群では軽いネガティブフィードバックがかかり，Post-1が抑制されることがある。ただしこの場合も，ほとんどの場合Post-2では低値であっても完全抑制とは判定されないので，その所見からクッシング症候群と診断することが可能である。このような反応がみられるのは必ず下垂体性のはずであることから，Post-1をとることで下垂体性が示唆されることがある。ただし，下垂体性クッシングの症例のうち5%程度は，Post-1とPost-2両方で抑制されてしまい，クッシングの診断からもれることがある。また，糖尿病，肝疾患，腎疾患，インスリン投与で低血糖になったもの，ストレスのあるものでは8時間値の十分な抑制がみられず，誤ってクッシングと判定される可能性があるので要注意である(Kaplan AJ, et al. *J Am Vet Med Assoc*. 207: 445-451, 1995)。

低用量試験だけで下垂体性クッシングに合致する所見をまとめると，まず8時間値でコルチゾールが抑制されないこと(>1.4 μg/dL)が挙げられる。さらに次のいずれかの基準を満たしていれば下垂体性が示唆される。

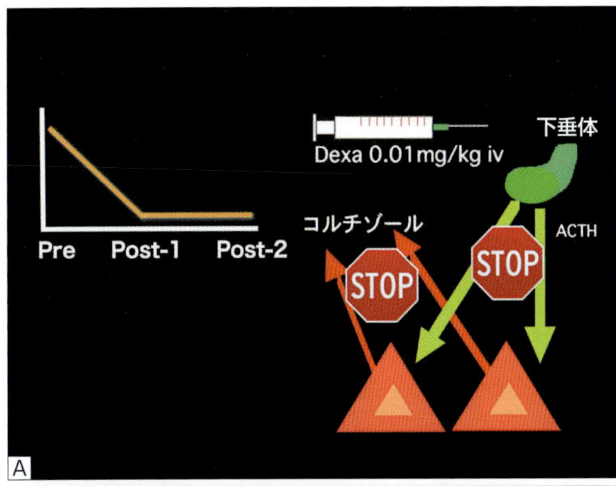

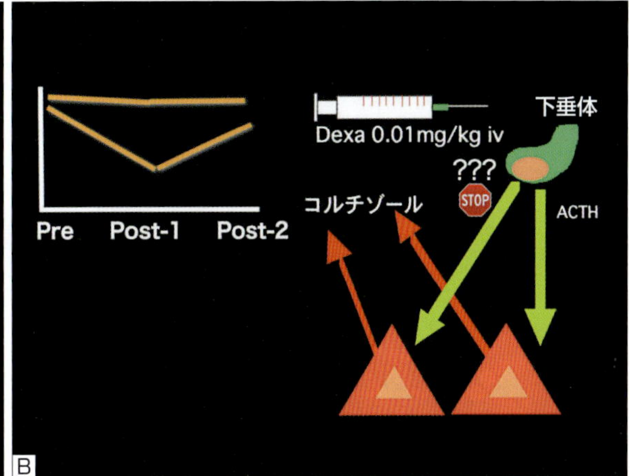

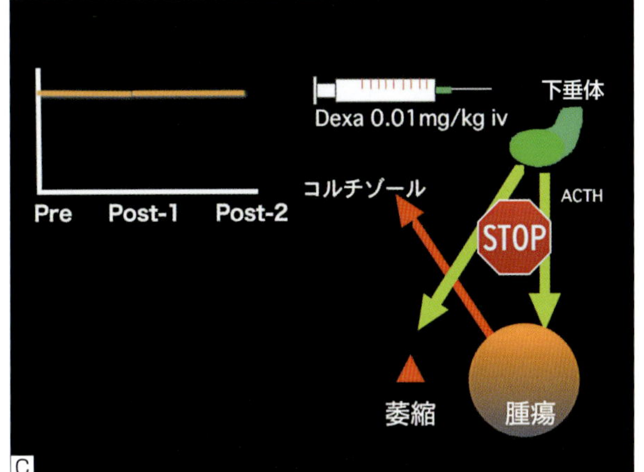

図８　低用量デキサメタゾン抑制試験の比較

A：正常な個体における低用量デキサメタゾン抑制試験。
B：下垂体性クッシング症候群の個体における低用量デキサメタゾン抑制試験。
C：副腎腫瘍性クッシング症候群の個体における低用量デキサメタゾン抑制試験。

- 8 時間値が＞1.4 μg/dL で，0 時間(Pre)のコルチゾール値の＜50%。
- 4 時間値が抑制(＜1 μg/dL)。
- 4 時間値が抑制(0 時間のコルチゾール値の＜50%)。

猫の場合は，デキサメタゾンの投与量を 0.1 mg/kg にしたもの低用量試験として実施する(犬では高用量試験の用量)。抑制がみられない場合，クッシング症候群が示唆される。

(3) ACTH 刺激試験

この試験の理論的背景として，ACTH 負荷後のコルチゾールの濃度は，おおよそ副腎の大きさに比例するということがある。過形成であっても腫瘍であっても，大型化した副腎からは大量のコルチゾールが分泌される。すなわち，ストレスを受けた副腎からもかなり高いレベルのコルチゾールが分泌されるということ

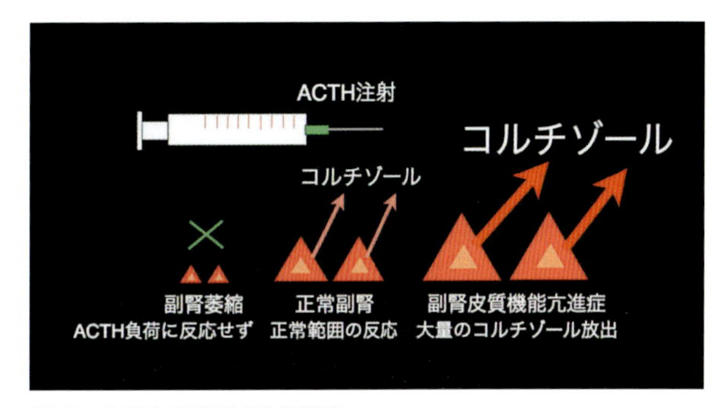

図９　ACTH 刺激試験の機序

である。一方，萎縮した副腎からはコルチゾールが分泌されない(図９)。したがってこの検査の目的は，正常の副腎と，医原性クッシング症候群を鑑別することである。また，自然発生クッシングの診断が確定した場合に，治療効果のモニターとしてこの試験を利用してもよい。しかしながら自然発生クッシングの診断として実施するには，感度および特異度が十分でないため第一選択とされていない。報告されている感度と特異度はさまざまで，感度は下垂体性が 80 ～ 83%，

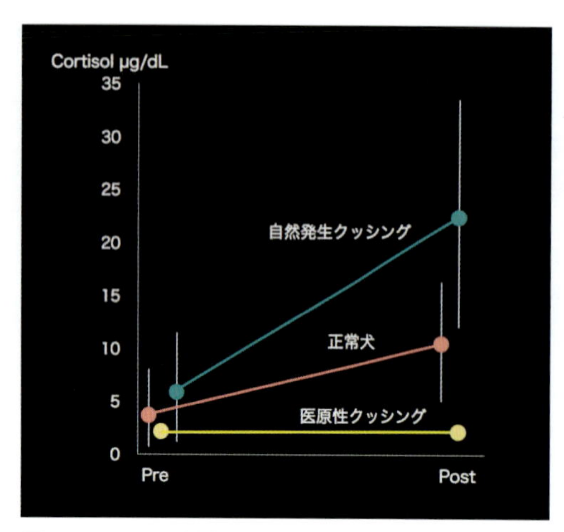

図10　ACTH刺激試験における刺激前，刺激後の血漿コルチゾール濃度

(Perez-Alenza D, et al. In: Ettinger SJ, et al〔eds〕. Textbook of Veterinary Internal Medicine, 8th ed. Elsevier Saunders, St. Louis. 2017, pp1975-1811をもとに作成)

副腎腫瘍性が57～63%で，特異度は全体で59～93%とされている。この検査の最も重大な問題は，正常な犬と自然発生クッシング症候群の犬でPostコルチゾール値にオーバーラップがみられることである(図10)。犬の自然発生クッシング症例では，20%以上が基準値範囲内(<20 μg/dL，表1)の反応しか示さない。また，ストレスを受けた動物では17～30 μg/dL程度までの，教科書的にはクッシング症候群とも考えられる値を示す。これはおそらく，教科書に記載されているACTH刺激後のコルチゾール基準値が何も病気のない健康な動物で測定されたものであり，それに対して実際に来院している動物は，クッシング症候群でなくともさまざまな疾患に罹患していて，ストレス反応を示しているためと考えられる。猫ではさらに感度が低く，クッシングの症例で高いコルチゾール反応がみられないことがある。さらに犬同様に特異度にも問題があり，腎臓病や糖尿病の症例でコルチゾール値の上昇がみられることがある。

ACTH刺激試験の実施にあたっては合成ACTH製剤(酢酸テトラコサクチド注射液：コートロシン®注，第一三共)を用意する。これは持続型のコートロシン®Zとは違うので注意が必要である。投与前に採血し血清を分離する。合成ACTHを犬の場合0.25 mg/headで筋肉内投与し，1時間後に採血して

表1　ACTH刺激前後のコルチゾール基準値範囲の例

	刺激前(μg/dL)	刺激後(μg/dL)
正常犬	0.5～4.0	8.0～20.0
正常猫	1.0～4.4	6.8～12.1

(Feldman EC, et al. In: Canine and Feline Endocrinology and Reproduction, 3rd ed. Elsevier Saunders, St. Louis. 2004, pp252-357をもとに作成)

血清を分離する。実際には5 μg/kgの用量で静脈内投与すれば十分である。猫でこの検査を行うことは少ない。この検査では診断ができないことが多く，むしろ副腎皮質機能低下症を疑っている場合に利用される。猫では合成ACTHを0.125 mg/headで筋肉内投与し，30分後に採血，血清コルチゾール定量を行う。これは比較的短時間で済むため，簡便であり，利用されることも多い。クッシング症候群に臨床的に合致している症例で，刺激後にきわめて高いコルチゾール値がみられた場合には診断的と思われる。しかし，高値が必ずしもクッシング症候群ではなく，また基準値内の反応であっても疾患を否定できないことを覚えておく必要がある。ただし，後述の薬物治療の際のモニターに使用する検査であるため，クッシングの症例でほぼ必ず実施することになる試験である。

(4)尿コルチゾール／クレアチニン比

1日分の蓄尿を行って排泄されるコルチゾールの総量を測定する方法に代わり，クレアチニン(Cre)との比をとることによって排泄されるコルチゾールの量を推定する方法がある。これは自然発生クッシングを否定するのによい試験であるが，陽性結果の場合の判定は難しい。基準値内ならばクッシングは否定可能である。高値がでた場合には，激しい高値(15×10^{-5}を超える)を除き，クッシングの可能性もほかの病気の可能性が考えられる。したがって中等度の高値が出た場合は，前述のいずれかの検査を行う必要がある。

尿コルチゾール／クレアチニン比を計算する際は，まず検査センターでの尿コルチゾール測定値(μg/dL)に27.6×10^{-3}をかけてμmol/Lに変換する。Cre(mg/dL)も88.4をかけてμmol/Lに変換する。その

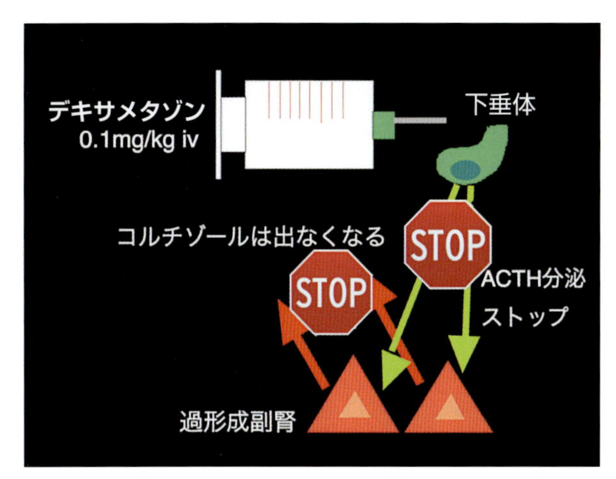

図 11　下垂体性クッシング症候群の個体における高用量デキサメタゾン抑制試験

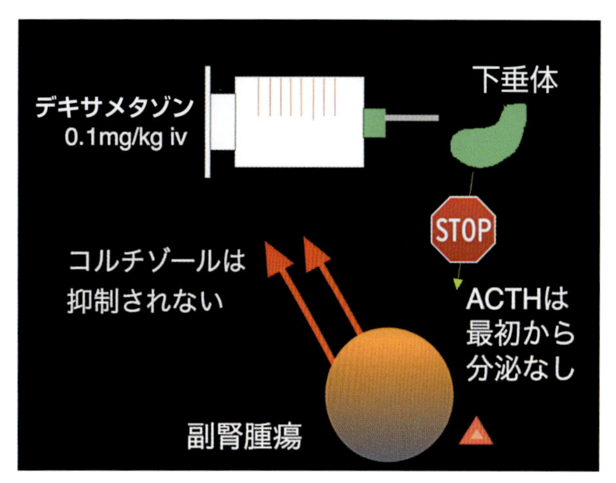

図 12　副腎腫瘍性クッシング症候群の個体における高用量デキサメタゾン抑制試験

うえでコルチゾールを Cre で割る。

尿コルチゾール／クレアチニン比は正常な犬では 1.35×10^{-5} 未満である。すなわち，低値ならばクッシングは除外可能である。自然発生クッシングの犬では高値（$2 \times 10^{-5} \sim 210 \times 10^{-5}$）がみられるが，かなりの幅がある。ほかの疾患の犬でもストレスがあれば尿中にコルチゾールは排泄されて，15×10^{-5} までの値を示すことがある。したがって，このオーバーラップ部分では診断できない。

(5)高用量デキサメタゾン抑制試験(HDD)

かつては自然発生クッシング症候群の原因の鑑別検査として高用量デキサメタゾン抑制試験（HDD）の実施が提唱されていたが，実際には鑑別はあまりうまくできないため，とくに推奨されない。理論的には，下垂体腫瘍の症例でも高用量のデキサメタゾンであれば下垂体に対する抑制がかかりやすいため，ACTH 分泌は下がりコルチゾール濃度が下がるはずである（図 11）。それに対して，副腎腫瘍ではもともと ACTH と無関係にコルチゾールが産生されているため，下垂体にネガティブフィードバックをかけてもコルチゾールの分泌は影響されないはずである（図 12）。この違いによって鑑別を行おうとするのがこの試験である。

HDD の実施方法は，まずデキサメタゾン投与前の採血を行い，次にデキサメタゾン 0.1 mg/kg を静脈内投与する。投与後 4 時間（Post-1）と，8 時間（Post-2）で採血し，いずれも血清材料でコルチゾールを測定する。Post-2 の値が 0 時間（Pre）のコルチゾールの＜50％になっていれば十分な抑制と判定する。すなわち，Post（8 時間値）で十分な抑制がみられたものは下垂体性と判定してよい。とくにコルチゾール＜1.5 μg/dL なら確定的である。Post のデータが不十分な抑制を示す場合は，副腎腫瘍性（症例の 100％）と下垂体性（症例の 25％が含まれる）のいずれの可能性もあるため，コルチゾール値の低下がないからといって必ずしも副腎腫瘍性とは診断できない。副腎腫瘍性のものよりも下垂体性の症例が多いことから，確率的には，HDD で抑制がみられなかった症例の半分以上が下垂体性であるため，鑑別は単純ではない。

猫の場合は，この HDD が，犬における LDD に相当するものである。超高用量とよばれる 1 mg/kg 投与の試験が行われることもあるが，これはクッシング症候群の診断ができるだけで原因の鑑別にはならない。下垂体性でも十分な抑制が起こらないことがある。

(6)下垂体性，副腎腫瘍性の鑑別のための追加検査

HDD を実施しなくとも，ほかの検査で下垂体性，副腎腫瘍性の鑑別が可能である。これには，腹部超音波検査による両側過形成の観察または片側副腎のマス形成の探索（図 13，14），X 線検査による副腎腫瘍の石灰化の探索，コンピュータ断層撮影（CT）または磁気共鳴画像法（MRI）検査による大型下垂体腫瘍の探

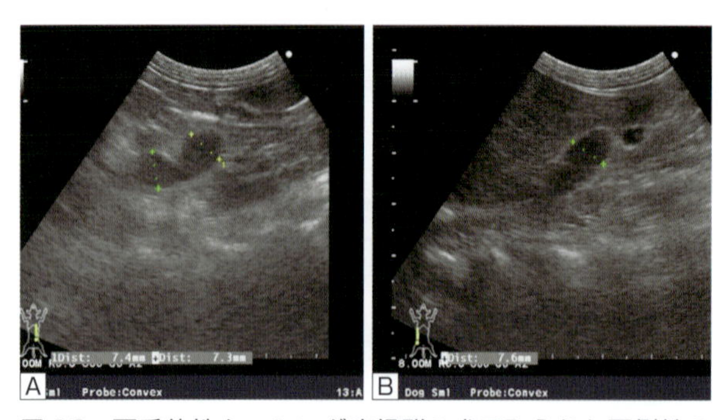

図 13　下垂体性クッシング症候群の犬でみられた両側性の副腎過形成

A：短径 7.4 mm，B：短径 7.6 mm。

索が含まれる。

さらに，下垂体性の症例では ACTH が分泌されているはずなので，それを検出するための検査として血漿中 ACTH の定量を行う。犬の場合は高値がみられた場合(>45 pg/mL)には下垂体性と診断でき，低値の場合(<20 pg/mL)には副腎腫瘍性と診断される。ただしどちらともいえないグレーゾーン(10～45 pg/mL)が存在するため，25％の症例では非診断的である。血液はヘパリンまたは EDTA 入りチューブにとり，採決後すぐに血漿分離して，プラスチックチューブで凍結後，検査センターに送る。猫の血漿中 ACTH 測定も犬同様のガイドラインを利用する。>45 pg/mL であれば下垂体性クッシングに一致する所見，<10 pg/mL は副腎腫瘍に一致する所見といえる。ただしこれは他疾患が除外され，クッシングが確認されている場合のみ有効である。なぜならば正常な猫で 0～110 pg/mL までの値が記録されているからである。

7. 犬のクッシング症候群の合併症

(1)合併症の種類

自然発生クッシング症候群にはいくつかの合併症がある。クッシング症候群を治療するだけではなく，これらの合併症に早期から注意を払い，存在する場合には同時に治療していく必要がある。犬のクッシング症候群の合併症には，肺血栓症，下垂体巨大腺腫による神経徴候，糖尿病，ステロイド肝障害，全身性高血圧(うっ血性心不全)，尿路系の合併症(糸球体腎症，尿

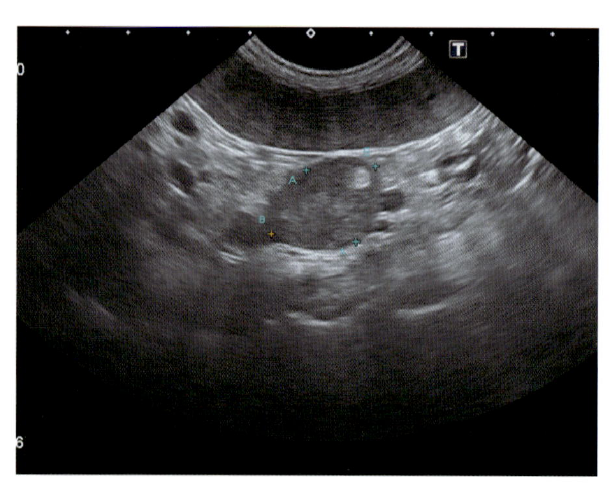

図 14　副腎腫瘍性クッシング症候群の犬にみられた左側副腎の腫瘤

短径 14 mm，長径 20 mm。

路系の感染症，膀胱結石)など重大な疾患が含まれる。

(2)肺血栓症

肺血栓症は前述の合併症のなかで最も重大なもので，グルココルチコイドのさまざまな作用により起こる。肺血栓症がよくみられるのは，下垂体性クッシングの症例で内科療法を行った後や，副腎腫瘍の摘出後である。ただしクッシングの治療を行ったことにより肺血栓症が発生するというものでもない。おそらく多くの症例で，クッシングの発生から治療開始までのタイミングと，血栓症発生のタイミングが一致しているのだろう。

肺血栓症の臨床徴候は，呼吸促迫，起坐呼吸である。起坐呼吸とは，激しい呼吸困難を緩和するために，坐位で前屈した姿勢をとることである。たとえ X 線検査で正常所見でも，気道の閉塞なしに呼吸困難が起こっていれば本症を考える必要がある。X 線上で異常所見がみられるとすれば，灌流低下，肺胞内浸潤，胸水，肺動脈の鈍化・径の増大，閉塞前区域の血液に富む像である。

緊急治療としては，ショックへの対処(静脈内グルココルチコイド投与)と酸素供給を行う。凝固亢進が疑われる場合にはヘパリン療法を行う。ヘパリンは抗トロンビン(AT)の存在下で働くため，新鮮凍結血漿輸血を行う。活性化部分トロンボプラスチン時間

(APTT)あるいは活性化凝固時間(ACT)を延長させるようにモニターして維持する。

(3)神経徴候

下垂体巨大腺腫による神経徴候は，下垂体性クッシング症例の診断時にも10%程度でみられるが，治療が6カ月を経過した頃に発生することもある。昏迷，食欲廃絶，無目的歩行，運動失調，頭部の押しつけ(ヘッドプレッシング)，旋回，発作，倦怠などがみられる。視床下部の圧迫がある症例では自律神経系異常もみられる。

(4)糖尿病

グルココルチコイド過剰によるインスリン効果の阻害，すなわち続発性糖尿病の発生がある。犬の症例でみられるのは一部(約5%)であるが，猫ではかなり多い。糖尿病がコントロールできないという主訴が猫の自然発生クッシング症候群の64%でみられる。クッシングが先に診断できていて，糖尿病を伴っている症例であれば，診断する際に難しいことはない。しかし糖尿病が先に診断されている症例でインスリンが効かない場合，クッシングでインスリン抵抗性がでているのか，それともほかの原因によるインスリン抵抗性なのかといった鑑別が難しい。

(5)ステロイド肝障害

血液化学検査でALT，ALP，GGTの上昇がよくみられる。これらのうち，実際に肝細胞の障害に関連するのはALTである。BUNは多尿のため低下気味であるが，肝不全による低下ではないことに注意する。肝不全との鑑別点は，脂質代謝異常でTChoが上昇していること，またアルブミン(Alb)も低下しないことである。

(6)全身性高血圧

人で推測されている病理発生は，レニン分泌過剰に伴うレニン・アンギオテンシン系の活性化である。昇圧物質への血管の感受性の変化や血管拡張性プロスタグランジンの減少，ミネラルコルチコイド増加が示唆されている。クッシングの犬の50%以上が高血圧であるとの報告がある。

高血圧による問題として，眼内出血，網膜剥離，左心室肥大，うっ血性心不全，糸球体腎症(蛋白漏出，AT減少)と血栓症のリスクがある。血圧測定は必ず行ったうえで，通常はクッシングの治療を優先させる。クッシングがコントロールされて高血圧が続いているものだけ降圧治療を行う。

(7)尿路系の合併症

糸球体腎症は高血圧が糸球体濾過能に影響を与えるもので，免疫介在性の糸球体腎炎とは最初の病理発生が異なるものである。しかし持続すれば糸球体硬化などが起こる。クッシング症候群の犬の75%で尿蛋白／クレアチニン比が1以上(平均2.3)であり，TPやAlbの減少は激しくないが，ATの減少はよくみられるといわれている。

尿路系感染症はクッシング症候群に伴う免疫抑制，希釈尿，膀胱アトニー，尿糖の存在に関連して起こる。このように尿路系の感染が起こりやすい要因が存在すると，上行感染が起こり腎盂腎炎が発生しやすい。過剰なグルココルチコイドは炎症所見を抑え込むため，異常が検出されにくいことがある。クッシング症候群をコントロールしたうえで，抗生物質感受性試験に基づき抗生物質を使用する。

医学領域では尿石症は，尿中へCaの排泄が増えることでCa含有結石ができる危険が高まるとされている。過剰なグルココルチコイドが炎症反応を抑え症状を隠すため，見逃してしまうことがある。発生率はクッシング症候群の犬の2%程度であるが，クッシング症候群を持たない犬に対してCa含有結石ができる危険性は10倍であるといわれている。

(8)膵炎

高脂血症のリスクがあり易感染性のリスクもあれば，理論的には膵炎が多くても不思議はない。しかしカリフォルニア大学におけるFeldmanらの経験によ

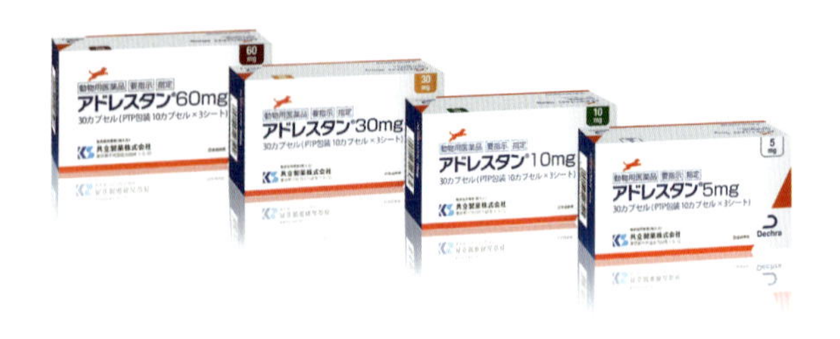

図 15　動物用トリロスタン製剤
アドレスタン®（共立製薬㈱）

れば，実際にクッシング症候群の犬で膵炎が多く経験されるわけではない，とされている。

自然発生クッシング症候群の治療およびモニター

1．治療の適応

治療したほうが未治療の場合よりも生存期間が延長するというエビデンスはないものの，一般には治療したほうがよいと考えられている。ただし，副腎の良性腫瘍を摘出する場合を除き，治療は根治のためのものではなく臨床徴候を抑えるものである。そのため臨床徴候のないものは治療しない。また，最初から食欲不振の症例はクッシングの治療から入ってはならない。クッシングを治療すると必ず食欲が下がるためである。

2．トリロスタン

新しい治療として，トリロスタンという薬物が使われるようになってきている。コルチゾールは副腎でプロゲステロンから作られる。トリロスタンはプロゲステロンが作られる際に必要な酵素3′-ヒドロキシステロイドデヒドロゲナーゼ（3′-hydroxysteroid-dehydrogenase）を阻害する作用を持つため，プロゲステロンの合成を阻害することでその先の産生を抑制する。

トリロスタンは動物用に認可されたアドレスタン®（共立製薬）として入手できる（図 15）。これまでは犬1頭あたりの用量として体重<5 kg で 30 mg sid，5～20 kg で 60 mg sid，>20 kg で 120 mg sid，あるいは体重あたりの用量として 3～6 mg/kg sid が提唱されてきた。しかし，トリロスタン使用により起こるはずがないと考えられてきた副腎の機能不全や壊死が経験されるようになり，用量や投与間隔について再評価の必要性が考えられた。Feldman と Nelson のグループは，トリロスタンが当初，人の治療に1日4回で使用されていたことを踏まえて，犬で推奨されている用量（3～6 mg/kg sid）は過大量であり，本来は少量，頻回で使用する薬物ではないかと考えた。投与後の ACTH 刺激試験によりコルチゾール産生の抑制効果をみると，8 時間以上薬効が持続する症例はみられなかった（Vaughan M, et al. *J Am Vet Med Assoc*. 232: 1321-1328, 2008）。このことから，これまでの多くの症例の治療においてクッシング症候群の臨床徴候を抑えるために無理な高用量を sid で投与し，犬の調子を悪くさせている可能性が考えられた。

その後 Feldman は，低用量（0.2～1.1 mg/kg，平均 0.86 mg/kg）で bid 投与とする前向き治療試験を行った。副腎腫瘍性クッシング症候群症例 9 例に対し平均 0.89 mg/kg bid で投与したところ，2 カ月後には全例で良好な反応がみられ，副腎摘出手術が可能となった。下垂体性クッシング症候群症例では，38 例のうち 15 例で用量増加なしに治療でき，23 例で用量または投与頻度の増加が必要であったと報告している。1 年後の再検査時の平均用量は 1.7 mg/kg bid または 1.1 mg/kg tid であった。モニターは ACTH 刺激試験で行い，ほとんどの症例で ACTH 負荷後のコルチゾール濃度は<5.5 μg/dL に維持された。副作用が発現したものは 47 例中 5 例であったが，そのうち 4 例は推奨用量に比べかなり低用量（0.74 mg，0.94 mg，1 mg，1 mg/kg bid）で治療を行っていた。また 1 例は 3.6 mg/kg bid という高用量を必要としていた症例で，この症例に関しては入院治療が必要であった（Feldman EC. *J Am Vet Med Assoc*. 238: 1441-1451, 2011）。一部の症例においては，トリロスタンはグルココルチコイドよりもミネラルコルチコイドの産生をより効率よく抑制する可能性も示唆されている（Peterson ME, et al. *J Am Vet Med Assoc*. 208: 85-91, 1996）。また，とくに体重 15 kg 以上の犬ではトリロ

スタンを少量にするのがよいとされている(Feldman EC, et al. *J Vet Intern Med.* 26: 1078-1080, 2012)。

以上の結果から Feldman は，トリロスタンの使用にあたり，必ず低用量(0.2 ～ 1.1 mg/kg bid)から開始すること，モニターには ACTH 刺激試験を利用し，負荷後コルチゾール値は 1.5 ～ 5.5 μg/dL を目標に維持すること，臨床的な指標としては家族の意見を十分に参考にすること，尿コルチゾール／クレアチニン比はモニター項目としては利用しないことを推奨している。負荷後コルチゾールはすぐに目標値に入るものでもないが，それほど緊急性のある治療ではないため，数カ月かけて徐々に目標値に近づければよい。その過程で用量が増加するもの，1 日 3 回の投与が必要になるものもあるが，おおよその症例はこれまでの推奨用量の 1 日量の低値(3 mg/kg/day)付近で落ち着くだろうと考えられている。効きはじめるのは，使用開始からおおよそ 10 日頃であるため，その頃にモニターと薬用量調節を行う。ヒストリー，身体検査，血液化学検査結果，電解質の値を検討する。副腎皮質機能低下症の症状があれば投薬を中止する。夜に症状がでるのは作用時間の問題である。開始から 10 ～ 14 日で，最初の ACTH 刺激試験を実施する。この場合，朝に家庭でトリロスタンを投薬し，朝一番の尿を持参して来院してもらう。投薬から 3 時間後に ACTH を注射して ACTH 刺激試験を行う。その結果，Post のコルチゾールが 1.0 ～ 5.5 μg/dL に維持されていれば，投与量は十分である(**表 2**)。また，朝一番の尿のコルチゾール／クレアチニン比が基準値範囲なら効果が 24 時間持続と判定されるが，そのような症例はないはずである。ACTH 刺激試験の Post コルチゾール値は低い範囲であるが夜に臨床症状(多飲多尿・多食など)がある，あるいは尿コルチゾール／クレアチニン比が高いのなら，1 回量はよいものの持続時間が短いと評価する。したがって，この場合は，量は同じか少し減らし，頻度を bid にする必要がある。低用量で開始した場合には効果発現はゆっくりであり，1 ～ 2 カ月かけてモニターを行う必要がある。

表 2　トリロスタン治療の効果判定

開始から10～14日で，ACTH刺激試験
朝家庭で投薬し，朝一番の尿を採取
病院に来院
投薬から 3 時間でPreの採血とACTH注射(投薬から 6 時間までは検査可能)
Postコルチゾール値が 1 ～5.5μg/dLであれば投薬量は十分

3. オペプリム(o,p'-DDD)

犬の下垂体性クッシング症候群に対するそのほかの治療法として，o,p'-DDD による副腎の破壊がある。この治療法は犬にのみ有効で，人や猫では効果がないとされている。また o,p'-DDD がいつまで入手可能であるかも疑問である。

o,p'-DDD は導入療法として高用量を一気に使用し，副腎を小さくする。はじめの 5 ～ 10 日と限定して，50 mg/kg/day (25 mg/kg po bid) を使用する。治療のゴールは，食欲を下げる，飲水量を減らすことであり，そのうえで ACTH 刺激試験における反応を正常に戻すことができれば成功といえる。

o,p'-DDD 導入療法は危険を伴う治療であり，家族による投薬および犬の観察が十分でき，電話連絡ができる場合にのみ実施可能である。そうでなければ，入院させて治療する必要がある。通常は，週末に副作用がでることを避けるため，金曜日に指示を出し，日曜日から投薬開始とする。まず最初に，土曜日から食事量を 2/3 にして，犬が常に空腹な状態で食事を一気に食べる様子を確認してもらう。日曜日から，朝晩の食事のあとに 25 mg/kg po bid で投薬を開始する。月曜日以降，毎日必ずその後の様子を電話で確認する。家族には飲水量を測定し，食欲をみながら投薬するよう指示する。食欲の低下は飲水量の低下よりも先に起こるので，食欲が廃絶したらではなく，低下したときに投薬をやめるようにする。人体への影響は少ないながらも，投薬に際してはグローブをはめる，あるいは手を洗うように指示する。毎日の電話では，食欲や元気について，嘔吐などの症状の有無，飲水量といった，クッシング症候群の症状消失や副腎皮質機能低下症の症状発現について注意深く聴取し，必要に応じて投薬

表３　ACTH 刺激試験による o,p'-DDD 投薬量調節のためのガイドライン

コルチゾール 1 時間値(μg/dL)	o,p'-DDD投薬量調節
＜1	2 週間休薬，低用量で再開
1.0〜3.0	25%減量の週 1 回で維持
3.0〜7.0	現在量(50mg/kg)週 1 回で維持
＞7	再導入をあと 2 日続ける

変更に関する指示をだす。

前述のとおり食欲が下がっていたら休薬とする。食欲廃絶まで待っていては遅すぎる。食事を一気に食べていた犬が，途中で家族の顔を見上げるようになったら，それは食欲低下のサインである。もちろん，嗜眠，嘔吐，下痢といった副腎皮質機能低下症の症状が出た場合や，飲水量が 60 mL/kg/day 以下に低下した場合も休薬とする。

投与開始から 1 週間後の月曜日(Day8)に来院してもらい，ACTH 刺激試験を行う。これは家族の観察とあわせて，効果についてのひとつの判断材料として利用する。ACTH 刺激試験の Post コルチゾール値(1 時間値)が 1 μg/dL 未満であれば休薬する。1〜7 μg/dL であれば維持療法に入る。7 μg/dL を超す場合はまだ十分に副腎を破壊できていないので，再導入をあと 2 日続ける(**表３**)。

o,p'-DDD 療法の効果判定で一番大切なのは家族の意見である。家族が調子が悪いと考えるのであれば，ACTH 刺激試験の 1 時間値が 3 μg/dL であっても良好な導入とはいえない。その場合は，ACTH 刺激試験の 1 時間値を少し高めに維持するように投薬量を調整する。ACTH 刺激試験の 1 時間値が高値である場合，使用した薬剤をまず検討する。期限切れではないか，保存法はどうか，後発医薬品であるかどうかなどを検討し，薬剤に問題がなければ，正しく飲めていない可能性を探る。正しく飲めている場合は吸収が悪い可能性が考えられる。そのような例では，粉状にしてコーンオイルに混ぜて食事にかけると吸収がよくなることがある。

ACTH 刺激試験の 1 時間値が 3 〜 7 μg/dL で，臨床的にも良好な導入が得られたなら，次にその状態を維持する治療に入る。50 mg/kg を 1 週間分の用量として，4 週間にわたって投与する。この場合，1 週間に 1 回で大量を投与するのではなく，たとえば 1 錠／週なら 1/4 錠を 4 回／週として分割投与すればよい。ACTH 刺激試験は 1 カ月後に行い，そのほかに血液化学検査も行う。再検査の時期は，1，3，6 カ月後である。

その後の治療オプションとしては，より下げた用量で o,p'-DDD 維持療法を続けるという方法と，o,p'-DDD を休薬して再発がみられるまで待ち，その後再導入するという方法がある。一定期間，完全休薬ができるというのがこの治療法のメリットである。

4．ケトコナゾール

ケトコナゾールは日本では未承認の抗真菌薬である。肝臓その他に対する副作用があり，また細部表面の p 糖蛋白を阻害する。そのため，ほかの薬物と併用すると作用が増強したりすることもあるので，投与にあたっては十分な注意が必要である。作用はトリロスタンに似ており，ステロイドホルモン合成を抑制する。通常は試験的投与から始め，次第に増量していく。日本で認可されている別の抗真菌薬のイトラコナゾールにはこの作用はない。

5．副腎腫瘍クッシング症候群の治療

副腎腫瘍クッシングの治療では，胸部 X 線検査，肝臓超音波検査などにより，まず転移の有無を確認し，外科手術の可能性を評価する。

術前にケトコナゾールあるいはトリロスタン療法を行い高コルチゾール血症をコントロールしておく。術後は副腎皮質機能低下症の治療が必要になる。手術不能の場合には，ケトコナゾール，o,p'-DDD，またはトリロスタンを使用した内科療法を行う。

6. 猫の自然発生クッシング症候群の治療

猫では治療として片側性または両側性の副腎摘出手術が最もよく行われる。これは猫が o,p'-DDD にもケトコナゾールにも一貫した反応を示さないためである。ただし，術前に o,p'-DDD やケトコナゾールによる治療を行い，病態の改善を図ることはある。また，現在では犬と同様に，トリロスタンの低用量療法で良好に維持できるとの報告もある（Mellett Keith AM, et al. *J Vet Intern Med.* 27: 1471-1477, 2013）。

副腎皮質機能低下症

1. 病理発生

副腎皮質機能低下症はアジソン病ともよばれる。グルココルチコイド，ミネラルコルチコイド分泌減少による症候群で，原発性のものと二次性（ACTH 不足）のものがある。

自然発生クッシング症候群の治療により，副腎自体が破壊される原発性（医原性）疾患も起こる可能性があるので，その診断と治療には精通しておく必要がある。自然発生のものは，犬ではまれで，猫では非常にまれとされている。

原発性副腎皮質機能低下症は副腎の破壊による疾患で，破壊の原因としては自己免疫疾患，感染症，出血性梗塞，アミロイドーシス，悪性腫瘍がある。また o,p'-DDD 療法でも副腎が破壊されるので病理発生上は原発性疾患と同様にとらえる。自己免疫疾患では副腎にリンパ球およびプラズマ細胞の浸潤と線維化がみられ，下垂体には異常がないことが原発性疾患を特徴づけている。感染症による破壊性疾患としては，ヒストプラズマ症，ブラストミセス症，結核によるものがある。

二次性副腎皮質機能低下症では下垂体または視床下部が腫瘍，創傷，炎症などの原因により破壊され，ACTH 分泌が低下して副腎の低形成が起こる。また慢性的なグルココルチコイドの過剰投与により ACTH 分泌が阻害されるというものが，前述した医原性クッシング症候群における副腎皮質機能低下症である。この病態は非定型副腎皮質機能低下症ともよばれ，ミネラルコルチコイド分泌の異常を伴わず，グルココルチコイドの不足のみがみられる。元気・食欲の低下や消化器症状がみられる点は同じであるが，電解質異常や多尿，脱水といった所見に乏しい。

ただし，通常経験される非定型副腎皮質機能低下症の多くは原発性副腎皮質機能低下症の進行の途上で未だミネラルコルチコイド異常がでていないものであり，そのようなものは次第に通常の副腎皮質機能低下症に進行する。

自然発生の副腎皮質機能低下症は，犬では若齢～中齢の雌に多くみられるという，犬の免疫介在性疾患の特徴を有している。犬種，体型による差異はないといわれている。副腎皮質の 90％を超えて破壊が進行した場合に発症するが，破壊は徐々に進行するため，最初はストレスがかかった際に調子が悪くなるといった症状が多い。最終的には平常時でもホルモン不足で症状がでるようになる。グルココルチコイド不足はさまざまな器官系に影響をおよぼす。消化器系への影響としては食欲低下，嘔吐，腹痛，体重減少などがみられる。さらに精神的な影響として嗜眠がみられ，代謝性影響で肝グリコーゲン貯蔵量の減少や空腹時血糖値低下も起こり，一般に元気はなくなる。ミネラルコルチコイド不足の影響としては，ナトリウム（Na）の保持性が低下して多尿となり，血液量減少，体重減少，血圧低下，心拍出量低下，腎血流量低下，虚脱が起こる。さらにカリウム（K）排泄の減少から高 K 血症が起こり，心臓にも影響がでる。

o,p'-DDD による破壊も，自然発生の原発性副腎皮質機能低下症と同様の病態であるため，グルココルチコイド，ミネラルコルチコイド両方の欠乏を引き起こし，電解質異常も生じる。

猫における本症の発生はまれで，これまでの報告は約 40 例である。品種好発性，性差ともになく，発症年齢は成猫，中齢がほとんどで，わずかに若齢（1 ～ 3 歳）での報告がある。臨床徴候発現には 85％の機能が失われる必要があることから，臨床例はすべて副腎両側性の疾患である。免疫学的な副腎皮質の破壊による原発性副腎不全のほか，まれではあるが両側性の腫瘍浸潤(リンパ腫など)または外傷による破壊も知られている。さらに，グルココルチコイド投与の急激な中止といった医原性の報告もある。猫においても犬同様，古典的副腎皮質機能低下症ならびに非定型副腎皮質機能低下症どちらの形も起こりうるが，非定型疾患は2例の報告がある(Hock CE. *Can Vet J.* 52: 893-896, 2011 ／ Rudinsky AJ, et al. *Aust Vet J.* 93: 327-331, 2015)。これらの報告ではACTH分泌不全でグルココルチコイドの分泌が影響されたと記載されている。

2. 診断

(1)臨床所見

副腎皮質機能低下症の臨床症状は，早期に来院するものと，末期に来院するものでは異なる。

早期には調子がよくなったり悪くなったりし，ストレスがかかるとそれに対応できずに調子が悪くなるということを繰り返す。激しい症状としては虚脱がみられるが，通常は嗜眠，食欲不振，体重減少が徐々に進行する。消化器症状として，嘔吐，下痢，腹痛がみられたり，あるいは尿へNaが排泄されるために多尿がみられたりする。身体検査所見としては，虚脱や起立不能，脱水，頻脈あるいは高Kが激しい場合には徐脈がみられる。

(2)検査所見

CBCでは正球性正色素性貧血がみられることがあるが，これはエリスロポエチン減少に伴う骨髄での赤血球の産生低下を反映している。ただし，脱水により所見が隠れることもある。激しい虚脱状態で，リンパ球数が正常，好酸球数あるいは好酸球／リンパ球が増加している所見は，本症を疑う根拠となる。

血液化学検査では窒素血症がみられる。通常は腎前性のものであるが，Na利尿により尿比重の低下(1.010 ～ 1.025)を伴っているため，しばしば進行した腎性腎障害と誤診される。しかし，腎前性であれば輸液で改善がみられるはずである。その他，まれではあるが低血糖がみられることがある。高Caは25％の症例でみられる。さらに，代謝性アシドーシス所見，低Na，低クロール(Cl)，高Kが特徴的である。

電解質は，ミネラルコルチコイドの産生がある二次性の症例では正常である。原発性のものでは，異常は徐々に進行する。輸液を受けていれば正常のこともあるし，嘔吐や下痢が激しければKは正常か低下するので，特徴的な低Na，高Kがみられないこともある。腎不全，アシドーシス，胃腸疾患も高Kを激しくするため，併発疾患を正しく認識する必要がある。低Naかつ高Kで，Na：Kが<25：1であれば，本疾患が示唆される。

X線検査では，循環血液量の減少を受けて心陰影縮小，大動脈・大静脈縮小が認められる。まれに巨大食道がみられることがある。

高K血症は心電図上の変化として現れる。高KがあるとT波のスパイクや徐脈がみられる。さらにKの上昇が進むと，P波の平坦化，P-R間隔延長，幅広く低いQRS群がみられるようになり，最終的にはP波が消失し，徐脈と心房細動がみられるようになる。

(3)確定診断

確定診断にはACTH刺激試験を利用する。これは副腎の予備能力を検査するもので，理論や方法はクッシングの検査と同じである。

緊急治療中にも試験が可能で，刺激前・刺激後のコルチゾール値が基準値以下であることが診断的特徴である。正常ではACTH刺激後のコルチゾール値はかなり上昇するものであるが，基準値下限以下の反応は低下症の診断根拠となる(**表1**)。猫における診断にもACTH刺激試験が利用される。犬よりも反応が早く持続は短いことが特徴である。刺激前に採血を行い，ACTH注射(コートロシン®注 125 μg imまたはiv)後，30分，60分で採血を行う。刺激前後のコルチゾールがともに<2 μg/dLであれば診断的である。

原発性と二次性の区別にはACTHの測定が行われる。ただし，臨床的にどうしても区別が必要なものでもない。検査の理論は，原発性またはo,p'-DDDによる破壊ではACTHの上昇がみられるが，二次性(下垂体の異常)または医原性(ネガティブフィードバックのため)では減少しているというものである。ACTHは原発性副腎皮質不全では高値を示し(>100 μg/mL)，二次性副腎皮質不全では低値(<20 μg/mL)を示す。測定のための血液はヘパリンまたはEDTA入りチューブで採血し，すぐに血漿分離してプラスチックチューブで凍結して検査センターに送る。比較のため，同時に正常な犬の検体を出すとよい。

3. 犬の症例の治療

(1)緊急治療

静脈内カテーテル留置を行い，同時に採血と電解質測定などの諸検査を行う。ACTH刺激試験のPreコルチゾール用としてとっておく。その後すぐにACTH(通常の犬ではコートロシン®注を1バイアル)を筋肉内投与する。その後1時間，輸液(生理食塩液)で維持する。1時間後，コルチゾール値測定用に採血を行い，ACTH刺激試験を終える。

循環血液量の補正は，最初の1～2時間で生理食塩液40 mL/kg(必要量の1/2)を投与し，その後は維持量を与える。低血糖を呈す場合には，生理食塩液に5%グルコースまたは50%グルコースを混ぜる。電解質の異常に対しては，生理食塩液を使用することでNa，K，Cl濃度の補正が可能である。輸液により血液量正常化，腎前性高窒素血症の治療，Kの排泄促進が達成され，組織潅流でアシドーシスも補正される。

グルココルチコイドは，静脈内投与が可能なコハク酸プレドニゾロンナトリウムで補給する。これにはミネラルコルチコイド作用がある。2～4 mg/kgをiv 2～4分で投与する。利尿がなければ30分～1時間以内に再投与する。その他の使用可能な薬剤として，デキサメタゾン0.5～1 mg/kg iv 1回投与，後述のピバリン酸デスオキシコルチコステロン desoxycorticosterone pivalate(DOCP) 2.2 mg/kg im 1回投与がある。

高Kへの対処としてはグルコース10%溶液(4～10 mL/kg)をNaCl溶液と一緒に使用する。糖の取り込みはKの取り込みを伴うため，細胞外液のK濃度

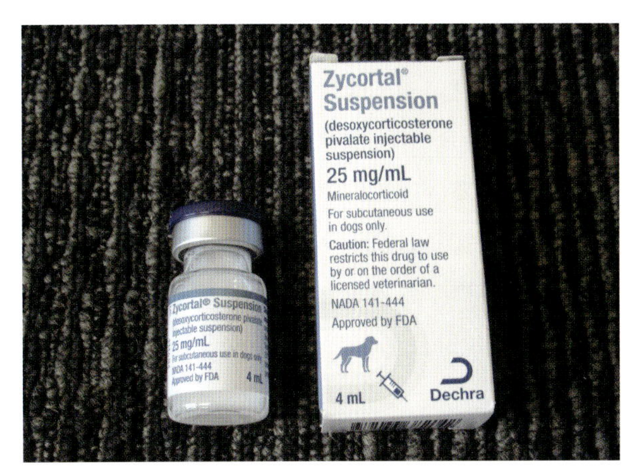

図16　DOCP製剤
Zycortal® (Dechra)

が下がる。あるいは積極的にインスリンを使用してもよい。レギュラーインスリンを0.06～0.125 U/kg scで使用し，細胞への糖の取り込みを促進し，Kも細胞内に入るようにする。低血糖を予防するため，インスリン1 Uにつき10%グルコース20 mLを輸液に混ぜて使用する。さらに高Kに対して，グルコン酸カルシウムが使用可能である。0.5～1.0 mg/kgを10～20分かけて静脈内投与する。これにより激しい高Kの場合に心筋を保護することが可能である。使用に際しては心電図モニターが必要である。

アシドーシスへの対処は，静脈血血液ガス検査で塩基欠乏(BD)を評価したうえで行う。ただし控えめに行うことが重要である。ほとんどの場合，輸液のみで組織灌流を行えば十分である。

(2)維持治療および慢性例治療

食事量，飲水量の回復後，ミネラルコルチコイドとして酢酸フルドロコルチゾン(フロリネフ®，アスペンジャパン)の経口投与を0.02 mg/kgから始める。K濃度を4.0～4.5 mmol/Lに維持するように1～2週間ごとに電解質，BUNの評価を行う。安定したら3～4週間ごとに再評価する。ほかの方法として，DOCP(図16)を2.2 mg/kg sc 25日ごとに投与することで維持することが可能である。ミネラルコルチコイドの使用に際しては，Kが高ければ酢酸フルドロコルチゾンを増量して調節する。0.1 mg/dayで増量し，1週

間後に再評価する。

グルココルチコイドはすべての症例で必要ではないが，必要な場合プレドニゾロンを0.2～0.4 mg/kg/dayで使用する。DOCPで治療を行う場合はプレドニゾロンを同量で毎日投与する。

慢性例には，脱水を補正しプレドニゾロンは0.1 mg/kg po bid，DOCPは2.2 mg/kg sc 25日ごとで投与する。

4．猫の症例の治療

積極的な輸液，電解質補正を行う。ACTH刺激試験中にどうしてもグルココルチコイドを入れたければ，コルチゾール測定に影響しないデキサメタゾン(0.5 mg/kg iv)を使用する。猫の場合，低Naの激しい症例には生理食塩液のNa濃度(＝154 mEq/L)は高すぎるといわれている。たとえば，Na<130 mEq/Lの症例に生理食塩液を使うと，1～2日後には四肢の麻痺，痙攣，昏睡などを主徴とする橋中心髄鞘崩壊症central pontine myelinolysis (CPM)を発症する恐れがある。したがって，治療にあたっては，Na濃度＋10 mEqの範囲のNaを使用するのがよいとされている。Na濃度が125 mEq/Lの場合は乳酸リンゲル(Na＝130 mEq/L)が適切であり，Na濃度が115 mEq/Lの場合は生理食塩液を希釈して125 mEq/Lのものを作り，Na上昇が≦0.5 mEq/L/hrの範囲で輸液を行うのが安全とされている。最初の1時間でショックドーズの半量(30 mL/kg)を入れ，維持に入る。

高Kへの対処としては，50％グルコースを0.25 mL/kg ivでボーラス投与し，その後は2.5～5%グルコースで維持する。また，β作動薬のテルブタリンterbutalineまたはサルブタモールsalbutamol (米国ではalbuterolとよばれる)を使用できる。テルブタリンは即効性があり，0.01 mg/kg imの投与で数時間効果が持続する。サルブタモールは吸入で使用する。

長期的な維持にはプレドニゾロン0.5～2 mg/head po sidおよびフルドロコルチゾン0.02 mg/kg po sidまたは0.1 mg/head po sid，あるいはDOCP 2.2 mg/kg scまたはim 25日ごとの投与を実施する。猫では一般に犬よりも治療反応がみられるのは遅いものの，腫瘍が原因でなければ予後は良好である。10例の報告では長期治療ができた7例中6例で3～70カ月後には良好になっていたといわれている。

Coffee Break 7 正常血糖値とは

ナマケモノの正常血糖値は 20 mg/dL で，これは日中もほとんど動くことのない怠け者であるからと思われている。しかし本当は，エネルギーの消費を抑えつつ，遅い動きで敵から狙われずに生き残ってきた賢い生物である。前腕部の血管網は筋肉を冷やしてエネルギーの消費を抑えている。さらに筋線維がゆっくりと収縮するため，消費ネルギーは少ないが持久力は強い。この筋肉は震えることができないのでナマケモノは変温動物であり，体温を上げるために日光浴を必要とするが，日々のエネルギーの消費量が格段に少なく，食料を探し回る必要がなく，安全な場所でじっと

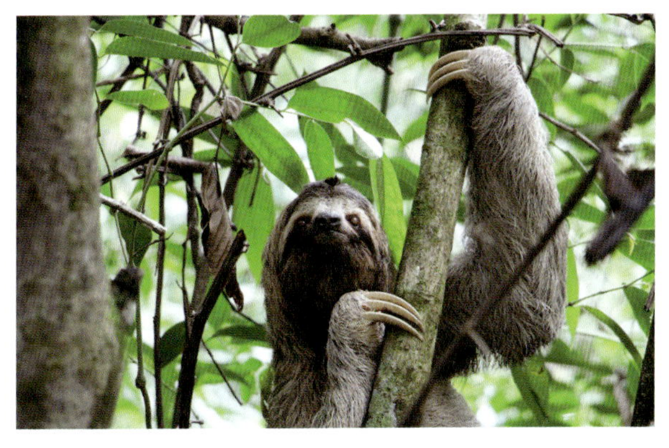

していることが可能となった。すなわち，省エネの代表選手がナマケモノである。

15

甲状腺疾患の検査

はじめに

甲状腺ホルモンは甲状腺から放出されるホルモンで，ほぼすべての臓器系，細胞に対して，代謝活性，分化増殖などを亢進させる方向で働く。身体にとって欠くことのできないホルモンである。

甲状腺の機能が障害される疾患として，犬では甲状腺機能低下症がよく知られている。甲状腺機能の異常は，視床下部，下垂体，甲状腺のどの部位の異常によっても起こりうるものであるが，機能低下症の犬の臨床例のほとんどは，甲状腺の原発性自己免疫疾患によるものである。ただし，甲状腺癌で甲状腺実質が破壊されることにより低下症になることもある。通常，甲状腺癌は非機能性で，過剰なホルモンを産生することはない。しかしまれに機能亢進症もみられる。

猫では自然発生の甲状腺機能低下症はきわめてまれで，良性腫瘍または過形成に起因する甲状腺機能亢進症が圧倒的に多い。また，まれに非機能性甲状腺腫がみられる。甲状腺機能亢進症は米国では成猫あるいは老齢猫の内分泌疾患のうち最もよくみられるもののひとつに数えられており，日本でも最近は多くみられるようになってきている。

甲状腺の機能とホルモン

1．甲状腺ホルモン

甲状腺は，体内でヨードを含む唯一の有機化合物である甲状腺ホルモンを産生する。このため，甲状腺の主要な機能のひとつにヨードの取り込みがある。産生したホルモンの貯蔵と分泌も甲状腺の主機能である。

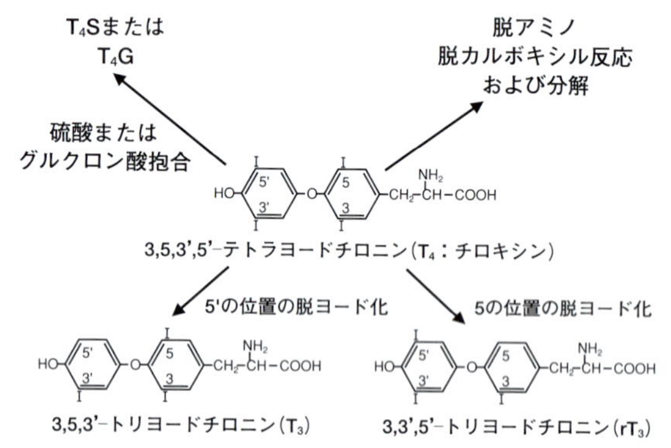

図 1　甲状腺ホルモン T_4 から T_3 への脱ヨード反応による変換
T_4S：硫酸抱合した T_4，T_4G：グルクロン酸抱合した T_4

甲状腺ホルモンには以下のものがある。

- 3, 5, 3', 5'–テトラヨードチロニン(チロキシン，T_4)
- 3, 5, 3'–トリヨードチロニン(T_3)
- 3, 3', 5'–トリヨードチロニン(リバース T_3：rT_3)

このうち細胞内で活性型として働くホルモンは T_3 である(図 1)。T_4 は血漿中に輸送型として存在し，細胞に運ばれると脱ヨード化されて T_3 となる(図 2)。また同時に rT_3 も産生されるが，これには活性はない。血中では T_4 も T_3 も rT_3 も認められるが，ほとんどが輸送蛋白と結合している。輸送蛋白は動物種によって異なるが，チロキシン結合グロブリン(TBG)，チロキシン結合プレアルブミン(TBPA)，アルブミン(Alb)などである。犬では T_4 の 60％は TBG，残りが TBPA および Alb，さらには α グロブリンと結合している。猫では TBG がないため，61％が Alb，39％が TBPA と結合している。

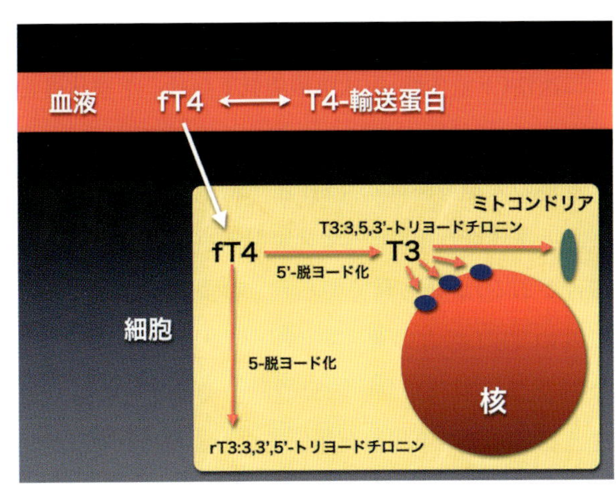

図２　甲状腺ホルモンの血管内輸送と末梢細胞内脱ヨード反応
T_4：チロキシン，fT_4：遊離 T_4

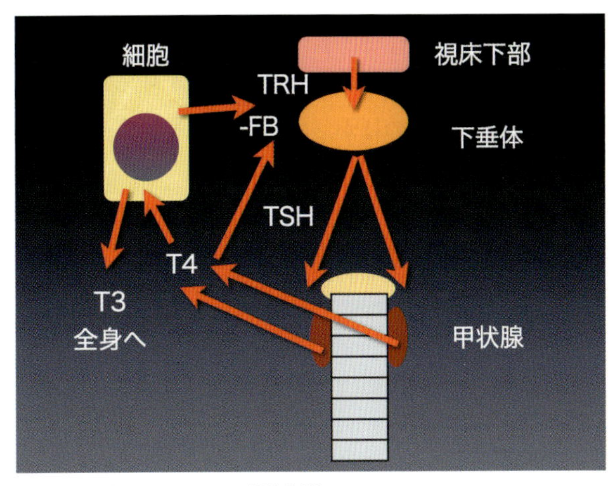

図３　甲状腺ホルモンの分泌制御
TRH：甲状腺刺激ホルモン放出ホルモン，TSH：甲状腺刺激ホルモン，-FB：ネガティブフィードバック

犬および猫では，血中で結合していない遊離 T_4 (fT_4)は約 0.1%，遊離 T_3 (fT_3)は 1%とされている。

2. 甲状腺ホルモンの分泌

甲状腺ホルモン分泌は，直接的には下垂体から分泌される甲状腺刺激ホルモン(TSH)により支配されている。また TSH の分泌は，視床下部から分泌される甲状腺刺激ホルモン放出ホルモン(TRH)によって支配されている(図３)。また血中の fT_4 および fT_3 は下垂体に働き，ネガティブフィードバックとして TSH 産生を抑制することで結果的に甲状腺ホルモン産生を抑制する。この作用は fT_4 のほうが主体と思われる。

ネガティブフィードバック機構の一部には，甲状腺ホルモンが直接視床下部に働くもの，あるいは TSH，TRH 自身によるショートループ，ウルトラショートループのネガティブフィードバックも存在するようであるが，犬や猫でははっきりわかっていない。

3. 甲状腺ホルモンの機能

甲状腺ホルモンはほとんどの組織の細胞に作用する。その作用は急速なものと，遅れて発現するものに大別される。急速な作用には，アミノ酸輸送の促進，ミトコンドリアでの酸素消費の増大がある。酸素消費の増大は，ミトコンドリアのみならず細胞膜のナトリウム(Na)ポンプの刺激によっても起こる。これらの効果としてエネルギーが産生され，体温が上昇する。

遅れて発現する作用とは，細胞の成長・分化・増殖・成熟に関与する蛋白の合成を T_4 が促し，それによって発現するものである。

これらが総合的に働く結果，生体レベルでの生理学的な効果として，体温上昇，心機能亢進，基礎代謝率上昇，糖代謝亢進，糖吸収促進，蛋白同化，成長促進，繁殖への促進効果，赤血球生成の亢進がみられる。

犬の甲状腺機能低下症

1. 原発性甲状腺機能低下症

甲状腺機能低下症は甲状腺ホルモン(T_3 および T_4)の不足のよるものと定義され，臨床的には甲状腺の機能の 75%が失われた状態で発現する。ほとんどすべての臓器系の代謝機能が障害され，細胞の代謝の速度低下による多様な臨床徴候がみられる。

成犬の甲状腺機能低下症のうち 95%以上は甲状腺疾患によるもので，原発性甲状腺機能低下症とよばれる。これにはリンパ球性甲状腺炎と特発性甲状腺萎縮があり，さらに原発腫瘍で正常組織が破壊された場合にも起こる。リンパ球性甲状腺炎は免疫学的疾患(自己免疫疾患)であり，リンパ球，プラズマ細胞，マクロファージのび漫性細胞浸潤を伴う甲状腺濾胞の破壊および線維化を特徴とする疾患である。甲状腺濾胞基底膜には免疫複合体が検出され，後述するサイログロブリンに対する自己抗体の産生を伴うといわれている。

甲状腺に関連した自己抗体には，サイログロブリン自己抗体(TgAA)のほか，甲状腺ホルモン自己抗体もある。これには T_3 自己抗体(T_3AA)と T_4 自己抗体(T_4AA)が含まれる。サイログロブリンとは，TSHの刺激により甲状腺濾胞細胞で合成される甲状腺ホルモンの前駆体であり，甲状腺ホルモンの貯蔵型として，通常は甲状腺濾胞内に貯えられている。分子量約660 kDaの糖蛋白で，2つのサブユニットよりなる。甲状腺においてペルオキシダーゼの働きでヨードと結合し，T_3 や T_4 となる。

成犬の甲状腺機能低下症症例の約50%はTgAA陽性でリンパ球性甲状腺炎を持つことから，自己免疫疾患によるものと考えられる。この抗体が高頻度で検出される犬種があるため，遺伝性であることが示唆されている。甲状腺ホルモン自己抗体の T_3AA，T_4AA が陽性である場合はすべてTgAA陽性である。しかしTgAA陽性でも T_3AA，T_4AA 陽性であるのは5～20%とされているので，自己免疫性の甲状腺炎検出に関してはTgAAのほうが感度は高いといわれている(アイデックス ラボラトリーズで測定可能)。T_3AAや T_4AA は日本では測定できないが，通常の甲状腺ホルモン検査を妨害することがあるので，その存在については理解しておく必要がある。すなわち，甲状腺低下症を強く疑い T_4 を測定した場合，予想に反して高い T_4 値が得られることがある。これは T_3，T_4 自己抗体の存在により，サンドイッチ式の免疫反応アッセイを利用した測定が妨害を受け，血中 T_3，T_4 濃度の偽高値を作るためである。

特発性甲状腺萎縮はその名のとおり病理発生不明の疾患である。炎症性細胞浸潤を伴わない濾胞上皮の変性性疾患であるため，組織像からは病理発生を特定しにくい。甲状腺固有構造が消失して脂肪組織に置き変わることで，不可逆性の破壊となる。

2．二次性(下垂体性)甲状腺機能低下症

二次性(下垂体性)甲状腺機能低下症は，下垂体異常によりTSH分泌が抑制されることが原因で起こる。下垂体の大型の腫瘍がTSH産生細胞を圧迫する場合と，下垂体奇形(ジャーマン・シェパード・ドッグで報告がある)が知られている。このような物理的障害以外のTSH固有の欠損症は，犬では報告がない。TSH欠乏に続発して甲状腺濾胞の萎縮が起こる。頻度としては犬の甲状腺機能低下症の症例の5%未満である。

3．三次性(視床下部性)甲状腺機能低下症

三次性(視床下部性)甲状腺機能低下症は，視床下部からのTRH分泌障害に伴いTSH分泌低下が起こり，それを受けて甲状腺機能が低下するものである。犬での発生ははっきりわかっていない。

4．甲状腺ホルモン変換異常

T_4 が組織細胞内で脱ヨード化されて T_3 に変換されなければ甲状腺ホルモンとしての活性を得られないので，結果的に甲状腺機能低下症となるはずである。このような疾患は理論的には酵素の欠損で起こりうるものと思われるが，実際には報告されていない。

血中の T_3 が減少して T_4 が正常である症例はみられることもあるが，これは薬物の影響など，ほかの原因によるものと思われる。

成犬の甲状腺機能低下症の診断的特徴

1．患者情報

成犬の甲状腺機能低下症は，中齢(4～10歳)，中型犬，大型犬に多くみられる。巨大犬種ではそれよりも若い時期から発生する。トイ種，ミニチュア種での発生はまれとされているが，小型犬種の多い日本では決して多くはないものの，それでもみられている。雌雄差はないが，雌では不妊手術済みの個体に多くみられる。

好発犬種のなかでは，常染色体劣性遺伝による自己

免疫性甲状腺炎の発生が知られている。ハイリスクの犬種として，グレート・デーン，オールド・イングリッシュ・シープドッグ，ドーベルマン・ピンシャー，ダックスフンド，アイリッシュ・セター，ミニチュア・シュナウザー，ゴールデン・レトリーバー，ボクサー，ビーグル，プードルがある。

2. ヒストリー

主訴は多岐にわたり，はっきりしないものも多い。このため，本疾患は“great pretender”（＝何にでもみえる）とよばれる。全身徴候は細胞代謝が不活発になることに起因してみられる。精神状態が鈍である，傾眠，運動不耐，多食なしで体重増加，低体温（通常は寒がらないが寒がる症例もいる）が比較的特徴的な徴候である（図４）。

3. 身体検査

(1)皮膚の変化

身体検査所見としては，皮膚の変化がよくみられる。体幹性左右対称性脱毛はクッシング症候群ほどには顕著ではないが，胸腹部の腹側から側面にかけて脱毛し，頭部，四肢には毛が残るものが多い。また，局所性脱毛として，クッシング症候群にもみられることがあるラットテイルが存在することもある。

パピーコートとは，主毛 primary hair が抜けて副毛 secondary hair が残るために子犬のような柔らかい被毛になることで，全体的に毛が抜けやすく，剪毛部分の再生が遅いこともある。

その他の皮膚の変化として，色素沈着（黒色化），角化亢進，苔癬化，脂漏がみられることがある。

皮膚の粘液水腫が起こると皮膚肥厚がみられる。顔面に起こった場合「悲しみの顔」とよばれる特徴的な顔になる。

Ｔリンパ球機能の抑制に関係した，皮膚や外耳の再発性感染症がみられることがある。感染があるものではかゆみも伴う。細菌性毛包炎，せつ腫症，ニキビダニ症，マラセチアなどがみられる場合は，本症も疑ってみる必要がある。

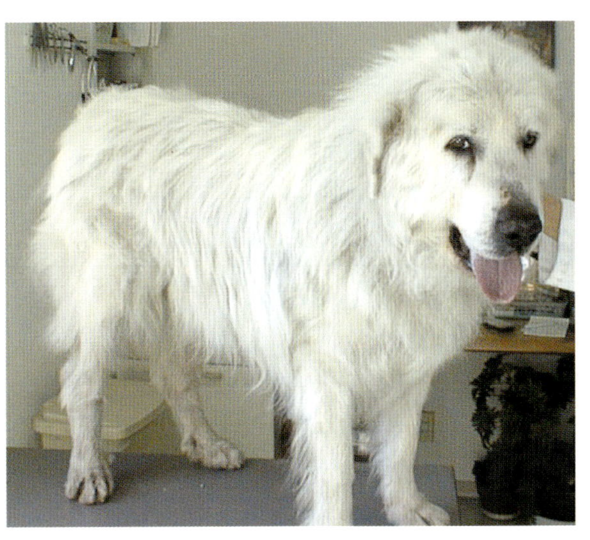

図４　甲状腺機能低下症の大型犬
毛並みが悪く，精神状態が鈍である。
（たちかわ動物病院，太刀川史郎先生のご厚意による）

(2)その他の所見

神経筋徴候としては，衰弱，筋の脱力，発作，運動失調，斜頚，単一神経または多発神経障害，顔面神経麻痺，腱反射低下が知られている。顔面麻痺を主徴とするホルネル症候群が起こるという報告もあるが，実際には関連は否定されている。また，巨大食道や喉頭麻痺との関連も証明されていない。

まれな所見として，心臓への影響がみられることがある。収縮力，拍出量，心拍数の低下，心尖部拍動減弱が特徴で，心筋線維のアドレナリンβ受容体の減少，酵素 ATPase の減少などに関連するといわれている。

消化器徴候としてはまれに腸の運動低下に関連した便秘がみられることもあるが，下痢との関連は証明されていない。下痢がみられる犬では，血清中 T_4 濃度の低下がしばしば経験されるが，これは真の甲状腺機能低下症ではなく，後述のいわゆる「甲状腺正常でホルモン濃度の低下をみる症候群」であろう。

粘液水腫昏睡は，甲状腺機能低下症の犬に麻酔を実施した場合に遭遇することがある，低体温を伴う昏睡で，致死的な場合もある。von Willebrand 病（vWD）による出血傾向がみられるとの報告があり，甲状腺機能低下症と vWD の好発犬種はオーバーラップしているため，2つの病気が併発している可能性がある。し

表 1　基礎 T_4 値に基づく甲状腺機能低下症の一般的評価

T_4	評価
>2.0 μg/dL	否定可能
1.5～2.0	ありそうもない
1.0～1.5	どちらともいえない
0.5～1.0	可能性あり
<0.5	かなり疑われる

かし実際にはこれらに関連があるという証拠はない。発育障害(クレチン病)は若年性の甲状腺機能低下症でみられる病気で，成犬でみられるものではない(後述)。

4. スクリーニング検査

甲状腺機能低下症の診断の際はいきなり甲状腺ホルモンの測定に入るのではなく，特徴的な犬種，年齢，臨床徴候から疑いを強め，かつスクリーニング検査で本症に特徴的な変化を探すとともに，他疾患の存在について総合的に評価を行った後，はじめて確認検査に入るのがよい。

スクリーニング検査としては，最低限，血液検査(CBC)と血液化学検査が必要である。CBCでは軽度の正球性正色素性貧血(非再生性貧血)が，甲状腺機能低下症の犬の25～40%にみられる。血液化学検査では多くの症例で高コレステロール血症がみられる。総コレステロール(TCho)は非常に高くなるのが特徴である。

5. 甲状腺ホルモンの測定

甲状腺機能低下症の確認のためには甲状腺ホルモンの測定を行う。これは T_3 よりも T_4 が優れている。T_3 値は補助的な診断価値しかないので，通常は測定しない。

基礎 T_4 値とは甲状腺を刺激しない状態で測定した T_4 濃度のことで，この基準値を参照して T_4 が低値であるかどうかを確認する。犬の T_4 値は午前中に一番の高値がみられるため，午前中に採血する。材料としては血清を採取し，検査機関に送るか，院内の機器で測定する。基礎 T_4 値は絶食(～36時間)の影響を受けず，溶血や血清の凍結融解にも影響されない。血清中 T_4 は室温で8日間安定であるが，外注検査を依頼する場合，通常は冷凍または冷蔵保存が望まれる。

基礎 T_4 値から甲状腺機能低下症を評価する場合の一般的な基準として，0.5～1.0 μg/dL の低値であれば可能性ありと判定する。0.5 μg/dL 未満であれば非常に疑われる。ただし，正確な評価を行うには測定機関や測定機器における犬の基準値範囲を参照する必要がある。

基礎 T_4 値が基準値～基準上限の場合，甲状腺機能低下症はほぼ除外される。低値～正常下限の場合は本症が疑われるが，必ずしも確定的ではなく，追加の診断検査が必要となる場合がある(**表 1**)。高齢犬およびサイト・ハウンド(サルーキ，バセンジー)では低値がでやすい。また，甲状腺以外の疾患でも低値がみられるので注意が必要である。

6. 甲状腺ホルモン測定時の注意

Euthyroid sick syndrome とよばれる「甲状腺正常でホルモン濃度の低下をみる症候群」には，数多くの非甲状腺疾患が含まれる。一般に重度または慢性の疾患では，基礎 T_4 値の低下がみられることが多い。その低下の度合いが「甲状腺機能低下」と判断される範囲内の場合もある。これは疾病に対する身体の適応反応で，甲状腺機能は実際には低下していない。甲状腺の機能停止ではなく輸送蛋白の問題ともいわれているが，fT_4 は通常低下しない。したがって，体細胞は T_4 を利用できている。

低下症と誤診して甲状腺ホルモン補充療法を開始すると，身体は甲状腺機能亢進症の状態になってしまい有害な場合がある。さまざまな疾患で甲状腺ホルモン濃度が低下するのは「病気のときはおとなしくするように」といわれていることと同じであり，それに対して甲状腺機能低下症と誤診して甲状腺ホルモンを投与することは，寝ていなければならない患者を走らせているのと同様の誤った治療法である。**表 2** に示すような多様な状態で甲状腺ホルモン濃度の低下が起こることが知られている。自然発生ならびに医原性クッシング症候群(グルココルチコイド投与)では，T_4 値とともに fT_4 値も低下するので注意が必要である。

さらに特定の薬物投与により基礎 T_3，T_4 値の低下がみられることも知られているため，投薬歴を知ることは重要である。T_3，T_4 ともに低下するものを表3に挙げる。T_4 のみ低下するものとしてはフェノチアジンが，T_3 のみ低下するものとしては造影剤が知られている。また，エストロゲン，5フルオロウラシル(5-FU)，ハロセンは両ホルモンを上昇させ，脂肪酸，造影剤，プロスタグランジン，インスリンは T_4 を上昇させる。

すなわち，甲状腺機能低下症を診断するうえでの基礎 T_4 値は，感度は高いが特異度は低いということになる。したがって T_4 値もスクリーニング的な目的として利用すべきである。T_4 の低値は甲状腺以外の疾患でもみられることに注意しなくてはならない。基礎 T_4 値の低値がみられた場合には2つの可能性，すなわち，真の甲状腺機能低下症と偽の低値を考えておかなければならない。犬種，年齢，ヒストリー，身体検査所見，スクリーニング検査所見がすべて本症を示唆して，なおかつ他疾患や投薬が除外されているのであれば本症の可能性が限りなく高い。そのほかの場合にはさらなる確認試験に進むか，基礎 T_4 値を再測定してみるのがよい。再測定は，6～8週間後または症状軽快後に行う。

表2　甲状腺正常でホルモン濃度低下をみる症候群

加齢
飢餓
手術や麻酔処置
糖尿病
クッシング症候群
アジソン病
腎疾患
肝疾患
ジステンバー
ニキビダニ症
細菌性皮膚炎
全身性感染症
脊椎板疾患
免疫介在性溶血性貧血(IHA)
リンパ腫
心不全

表3　甲状腺ホルモンに影響を与える薬物

アンドロジェン
サリチル酸
ヘパリン
ジアゼパム
スルフォニル尿素
フェニルブタゾン
ジフェンヒドラミン
フェノバルビタール
プリミドン
グルココルチコイド

T_3，T_4 ともに低下する薬物を挙げる。

7. 確認検査

古くは確認検査として TSH 刺激試験が行われていた。しかし牛由来 TSH が入手できなくなり，ヒトリコンビナント TSH がきわめて高価であることから，現在では新しい確認検査として基礎 T_4 値に fT_4 と cTSH を加えるものが推奨されている。通常測定する T_4 は総 T_4 で，これは薬物，併発疾患，輸送蛋白の量に左右されて変動するが，fT_4 は変動しない。すなわち，甲状腺からの分泌を反映し，生物活性に密接に関連する物質である。

fT_4 は真の甲状腺機能低下症で低値を示し，他疾患では通常は影響されないことが知られている。平衡透析法による測定(fT_4D)が最も信頼性が高いが，コストと時間がかかる(ED RIA，アイデックス ラボラトリーズ)。犬の fT_4D は，cut-off(基準値下限)を 5.42 pmol/L に設定した場合，感度80％，特異度93.5％とされている(Dixon RM, et al. *J Small Anim Pract.* 40: 72-78, 1999)。ただしこの cut-off 値は研究者や検査機関により多少異なる。現在は，まずスクリーニング的な目的で犬用の fT_4 アッセイキットを用いた簡便法を実施する。fT_4D の検査は，自己抗体の問題などで結果の解釈が困難な場合に確認検査として利用される。

cTSH は犬に特異的な TSH であり，原発性甲状腺機能低下症で高値になるとされている。これもアイデックス ラボラトリーズで測定可能である。cTSH は，cut-off 値を 0.68 ng/mL に設定した場合，感度86.7％，特異度81.8％といわれている(Dixon RM, at al. *J Small Anim Pract.* 40: 72-78, 1999)。

8. 検査結果の解釈

検査結果は臨床所見に照らしあわせ総合的に評価する。基礎 T_4 値で予想外の結果がみられた場合，すなわち臨床的に甲状腺機能低下症が十分疑われる症例で T_4 が高値であった場合は，血中に抗 T_4 抗体が存在し，検査結果を妨害した可能性が考えられる。通常の検査では抗 T_4 抗体の存在により高値がみられることがある。簡便法の fT_4 アッセイも抗 T_4 抗体の影響で偽高値を示す可能性があるが，そのような場合には

表４　発育不良の鑑別診断

内分泌疾患
下垂体性こびと症：ジャーマン・シェパード・ドッグ
先天性甲状腺機能低下症
糖尿病：ロットワイラー，ゴールデン・レトリーバー，キースホンド
遺伝性骨疾患
軟骨形成不全：アラスカン・マラミュート
ムコ多糖症：シャム猫
軟骨異栄養症：バセット・ハウンド，コリー，ミニチュア・プードル，スコッチ・テリア
栄養欠乏
主要栄養素欠乏（蛋白，脂肪，炭水化物）
ミネラル（亜鉛，カルシウム）
ビタミン（A，D）
酸素（先天性心疾患，慢性肺疾患）
細胞代謝の先天的障害
ライソゾーム貯蔵病
グリコーゲン貯蔵病
慢性疾患
免疫不全症
消化管内寄生虫感染
先天性または後天性の主要臓器の障害
先天性心不全
肝不全（門脈体循環シャント）
腎不全
先天性腎形成不全：シー・ズー，ラサ・アプソ，ノルウェジアン・エルクハウンド
多発性嚢胞腎，ファンコーニ症候群
消化器疾患
巨大食道
膵外分泌不全

fT_4Dの測定を検査機関に外注すれば，自己抗体による影響は受けないので正確に評価できる。

ほかの検査結果がすべて甲状腺機能低下症を示唆しているのにもかかわらず，cTSHの低値がみられることもある。甲状腺機能低下症が真に存在していてcTSHが低値を示すのは，併発疾患が存在するためと思われる。また，甲状腺機能正常でcTSHが高値を示すのは，他疾患の回復期，あるいはスルフォンアミド合剤投与が原因と考えられる。

甲状腺機能正常でfT_4またはfT_4Dが低値を示すのは，グルココルチコイドの関与があるときである。また，低下症でfT_4Dが基準値範囲であるのは，甲状腺破壊の初期の代償反応によるものと考えられる。

9．甲状腺機能低下症の鑑別

甲状腺機能低下症の鑑別は，治療を計画するにあたってとくに必要なことではないが，予後を考える際には重要かもしれない。cTSHの高値がみられるのが原発性甲状腺機能低下症で，cTSHの低値がみられるのが二次性，三次性の疾患である。

繰り返しのTSH刺激（10 U/head sid 3日以上）を行えば，二次性，三次性ならばT_4値が増加するので原発性と区別することができる。しかしヒトリコンビナントTSH製剤（タイロゲン®筋注用0.9 mg，サノフィ）はきわめて高価である。

TRH刺激試験（0.1 mg/kg iv）で6時間後にT_4値が投与前より0.5 μg/dL上昇すれば三次性が示唆される。

幼犬の甲状腺機能低下症

幼犬の甲状腺機能低下症（クレチン病）は身体的および精神的な発育不良を主徴とする疾患で，数多くある発育不良疾患のなかでも一定の特徴を有している。犬の発育不良の鑑別診断には，内分泌疾患，遺伝性骨疾患，栄養欠乏，細胞代謝の先天的障害，慢性疾患，先天性または後天性の主要臓器の障害，消化器疾患が含まれる（表４）。このなかで骨格の異常を示すものには，遺伝性骨疾患と，内分泌疾患のうち甲状腺機能低下症が挙げられる。甲状腺機能低下症では，不均衡な発育不良が特徴とされている。

クレチン病は，甲状腺ホルモン（T_3，T_4）の合成不良，分泌不良，または末梢細胞レベルにおけるホルモン変換異常による全身的代謝障害であり，とくに身体的，精神的な発育不良が顕著である。発育異常の特徴的所見として，頭蓋骨が短く幅が広いこと，顎骨が短いこと，頭が大きくアンバランスで四肢が短いこと，背曲がりがある（図５）。また，歯牙萌出遅延，骨端成長板閉鎖不全（図６），歩様異常もみられる。

症状としては，精神状態鈍が顕著で，倦怠がみられ，動きがきわめて鈍い。そのほかの症状としては，便秘，食欲不振，脱毛，パピーコート，被毛の乾燥，皮膚肥厚，呼吸困難もみられることがある。さらに，

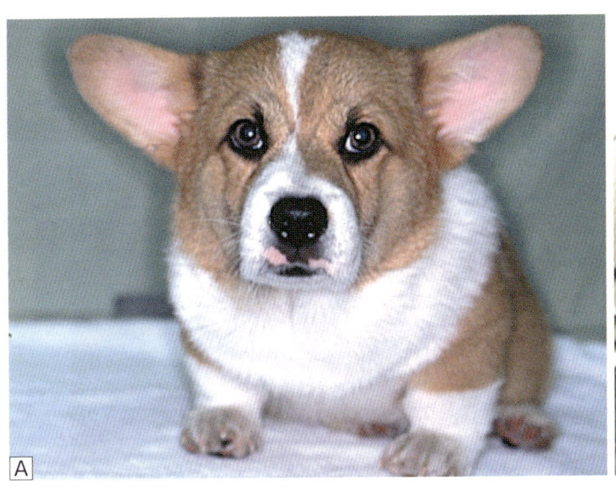
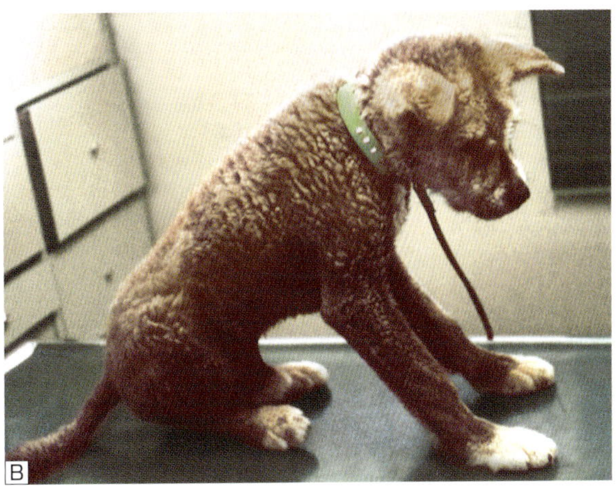

図５　クレチン病

Ａ：若齢のウェルシュ・コーギー。頭部の骨の成長がアンバランスで，手足の発育が悪く，うまく歩けないとの主訴で来院した。
Ｂ：若齢の秋田犬。精神的発育が悪く，診察台の上から動かない。
（Ｂ：小野動物病院，小野裕之先生のご厚意による）

神経学的異常がみられることがあり，これには反射低下，筋のふるえ，脊髄反射亢進，知覚過敏がある。家族はこのような異常に，３～８週齢ではじめて気づくことが多い。

原因には，原発性として甲状腺形成不全，甲状腺ホルモン合成障害が，二次性としてTSH分泌障害がある。ほかにジャーマン・シェパード・ドッグで知られている先天性の下垂体異常として，ラトケ嚢Rathke's pouchのシスト形成がある。これは分泌障害がTSHのみの場合にはクレチン病となるが，成長ホルモン分泌も障害され下垂体性こびと症となることが多い。この場合の発育不良は，均整のとれた発育不良であり，クレチン病のそれとは鑑別される。クレチン病には，甲状腺腫を伴うものと伴わないものがあり，これまでの犬での報告では前者として甲状腺組織におけるヨード利用の先天性異常の症例が，後者として先天性甲状腺低形成がある。また医学領域では地方病性クレチン病として，周産期のヨード欠乏による甲状腺腫性クレチン病が多く報告されている。

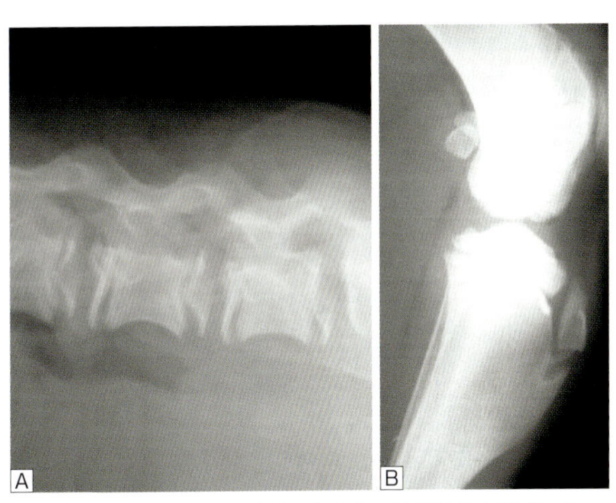

図６　クレチン病を呈す若齢の秋田犬の骨端軟骨の閉鎖不全

図5Bと同症例。
Ａ：脊椎，Ｂ：後肢。
（小野動物病院，小野裕之先生のご厚意による）

甲状腺機能低下症の治療およびモニター

1．緊急治療

犬の甲状腺機能低下症の緊急治療として知っておかなければならないのは，粘液水腫昏睡である。これは低下症を知らずに麻酔をかけたときに起こるもので，T_4測定の結果を待つ余裕はない緊急事態である。術前検査により十分に回避が可能であるので，このような緊急事態を現実には起こしてはならない。

治療にはL-チロキシン製剤の静脈内投与が必要であるが，実際にはそのような製剤は病院で保有してい

表5　L-チロキシン注射剤調整法

用意するもの
L-チロキシンナトリウム・5水和物：11.4 mg（試薬）
0.1 mol/L-水酸化ナトリウム：1 mL（試薬）
注射用水：100 mL
メンブランフィルター（0.22 μm）
滅菌褐色アンプル
調製法
L-チロキシンナトリウム・5水和物11.4 mgを計量
0.1 mol/L-水酸化ナトリウム1 mLで溶解する
注射用水を加え100 mLにする
メンブランフィルター（0.22 μm）で濾過する
滅菌褐色アンプルに充填し密閉する

ない。したがって，チロキシンの経口投与用製剤または試薬を注射用水で溶解して，細菌除去用メンブランフィルターを通すしかない（表5）。ショックに対してはグルココルチコイドを使用し，そのほか低体温にも対応する。

2. 通常の治療およびモニター

通常の低下症の治療薬としてはL-チロキシンを選択し，一生にわたって治療する。初期用量は0.02 mg/kg bidであるが，甲状腺ホルモン濃度のモニター結果に基づき必要に応じて投与量を調整する。維持用量として通常使われるのは0.02 mg/kg sidまたはbidである。T_3の投与が必要なことはきわめてまれである。

併発疾患，すなわち心疾患，糖尿病，副腎皮質機能低下症がある場合には，代謝の急激な亢進を避けるため補給量を漸増していく必要がある。この場合の初期用量は0.005 mg/kg bidで，その後3～4週間にわたり漸増する。

チロキシン治療への反応があれば，精神状態，活動性，食欲は1週間以内に好転するはずである。皮膚（被毛の状態）は4～6週間で好転する。生殖器系異常（無発情など），臨床病理学的異常（高コレステロール）は解決までに数カ月を必要とするが，通常は予後良好である。

治療に無反応の場合は，甲状腺機能低下症の診断を再評価する必要がある。T_4値のみで診断を行った場合には，真の低下症なのか，併発疾患によるT_4の低値なのかを常に考える必要がある。診断が正しいと思われるなら，投薬量または回数が不適当ではないかと考える。L-チロキシン製剤の吸収不良の可能性もあるので，メーカーを変えてみることもある。経口投与用の治療薬としては，チラージン®S錠，チラージン®末（あすか製薬），ソロキシン®（Virbac）などが利用できる。レベンタ®（MSDアニマルヘルス）は，1 mL中にL-チロキシンナトリウム・5水和物を1 mg含有する犬の甲状腺機能低下症治療用の液剤で，フードにかけて投与するため用量の調節が容易で，また1日1回の投与で有効な治療薬である（図7）。

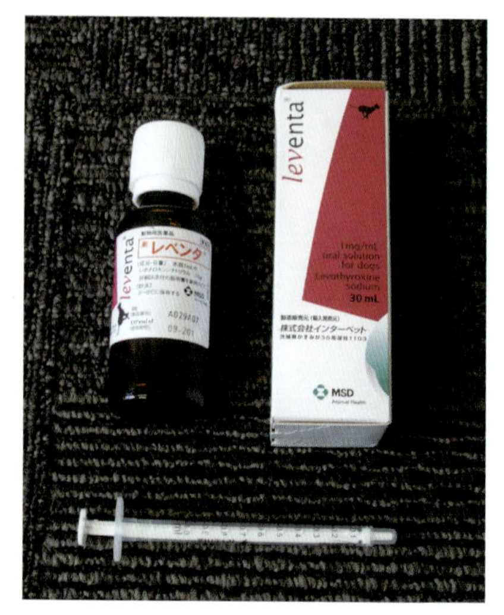

図7　1日1回投与のL-チロキシンナトリウム・5水和物液剤

レベンタ®（MSDアニマルヘルス）

L-チロキシン投与量を調節する場合，投与中のT_4値モニターを行う。モニターを行う症例は，1カ月以上投与しても反応の悪いもの，甲状腺機能亢進症の徴候がみられるもの（甲状腺中毒）などである。正常の反応とは，T_4値のピークが投与後4～8時間で，基準値上限近くまで上がるものである。その次の投与前にはT_4値は基準値下限あたりとなっているのがよい。

モニターは投与開始後4～6週間待ってから行う。L-チロキシン投与直前（0時間）と投与後4，6時間で血清T_4を測定する。必要に応じてT_3値を測定することもある。結果の解釈は表6に示すように行う。甲状腺ホルモン濃度が投与前，投与後ともに正常ならば，通常は変更の必要はない。臨床徴候がまだ存在す

表６　甲状腺ホルモン投与後のモニター結果の解釈

甲状腺ホルモン濃度		方針	コメント
投薬前	投薬後		
正常	正常	変更必要なし	臨床徴候がまだ存在するなら診断を再評価
正常	増加	変更必要なし	甲状腺中毒が存在するなら投薬量減少
低値	正常／増加	sid なら bid に	すでに bid なら投薬量を増加
低値	低値	投薬量を増やす	製剤タイプを変更してみてもよい
増加	増加	変更必要なし	甲状腺中毒が存在するなら投薬量減少 臨床徴候がまだ存在するなら診断を再評価 抗甲状腺ホルモン抗体による偽の高値を評価

る場合には診断を再評価する必要がある。甲状腺ホルモン濃度が投与前正常，投与後増加している場合も，通常は変更の必要はない。臨床的に甲状腺中毒が存在する場合には投与量を減少すればよい。甲状腺ホルモン濃度が投与前には低く，投与後が正常または増加ならば，T_4 投与を sid で行っている症例は bid に変更し，bid で行っている症例は投与量を増やす。甲状腺ホルモン濃度が投与前，投与後ともに低値であれば，投与量を増やす，あるいは製剤のタイプを変更する必要がある。甲状腺ホルモン濃度が投与前，投与後ともに高値の場合，甲状腺中毒が存在しないならば変更の必要はない。甲状腺中毒が存在するならば投与量を減少させる。臨床徴候がまだ存在するなら，診断を再評価する必要がある。さらに，甲状腺ホルモン自己抗体による免疫学的検査の妨害で高値がでる検査機関の場合には偽の高値を考える。

猫の甲状腺機能亢進症の診断的特徴

1．概要

猫の甲状腺機能亢進症は過剰な血中 T_4，T_3 を特徴とする多臓器疾患で，1980 年頃より米国の大都市を中心に発生がみられるようになった。今日では猫の内分泌疾患では最も多い疾患，小動物で最も多い疾患のひとつとされている。日本での発生報告は最近になって増加している。

猫の甲状腺機能亢進症における甲状腺の病理学的変化は，腺腫または腺腫様過形成であり（図８），病理

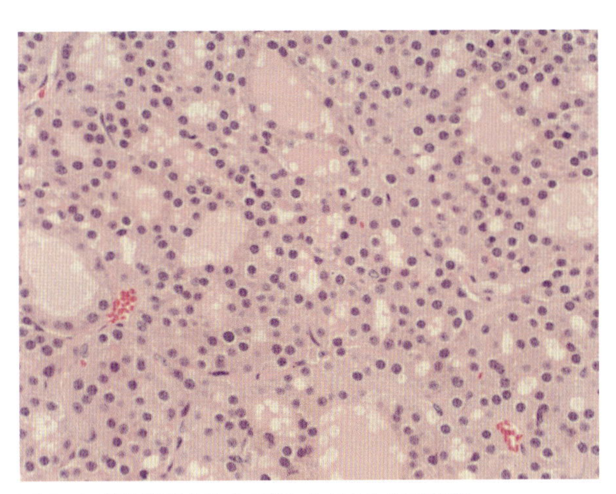

図８　甲状腺機能亢進症の猫にみられた良性腺腫

発生は未だ不明である。多くの場合両側性にでることから，液性因子の関与も考えられている。ヨード欠乏はとくに関連がないと思われるが，あるときから都市部で急に本疾患が増加したことから，栄養因子，環境因子，毒素などや，プルトップ缶キャットフードの関与も推測されている。

ニューヨークのアニマルメディカルセンターで最初の甲状腺機能亢進症の報告があったのが 1979 ～ 1980 年にかけてであるが，同センターの，同時期を含む 1970 ～ 1984 年における剖検例での甲状腺腫大例は約 2 例／年でしかなかった。その後，1978 ～ 1983 年には甲状腺機能亢進症と診断されるものが 3 例／月に増え，1993 年には 22 例／月の割合で猫の甲状腺機能亢進症が診断されている。このような急激な増加の背景には，高齢の猫が増加していること，より軽微な変化でも同疾患を疑ってスクリーニング検査を行うようになったこと，動物の家族に対する教育が徹底されたことなどが挙げられるが，本当に環境要因などでこの疾

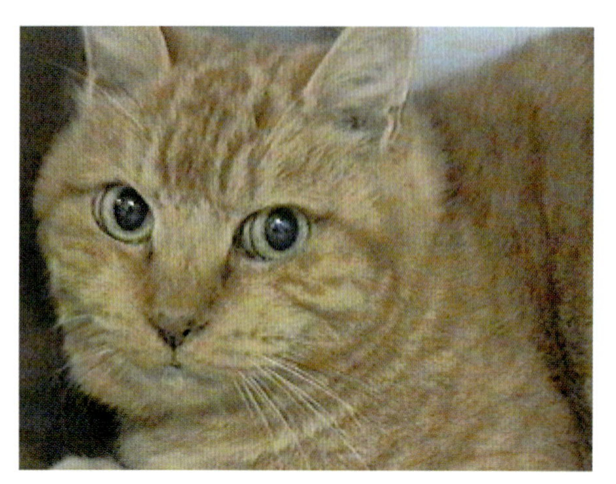

図９　典型的な風貌の甲状腺機能亢進症の猫①
ケージのなかからじっとこちらをみつめている。

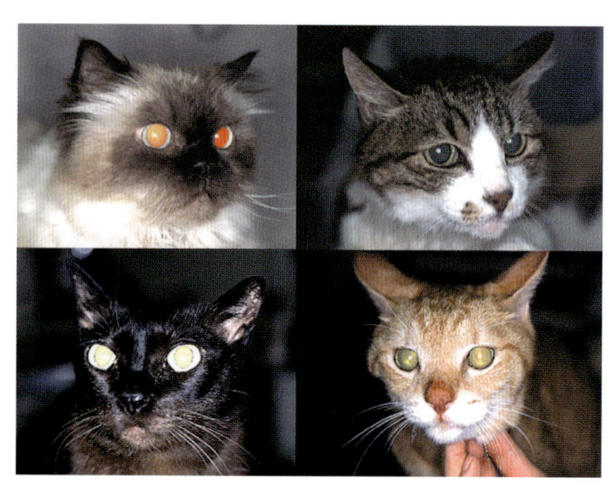

図１０　典型的な風貌の甲状腺機能亢進症の猫②
痩せていて眼がぎらついているのが特徴。

患が増加しているということもあるのかもしれない。

日本の猫における本症の発生は1990年頃よりみられるようになってきた。猫の寿命の延長はひとつの重要な因子と思われる。著者らは1995年1月～6月のあいだに東京都心部の病院(赤坂動物病院)に来院した猫を調査した。その結果，10歳以上の猫73例中12例(16.4％)でT_4の高値が認められ，甲状腺機能亢進症と診断した(Shibanai A, et al. *Jpn J Vet Clin Path.* 2: 6-10, 1996)。その後も現在に至るまで，8歳を過ぎた猫ではT_4の測定によるスクリーニング検査を続けており，本症は10歳以上の集団を中心に10％以上の高い頻度で発生がみられている。

2．患者情報

猫の甲状腺機能亢進症は中齢から老齢に発生する疾患であり，年齢範囲は初期の研究では4～22歳(中央値13歳)で，そのうち10歳未満はわずか5％であった。最近になってわずかではあるが，若齢での発症例が知られている。品種好発性や性差はみられない。

3．ヒストリー

主訴あるいは問診での異常所見として多いものに，体重減少(88％)，多食(49％)，嘔吐(44％)，多飲多尿(36％)，活動亢進(31％)がある。そのほか，場合によってみられるものには食欲低下，下痢，元気消失，虚脱，呼吸困難がある。これらのような多くみられる変化をよく検討すると，嘔吐を除き，どれも猫を病院に連れてくる理由にはあまりならないものだとわかる。家族にとって猫がよく食べるということは，満足することではあってもあまり問題にはならないだろう。体重減少に関して「よく食べるが，さほど太らない」と考えたとすれば，来院の理由にはならない。多尿には気づかないことが多く，また活動亢進も「よく甘えるようになった，よく遊ぶようになった」と考えれば，到底病院に行く理由にはならないのである。

4．身体検査

初期の報告によれば甲状腺腫大は83％の症例にみられるとされているが，これは早期に発見していれば必ずしもみられるものではない。そのほかの所見としては，削痩，心雑音，頻脈などが比較的多い。痩せているという所見は65％にみられ，心雑音と頻脈はそれぞれ54％，42％にみられる。ギャロップ音は15％で聴取される。運動性亢進と過剰攻撃性はそれぞれ15％と10％にみられるが，これらは通常の身体検査よりももっとよく注意してみる必要がある。落ちつきがない，入院ケージのなかで眼がぱっちりと開いているなどは特徴的な所見である(図９，10)。

甲状腺触診の方法は，成書では喉頭から下へと記載されているが，実際には胸郭入り口から，親指と人差し指を気管の両側に沿わせて上にすべらせる方法がよい。

5. 全身徴候および病態生理

甲状腺ホルモンの影響はほとんど全身におよぶが，それぞれの器官系に対する影響によって，これまでに挙げたさまざまな徴候が発現する。痩せる理由についてはインスリン様成長因子1（insulin-like growth factor 1：IGF-1）濃度の低下によるものと説明されている。なお，甲状腺機能亢進症の猫は抗甲状腺薬による内科療法により体重が元に戻るが，その際にIGF-1濃度が上昇することがわかっている（Rochel D, et al. *J Fed Med Surg.* 20: 179-183, 2018）。

神経・筋肉へのホルモンの影響が，活動性亢進，攻撃性，あるいは虚脱，疲労，運動時の呼吸困難を生み出す。ストレスへの対応ができないこともひとつの臨床的特徴である。通院時に攻撃性，興奮，虚脱などがみられることもある。

消化器系への影響としては，カロリー消費の増加の結果，多食と体重減少が起こる。また，急な多食は嘔吐の原因となる。腸運動亢進により下痢や頻繁な排便が起こる。

腎臓では腎血流量，糸球体濾過量（GFR），尿細管吸収量のすべてが増加する結果として多尿がみられる。これらは腎機能にとってよいことかといえば，みかけ上の腎機能は上がっているものの，血圧が上がり腎臓に対して過剰な仕事を強いていることになる。治療をしなければ腎臓はより早く壊れると思われる。

呼吸器系では呼吸筋への影響，CO_2産生増大により，呼吸困難，パンティング，過呼吸が起こる。これらはとくにストレス時などによくみられる。

心血管系での変化は，末梢組織での機能障害の代償とホルモンの直接の影響によって起こる。末梢での代謝と酸素要求は増大し，心拍出量が増加してボリュームオーバーロードの状態となる。また，心筋へのホルモンの影響，交感神経系へのホルモンの影響もある。その結果，収縮期雑音，頻脈，ギャロップ音，不整脈，うっ血性心不全，心陰影の拡大，胸水，肺水腫などがみられる。心臓超音波検査では，左心室肥大，中隔肥厚，左心系の拡大，収縮減退などがみられ，まれに拡張型心筋症などが検出される。

6. スクリーニング検査

甲状腺機能亢進症が疑われる症例では，CBC，血液化学検査，尿検査をまず行う必要がある。これは診断に必要な検査というよりも，種々の併発疾患を検出し，全身状態を評価するためのものである。また，診断が確定した際には手術も治療選択肢のひとつとなるため，麻酔前の評価としても重要なものになる。さらに，多飲多尿や多食，あるいは削痩のような全身徴候がみられる場合，除外リストに含まれる各種疾患を鑑別する意味でも検査は必要である。

CBCでは，赤血球増加症（53％）がみられることが多い。これは甲状腺ホルモンの骨髄刺激作用とエリスロポエチン産生の増加によるものと考えられる。また平均赤血球容積（MCV）の高値（31％）もみられることがある。そのほかに，ストレスを反映したリンパ球減少症（40％），好酸球減少症（34％）もみられる。また白血球増加症も一部（21％）にみられる。

甲状腺ホルモンによる血液化学検査数値への影響は，肝酵素に対するものがやや特徴的である。アラニンアミノトランスフェラーゼ（ALT）とアルカリホスファターゼ（ALP）が上昇している症例が多いが，これは過剰なホルモンが細胞活性を高めるためで，肝障害が起こるわけではない。これらの数値は治療により低下する。ALTの高値は老齢の猫では比較的一般的であるのに対し，たとえ肝臓に病変がある猫でもALPの上昇をみることは少ないので，ALPが上昇することは比較的信頼性の高い指標となる（**図11**）。ALPは甲状腺機能亢進症を治療することで低下するので，過剰な甲状腺ホルモンの影響で産生が増加しているものと思われる。由来としては，肝胆道系もあるかもしれないが，全身の骨芽細胞の活性化が考えられる。

腎機能の指標としてのクレアチニン（Cre）は，甲状腺機能亢進症の猫の3.5％でしか高値（>2.3 mg/dL）がみられない。これは過剰な甲状腺ホルモンの影響で血圧が上昇し濾過が亢進しているとも考えられるが，実際はそうではない。腎機能のより鋭敏な指標である対称性ジメチルアルギニン（SDMA）は甲状腺機能亢進症群の20.6％で上昇している。したがって，腎機能

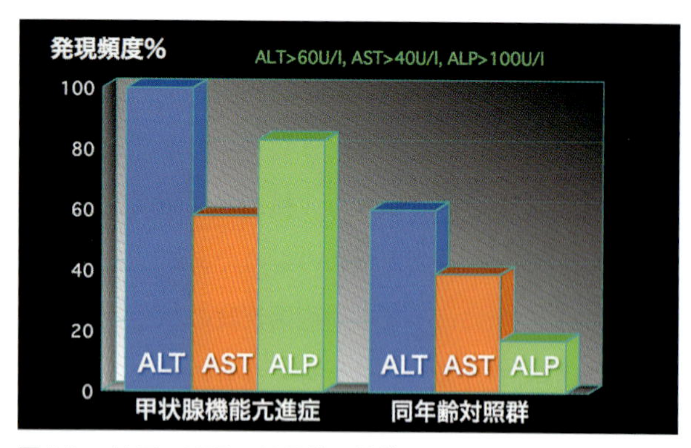

図 11　ALT，AST，ALP 値の比較

甲状腺機能亢進症の猫では同年齢の対照群に比べ，ALT や ALP の上昇を示すものが多い。
ALT：アラニンアミノトランスフェラーゼ，AST：アスパラギン酸アミノトランスフェラーゼ，ALP：アルカリホスファターゼ
（Shibanai A, et al. *Jpn J Vet Clin Path.* 2: 6-10, 1996 をもとに作成）

が上がっていると考えるよりも，筋肉の減少により Cre があまり上がらなくなり，むしろ腎臓病の存在が隠されてしまっているものと考えられる。

7．確定診断

甲状腺ホルモン濃度の高値がみられれば診断は確定的である。一般に T_4 の偽の高値というものはないので，通常は fT_4 まで測定する必要はない。また，T_3 は感度が劣るため測定の必要はない。

高値であると判定する際には，その測定系における猫の基準値範囲が必要である。**表 7** に示すものはひとつの例であり，T_4 が何 μg/dL を超えたら診断的かということは，測定を行う検査機関のガイドラインにしたがう。

表 7　猫の T_4 値に基づく甲状腺機能亢進症の一般的評価

T4	評価
＞4.0 μg/dL	亢進症がかなり疑われる
3.0〜4.0 μg/dL	亢進症の可能性あり
2.5〜3.0 μg/dL	どちらともいえない
＜2.0 μg/dL	ありそうもない

甲状腺機能亢進症が疑われていながら，T_4 が基準値上方から 5 μg/dL くらいまでの甲状腺機能亢進症としては比較的低い値を示す場合には併発疾患による T_4 の低下の可能性を考える。その場合，fT_4 は影響を受けないはずであるので，fT_4 を測定して高値であれば，本症と診断できる。

老齢の猫では一般に T_4 値は低めの傾向があり，さらに T_4 値は日ごとに変動するので，軽症例の T_4 値は基準値範囲内外を変動する場合がある。したがって，T_4 値が 1 回の測定で基準値範囲に入っていても，臨床的に疑われるものであれば，甲状腺機能亢進症を除外すべきではない。そのような場合には fT_4 の測定に進むが，それ以外では fT_4 は測定しないほうがよい。すなわち，症状が典型的ではない症例で，たまたま T_4 と fT_4 を測定した際に，T_4 が非常に低く fT_4 が高いという数値の組み合わせがみられることがある。これは併発疾患の影響で T_4 が低下しているのであり，ほかの疾患を持つものは，その重症度に応じて 3%（軽度），11%（中等度），4%（重度）で fT_4 が上昇するためである（Peterson ME, et al. *J Am Vet Med Assoc.* 218: 529-536, 2001）。この場合は臨床的疑いが薄いのであれば，甲状腺機能亢進症とは診断しないほうがよい。

T_4 がやや高値であるがどちらともいえないような数値の場合には，TRH 刺激試験が利用できる。0.1 mg/kg の TRH を静脈内投与し，投与前と 4 時間後の T_4 を測定する。正常な個体では T_4 値の 2 倍の増加がみられるのに対し，亢進症例では増加は 50% 未満である（**図 12**）。ただし，この試験は病院で猫を預かって行う必要があり，しかも軽度の副作用（嘔吐，排便，流涎，呼吸促迫）がよくみられるため，あまり勧められない。

猫の甲状腺機能亢進症の治療およびモニター

1．併発疾患に関する考慮

甲状腺機能亢進症は老齢の動物にみられるため，種々の併発疾患がみられることが多い（**図 13**）。前述したように，軽度の ALT と ALP の上昇は，甲状腺正常群の同年齢の猫に比べて有意に多い。しかしながら，このような肝酵素の上昇は甲状腺の治療により改善される。腎障害は甲状腺機能亢進症群では有意に少

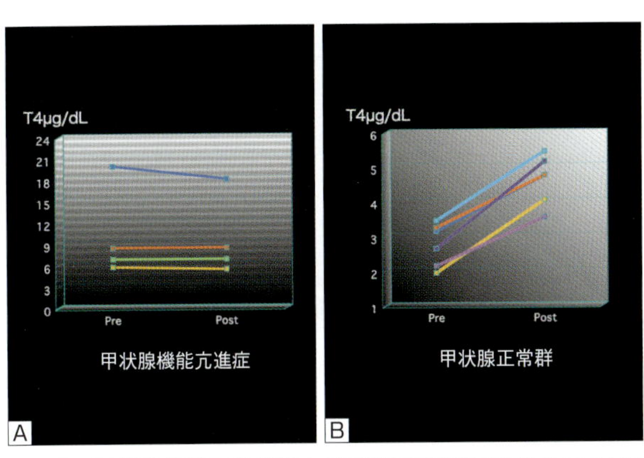

図12　甲状腺機能亢進症群と甲状腺正常群におけるTRH反応試験

A：甲状腺正常群。T_4値がたとえ3～4 μg/dLのあいだにあっても，TRHによく反応している。
B：甲状腺機能亢進症群。TRH投与後の反応に乏しい。

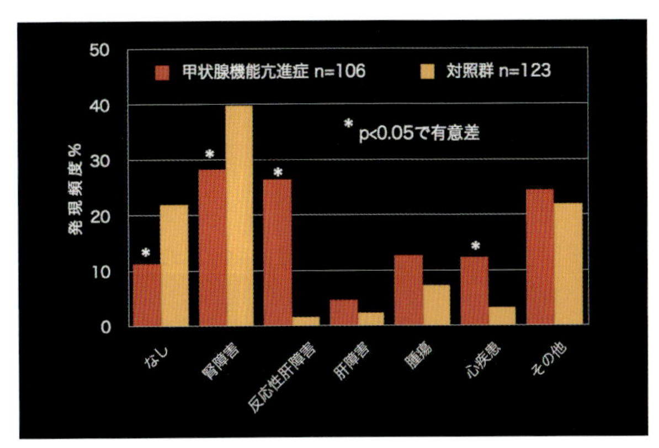

図13　甲状腺機能亢進症群と甲状腺正常群における併発疾患の発現頻度の比較

腎障害が有意に少なく，反応性肝障害と心疾患が有意に多い。

ない。この理由としては，筋肉の減少によるCreの低値に加え，過剰な甲状腺ホルモンが血圧を上げるなどの理由でGFRを亢進させている可能性も考えられる。したがって，内科療法を開始するだけで窒素血症の進行がみられることもあるので，治療の開始にあたっては，年齢や併発疾患，全身状態を十分考慮する必要がある。

2. 内科療法

内科療法にはホルモン合成阻害を行う抗甲状腺薬チアマゾールを使用する。チアマゾール thiamazole は国際一般名および英国一般名であり，メチマゾール methimazole は同じ薬をさす米国一般名である。日本ではメルカゾール®錠(5 mg，10 mg)として，あすか製薬から販売されている。T_4値は2～3週間で下がるが，3カ月間はモニターが必要である。2週間ごとにCBC，T_4値測定を行う。抗甲状腺薬は投与しているときにはT_4値が下がるが，投与をやめるとまた高値になる。内科療法では，今まである程度バランスをとってきた身体の急激な変化を避けることに注意点する。とくに慢性腎臓病の悪化などを防止するため，薬剤は低用量(1日量2.5 mg/head po 1回または2回に分割)で開始するのがよい。必ず腎臓のモニターを行うことが重要である。その後の長期療法では，T_4を基準値下限に保つ最小用量をみつける。多くのものでは1日量7.5～10 mgで維持可能である。調節には，1頭あたり1日量を2.5～5.0 mgの範囲で上下させて2週間ごとに評価する。

抗甲状腺薬の副作用としては軽度のものと重篤なものがある。軽度のものは2～3週間で発現する。これには食欲不振，嘔吐，元気消失がある。抗核抗体陽性になるがこれは臨床上問題にはならない。重篤な副作用としては，まれに激しい消化器徴候や肝毒性がみられる。また，まれに血小板減少症・白血球減少症がみられる。重篤な副作用はこの薬物療法の制限因子となる。

投薬が難しい猫のためには，経皮吸収製剤を作成して耳介内側に毎日塗布する方法が示されている。Pluronic lecithin organogel 軟膏を使用して，軟膏0.1 mL中にチアマゾール2.5 mgを配合するように調製する。初期用量として1回あたり2.5 mgのチアマゾールを1日1～2回塗布する。モニターの結果により用量を調節する(Hoffman SB, et al. *J Vet Pharmacol Ther.* 25: 189-193, 2002)。

3. 外科療法

外科手術は，比較的若いもの，進行した腎臓病がないもの，薬物で副作用がでるものが適応である。不可逆的であるので，腎臓が悪いものでは非代償性の状態への進行もありうる。最初に抗甲状腺薬投与で全身状態を改善し，リスクを最小にしてから実施する。とくに，心機能や代謝機能が十分改善されてから行うべき

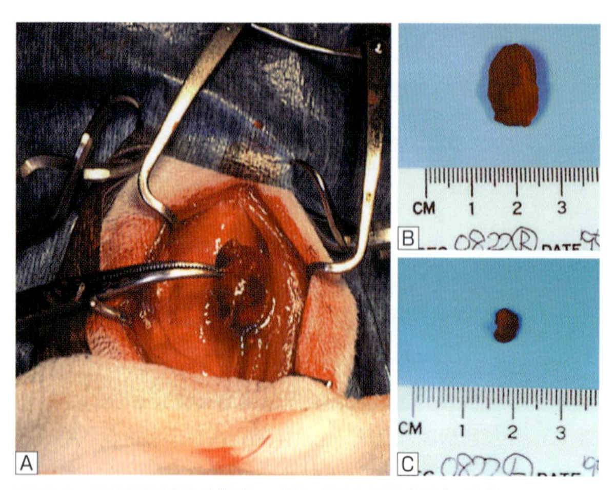

図 14　甲状腺機能亢進症の猫における甲状腺切除術

A：腫大した側の甲状腺の手術所見。
B：摘出した甲状腺。腫大している。
C：摘出した甲状腺。腫大してはいないが，病理学的に病変は確認された。

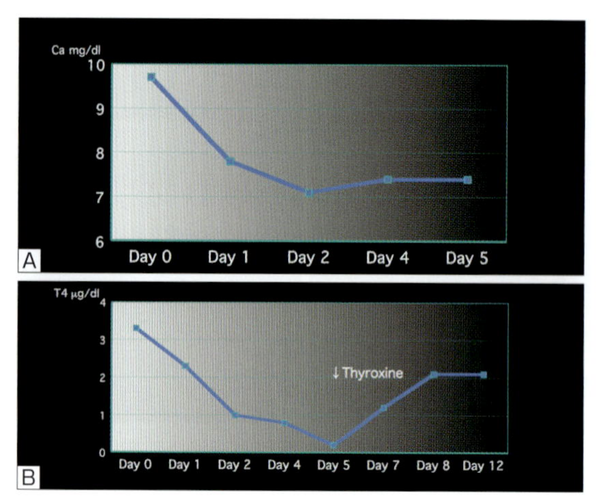

図 15　甲状腺切除後の血清 Ca 濃度および T_4 濃度の推移

この症例では T_4 が最低値に達した５日後からチロキシンを投与しているが，このグラフから分かるとおり，1～2 日目あたりからチロキシンを投与してよい。
A：血清 Ca 濃度の推移，B：T_4 濃度の推移

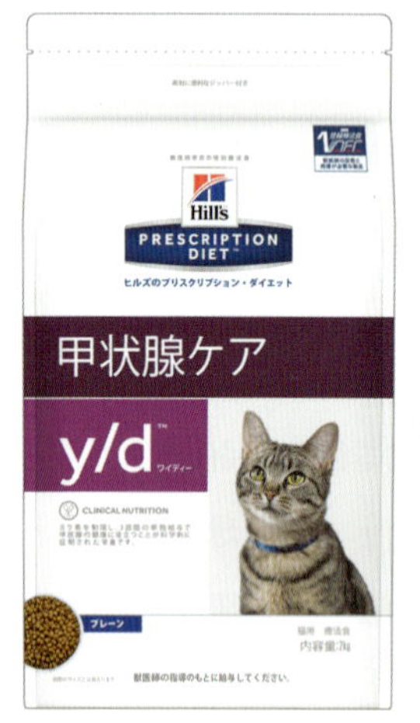

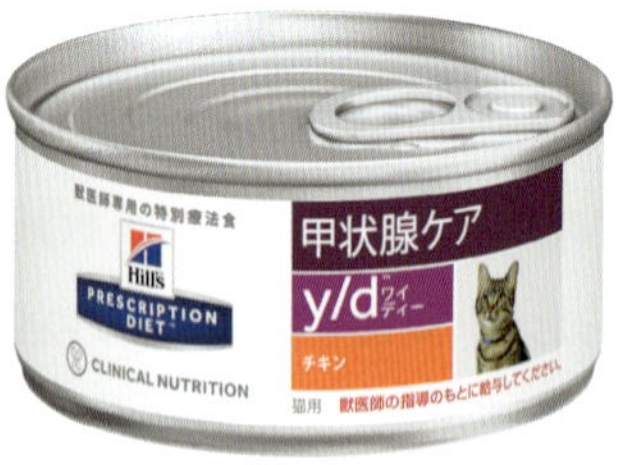

図 16　猫の甲状腺機能亢進症用の療法食

プリスクリプション・ダイエット™　y/d™
(画像提供：日本ヒルズ・コルゲート㈱)

である。甲状腺の残存がないこと（病理組織学的には変化は両側性であるため両側の切除を行う），副甲状腺を保存することが必要である（図 14）。通常は外副甲状腺を両側残すが，1/4 残っていれば副甲状腺機能低下症にはならない。万が一，副甲状腺を切除してしまった場合は，切り刻んで周囲の筋層内に埋没させておくと，血管が入り機能が回復することがある。手術の際は神経への損傷に十分注意する。

術後には必ずカルシウム（Ca）濃度のモニターを行う。副甲状腺を傷つけていなければ重篤な低 Ca 血症は発現しない。T_4 値は 1～2 日で下がるので，その後は低下症に対する治療を行う（図 15）。チロキシンを 1 日量 0.1～0.2 mg/head 程度投与する。甲状腺両側切除後に，異所性甲状腺から甲状腺ホルモンが分泌されチロキシンの投与が不要になるもの，あるいは再度甲状腺機能亢進症になるものもあるので，定期的にモニターする。

4. 食事療法

新しい治療オプションとして，日本ヒルズ・コルゲートからヨード含有量を 0.3 ppm に制限した，猫の甲状腺機能亢進症用の療法食が販売されている（図 16）。この食事により，過剰な甲状腺ホルモンの産生が抑制されるといわれている。抗甲状腺薬を使用していた猫では，1～数週間かけて，徐々にこの食事に切りかえる。同居猫がいて食事を分けることが不可能な場合には，この食事をすべての猫に与え，健康な猫には一般食を 1 日 1 回，スプーン 1 杯ほど与えれば，ヨードは正常に供給される。

研究では，このヨード制限食を健康な成猫に 2 年間給与して，甲状腺ホルモン濃度，画像診断による甲状腺サイズの計測，尿検査，血液化学スクリーニング検査により追跡検査した結果，全く問題はなかったとされている（Paetau-Robinson I, et al. *J Fel Med Surg.* 20: 142-148, 2018）。

猫の甲状腺機能低下症

1. 概要

後天性，先天性ともにまれな疾患である。獲得性疾患としても自然発生ではなく医原性疾患が最も多い。医原性といっても間違いによるものではなく，甲状腺機能亢進症の治療として両側性甲状腺摘出を行った，または米国で行われている放射性ヨード療法を行った結果として発生する低下症である。自然発生の疾患としては，自己免疫疾患および自己免疫疾患が遺伝した例の報告がわずかにある(Mooney CT. *In Practice.* 20: 345-349, 1998)。成猫で発症した原発性甲状腺機能低下症は，5歳が2例，12歳が1例と，3例しか報告がない(Rand JS, et al. *J Vet Intern Med.* 7: 272-276, 1993 ／ Blois SL, et al. *J Feline Med Surg.* 12: 156-160, 2010 ／ Galgano M, et al. *J Vet Intern Med.* 28: 682-686, 2014)。

先天性疾患としてはこれまで60例ほどが報告されており，甲状腺ホルモン合成の欠陥，甲状腺発育異常，甲状腺ペルオキシダーゼ欠損，TSH不応性が知られている(Daminet S. In: Mooney CT, et al(eds). BSAVA manual of canine and feline endocrinology, 4th ed. British Small Animal Veterinary, Gloucester. 2012, pp111-115)。

2. 臨床徴候

先天性疾患であるクレチン病では，犬と同様の臨床徴候がみられる。元気はなく，意識は鈍で，食欲は低下している。また便秘がよくみられる。頭部全体が大きいが頭長は短く，耳は小さい。そして体長が短く，四肢も短く，太り気味といった不均衡な発育不良がみられる。皮膚は厚く脂漏症がみられるが，毛は柔らかい。乳歯遺残，骨端成長板閉鎖不全もみられる。

後天性疾患も犬と似た変化がみられ，元気がなく，体重は増加ぎみで，一部で耳介脱毛，皮膚の乾性脂漏がみられる。また，頭部粘液水腫がみられることもある。高コレステロール血症はよくみられ，一部で軽度の貧血がみられる。

3. 甲状腺ホルモン検査

基礎 T_4 値の低値の場合の評価は，犬と同様に，非甲状腺疾患による低値があるため非常に難しい。成猫の T_4 値はさまざまな非甲状腺疾患で低下がみられる。代表的な疾患は糖尿病，腎臓病，肝臓病，全身性腫瘍性疾患などで，日常的にみる疾患はほとんどが含まれる。T_4 値が低下しても fT_4 値は低下しないのが非甲状腺疾患の特徴と考えられてきたが，猫においては非甲状腺疾患で，最大11％の頻度で fT_4 値が上昇する場合がある。したがって，真の鑑別を行うためにはTSH刺激試験，TRH刺激試験が必要となる。理論的には真の低下症例ではわずかな T_4 上昇しかみられないはずである。ただし，健康な猫でこれらの検査を行っても反応はさまざまであるため，疾患が何も疑われないような症例では行うべきではない。

子猫の T_4 値は発育とともに変化するため評価は難しい。新生子の T_4 は母猫の約半分の，低めの数値が記録されることが知られている。2週齢になると2倍になり，上昇が始まる。4週齢の子猫の T_4 基準値は 62 ± 10 nmol/L (4.8 ± 0.8 μg/dL) と，かなり高めの数値が報告されている。

4. 治療

治療には犬と同様に，L-チロキシンの経口投与を行う。理想的には，胃が空の状態で，空腹時の1日2回投与がよいとされている。犬用のレベンタ® が使用可能で，1回量50 μg/head bidで投与を開始し，その後用量調節を行えばよい(Peterson ME. *JFMS Open Rep.* 1: 2055116915615153, 2015)。

16

副甲状腺疾患の検査

はじめに

副甲状腺は甲状腺に密接に付着または埋没して存在する小型の内分泌器官で(図 1)，副甲状腺ホルモン(PTH)を分泌し，血清カルシウム(Ca)濃度のコントロールを行っている。正常な動物において血清 Ca 濃度と PTH 濃度は負の相関関係にあり，PTH は細胞の機能維持に不可欠な Ca 濃度を上昇させる効果を持つ。すなわち，Ca 濃度(総 Ca 濃度)がおおよそ 10 mg/dL に保たれるように，10 mg/dL 以下で PTH が分泌され，それを超えると分泌が止まるシステムになっている。

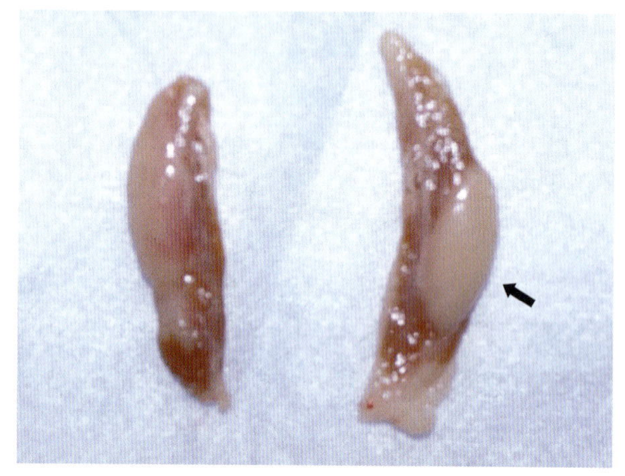

図 1　腎性二次性副甲状腺機能亢進症で腫大した副甲状腺
アメ色にみえる甲状腺の外側に存在する白色の組織が外副甲状腺(矢印)であり，内部には内副甲状腺がある。

カルシウム濃度の調節

血清中の Ca の総和を総 Ca とよぶ。その内訳は，50% がイオン化 Ca (Ca^{2+}，遊離 Ca)，45% が蛋白結合 Ca，残りの 5% が複合型 Ca である。Ca^{2+} は生理的活性を有する。蛋白結合 Ca は，主にアルブミン(Alb)と結合して輸送中のものである。複合型 Ca はリン酸およびクエン酸と複合体を形成した Ca で，わずかしか存在しないため，とくに考慮しないことも，あるいは Ca^{2+} との合計として考えてしまうことも多い。体内の Ca の 99% は骨に貯蔵されている。骨表面に多く存在する骨芽細胞が骨基質の蛋白を分泌し，そのなかにリン酸 Ca およびヒドロキシアパタイトの結晶が沈着することで骨が形成される。骨は血清中の Ca 濃度を調節する意味で最大かつ重要な組織であり，石灰化によって骨に Ca を貯蔵，骨吸収によって骨から溶出することで，Ca 濃度に大きな影響を与える。

Ca^{2+} 濃度には非常に狭い範囲に保つための制御機構が存在する。これは腎臓で作られる活性型ビタミン D_3 (カルシトリオール：calcitriol)，リン(P)，PTH，カルシトニン calcitonin の相互作用の結果として起こる(図 2)。前述のとおり，Ca^{2+} 濃度の低下は副甲状腺主細胞 chief cells からの PTH の分泌を促し，Ca^{2+} 濃度の上昇で PTH 分泌を停止させる。PTH の作用は，腎尿細管における Ca の再吸収促進(尿中への排泄減少)，骨からの Ca の溶出(骨吸収)促進，腎臓におけるカルシトリオール産生の増加で，それらの結果として血清 Ca^{2+} 濃度を増加させるように働く。カルシトリオールの作用は，消化管における Ca の吸収促進，尿細管における Ca の再吸収促進，PTH の骨吸収作用を高めることで，それらの結果としてやはり血清 Ca^{2+} 濃度を増加させる。カルシトリオールの原材料であるビタミン D は，人や草食動物では紫外線を浴びることで体内で合成される。しかし，犬や猫では

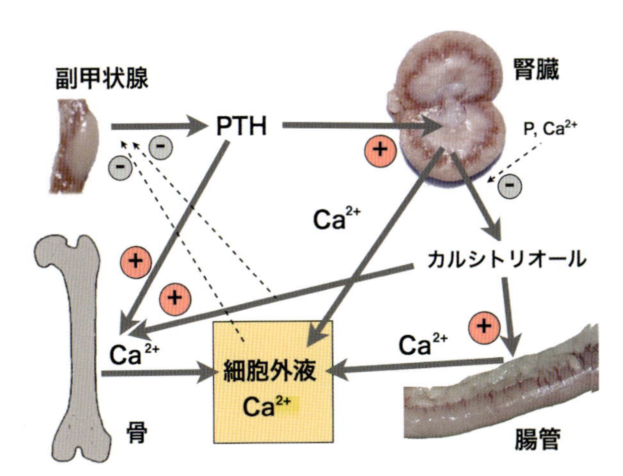

図２　副甲状腺からのPTH分泌およびイオン化Ca濃度を調節する機構

＋はCaを増加させる方向，－はCaを減下させる方向に働く。
PTH：副甲状腺ホルモン，Ca^{2+}：イオン化カルシウム，P：リン

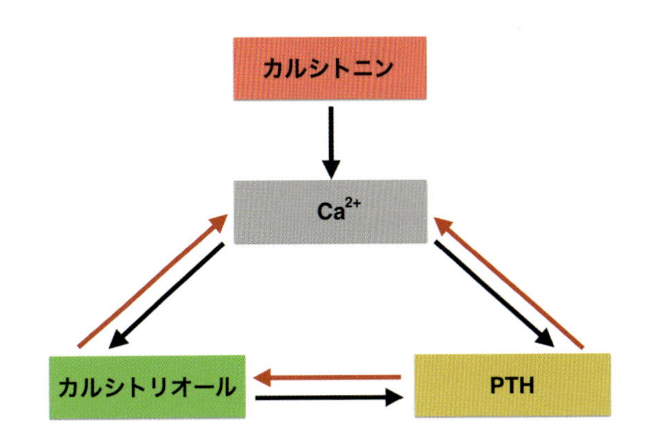

図３　イオン化Ca濃度とカルシトニン，カルシトリオール，PTHの相互関係

PTH：副甲状腺ホルモン，Ca^{2+}：イオン化カルシウム
（Finch NC. *J Feline Med Surg*. 18: 387-399, 2016をもとに作成）

合成されないため，食事により摂取する必要がある。一方，Pの上昇はカルシトリオールの合成に対しても抑制的に働くと同時にPTH分泌も抑制するため，Caが増加しないように働きかける。カルシトニンは高Ca血症に反応して甲状腺C細胞から分泌され，破骨細胞活性を抑制することで骨吸収を抑え，さらに腎臓からのCaおよびPの排泄を促進する。これらの結果，Ca濃度は低下する（図３）。また，ガストリンなどがカルシトニンの分泌を促進することで食後の高Caを抑制するという機構も存在する。

副甲状腺から分泌されるPTH以外にも，PTH関連ペプチド（PTH-rP）や破骨細胞活性化因子，そのほか腫瘍細胞などで産生された未知の物質がPTHと同様の機能を営むこともある。血清Ca濃度はCaの骨からの溶出，消化管からの吸収ならびに腎臓からの排泄によりバランスが保たれている。しかしPTHならびにPTH-rP，あるいはその他の物質濃度のが昇することで，骨からの溶出や消化管からの吸収，さらに腎臓の遠位尿細管での再吸収を助長することが知られている。高Ca血症の直接的な原因として最も多いのはCaの骨からの溶出（骨吸収）で，これは破骨細胞がPTHまたはPTH-rP，あるいはその他の測定不能因子により活性化することが原因である。消化管からのCa吸収の増加は高Ca血症の原因としてはあまり重要なものではないが，ビタミンD過剰症においては重要な原因となる。また過剰なPTHまたはPTH-rPは，腎臓からの排泄を抑制することによっても高Ca血症を助長する。一方，PTHの分泌が低下するような状態を副甲状腺機能低下症とよび，この場合には低Ca血症が発現する。甲状腺摘出術で副甲状腺も摘出された場合や，甲状腺癌などの影響で副甲状腺が破壊された場合が考えられる。

高カルシウム血症の鑑別診断（表１）

1．臨床徴候

高Ca血症に起因する臨床徴候ははっきりしないものが多く，これらから直接高Ca血症を疑い検査に入ることはまれである。比較的はっきりした徴候としては多飲多尿がある。多飲多尿がみられた場合にはほかの重要な疾患との鑑別と血液検査（CBC），血液化学検査，尿検査が行われ，そこで高Ca血症が発見される場合が多い。そのほかの非特異的な徴候としては，元気消失，失禁，血尿，運動不耐，全身虚弱，食欲低下などがみられることがある。

2．身体検査

原発性副甲状腺機能亢進症で腫大した副甲状腺が触知されることはほとんどなく，身体検査所見としては筋の脱力や萎縮などの非特異的なものが主体となる。

表１　高Ca血症の原因

犬の高Ca血症の原因	猫の高Ca血症の原因
腫瘍性の高Ca血症	特発性の高Ca血症
腎性二次性副甲状腺機能亢進症	腫瘍性の高Ca血症
原発性副甲状腺機能亢進症	腎性二次性副甲状腺機能亢進症
副腎皮質機能低下症	ビタミンD過剰症
ビタミンD過剰症	肉芽腫性疾患
肉芽腫性疾患	原発性副甲状腺機能亢進症
骨髄炎	副腎皮質機能低下症
び漫性骨粗鬆症	

腫瘍性の高Ca血症の場合には，さまざまな腫瘍に関連した所見がみられることがある。また，原因が副甲状腺以外の場合には，進行した慢性腎臓病，副腎皮質機能低下症などに特徴的な所見がみられることもある。

3．血液検査(CBC)

CBC上では高Ca血症で必発の変化はない。とくに原発性副甲状腺機能亢進症に関連した変化は何もないとされている。腫瘍性の高Ca血症の場合，とくに血液関連の腫瘍に関係したリンパ系の悪性細胞の出現や，多発性骨髄腫を疑う高蛋白血症がみられる場合もある。その他の腫瘍に関しては特異的な所見はない。慢性腎臓病の場合には非再生性貧血が，副腎皮質機能低下症の場合には発症時のリンパ球・好酸球数でストレスパターンの不在が，肉芽腫性疾患の場合には単球増加症と非再生性貧血がみられるかもしれない。

4．血液化学検査

高Ca血症を起こす疾患は多いため(**表１**)，鑑別を行う場合は広く検査をする必要がある。したがって，血液化学スクリーニング検査を行うのが妥当である。多飲多尿という所見から鑑別を行う場合，当然のことながらクッシング症候群，糖尿病，慢性腎臓病または急性腎障害利尿期，高Ca血症，肝不全，甲状腺機能亢進症(猫)，副腎皮質機能低下症のすべてについて評価可能な検査項目を用いる必要がある。Caに関して評価を行おうとする場合，Alb，血液尿素窒素(BUN)，クレアチニン(Cre)，Pを合わせて評価することが重要である。

一般に，12 mg/dL以上の高Ca血症が持続的に認められる場合はさらなる追及が必要と思われる。高Ca血症がみられた場合，まずはアーチファクトを除外する。高脂血症では偽の高値が，血液濃縮では13 mg/dL程度までの軽度の高値が観察されることがある。ほかに溶血の影響，幼若な動物，食後の採血，経口的リン吸着剤の使用などの要因も高値をもたらすため考慮する。また，サンプルはヘパリン血漿または血清を使用すべきである。EDTA血漿では偽の低値が記録される。

通常の血液化学検査機器で測定されるCaは総Ca濃度である。通常は血清中の総Ca濃度で体内のCa動態を判定するので，総Ca濃度はAlb濃度の変動に伴って上下することに気をつける。Albが高値を示す場合，疾患ではなく，血液濃縮によるものと考えるべきであり，そのために総Caは真の濃度よりも高めに測定されていると考える。また低Alb血症がある場合には，その影響で総Caが低下していると考えるべきである。これまで使われてきた補正式はそれほど正確なものではないのでもはや使われていないが，その考え方自体はよいものである。Albが変動している場合，たとえば「Albが3.5 g/dLだったとしたらCaの測定値はどうなっているだろう」と考えるのはよいことである。

Ca濃度の評価にあたっては酸塩基平衡も考慮する。アシドーシスでは蛋白(Alb)との結合性が低下する結果，蛋白結合Caが減少する分Ca^{2+}が若干増加する。したがって，総Ca濃度には変化はない。アルカローシスでは反対にCa^{2+}に若干の低下がみられる。さらに若齢の動物では総Ca濃度の基準値上限が

0.5 mg/dL 程度高く，11 mg/dL 程度であるので注意が必要である。

通常，副甲状腺機能亢進症では PTH 過剰により腎尿細管での P の再吸収が阻害される結果，高 Ca とともに P の低値が認められる，あるいは P が基準値下限となる。食事からの P の補給が十分な場合にこのような変化がみられれば，原発性副甲状腺機能亢進症または腫瘍性の高 Ca 血症が示唆される。

PTH または PTH-rP に起因する高 Ca 血症の場合，窒素血症を伴わないのが普通であるが，持続的な高 Ca により腎臓病が続発することもある。高 P がみられ，窒素血症があり，さらに高 Ca の場合，高 Ca により腎臓病が起こったのか，糸球体濾過率（GFR）の低下により高 Ca になったのか，あるいは高 P を伴う慢性腎臓病から腎性二次性副甲状腺機能亢進症になったのかを鑑別する必要がある。このような鑑別は非常に難しいものであるが，最近では PTH と Ca^{2+} を測定することにより，かなりよく鑑別できるようになっている。

5. 特殊検査

(1) PTH と PTH-rP

血中には PTH の完全分子とその断片が存在するので，生物学的活性を持つ完全分子だけを測定する方法が勧められる。この測定方法は intact PTH とよばれる。intact PTH は 2 抗体法のアッセイで，C 末端と N 末端両方に抗体が結合してはじめて測定されるため，PTH の断片には反応せず完全分子だけが検出される。それに対して C 末端，N 末端では活性のない分子を測定しており，さらに C 末端を含む分子は半減期も長いため誤った評価を招きやすい。

PTH-rP は腫瘍細胞から放出される PTH 様活性を持ったペプチドで，腫瘍性の高 Ca 血症の原因とされている。したがって，原発性副甲状腺機能亢進症と腫瘍性のどちらかわからない場合の鑑別には非常に有用である。これも検査センターで測定が可能である（富士フイルム モノリス）。intact PTH-rP は正常は検出限界以下である。

PTH は必ず Ca 濃度と同時に評価する。正常な動物では Ca が低下していれば PTH は上昇し，Ca が上昇していれば PTH は低下するはずである。それに対して，病的な状態，たとえば副甲状腺機能亢進症では異常所見として，高 Ca でありながら PTH が有意に測定される，あるいは高値を示す。また原発性副甲状腺機能低下症では低 Ca と低 PTH が同時にみられるはずである。腫瘍性の高 Ca 血症の場合には，PTH は通常低値を示す。これは副甲状腺の反応としては正常であるものの，PTH 以外の Ca 増加要因があると考えるべきである。PTH-rP の同時評価や，腫瘍の探索を必ず行うべきであるが，PTH-rP が低値である，あるいは腫瘍がみつからないからといって腫瘍性の高 Ca をすぐに除外すべきではない。PTH-rP 以外の測定できない因子の増加があるかもしれないし，まだ腫瘍をみつけることができていないだけかもしれない。また，腎性二次性副甲状腺機能亢進症では PTH は高値を示すため，原発性との鑑別は必ずしも容易でない。したがって，Ca^{2+} と同時評価を行い，それが上昇していないことを確認する必要がある。

(2) イオン化 Ca

Ca^{2+} とは血清中に存在する，生理的活性を持つ遊離 Ca である。これも検査センターでの外注検査となる。原発性副甲状腺機能亢進症および腫瘍性の高 Ca 血症において Ca^{2+} は高値を示すが，腎性二次性副甲状腺機能亢進症では正常または低値のものが多い。PTH と Ca^{2+} の評価を**表 2** に示す。

6. 高 Ca 血症に関連した各種疾患

(1) 原発性副甲状腺機能亢進症

原発性副甲状腺機能亢進症とは，副甲状腺の機能性腫瘍または過形成により PTH を過剰産生する結果，高 Ca 血症が起こる疾患である。発生は犬でまれであるが，猫ではさらに少ない。高 Ca 血症とそれに伴う各種症状がみられ，PTH は基準値範囲内または高値であり，カルシトリオールも多く産生される。機能性腫瘍には，腺腫または腺癌がある（**図 4**）。通常は

表２　PTHとイオン化Caの評価

疾患	総Ca	イオン化Ca	PTH
副甲状腺機能亢進症	増加	増加	正常～増加
原発性腎疾患	増加	減少～正常	正常～増加
腫瘍性の高Ca血症	増加	増加	減少
副甲状腺機能低下症	減少	減少	減少

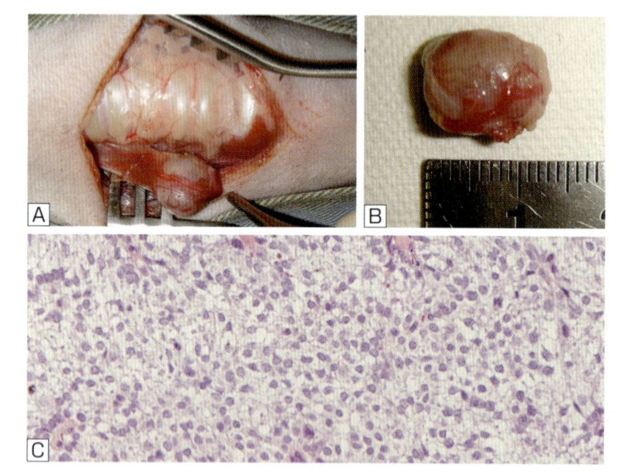

図４　12歳の雑種犬にみられた副甲状腺癌による原発性副甲状腺機能亢進症
A：腫大した副甲状腺，B：摘出した副甲状腺，
C：摘出組織の病理組織学的所見（副甲状腺癌）。
（とりい動物クリニック，鳥居慎一先生のご厚意による）

PTH-rPの高値はみられないが，癌の場合はPTHとPTH-rP同時産生の症例もあるため，副甲状腺の腫大が明らかでない場合には診断が困難になる。多くは手術で副甲状腺を摘出する。予後は完全切除が可能であるかどうかによる。切除不能の場合，エタノール注入で組織を壊死させることもある。

(2)二次性副甲状腺機能亢進症

二次性副甲状腺機能亢進症は栄養性と腎性に分けられる。栄養性は，そもそも低Ca血症から始まるものであるため，PTHの分泌亢進は起こるものの重度の高Ca血症が起こるものではない。幼少期に，肉だけの食事のような高P低Caのアンバランスな食事を与えられたことにより，Ca濃度が低く，骨に十分な石灰沈着が起こっていない状態である。また，アンバランスな食事でビタミンDが供給されない場合も含まれる。

腎性は，慢性腎臓病の進行に伴ってみられるPTHの分泌を伴う病態である。血清中総Ca濃度の上昇はみられても，Ca^{2+}の上昇はみられない。これまでPTHの分泌刺激として，腎組織の減少に伴いカルシトリオールの活性化が減少し，Caの腸管からの吸収が減少して低Ca血症が起こるというものが考えられていた。しかし実際には低Ca血症が生じるよりも先にPTHが上昇することがわかった。このため，GFRの低下に伴うPの蓄積が，カルシトリオール産生低下をもたらしていると考えられるようになった。最近の研究では，腎機能が低下すると骨細胞から分泌されるペプチドホルモンであるfibroblast growth factor 23（FGF23）が最初に増加し，その後PTHが上昇すること，高P血症はさらに腎臓病が進展してから起こることがわかった。FGF23はPTH同様にPの尿への排泄を促進するが，カルシトリオール産生に対しては抑制的に働き，またPTH分泌を抑制する機能を有している。結局はFGF23に続いてPTHも上昇するため，Pの排泄は促進されるが，次第に代償は不能になり高P血症が激しくなる（図５）。三次性の病態まで進行することはまれであるが，進行した場合は副甲状腺におけるPTHの分泌が自律性となる。

(3)腫瘍性の高Ca血症

腫瘍性の高Ca血症は腫瘍細胞からPTH-rP，ビタミンD，破骨細胞活性化因子など，Ca濃度上昇につながる物質が分泌される腫瘍随伴症候群であり，猫よりも犬で多くみられる。犬の高Ca血症の原因の約2/3が，猫では約1/3が本症である（Bergman PJ. *Topics Comp Anmi Med*. 27: 156-158, 2012）。

PTHは低値であることから，副甲状腺以外の要因で起こっている高Ca血症であることが鑑別できる。その場合，とくに腫瘍が起こりやすい年齢の動物では，X線検査，超音波検査，針吸引生検（FNA）など

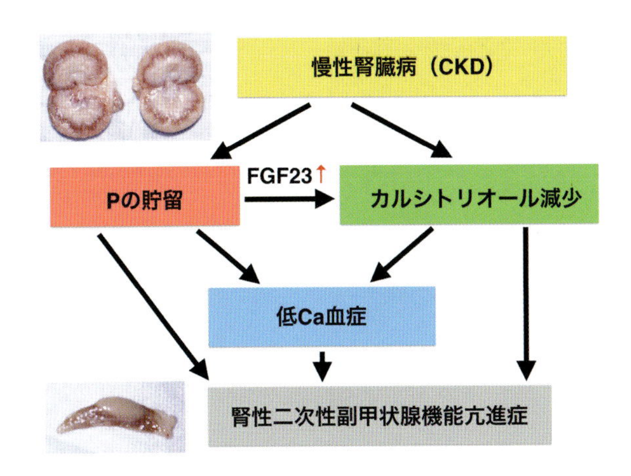

図５　腎性二次性副甲状腺機能亢進症の病理発生
（深川雅史ほか．日本内科学会雑誌．105：1784-1788，2016をもとに作成）

により徹底的に腫瘍を探索する。たとえPTH-rPが測定限界未満であっても腫瘍は否定できないため，ほかの因子が分泌されている可能性を考えなくてはならない。

高Ca血症発生の機序は主に腎臓排泄の阻害と骨吸収によるものであるが，Caを増加させる因子によるものもあり，骨を直接的に破壊する腫瘍のみならず，あらゆる腫瘍が高Caの原因として知られている（**表3**）。実際に多くみられる疾患は，犬ではリンパ腫，肛門嚢腺癌，多発性骨髄腫で，猫では頭部の扁平上皮癌，リンパ腫である。腫瘍性の高Ca血症とよばれるが，良性腫瘍でも起こる。その場合は腫瘍を外科的に切除するだけでよく，Caに関しても腫瘍に関しても予後は良好である。

そのような良性腫瘍の例は，犬にみられる乳腺の良性混合腫瘍である。正常な乳腺においても血中濃度には影響をおよぼさない範囲でPTH-rPは検出されているが，骨や軟骨化生を伴う筋上皮細胞の増生および腺腫からなる混合腫瘍の組織からは，血清中PTH-rPを上昇させるような量が放出される。この場合PTH-rPは腫瘍を摘出することにより測定されなくなり，高Ca血症も消失する。

しかしながら悪性腫瘍の場合の予後は腫瘍を治療できるかどうかにかかっている。リンパ腫で高Ca血症が起こるものは，犬では前駆細胞・T細胞性のリンパ芽球性リンパ腫が前縦隔に発生する場合に多い。このようなタイプのリンパ腫は化学療法への反応もきわめて悪い。なお，腫瘍が治療できた場合，寛解導入が可能であった場合にも高Ca血症の発生はモニターする。これは腫瘍の再発のモニターになる。

表３　Ca上昇を伴う腫瘍性疾患

血液腫瘍
リンパ腫
リンパ性白血病
骨髄の増殖性疾患
多発性骨髄腫
骨転移を伴う固形腫瘍
乳腺癌
鼻腺癌
膵臓癌
肺癌
その他の上皮性腫瘍
骨原発腫瘍
骨肉腫
骨転移を伴わない固形腫瘍
肛門嚢腺癌
間細胞腫
扁平上皮癌
甲状腺癌
肺癌
膵臓癌
線維肉腫
乳腺混合腫瘍

(4)肉芽腫性疾患

肉芽腫性炎症は，活性化したT細胞から放出されるサイトカインによって維持される，活性化マクロファージ主体の慢性炎症反応である。純粋なアレルギー性疾患（IV型アレルギー）として発現するものや，好中球性炎症の慢性化に伴ってマクロファージが増加する化膿性肉芽腫性炎症などがある。肉芽腫は真菌（クリプトコッカス），その他の菌種（放線菌，ノカルジアなど），細胞内寄生細菌（抗酸菌，サルモネラ，ブルセラなど），原虫（トキソプラズマ）などの感染により形成される。これは肉芽腫を引き起こすT細胞は働いているものの細胞傷害性T細胞の機能には欠陥があり，細胞性免疫としては弱みがある状況で，とくに日和見感染病原体などが肉芽腫病変の原因になっ

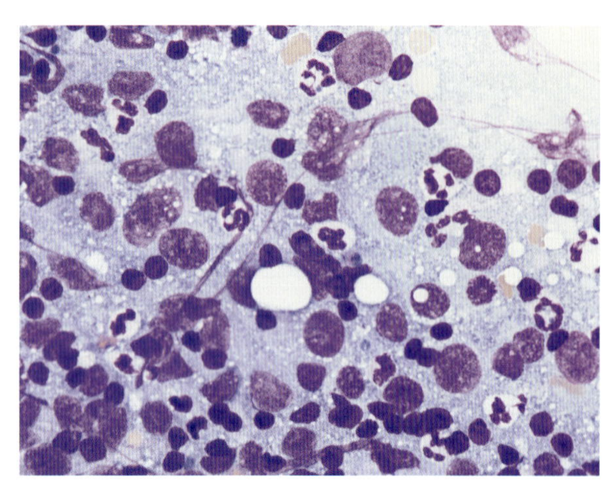

図６　ミニチュア・ダックスフンドの皮膚に認められた無菌性の結節性脂肪織炎の細胞診像

炎症はリンパ球，好中球，マクロファージによって構成される。

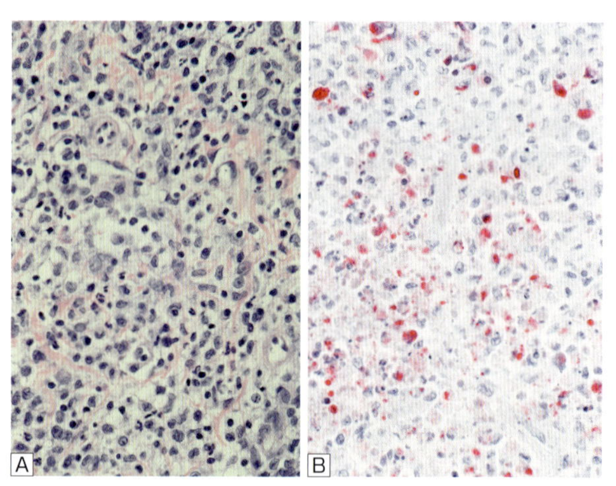

図７　猫伝染性腹膜炎（FIP）ドライタイプの肉芽腫病変炎症

A：HE 染色。
B：免疫染色。赤色の部分は FIP ウイルス抗原の局在を示す。

ている。そのほか，犬ではミニチュア・ダックスフンドなどにみられる原因不明の結節性脂肪織炎でも高 Ca 血症がみられる（図６）。猫では肉芽腫病変を作る猫伝染性腹膜炎（FIP）ドライタイプ（図７）でも高 Ca 血症の発生が知られている（Savary KC, et al. *J Vet Intern Med.* 14: 184-189, 2000）。高 Ca 血症の機序としては，活性化マクロファージで 1α 水酸化酵素が産生され，それがカルシトリオールの過剰産生につながるものと考えられている。

(5) 特発性高 Ca 血症

猫では最近，原因不明の特発性の高 Ca 血症が多く診断されるようになり，その発生頻度は腫瘍性の高 Ca 血症を上回るものになっている。症例の半数程度は無症状で，総 Ca 濃度も 13 mg/dL 未満の軽度のものが多い。ただし，Ca^{2+} の上昇程度はかなり激しい。平均年齢は 6 歳（範囲 2 ～ 13 歳），または 10 歳（範囲 0.5 ～ 20 歳）と報告されている。副甲状腺機能亢進症はみつからず，PTH は基準値内～低値，PTH-rP は低値である。原因不明のため，原因に対する治療ではなく，Ca を下げる治療を行う。

(6) 副腎皮質機能低下症

副腎皮質機能低下症は，犬で比較的多く，猫では少ない。高 Ca 血症の発生機序ははっきりわかっていないが，循環血液量の減少に伴う Ca の尿中排泄量の減少，あるいは代謝性アシドーシス，骨吸収の増加などが考えられている。あまり激しい高 Ca 血症は起こらない。副腎皮質機能低下症に対する治療を行うことで高 Ca 血症はみられなくなる。

高カルシウム血症の治療

高 Ca 血症の治療では 0.9% NaCl 静脈内輸液で利尿をはかる。重度の高 Ca のものでは維持量の 2 ～ 3 倍を投与する。尿量・体重モニター，胸部聴診，頚静脈怒張の観察を行い，水和後にフロセミドを 5 mg/kg iv で 1 回投与する。次いでフロセミド 5 mg/kg/hr を輸液に加える。プレドニゾロンは診断がついていない症例では投与しない。これはリンパ腫の可能性を考えてのことである。使う場合は 1 mg/kg po bid にする。

サケ由来のカルシトニン製剤は破骨細胞活性を抑え，12 時間以内に Ca 濃度の低下をきたす。4 ～ 6 U/kg sc bid ～ tid で使用する。ただしほかの方法で Ca が下がらない場合，骨吸収が激しい場合が適応である。主にビタミン D 中毒の症例で使用される。

ビスホスホネート bisphosphonate は骨のヒドロキ

シアパタイトに結合し，破骨細胞活性を低下させる。たとえばパミドロネートという薬剤の場合は1.3 mg/kgを150 mLの0.9% NaClに溶解し，2時間かけて静脈内投与する。1週間後に再投与が可能である。

重炭酸ナトリウムは代謝性アシドーシスを改善し，pH上昇によりCa^{2+}を蛋白結合Caにシフトさせる。これによりCaの生理活性を低下させる。Ca^{2+}と重炭酸の結合で重炭酸Caが作られるため，高Caが激しい場合は軟部組織石灰化の危険がある。重炭酸ナトリウム欠乏量の求め方は「18　水と電解質の異常」に記載している。継続治療は0.3×BD×体重/dayとする。

副甲状腺機能亢進症の場合には外科療法が試みられることもある。犬では1個の副甲状腺が腫大するものが多い。異常にみえる副甲状腺を切除するが，機能低下症の発現なしに3個まで切除可能である。腺腫の場合，予後は良好である。

猫の特発性高Ca血症の治療には対症療法が行われる。食事療法，薬物療法を行う。食事は水分を多く含む缶詰食で高線維のものがよい。ただし高線維食にはしばしばCaが添加されているので注意する。腎臓用療法食(低Ca，低P)もしばしば使われるが，低Pの食事を与えることでカルシトリオール産生が高まる可能性はある。シュウ酸Ca結石予防用療法食(ロイヤルカナン ジャポンのユリナリーS/O，日本ヒルズ コルゲートのc/d™)は，Ca含有量が少なく尿を過剰に酸性化しないのでよい。さらに，高蛋白－低炭水化物食(糖尿病食)や一般食の缶詰でCaが少ないもの(1.5～2.0 g/1000 kcal)，ビタミンDが少ないもの(125～250 U/1000 kcal)を選ぶのもよい。グルココルチコイドも有効であるが，ときには多量を必要とする。さらにビスホスホネートも有効である。猫で評価が行われ薬用量が決められているのはアレンドロン酸ナトリウムで，10 mg/head poで1週間に1回投与する(範囲は5～20 mg)。投与の際は12時間の絶食後に行うこと，食道炎を起こすので多量の水と一緒に与えることが必要である。3～4週間後にCa^{2+}を再測定し，下がらないものでは用量を上げる。特発性の症例では平均15 mg/headでCa濃度の正常化が可能である。

表4　低Ca血症の鑑別診断リスト

副甲状腺関連
原発性甲状腺機能低下症
副甲状腺の破壊
免疫介在性
医原性
頚部のほかの疾患
特発性萎縮
慢性腎臓病
低アルブミン血症
膵炎*
子癇
カルシウム，ビタミンD吸収不良
栄養性二次性副甲状腺機能亢進症
抗痙攣薬
急性腎障害
エチレングリコール中毒
その他
アーチファクト-EDTAの影響
医原性高リン
ビタミンD欠乏
クエン酸入り輸血
軟部組織損傷
甲状腺癌
骨腫瘍
化学療法
低マグネシウム血症

*：猫で多い。犬では低Caは少ない。

低カルシウム血症の鑑別診断(表4)

低Ca血症は，血清中の総Ca濃度が7 mg/dL未満，Ca^{2+}が1.1 mmol/L未満と定義される。

最も多い原因は低Alb血症であるが，Ca^{2+}は低下しないので，臨床的には問題とはならない。次に多いのは慢性腎臓病で，カルシトリオールの減少とPの貯留に伴うものと考えられるが，これも通常は臨床的に問題になることはない。原発性副甲状腺機能低下症はきわめてまれな疾患で，CaとPTHの低値を特徴とする。自然発生のものは，犬では平均4～5歳，雌，小型犬に多くみられ，猫ではわずかしか報告がない。猫でも犬でも，甲状腺切除に伴う医原性のものが多い。子癇は胎子の骨形成，授乳によるCaの消費および副甲状腺の機能異常によって起こる，激しい症状を伴う低Ca血症である。通常は分娩後21日以内の雌犬という明確なヒストリーがあるので，診断を誤ることはないと思われる。膵炎による低Ca血症は，壊死に伴うCa沈着が関係するといわれている。犬の急性膵炎ではとくに多いわけではなく(5% 程度)，むしろ猫の慢性膵炎で多くみられる(50% 程度)。

副甲状腺機能低下症，子癇，膵炎などでは Ca^{2+} は低下する。低 Mg 血症は人では PTH の分泌低下をもたらし低 Ca を起こすとされている。犬ではヨークシャー・テリアの蛋白喪失性腸症で知られている。低 Ca 血症の犬でわずかに低 Mg 血症が検出されているが，関連は分かっていない。

低カルシウム血症の治療

低 Ca 性テタニー，高体温，発作が起こっている低 Ca 血症の治療では，心電計をつなぎ，10％グルコン酸カルシウム溶液 0.5 ～ 1.5 mL/kg (Ca 量にして 5 ～ 15 mg/kg)を，10 ～ 30 分かけて効果が現れるまで静脈内投与する。徐脈，Q-T 間隔の延長がみられたら一時中止する。維持は 10％グルコン酸カルシウム溶液 1 ～ 2 mL/kg を生理食塩液と等量混合(1：1)し 8 時間ごとに皮下投与する。または静脈内輸液(40 ～ 60 mL/kg/day)中に Ca 量で 60 ～ 90 mg/kg を加えてもよい。

常に Ca<6.5 mg/dL である低 Ca 症例で，経口投与が可能なものは炭酸カルシウムを与える。犬は Ca 量で 1 日量 1 ～ 4 g を 1 日 2 ～ 3 回に分けて po，猫は Ca 量で 1 日量 0.5 ～ 1.0 g を 1 日 2 ～ 3 回に分けて po する。

副甲状腺機能低下症または甲状腺摘出手術後の低 Ca では PTH が存在しないので，活性型ビタミン D_3 (カルシトリオール)治療を行う。肝臓でカルシトリオールに変換されるカルシトリオール前駆体のアルファカルシドールにはアルファロール® カプセル 0.25 μg (中外製薬)，ワンアルファ® 錠 0.5 μg (帝人ファーマ)などがある。0.04 ～ 0.12 μg/kg po sid で使用する。あるいは，カルシトリオールそのものであるロカルトロール®0.25 (中外製薬)，カルデミン® 錠 0.25 μg (龍角散)を 0.02 ～ 0.06 μg/kg po bid で使用する。

Coffee Break 8 顕微鏡写真に案外使えるのがこれ

iPhoneを顕微鏡の接眼レンズに固定するためのケースが売られている。これを使うことでiPhoneのレンズが接眼レンズに密着し，ズームを使えば丸いケラレのない写真が撮れる。ジアルジアのように動くものならばハイビジョンで映像を撮影することもできる。iPhone自体の解像度が上限ではあるが，これでも結構満足できる。著者はMagnifi (Arcturus Labs, http://arcturuslabs.com) を使っていたが，最近では日本でも簡単に入手できるようになっている（顕微鏡接眼レンズ取り付けスマホアダプタ，サンコー）。

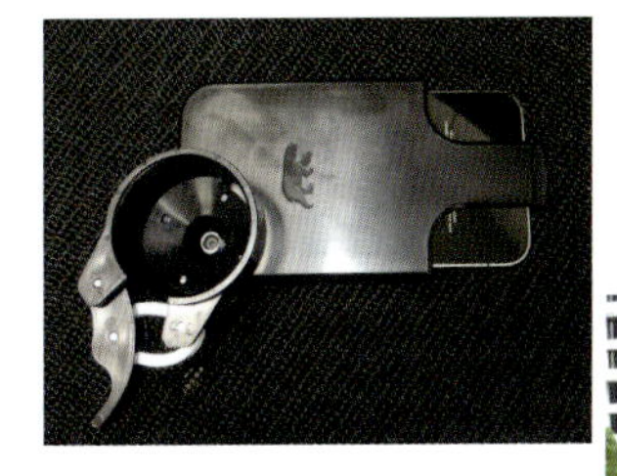

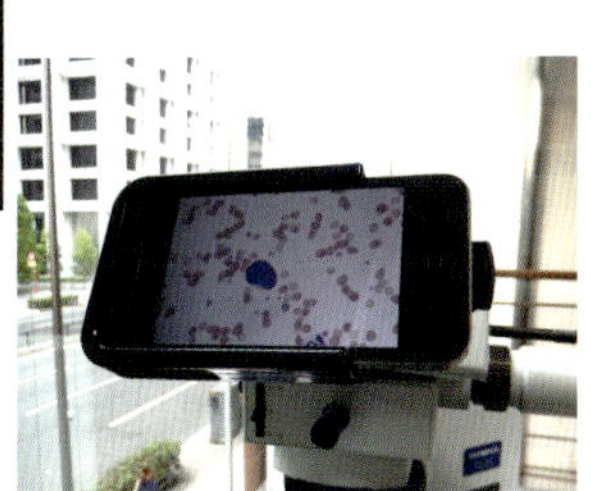

また，さらに高画質で撮影できる高価なアダプターも販売されている（i-NTER LENS，フナコシ）。

17

貯留液の検査

はじめに

液体の過度の貯留は身体のほとんどの部位において起こる可能性があり，とくに心膜腔，胸腔，腹腔などの漿膜で包まれた空間で起こりやすい。犬では正常でも約0.3 mLの心膜滲出，0～15 mLの胸水，0～75 mLの腹水が存在する。このような正常な状態でみられるわずかな量の液体は，蛋白濃度，細胞数ともに低い。そのほかの異常な貯留液がみられる部位としては，関節，皮下組織，リンパ節，顔面などがある。

本章では胸水，腹水の検査と，その原因の追及について述べる。

貯留液の分類

1．腫瘍性・非腫瘍性

貯留液の種類としてはさまざまな考え方からの分類がある。まず臨床的に重要なものは腫瘍性か非腫瘍性かという分類である(表1)。非腫瘍性の貯留液とは腫瘍細胞が存在しないもので，これは非炎症性貯留液と炎症性貯留液に分けられる。ただし，腫瘍細胞がみられないからといって腫瘍を否定することにはならない。貯留している液体としては非腫瘍性であるが，貯留の機序としては腫瘍による静脈の圧迫により変性漏出液が貯留しているという場合は多くある。非炎症性貯留液は表2にしたがって漏出液，変性漏出液に分けられる。炎症性貯留液は性状からすると滲出液に分類される。これには細菌性(細菌，真菌などが培養または顕微鏡下で陽性。炎症性細胞反応がみられる)，非細菌性(細菌，真菌などが陰性。混合型の細胞反応がみられる)がある。

腫瘍性の貯留液で炎症がある場合，多くは非細菌性であるが，ときに細菌性炎症を伴っていることもある。

表1　貯留液の非腫瘍性と腫瘍性の分類

非腫瘍性貯留液ー腫瘍細胞が存在しない
非炎症性炎症(漏出液，変性漏出液)
炎症性滲出(滲出液)
細菌性ー細菌，真菌など陽性
非細菌性ー細菌，真菌など陰性
腫瘍性貯留液ー腫瘍細胞が出現
良性腫瘍(たとえば中皮腫など)
悪性腫瘍(たとえば悪性中皮腫，リンパ腫，腺癌など)
非炎症性(変性漏出液)ー腫瘍による圧迫
炎症性(滲出液)ー癌性腹膜炎など

表2　貯留液の性状による分類

区分	漏出液	変性漏出液	滲出液
比重	<1.017	1.017～1.025	>1.025
TP g/dL	<2.5	2.5～5.0	>3.0
細胞数/μL	<1000	<5000	>5000*
主細胞成分	単核球，中皮	単核球，中皮，血液由来細胞も含む	好中球，単核球，血液由来細胞も含む

＊：猫伝染性腹膜炎(FIP)に伴うものの場合は比較的低い細胞数であるが，その他の炎症性疾患の場合は表に示す数よりも非常に多くの細胞がみられる。
TP：総蛋白

2．性状による分類

貯留液はその物理化学的性状ならびに細胞成分により漏出液，変性漏出液，滲出液に分類される(表2)。

3. 貯留液の内容による分類

貯留の原因に関連した液体の内容で分類する方法もある。これには乳び，偽乳び，膿胸，細菌性腹膜炎，猫伝染性腹膜炎(FIP)に伴うもの，尿の腹腔内貯留，胆汁性腹膜炎，出血，漏出液・変性漏出液腹水，腫瘍性の胸水および腫瘍性腹水などがある。検査により同定が可能であることが多い(貯留液各論参照)。

液体貯留の病態生理

1. 漏出液

漏出液とは，組織中において，水腫と似た状態で体腔内に液体が貯留したもので，毛細血管やリンパ管から基準値範囲を超えて水分が過剰に漏れだした結果として起こる。

アルブミン(Alb)は血漿蛋白の約50%を占めるもので，血漿膠質浸透圧の維持に重要な存在である。Albは1 gで13～18 mLの体液を保持する作用を持つ。Albの減少により血漿膠質浸透圧の低下が起こり，典型的な漏出がみられるようになる。血清中のAlb濃度が1.5 g/dL以下になると漏出の可能性があるが，実際には1.2 g/dL以下になって漏出液がみられるものが多いようである。低Alb血症がみられた場合にはその原因について鑑別が必要である。

Albの低下以外の原因として，腹水の場合は門脈高血圧によっても漏出液の貯留がみられる。先天的な問題としては肝臓内における動静脈瘻などがあり，後天的なものとしては肝硬変に伴う二次性シャントの形成などが挙げられる。これはおそらく，内圧が上昇しても細胞や蛋白が漏れにくいという構造のため起こるのであろう。その他の血管における循環障害の場合には，変性漏出液がみられる。

2. 変性漏出液

変性漏出液腹水とは，漏出液と似た性状であるが，蛋白含有量および細胞数が若干増加し，血液成分の混入がみられるものをさす。漏出液が貯留して，その後変化したものも変性漏出液とよぶ。

通常は血圧や血管の異常により，わずかに血液成分を伴って液体が漏出する。漏出する血管の部位によって蛋白含有量などは変化する。たとえば右心不全で後大静脈にうっ滞があり，肝実質から漏出する場合には，滲出液に近い高蛋白の液体となる。また血管に圧がかかって漏出するため，沈渣でみると炎症によるものではなく正常な血液の成分としての白血球(好中球など)がみられることが多い。したがって未遠心材料を用いて有核細胞数の評価を正しく行っておかないと，滲出液と誤まって評価することがある。

3. 炎症性滲出液

炎症が起こると毛細血管の透過性が亢進して，蛋白を伴う液体が滲出する。また炎症細胞の遊走もよくみられる。炎症の持続時間および過程により，リンパ球，単球，プラズマ細胞，マクロファージ，好酸球，好塩基球も出現する。

細菌がみられるものは細菌感染に起因する化膿性炎症による滲出液で，とくに急性化膿性炎症では好中球の変性と菌の貪食像が特徴的な細胞診所見としてみられる。細菌がみられない場合でも，好中球が主体でマクロファージやリンパ球が混在しているものは慢性活動型炎症とよばれ，深部に限局性の感染巣がある場合もある。菌がみえないからといって必ずしも細菌感染が除外できるわけではない。診断のため菌培養や，場合によっては外科的なアプローチも必要となる。

非細菌性炎症性滲出液には，アレルギー性炎症によるもの(猫伝染性腹膜炎〔FIP〕など)，腫瘍細胞の播種による癌性腹膜炎などがある。また，異物などの起炎物質の存在によって起こる炎症性滲出液もある。

4. その他の滲出液

血液，胆汁，乳び，尿などの貯留がある場合，性状として滲出液に分類されることがある。この場合，胆汁性腹膜炎や乳びに対する炎症のように明確な炎症を伴うこともあるが，単なる出血のように炎症があまり明らかでないこともある。

表３　貯留液の検査項目（スクリーニング検査）

肉眼観察 混濁度：遠心前に透明か，不透明か 色調：白，赤，黄，赤褐色，無色など 粘稠度：漿液性か粘稠性か 凝固：フィブリノーゲンの有無が分かる
直接塗抹作成（細胞数，分布評価）
透明な液体以外は遠心分離（1000rpm，５分） 遠心後の上清：色と粘稠度をみる
上清を観察後，TP，比重測定，必要に応じその他の項目検査
直接および沈渣の塗抹作成（細胞数判定，細胞の種類・形態評価）

TP：総蛋白

5．腫瘍性の貯留液

腫瘍性の貯留液は，まず最初に腫瘍による血圧や血管の異常から変性漏出液となることが多い。これは腫瘍が静脈やリンパ管を圧迫したり，あるいは脈管への浸潤発育によって液体が漏出するためである。したがって貯留液のなかに腫瘍細胞がみられない場合でも，マスの存在などには常に気を配る必要がある。また腫瘍増殖が漿膜などにおよぶと，それが刺激となって貯留液は非細菌性炎症性滲出液となることもある。したがって，腫瘍細胞を伴わない場合にも炎症の原因を徹底的に究明しなくてはならない。腫瘍細胞と炎症細胞が同時にみられる場合には，腫瘍組織から悪性細胞が脱落して，液体中で増殖して，しかも刺激により炎症を起こしている場合が多い。消化管の穿孔などを伴う場合，細菌性の炎症と腫瘍細胞が混在することも経験される。

貯留液の検査

1．方法

胸水や腹水を検査のために採取する。胸水は完全に除去することが治療にもなる。腹水は，横隔膜の圧迫で呼吸に障害がある場合，腎臓の血液循環が障害されて尿量の減少がみられる場合を除き，完全に除去しない。

表４　特殊な液体貯留の鑑別法

分類	鑑別法
炎症	炎症細胞の検出
血液	PCV，血小板の存在
尿	Creが血液より高値
胆汁	TBilが血液より高値
乳び	TGが血液より高値
偽乳び	TChoが血液より高値

PCV：赤血球容積比，Cre：クレアチニン，TBil：総ビリルビン，TG：トリグリセリド，TCho：総コレステロール

貯留液の検査を完全に行う場合，理想的にはEDTA入りのバイアルと抗凝固剤を含まないバイアルに分けて採取する。さらに細菌培養が必要な場合には無菌的材料として採取する。ただし通常は最初のスクリーニング的な意味で，そのままの液体を採取してただちに検査することが多い。液体を正しく分類するための項目を表３に示す。

特殊な検査項目として尿素窒素（UN），クレアチニン（Cre），トリグリセリド（TG），総コレステロール（TCho），総ビリルビン（TBil）が，さらに細菌学的検査（グラム染色，培養，薬剤感受性試験）がある（表４）。

2．貯留液の細胞診

（1）細胞数

漏出液，変性漏出液，滲出液に特徴的な細胞数はそれぞれ，1000/μL未満，5000/μL未満，5000/μL以上である。しかし正確な測定を行うことは少なく，直接塗抹上での大まかな評価で代用することが多い。普段から血液塗抹で目を慣らしておくとよい。20倍の対物レンズの１視野に白血球が何個みられるときに白血球数がいくつであるか，ということを知っておく。この数値は使用する顕微鏡や，広視野であるかどうか，接眼レンズの倍率によっても異なるので，白血球数の分かっている塗抹標本を何種類か使ってデータを取っておく。病理発生的に，炎症性滲出液に分類されるFIPの胸水・腹水は，例外的に細胞数が少なめであることを覚えておくとよい。

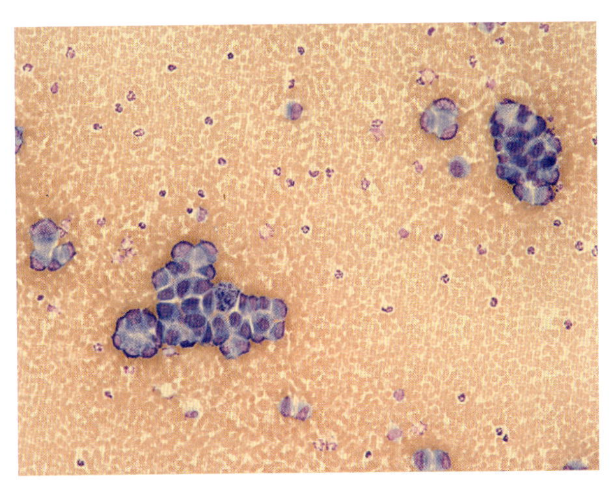

図1　出血性の液体
出血性の液体であるが，癌を思わせる細胞集塊が散見される。ただし高倍率で観察して核の悪性所見を探さないと，活性化中皮細胞と間違えることがある。

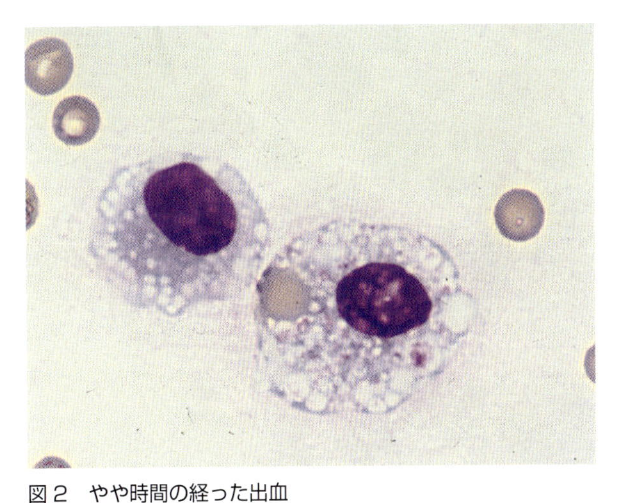

図2　やや時間の経った出血
やや時間の経った出血では，マクロファージによる赤血球貪食像が観察される。

(2)赤血球と血小板

赤血球は漏出液以外のすべてのタイプの液体に出現する可能性がある(図1)。漏出液でも，穿刺時のわずかな出血で混入することがある。血小板は体腔内に新鮮血液が出血した直後にしか認められないものなので，それがあれば新鮮な出血，あるいは穿刺時の出血と考えてよい。ただしその逆は真実ではない。すなわち血小板がみられなくても新鮮な出血は除外できない。血小板減少時の出血では当然，血小板がみられないからである。

出血のみであるか，液体に出血が混じったものかは，赤血球容積比(PCV)を測定してみればおおむね分かる。また単純な急性出血ならば，塗抹上での赤血球数と白血球数の比が末梢血のそれと類似しているはずである。出血から時間が経過すると，赤血球はマクロファージに貪食，破壊される(図2)。したがって，本来は細胞成分が少なく炎症性変化を欠いているはずの変性漏出液でも，マクロファージ主体の軽度の慢性炎症性変化がみられる。赤血球貪食細胞中に暗染するヘモグロビンの変化した物質がみられることがある。好中球も赤血球を貪食することがある。また赤血球の形態も，変形したものや奇形赤血球が多くなるので，時間が経っているということが分かるだろう。

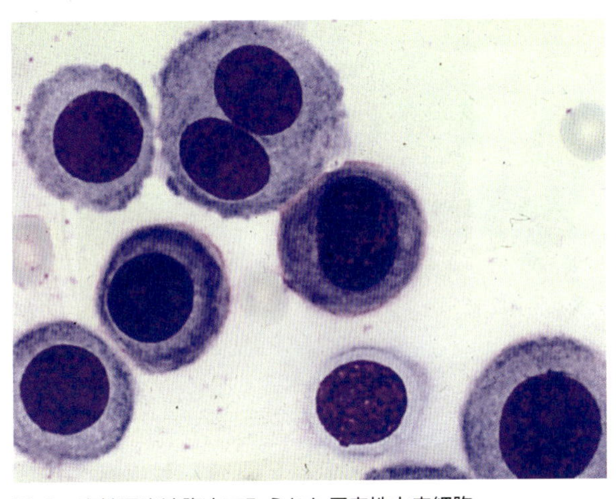

図3　変性漏出液腹水でみられた反応性中皮細胞
犬のフィラリア症による慢性的な右心不全による腹水。

(3)中皮細胞

漿膜腔を内張りするのは中皮細胞である。この細胞は比較的ゆっくり更新されている。漿膜腔に液体が貯留すると，中皮細胞は過形成を起こすことがある。この過形成を起こした中皮細胞が剥離して，液体中に非常に多くの中皮細胞が出現することがある(図3)。ただし，中皮細胞の過形成は非炎症性の液体(漏出液，変性漏出液)の場合に多くみられ，炎症が激しくなるにつれ過形成は起こりにくくなる。

非炎症性(漏出液，変性漏出液)に認められる中皮細胞には，反応性(好塩基性)と変化型(淡染)の2つのタイプがある。その中間の形の細胞も認められる。反応性中皮細胞は独立円形細胞で，直径約12～30 μm,

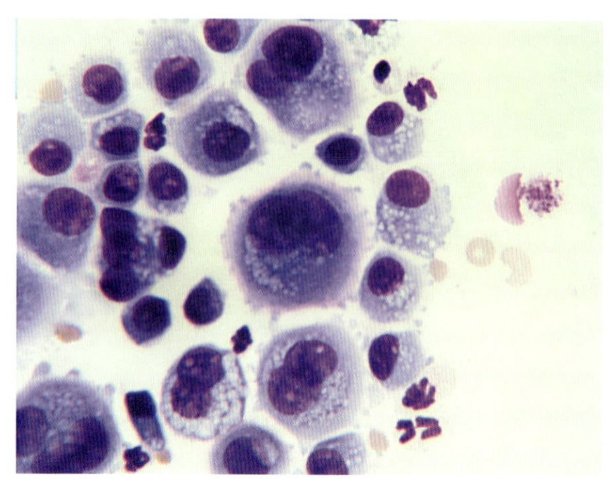

図４　胸水中にみられた悪性中皮腫の腫瘍細胞

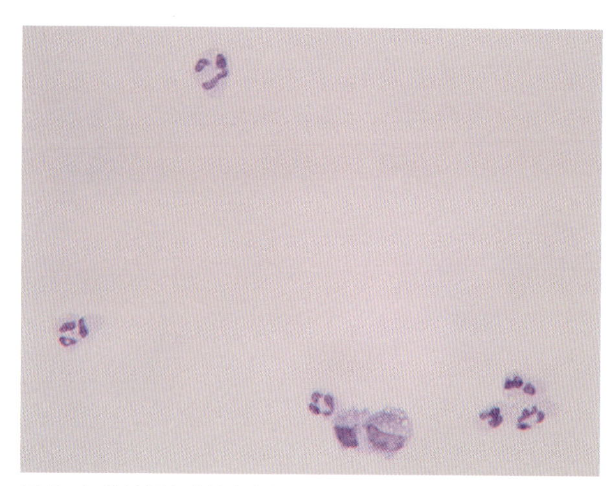

図５　無菌性好中球性炎症(一部マクロファージも含む)
猫伝染性腹膜炎(FIP)症例の胸水，ニューメチレンブルー染色。好中球の変性がみられない。

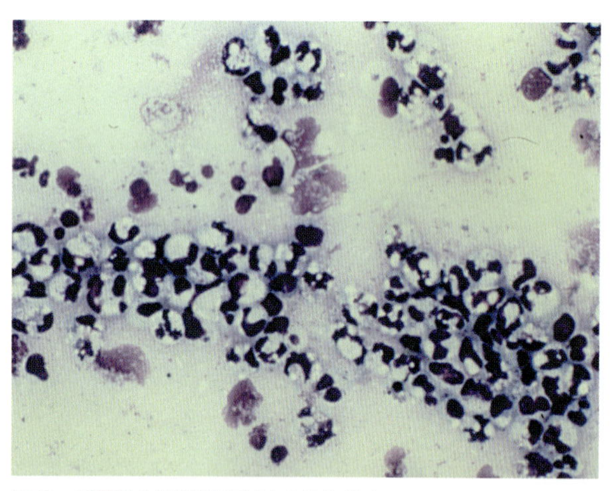

図６　細菌性化膿性炎症がみられた胸水
猫の膿胸。好中球の核の変性が顕著である。

好塩基性細胞質を持つ。また直径75 μmほどの多核巨細胞もしばしば出現する。核は円形ないし卵円形で微細顆粒状のクロマチンを有し，濃染傾向にある。核の悪性所見は全くみられず，単核，2核，4核のものがみられる。小塊を形成している場合もあるため腫瘍細胞と間違えられやすい。しかし悪性所見は核で判定すべきであり，細胞質の好塩基性や，多核というだけでは悪性所見ではない。

炎症性滲出液の場合には，中皮細胞過形成は通常みられない。炎症を伴って多量の中皮細胞が出現しており，しかも異型性がみられる場合には中皮細胞の腫瘍(とくに悪性中皮腫)を疑うべきであろう(図４)。

変化型の中皮細胞はマクロファージの形態をとる。

(4)好中球

好中球はとくに急性炎症時に顕著にみられる。滲出液が無菌である場合には好中球は正常な形を保っているが(図５)，細菌性の滲出液中では，しばしばさまざまな退行性変化を示す(図６)。このような変化には過分葉，核濃縮，核崩壊，核融解があるが，前三者は好中球が古くなった場合にも起こる変化であり，細菌感染に特有の変化は核融解である。核融解を伴った変性好中球は，しばしば細菌を細胞質内に貪食している。変性した好中球はマクロファージに貪食，消化される。

(5)マクロファージ

マクロファージの出現は血中の単球または中皮細胞に由来すると思われる。空胞を伴った灰色の細胞質と淡染する核を持ち，直径は15 μmのものから50 μm以上のものとさまざまである。変化型中皮細胞と単球由来のマクロファージとのあいだに形態学的差異はあまりなく，厳密に区別はできない。

赤血球や白血球などの貪食がみられることがあるが(図２)，そのほかの貪食物質にも注意すべきであろう。たとえば腹水中のマクロファージにビリルビン結晶がみられた場合，胆汁の漏出に伴う炎症が考えられる。また胸水中でメラニン顆粒の貪食像がみられれば，悪性黒色腫の転移が考えられる。ただし，マクロ

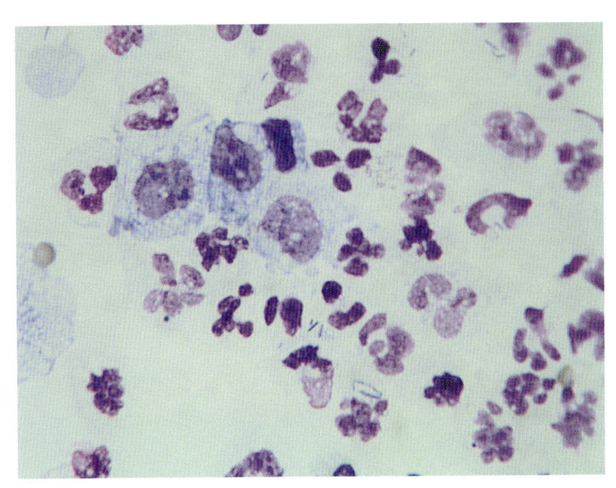

図７　やや慢性化した細菌性化膿性炎症がみられた胸水
猫の慢性化した膿胸。マクロファージの増加が特徴。好中球には若干の変性があり，わずかに細菌もみられる。

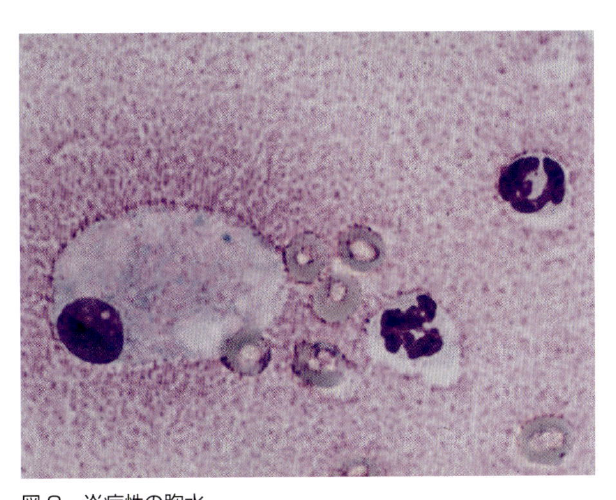

図８　炎症性の胸水
猫伝染性腹膜炎（FIP）の貯留液。好中球の核の変性はきわめて少ない。マクロファージも同時に出現している。

ファージによって貪食されたメラニン顆粒は元の微細な顆粒と異なって大粒にみえることもあり，リポフスチンの貪食との鑑別は非常に難しい。ライトギムザ染色ではリポフスチンのほうが藍色に近く，メラニンは黒色でやや緑色や黄色を帯びて染色される。

慢性活動型炎症では，多くの場合限局した細菌感染巣が存在する。好中球は過分葉などの経時的変化以外の強い変性は伴わない。あわせてかなりの数のマクロファージが出現し，混合型の炎症像になる（図７）。このような変化は，手術時の縫合糸などの汚染により腹腔内に限局した感染巣が形成され，それが慢性化して周囲が十分に肉芽組織で被われ，なおかつ深部では化膿性炎症が続いている場合の腹水にみられる。

慢性活動型炎症と類似の細胞構成を示す炎症性貯留液に，FIP によるものがある。この場合は無菌性の炎症であるが，好中球は血管壁における免疫複合体の沈着に反応して増加し，かつ滲出している。したがって好中球の核の変性はきわめて少ない。マクロファージも同時に出現するが，通常の慢性化した化膿性炎症（慢性化した膿胸や細菌性腹膜炎）と比べると細胞数ははるかに少ないのが特徴である（図８）。

ときに活性化マクロファージが出現することもある。好塩基性細胞質とやや幼若な核を持ち，貪食はしていないため空胞もみられず，集塊を形成することもある。そのため癌細胞と間違えやすい（図９）。

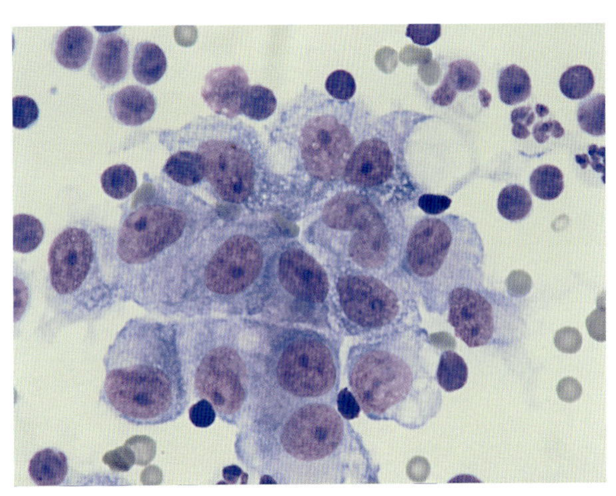

図９　慢性的な乳び胸における炎症反応で出現した活性化マクロファージ
好塩基性細胞質とやや幼若な核を持ち，空胞もあまりみられず，集塊のようにみえる。

(6)リンパ球

リンパ球は，血中のものと同様の形態であることが多い。しかし出現すること自体がまれである。新鮮な出血があれば，好中球との比が末梢血と類似して出現し，また慢性化した炎症反応ならばマクロファージよりも少ない頻度で出現する。FIP の胸水・腹水では変性を伴わない好中球およびマクロファージに混じってリンパ球がみられる。乳びの場合には小リンパ球が非常に多量に出現することが多い（図 10）。ただしリンパ球の多数出現は必須の所見ではないので注意が必要である。循環障害で変性漏出液胸水が貯留した場合，静脈のうっ滞がときに胸管におよぶこともあり，そのた

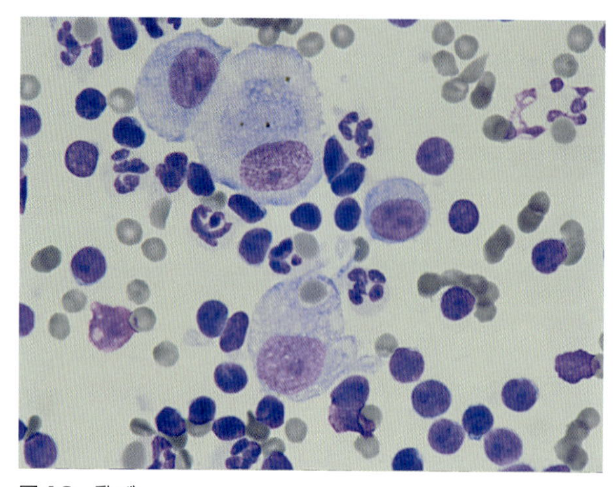

図 10　乳び
乳びの特徴は小リンパ球の出現である。慢性的な炎症反応で，好中球やマクロファージも出現している。

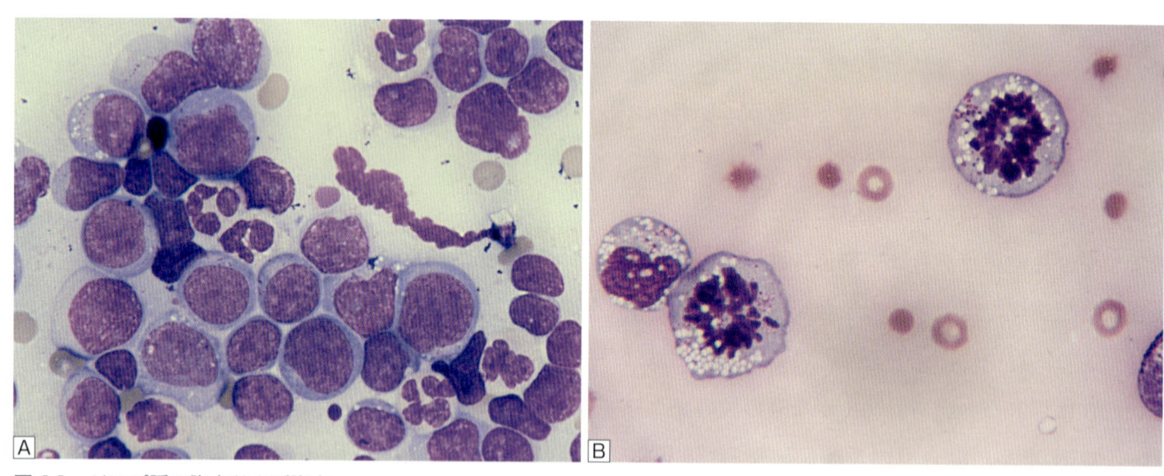

図 11　リンパ腫の胸水および腹水
A：胸水。中型から大型の幼若リンパ球が多数出現している。
B：腹水。細胞質にアズール顆粒を持った大顆粒リンパ球が分裂している。

め変性漏出液で希釈された乳びがみられることがある。その場合，リンパ球数はそれほど多くはならない。

まれに炎症反応で，免疫刺激リンパ球様のものがみられることもある。またプラズマ細胞は，クロマチン結節に富んだ丸い核が偏在しており，核周明庭のある濃い青～空色の細胞質を持っている。幼若リンパ系細胞が主体で小リンパ球への分化がみられない場合には，リンパ腫を疑うべきである(図 11)。

(7)好酸球

貯留液に好酸球が顕著に出現する場合には，まず炎症性の疾患を考えるべきである。炎症性でも特殊なものであり，アレルギー，寄生虫疾患によるものがある。加えて，末梢血でも好酸球増加が顕著な場合には，好酸球性胃腸炎や好酸球性肺炎などの，非腫瘍性ではあるが悪性の好酸球増多疾患を疑うべきであろう。また腫瘍性疾患としてはリンパ腫，漿膜転移をみる悪性腫瘍，卵巣の腫瘍の一部で，激しい好酸球浸潤が知られている(図 12)。

(8)肥満細胞

炎症性疾患ではまれに肥満細胞が出現することがあるが，出現する数はほかの炎症性細胞に比べて少ないはずである。炎症でみられる範囲を超えて肥満細胞が増加している場合には，内臓型や全身性の肥満細胞腫が考えられる。とくに猫では，内臓型肥満細胞腫に伴

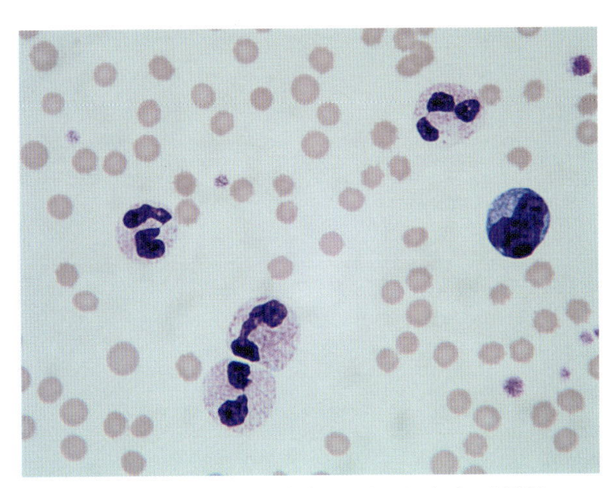

図 12　猫のリンパ腫による腹水にみられた多くの好酸球

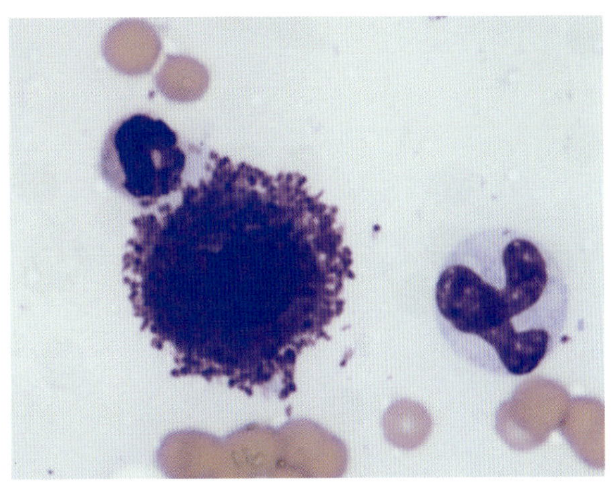

図 13　猫の脾臓肥満細胞腫の症例の腹水にみられた肥満細胞

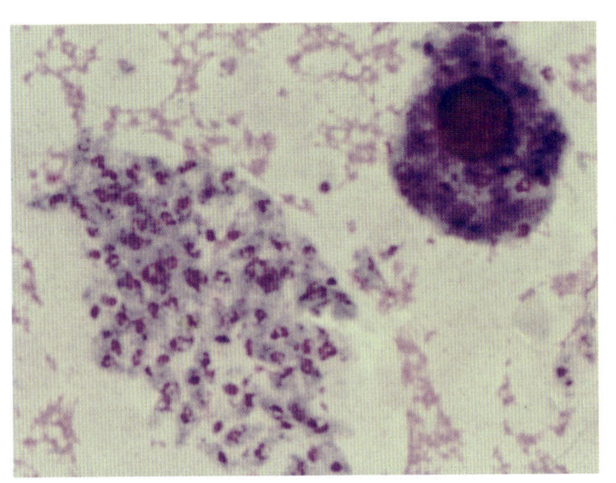

図 14　猫の腹水にみられたトキソプラズマ
マクロファージの細胞質内にも充満している。

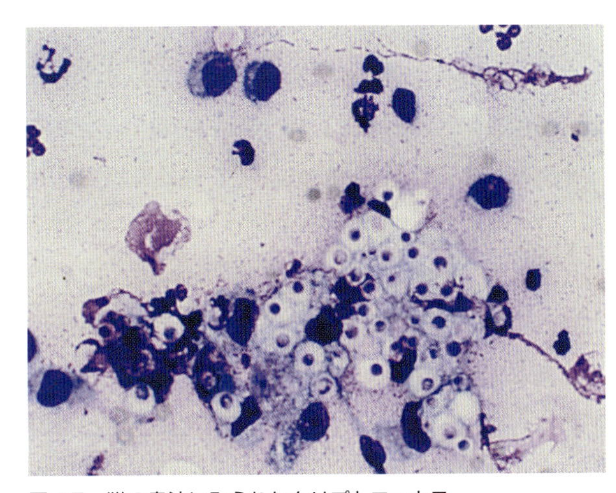

図 15　猫の鼻汁にみられたクリプトコッカス

い肥満細胞が長期にわたって腹水中に存在することがある（図 13）。

(9)感染性病原体

細菌以外の病原体が胸水や腹水に出現することはまれであるが，ときに猫ではトキソプラズマが腹水に認められることがある（図 14）。クリプトコッカスは呼吸器系，皮膚などで病変を形成することはあるが，貯留液中に出現することはほとんどないと思われる（図 15）。

貯留液各論

1．乳び

乳び胸が代表的であるが，腹腔内に乳び腹水が貯留することもある。

乳びとは小型の脂肪滴（キロミクロン）を含んだリンパ液の漏出をさす。リンパ管の障害が原因であり，とくに腸リンパ管から食物を吸収した後のリンパ液は大量の脂肪を含むため，乳びは白濁した外観を示すことが多い。また血液が混入すると，白濁したピンク色となる。ただし肉眼的な乳びの所見は，食物を摂っているか，食後どの程度の時間が経過しているかによっても異なることがあるので，注意が必要である。また，後述する偽乳びは，肉眼的には乳びと区別がつかないことも多い。細胞組成としては，小リンパ球を大量に

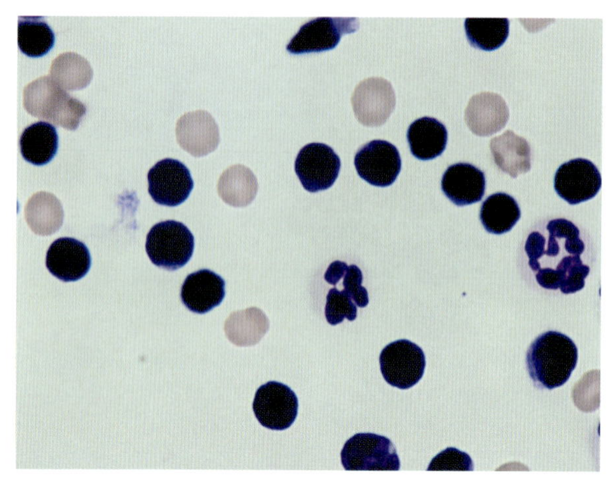

図 16　小リンパ球を大量に含む乳びの特徴所見

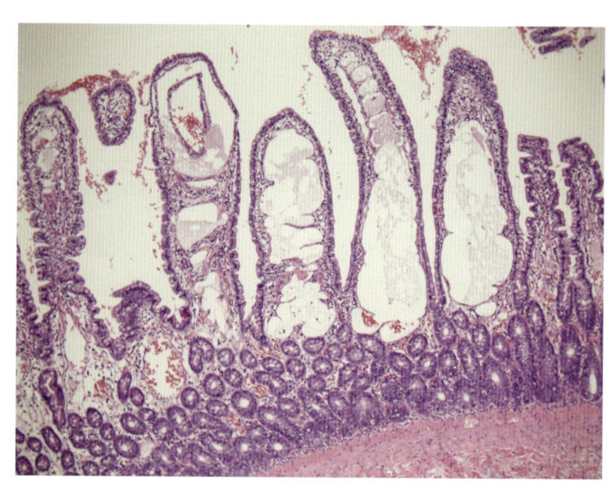

図 17　犬の小腸におけるリンパ管拡張症

含むのが特徴所見ではある(図 16)。しかしリンパ球数は必ずしも多いとは限らず，時間が経過すれば漿膜への刺激により炎症細胞が滲出し，複雑な組成となる。変性漏出液と乳びが混合している場合は細胞数は必ずしも多くない。

したがって，乳びであるという確定診断は肉眼所見や細胞診所見だけで行うべきではない。必ず血液中と液体中の TG と TCho を測定する。乳びであれば，あるいは乳びが混じっていれば，TG が血液中よりも高く，TCho は血液中よりも低いはずである。またエーテルでの溶解，スダンⅢ染色による脂肪滴の確認も利用できる。

乳び胸水は胸管の損傷や閉塞，循環障害などが原因とされているが，外科的アプローチを行っても部位は特定できないことも多い。乳び腹水の原因としては，リンパ管の損傷以外にリンパ管拡張症が知られている(図 17)。慢性の下痢を伴い，血清蛋白は著明に減少する。このような場合，診断には腸生検が必要である。治療法として，持続的なドレイン，テトラサイクリンによる漿膜の癒着，脱水気味にして超低脂肪食を利用することが選択されることもある。頻回のドレインによりリンパ球減少症が起こることがある。

2. 偽乳び

偽乳びは肉眼的には乳びと区別できないことが多いが，細胞組成ならびに化学検査所見が乳びとは異なる。偽乳び生成の原因は大量の細胞の壊死とされている。このような状態が起こる基礎疾患としては，腫瘍および炎症が考えられる。したがって細胞学的には，腫瘍細胞(リンパ腫や癌など)，炎症細胞，あるいはそれらが変性壊死したものが大量にみられるはずである。ただし，リンパ腫が胸管に波及して損傷を起こすことで真の乳び胸になったり，また乳び貯留の結果として炎症が激しくなる場合も当然考えられる。したがって，常に細胞学的所見だけで偽乳びと診断することが可能というわけではない。乳び様の液体の場合には前述の血液化学検査を行い，乳び・偽乳びの鑑別を行うとよい。偽乳びでは血液中よりも TCho が高く，TG は低い。これは細胞の壊死により，大量の TCho が溶出して乳び様になるためである。

3. 膿胸

膿胸とは膿様の粘稠な液体で，多量の炎症細胞，細菌などがみられる炎症性滲出液である(図 18)。膿胸の原因は通常は肺からの細菌感染であるが，一般の細菌培養で陰性となる場合もある。すなわち細胞組成および細菌の有無は炎症の経過により異なる。

急性期の炎症の場合，細胞反応は変性を伴う好中球が主体で，細菌の貪食像も多く認められる。このよう

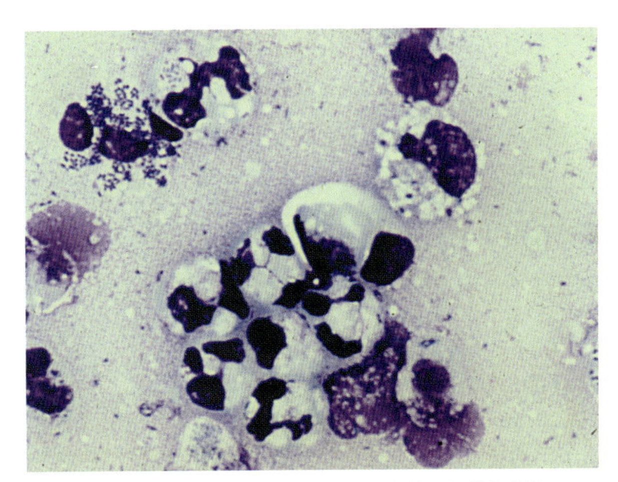

図18　猫の膿胸における重度の好中球変性と細菌貪食像

な場合，通常のライトギムザ染色に加えてグラム染色も行えば，ある程度は抗生物質選択に有用な情報が得られる。細菌培養はいずれにしても行うものであるが，培養結果がでるまでに抗生物質療法を開始するので，細菌の形態により経験的に抗生物質を選択し使いはじめる必要がある。

炎症の慢性化に伴い感染巣が限局した場合，混合型の細胞反応がみられる。この場合，細菌は検出されないことが多い。炎症は慢性活動型であることが特徴で，細胞は好中球が主体ではあるが，マクロファージ，リンパ球なども多くみられるようになる。好中球の変性は少なく，細菌の貪食像もみられないことが多い(図7)。

4. 細菌性腹膜炎

細菌性腹膜炎は，腹壁外傷，腸の穿孔，外科手術時の汚染などによる腹腔内細菌感染が原因で起こる。膿胸同様の著明な化膿性炎症を伴った炎症性滲出液である。

さまざまな形態の腸内細菌がよくみられる(図19)。膿胸ほど粘稠な膿様にならないものが多いようであるが，細胞組成，細菌の存在などの所見は膿胸とほとんど同様である。

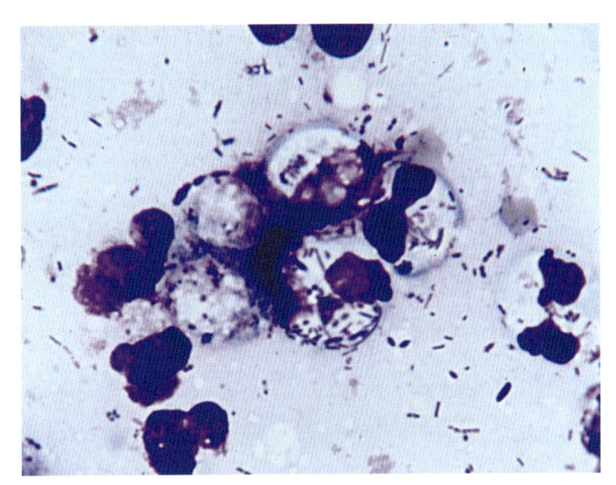

図19　猫の消化管穿孔による細菌性腹膜炎
好中球変性とともに，さまざまな形態の腸内細菌がみられる。

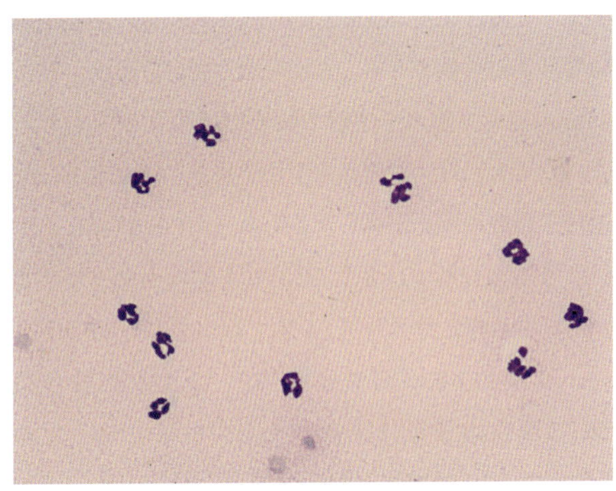

図20　典型的な猫伝染性腹膜炎(FIP)の腹水
バックグラウンドは微細顆粒状により色づいているが，粘稠な材料のため染色の汚れがついていると考えられる。変性のない好中球の数は少なめである。

5. 猫伝染性腹膜炎(FIP)

FIPに伴う貯留液は，むぎわら色の粘稠な腹水・胸水で，総蛋白(TP，>4.5 g/dL)，比重ともに高く，細胞数は多くとも中等度で，通常は少なめである(<15000/μL)。放置すると凝固する場合もある。無菌であり，変性のない好中球，マクロファージ，リンパ球などが存在する。細胞診標本のバックグラウンドには，高蛋白を示唆する所見として，弱好塩基性の微細な顆粒状物が一面にみられる(図20)。ただしこのような液体所見は，必ずしもFIPに特有のものではない。したがって診断にあたっては，ヒストリー，身体検査，CBC所見(軽度の非再生性貧血，高蛋白血症)，血清蛋白電気泳動所見(ポリクローナルガンモパチー)，抗体価などを総合的に判断する必要がある。

貯留液のTP，Albを測定してA/G比を算出するのもよい。A/G比が0.81未満であるとFIPの可能性が高い。

現在のFIP診断のゴールドスタンダードは，血液や腹水中における猫コロナウイルス(FCoV)遺伝子，あるいはS蛋白遺伝子に特異的変異を持ったFIPウイルス(FIPV)の定量的逆転写ポリメラーゼ連鎖反応(RT-PCR)検査による検出である。しかし，FCoV遺伝子が検出されただけでは，腸管穿孔による腸コロナウイルス(FECV)の腹腔内への漏出と区別ができない。もとから腸に穿孔があれば，急性あるいは慢性活動型の化膿性炎症が激しく起こっているため細胞学的にも区別が可能である。しかし変性漏出液腹水が貯留した症例で，腹水を穿刺で抜く際に腸管を刺してしまった場合には，細胞数の少ない液体の所見とFCoV遺伝子陽性の所見が得られるため，FIPと誤診しやすい。さらに日本ではⅡ型FCoV（犬コロナウイルスとFCoVの組換えウイルス)が猫で検出される頻度が高い。Ⅱ型FCoVが変異してFIPVになった場合には，S蛋白遺伝子は犬のウイルス由来であるためFIPVのPCR検査では検出できず，FCoV遺伝子のみが陽性となる。そのような場合にはPCR検査だけに頼らず，細胞診所見，液体の性状(高蛋白，低A/G比，低細胞数)，そして血清および貯留液の蛋白電気泳動所見(ポリクローナルガンモパチー)などを総合的に評価するのがよい。

6．尿の腹腔内貯留

交通事故などの創傷による膀胱や尿管の破裂が原因で，尿の腹腔内貯留が起こる。血液の混ざった比較的さらっとした液体であることが多い。無菌の炎症性滲出液に分類されるが，細胞成分はそれほど多くはないことが多い。ヒストリーから創傷が疑われ，とくに下腹部や腰部に疼痛があり，腎後性窒素血症(無尿・乏尿，血尿，BUN，Creの高値)がみられる場合には，尿の腹腔内貯留が十分疑われる。また，ヒストリーとして膀胱穿刺が1回ですみやかに完了しなかったなどの情報があれば，穿刺によるピンホールからの尿漏出も疑われる。

確定診断には血中と腹水中のCreを測定し，腹水中のCreが血中のものより高ければ尿と診断される。UNは拡散しやすい性状のため，血液中のUN(BUN)より著明な高値を示さないことがあるので，測定する意義は少ない。破裂部位は腹腔内に漏れても安全な造影剤を使用して，静脈性あるいは逆行性尿路造影検査を行うことで確認可能である。

7．胆汁性腹膜炎

胆汁性腹膜炎は無菌または細菌感染を伴った炎症性滲出液で，ビリルビン(Bil)を含む。胆嚢や胆管の損傷により胆汁が腹腔内に漏れだし，著明な炎症性変化を伴っているのが特徴である。細胞診でも黄色の結晶状のBilが検出されることが多い。したがってTBilは血液中よりも高いのが特徴である。

8．出血

腹部または胸部の臓器などの損傷，腫瘍の破裂，あるいは血液凝固障害などで出血が起こる。TPを測定しても，細胞数を測定しても，滲出液に分類されるような数値になることが多い。細胞組成が血液にきわめて類似している場合，出血からあまり時間が経過していない。時間の経過とともに赤血球は循環中に戻るので減少する。

診断においてはヒストリー，身体検査が重要である。新鮮な出血の場合，数時間経過しないと末梢血PCVは低下しないので注意が必要である。急性出血としては，腫瘍からの出血，血液凝固障害，創傷を考える必要がある。循環血液量減少に伴うショックの可能性がある。慢性出血の原因としては，腫瘍からの出血，血管肉腫，肝細胞癌，あるいは急性出血で時間の経過したものが考えられる。細胞診上の鑑別としては，血小板がみられれば新鮮な出血または穿刺時の出血，マクロファージによる赤血球貪食像がみられれば時間の経過した出血であることがわかる。出血に対するアプローチとしては，ヒストリー，身体検査に加え，CBC，凝固系スクリーニング検査，X線検査，

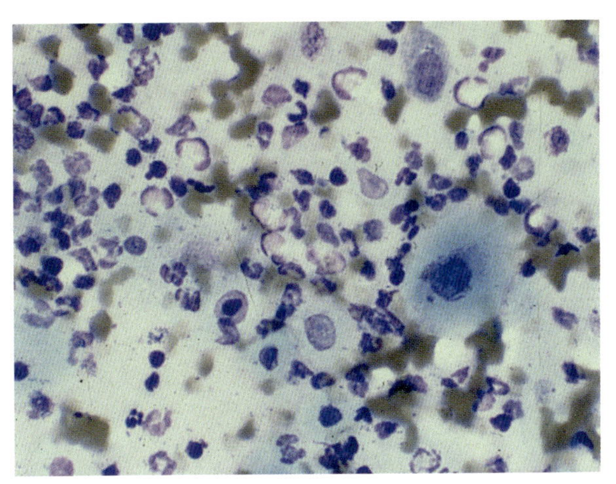

図 21　腫瘍性の胸水
胸水中に混合型炎症と腫瘍性を思わせる扁平上皮が出現している。これは明らかに異常所見であり，扁平上皮癌の肺転移や，肺癌の扁平上皮化生が疑われる。

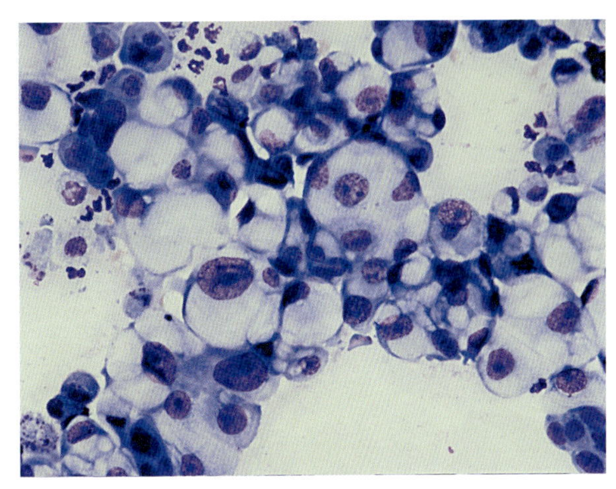

図 22　胸水中に出現した肺癌の細胞
この形態だけで肺癌と診断できるわけではないが，少なくとも細胞質に分泌物質をため込んだ分泌腺腺癌の存在は明らかである。

超音波検査，また開腹が必要な場合がある。

9. 漏出液・変性漏出液腹水

血清 Alb が 1.5 g/dL 以下の場合には，低 Alb の鑑別診断を行う。漏出液胸水の場合，鑑別診断は低 Alb 血症のみである。しかし，漏出液腹水の場合には低 Alb 血症と門脈高血圧が含まれる。門脈高血圧は，犬の慢性肝炎で線維化が進行した場合など，後天的に起こるものが多い。肝不全があることがすでにわかっていて，そのために漏出液腹水が貯留しており Alb は当然 1.5 g/dL 未満であると予想したにもかかわらず，Alb がそこまで低下していなければ，まず疑うべきは門脈高血圧，複数の肝外シャントなどである。また漏出液は，その貯留経過が長くなると，マクロファージなどの慢性炎症性細胞がわずかに出現し，変性漏出液と区別がつきにくくなる。変性漏出液と判定される腹水の場合には，身体検査，X 線検査，心電図(ECG)，超音波検査により右心不全を除外する。次に漏出液が変化した可能性も考え肝機能検査を行い，異常があれば門脈高血圧を伴う肝不全，肝動静脈瘻，肝静脈閉塞などについて検討を進める。肝臓の異常が除外できた場合には腹水を除去し，X 線検査，超音波検査，開腹によりマス病変を探索する。マスが検出されない場合には肝臓，リンパ節，脾臓，腸の生検を行い，病理組織学的に臓器の異常を探索する。

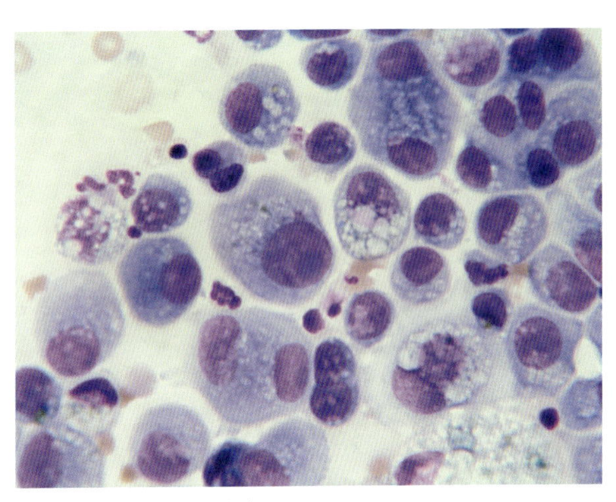

図 23　悪性中皮腫の胸水
悪性中皮腫の診断は，反応性過形成との鑑別，細胞が集塊を形成しない未分化癌との鑑別など，非常に難しいものである。肺野に明確なマス形成がないことがひとつの特徴となる。

10. 腫瘍性胸水

前縦隔，肺にマス病変が形成されることが多い。液体の性状は，変性漏出液，乳び，炎症性滲出液と多様である。癌性胸膜炎の場合は無菌性慢性活動型炎症，細菌性肺炎を伴う場合は細菌性炎症と，腫瘍細胞が出現する(図 21)。マスがみられる場合はリンパ腫，肺癌(図 22)，肺の転移性腫瘍が主な原因である。胸水除去後にもマスがみられない場合に，中皮細胞の悪性のものが出現していれば，悪性中皮腫が疑われる(図 23)。なお，中皮細胞の反応性過形成と慎重に鑑別するため，胸水や腹水の細胞診で核の悪性所見から悪性と判定する場合には，5 つ以上の所見をもって悪性

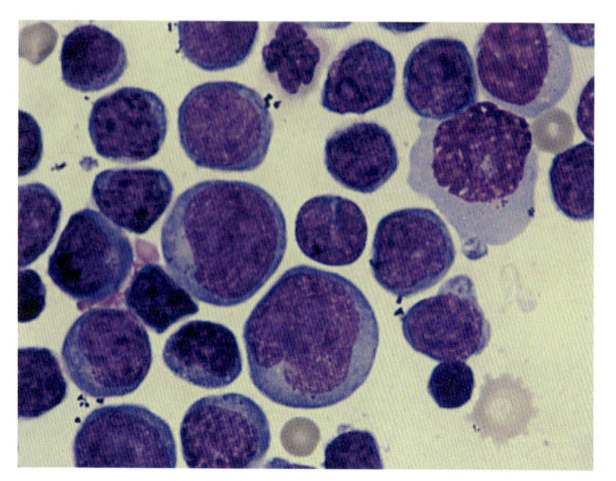

図 24　リンパ腫の胸水
細胞の異型性よりも，芽球比率が診断の決め手となる。リンパ管の閉塞を伴う例では小リンパ球も出現するので注意が必要である。前縦隔のマスなどに直接アプローチするのがよい。

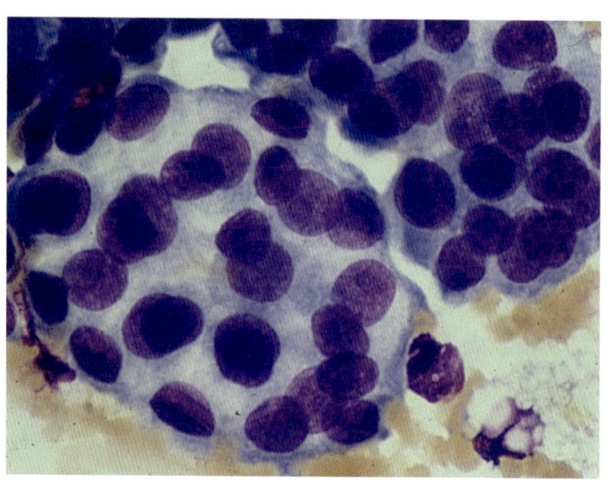

図 25　猫の肝細胞癌に伴う腹水
猫の肝細胞癌に伴う腹水で，多量の上皮細胞集塊が出現していた。この細胞が肝細胞癌であるという直接的な証拠には乏しいが，肝臓マスのFNA所見と比較してみればよい。

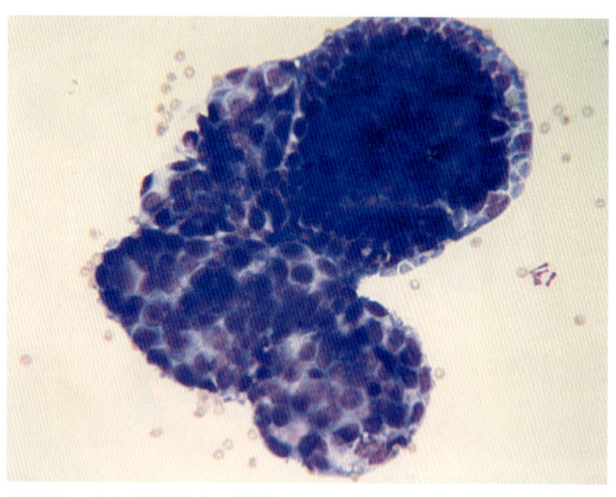

図 26　犬の卵巣腺癌の腹水
犬の卵巣腺癌で腹水，胸水の両方に大型の上皮細胞集塊が出現していた。

と評価する（通常の細胞診では4つの異常で確定）。核の悪性所見については「10　腎疾患の検査」を参照。

11．腫瘍性腹水

腸間膜リンパ節腫大，肝腫大，脾腫大などで，変性漏出液が認められ，あわせて腫瘍細胞が出現する場合がある。腫瘍としてはあらゆるものが考えられるが，比較的多いのはリンパ腫（図 24），癌（図 25），肥満細胞腫である。卵巣腺癌は腹膜，胸膜に転移して，貯留液中に細胞集塊も出現するが，卵巣腫瘍を摘出すると胸水や腹水が消失することもあり，ほかの悪性腫瘍とは挙動が異なる（図 26）。

Coffee Break 9

プロフェッショナルは品位ある服装を

医師は臨床現場や人前に出る際の身だしなみについて教育を受けている。しかし，大動物と小動物を一緒に教える獣医学教育のなかでは，そのような指導は行われていない。プロとして社会から尊敬されるためには，それなりの服装，言葉遣い，品格が必要である。獣医師は医師，弁護士と並ぶプロとして，オフの時間は別として，公の場に出るとき，仕事をするときに守るべき服装のルールがある。学会で講演する先生方の服装を参考にすれば，まず間違いはない。獣医師はほかの人からみてもプロとわかる，きちっとした服装で学会に出席すべきである。

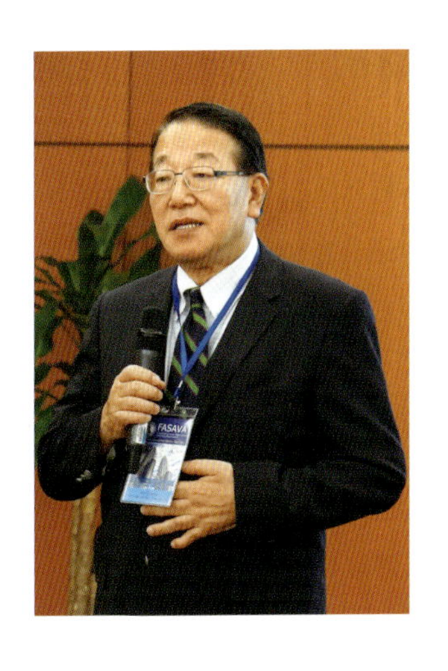

18 水と電解質の異常

はじめに

体液と電解質の異常については，血液検査(CBC)と血液化学スクリーニング検査で，赤血球系の項目から血液濃縮の程度を評価し，ナトリウム(Na)，カリウム(K)，クロール(Cl)といった電解質の項目と総蛋白(TP)，アルブミン(Alb)，グロブリン(Glob)といった蛋白に関する項目により過不足を評価する。個々の異常に関する病態生理や，詳しい臨床的アプローチに関してはさまざまな優れた総説にゆずり，ここでは評価に最小限必要な臨床病理学的知識を記す。理論的な詳しい背景については成書を参照されたい。また治療法は本章で記すもの以外にも多くの方法が知られており，なおかつ患者の治療に対する反応も一様ではない。治療は臨床的判断をもとに，獣医師の責任で行うべきである。

脱水の評価

患者の脱水の程度は，ヒストリーと身体検査所見をもとに評価することが可能である。この評価から脱水の割合(%)を割り出し，それをもとに欠乏量を計算することが可能である(表1)。

表1　ヒストリーと身体検査所見からの脱水の評価

程度	脱水(%)	ヒストリー	身体検査所見
軽度	＜5	短期の食欲不振，嘔吐・下痢	異常なし
中等度	6～8	やや長期の食欲不振，嘔吐・下痢	口腔粘膜乾燥，軽度から中等度の皮膚の弾力減少
重度	10～12	長期の食欲不振，激しい嘔吐・下痢，慢性腎不全	皮膚の弾力は激しく減少 口腔粘膜乾燥重度，CRT延長，脈圧弱く頻脈，重度の沈鬱

CRT：毛細血管再充満時間

電解質の異常と対処

1．検査機器

病院内での電解質測定には，ドライケミストリー法の機器で血液化学検査の検査項目として電解質の測定が可能なもの(富士ドライケム NX700 V や富士ドライケム NX500 V IC，富士フイルム／IDEXX カタリスト One[TM]，アイデックス ラボラトリーズ，図1)，ドライケミストリー法で電解質単体の測定が可能なもの(富士ドライケム 800 V，富士フイルム，図2)，ドライカセットタイプで電解質・血液ガスの測定が可能なもの(IDEXX ベットスタット[TM]，アイデックス ラボラトリーズ，図3)が利用可能である。臨床現場での迅速な診断と方針決定のために，ぜひとも揃えておきたい。

検査結果の信頼性が高いものは医学領域で販売されているウェットケミストリー方式の機器であるが，内部で液体を循環させておく必要があるため，あまり使用頻度の高くない病院では1検査あたりのコストが高くなる。そのため最近では，信頼性が高まったドライタイプの機器のほうが多く使われている。

2．高カリウム血症

(1)診断アプローチ

高K血症の鑑別診断リストを表2に示す。

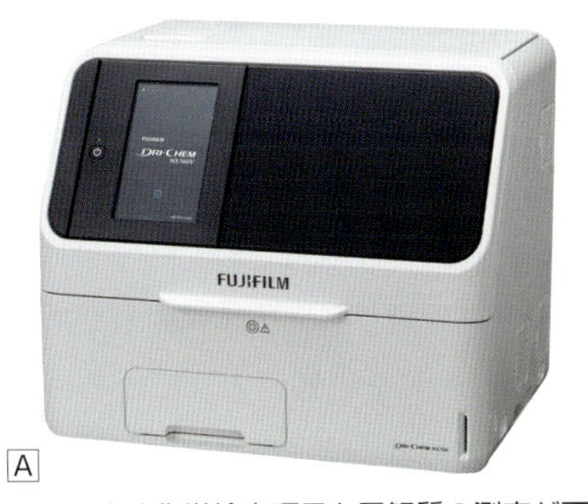

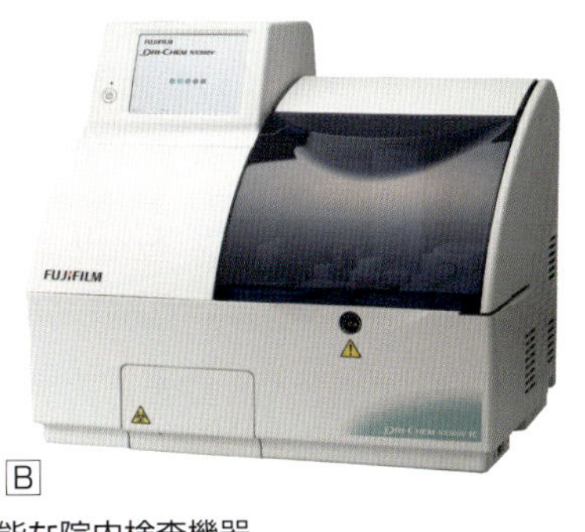

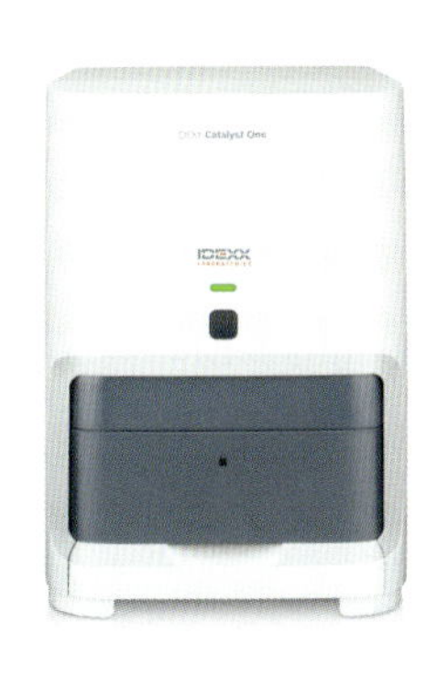

A　B　C

図１　血液化学検査項目と電解質の測定が可能な院内検査機器
A：富士ドライケム NX700 V，B：富士ドライケム NX500 V IC，C：IDEXX カタリスト One™
（A，B 画像提供：富士フイルム㈱，C 画像提供：アイデックス ラボラトリーズ㈱）

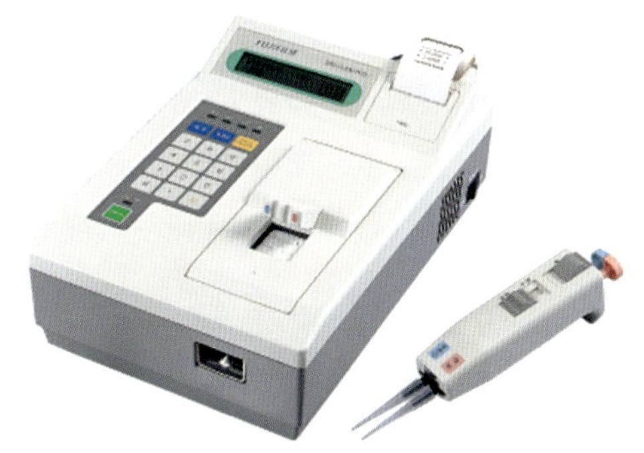

図２　電解質の測定のみ可能な院内検査機器
富士ドライケム 800 V
（画像提供：富士フイルム㈱）

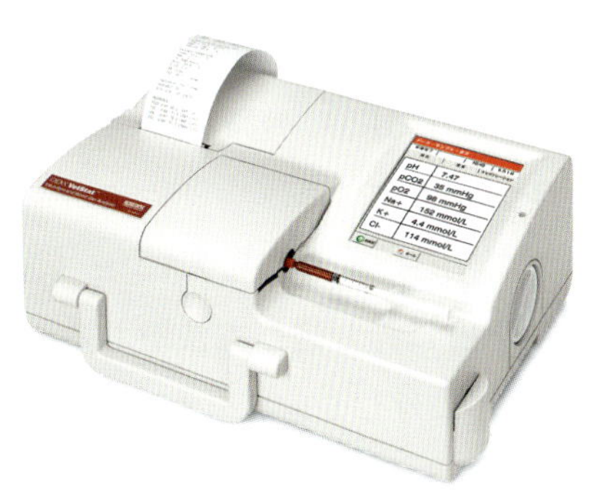

図３　電解質および血液ガスの測定が可能なドライ方式の院内検査機器
IDEXX ベットスタット™
（画像提供：アイデックス ラボラトリーズ㈱）

動物の状態，心電図（ECG）所見などから検査結果に疑いが持たれる場合には，最初にアーチファクトを除外する。高 K 血症が深刻なものであれば ECG 上の変化として現れるはずである。6 mmol/L 以上の高 K があると，T 波のスパイクや徐脈がみられる。さらに K の上昇が進行すると（7 mmol/L 以上），P 波の平坦化，P-R 間隔延長，幅広く低い QRS 群がみられるようになり，K が 8.5 mmol/L を超えると P 波が消失し，徐脈と心房細動がみられるようになる。

アーチファクトが除外されたなら，高 K が起こる理由があるのかどうか，すなわち，無尿，乏尿，尿排泄障害があるのか，尿路閉塞または膀胱・尿道などの破裂があるのかを評価する。尿排泄障害（乏尿性急性腎障害など）や尿路閉塞または破裂がなければ，摂取過剰，細胞内からの移動を考える。

表２　ヒストリーと身体検査所見からの脱水の評価

アーチファクト
EDTA-2K
カテーテル汚染
材料放置（脱水）
激しい溶血・高Na（ドライ）
白血球増加（>200 000/μL）
血小板増加（>1 000 000/μL）
秋田犬赤血球溶血
採血直前の激しい運動
摂取過剰（まれ）
医原性（KClの過剰投与）
排泄低下
無尿・乏尿
尿路系破裂
副腎皮質機能低下症
腎髄質障害
細胞外への移動
ミネラルアシドーシス（高Clあり）
組織の広範な破壊
血漿高浸透圧（高血糖）

CRT：毛細血管再充満時間
＊：ドライケミストリー方式で測定した場合のアーチファクト。

(2)治療

①軽度から中等度

治療は，ECGモニターをつけて行う。軽度～中等度(6.5～8.0 mmol/L)の高K血症は，乳酸リンゲル(LR)の輸液で脱水改善と利尿を図る。

②中等度以上

中等度(>8 mmol/L，ECG上の変化あり)で，代謝性アシドーシスのあるものは(重炭酸〔HCO_3^-〕<10 mEq/L)，重炭酸ナトリウム($NaHCO_3$)を2～3 mEq/kg，30分かけて静脈内投与する。ただし総CO_2 (TCO_2)またはHCO_3^-の測定ができない場合は投与しないほうが安全である。

そのほかにインスリン－20%グルコース混合の輸液で，Kを細胞内に押し込む方法がある。20%グルコース100 mLに対してレギュラーインスリン10 Uを混合し，犬ではインスリン用量にして0.5 U/kg/hrを静脈内輸液する(上記混合液を5 mL/kg/hrで使用)。猫の場合は，まずレギュラーインスリン0.1～0.25 U/kg/hrを静脈内輸液する。その後すぐに，20%グルコースをインスリン使用量1 Uあたり5～10 mL (グルコース1～2 g)静脈内投与する。ECGモニターを続けながら，血糖値を1時間ごとに測定する。2～3時間後にはKも再測定し，Kが下がったら前述の軽度～中等度の高K血症の治療に切り替える。

③重度

重度の高K (>9.5 mmol/L，ECG上の変化あり)と不整脈がみられる場合には，ECGモニターを行いながら，10%グルコン酸カルシウムを0.5 mL/kg，10～15分かけて静脈内輸液する。投与中，いつ効果が表れるかは症例によって異なるため，心拍数が増加したら，あるいはECG上の異常が消失したら中止する。その後は中等度以上の高K血症の治療を行いながら，原因に対する治療を行う。

3. 低カリウム血症

(1)診断アプローチ

低K血症の鑑別診断リストを表3に示す。

ヒストリーを検討し，筋の脱力，座り込んでしまう，首が上がらないなどの身体検査所見に照らしあわせて考え，アーチファクトを除外する。Kはその多くが細胞内に存在するため血中濃度は単なる指標でしかないが，体内のKが十分にある状態と，Kが不足している状態を鑑別する。

臨床徴候を伴っている場合は，Kの真の喪失が考えられるかもしれない。慢性食欲不振，消化管での喪失(下痢・嘔吐)，腎臓からの喪失(糖尿病や慢性腎臓病などの多尿性疾患，利尿薬の使用)がある場合には身体のKが減少している可能性がある。インスリン療法を行っている症例では，それが原因で細胞内にKが入り，血中濃度が低下している可能性を考える。アルカローシスの確定のためには血液ガスの測定を行う。代謝性アルカローシスの原因は胃からの嘔吐，重炭酸Na過剰投与であり，呼吸性アルカローシスの原因は過呼吸(肺炎，胸水など)である。代謝性，呼吸性ともにKの体内総量は正常で，細胞内へ移動している可能性が高い。

(2)治療

まず尿排泄があることを確認する。嘔吐がなければKは経口投与，または皮下投与するのが安全である。軽度の低Kは食事からの給与だけで十分と思われる。中等度以上の低下症(K<3 mmol/L)では，経口投与用にはクエン酸カリウム(液体，錠剤)，グルコン酸カリウム(粉末，液体)，塩化カリウム(錠剤)を使用する。猫の慢性腎臓病症例では，クエン酸カリウムをまず8～12 mEq/kg po bidで投与する。1日投与したらKをモニターし，望む範囲にKが入っているかどうかをチェックして，維持量を調節する。

経口投与が不可能な場合は，LRまたはリンゲルに塩化カリウム(KCl) 30～40 mEq/Lを加えたものを皮下輸液すると安全である。静脈内輸液を行う場合は，まずLRかリンゲル，生理食塩液などで脱水を改善し

表3　低K血症の鑑別診断リスト

アーチファクト
高脂血症(乳び)
高蛋白血症(>11 g/dL)
カテーテル汚染
白血球増加と血清分離遅延
高BUN(>115 mg/dL)*
高血糖(>1000 mg/dL)*
Kの喪失
嘔吐
下痢
腎からの喪失(猫の慢性腎臓病)
尿細管アシドーシス(まれ)
ミネラルコルチコイド過剰
高アルドステロン症
クッシング症候群
細胞内への移動
急性アルカローシス
呼吸性
代謝性
胃からの嘔吐
重炭酸ナトリウム投与
インスリンの投与
低体温
希釈
摂取低下(まれ)
医原性の原因
重炭酸ナトリウム投与
インスリン投与
輸液による希釈
利尿薬投与

*：ドライケミストリー方式で測定した場合のアーチファクト。

表4　低K血症の程度と輸液中Kの用量

低Kの程度	血清中K (mmol/L)	K用量 (mEq/kg/day)	輸液250mLに対するKCl添加量(mEq)
軽度	3.0〜3.7	1〜3	7
中等度	2.5〜3.0	4〜6	10
高度	<2.5	7〜9	15〜20

表5　高Na血症の鑑別診断リスト

電解質を含まない水の喪失
尿崩症(中枢性および腎性)
パンティング過剰
利尿薬投与による利尿
その他の低張性水喪失
嘔吐・下痢
水分補給ができない状態
水制限
水がない
脳疾患
Naの過剰摂取または排泄低下
食塩過剰摂取
医原性(高張食塩液，重炭酸ナトリウム)
高アルドステロン症(クッシング症候群を含む)

てからにする。次いで輸液にKを添加して投与する。この場合，Kの用量よりも投与速度が重要である。静脈内輸液の場合は，KClが0.5 mEq/kg/hrを超えないようにする。静脈内輸液のガイドラインは表4に示す。

4. 高ナトリウム血症

(1)診断アプローチ

高Na血症の鑑別診断リストを表5に示す。

通常，高Na血症が起こるのは水の問題であり，Naの問題であることは少ない。すなわち，水だけが過剰に失われている状態，あるいは低張液として失われている状態である。通常は，嘔吐や下痢では等張の液体が失われるため，激しい高Na血症の原因になることは少ない。しかしまれに低張性の水の喪失が起こることもあり，この場合は高Naの原因にもなる。

高Na血症では，軽度が基準値上限〜165 mmol/Lまで，中等度は166〜180 mmol/L，重度は180 mmol/Lを超えるものとされる。軽度〜中等度のものは，高Na血症の原因となる疾患の徴候は示しても，高Naそのものに起因する徴候はほとんど示さず，軽度の喉の渇きがある程度である。ただし，脳の異常がある場合には渇きも示さない。中等度以上の高Na血症があれば神経細胞における脱水が起こり，ヘッドプレッシング，意識障害，発作，昏睡といった神経徴候がみられるようになる。

診断においてはまず脱水の評価を行う。脱水がないまたは最小の場合，水の喪失がない場合には，水の摂取なしでNaを多く含む食事を食べていないか(人の食べ物など)，Naを含む輸液(重炭酸ナトリウム)を過剰に行っていないか，原発性高アルドステロン症の可能性がないかを考慮する。水の喪失がある場合には，中枢性または腎性尿崩症に0.9% NaCl輸液を行っていないか考える。

脱水がある患者では，水摂取不足はないか，中枢神経系疾患で飲水が困難ではないかをまず考える。次に，水の補給がなく水だけが喪失している可能性を考える。これには，過剰なパンティングや，腎からの水喪失として中枢性尿崩症や腎疾患(腎盂腎炎，腎性尿崩症，低Kや高Caによる腎障害，ネフロトキシンによる腎障害)，副腎皮質機能低下症，エンドトキシン血症，子宮蓄膿症(犬では腎性二次性尿崩症が起こる)，脳疾患，消化管からの喪失として下痢，嘔吐を考える。さらに，特殊な状況として，水喪失がNa喪失を上回る高浸透圧非ケトアシドーシス性糖尿病の存在を考える。

(2)治療

①急性経過と慢性経過

経過が8～12時間以内の急性の高Na血症は，急いで治療してよい。しかし，それ以上の慢性経過で起こっている場合，神経細胞は内部に浸透圧物質を産生して脱水を防いでいるはずである。そのため急激に細胞外Na濃度を下げてしまうと，今度は細胞外から細胞内に向かって水が移動してしまい，神経細胞は水腫の状態になってしまう。このような場合は細胞内の浸透圧物質が徐々に代謝されて消失する時間を与える必要があるため，Na濃度を下げる治療はゆっくりと行う(後述)。

②軽度の脱水と軽度の高Na血症

軽度の脱水と高Na血症がある場合には，水を飲ませる，あるいは食事に水を混ぜることで対処する。

③中等度から重度の脱水と高Na

脱水，高Naが中等度～重度の場合，まず最初に脱水を補正する。ボーラスの静脈内輸液で循環血液量を回復させるには，その時点での血清浸透圧と同じ浸透圧の液体を投与するのがよい。生理食塩液に高張食塩液を混ぜて，Na濃度がおおよそ等しくなるように作成すればよい。脱水と高Naが中等度から高度で，Na＜170 mmol/L，浸透圧＜375 mOsm/Lの場合は，5%グルコースまたは0.45% NaClを使用する。欠乏量，維持量の計算をもとに6～12時間かけて静脈内輸液を行う。

脱水が補正されたなら，Na濃度を低下させる治療に入る。さらに，高Naを起こす原因疾患が存在するならば，その治療もあわせて行う。

12時間以内に起こった急性の高Na血症であれば数時間以内にNaを補正してもかまわない。慢性経過の場合，1時間あたりのNa補正は0.5～1.0 mmol/L以内にしておくほうが安全である。原則として，中等度の高Na血症は比較的早めに治療してよく，重度(＞180 mmol/L)の場合は1時間あたり0.5 mmol/L以下で補正する。急性か慢性かわからないときには，慢性と考えて補正は1時間あたり0.5～1.0 mmol/L以内にしておくのがよい。

補正は自由水(5%グルコース液の静脈内輸液または自由飲水)で行うのが最も簡単である。Na濃度の低い晶質液，すなわち0.45%生理食塩液などを使用してもよい。輸液すべき自由水(5%グルコース液)の量(L)は以下の式で計算できる。

自由水欠乏量(L)＝
([現在のNa濃度÷Na基準値]－1)×0.6×体重

なお，この計算を行う場合のNa基準値は，報告されている基準値の中点あたりを利用するか，これまで健康なときに複数回測定した実績があれば，それを参考に決定すればよい。院内検査機器の基準値は機器ごとに記載されている。

外注検査の参考基準値は，犬：141～152 mmol/L，猫：147～156 mmol/L(富士フイルム モノリス)，犬：141～156 mmol/L，猫：146～159 mmol/L(アイデックス ラボラトリーズ)である。

なお，外注検査では大型機器を用いナトリウムイオン電極間接法で測定しているため，高脂血症，高蛋白血症の影響を受けることは知っておく必要がある。

現在のNa濃度とターゲットとする正常なNa濃度の差を計算し，1時間あたり0.5～1.0 mmol/Lの範囲で安全に補正するために必要な時間を求める。必要量をこの時間で割ったものが1時間あたりの輸液量となる。自由水補給(5%グルコースの静脈内輸液または自由飲水)の効果について，たとえば3.7 mL/kg/hrで静脈内輸液のみ行った場合，Na濃度を1時間あたり1 mmol/L低下させることができる。もちろん尿崩症など水が失われる原因がまだ続いている場合には，補正の速度を速める必要があるが，この基準をスタートラインとして調節すればよい。

通常は，24時間体制でのきめ細かなNaのモニターと身体検査が必要になる。繰り返しNa濃度を測定し，その結果に基づいて治療スピードを加減する。神経徴候が発現した場合にはまず輸液を中止し，Naの再評価，詳細な全身状態の評価を行う。発作に対してはベンゾジアゼピン系の投与を行うが，神経徴候が始まった時点でマンニトールを投与して(0.5〜1.0 g/kg 30分かけてiv)，血漿浸透圧を上げて神経細胞の水腫を防止する。マンニトールによる利尿で失われた水分量は補正しておく必要がある。このときの輸液は，患者のNa濃度に近いものを使用する。

表6　低Na血症の鑑別診断リスト

低Na血症の鑑別診断リスト
血漿浸透圧低下
血液量低下
副腎皮質機能低下症
塩類喪失性腎炎
中枢性塩類喪失症候群(CSWS)
循環血液量の減少をきたす疾患
消化管からの喪失
サードスペースへの喪失
ショック
血液量正常
抗利尿ホルモン分泌異常症(SIADH)
低張液の輸液
甲状腺機能低下症
心因性多渇症
血液量増加
腎臓病
ネフローゼ症候群
うっ血性心不全
肝線維症
水中毒
血漿浸透圧正常
高血糖
マンニトール投与
重度の窒素血症
血漿浸透圧増加(アーチファクト)*
高脂血症
高蛋白血症

*：検査機関でのナトリウムイオン電極間接法による測定の場合に検討。イオン選択電極法による通常の院内検査機器では考慮する必要はない。

5. 低ナトリウム血症

(1)診断アプローチ

低Na血症の鑑別診断リストを表6に示す。

まず，アーチファクト，とくに高脂血症や高蛋白血症を除外するが，これは検査センターにおけるウェットケミストリー機器のナトリウムイオン電極間接法による測定の場合で，イオン選択電極法を使用している通常の院内検査機器では考慮する必要はない。

低Na血症の動物の多くは循環血液量減少，血漿浸透圧低下を示す。循環血液量減少に伴い抗利尿ホルモン(ADH)が分泌され，自由水が身体に残ることになる。ただし，犬や猫で多くみられる糖尿病は例外で，血漿浸透圧は正常でありながら低Na血症を呈する。この低Naは偽の低Naともよばれるもので，Naの真の欠乏によるものではない。高血糖により細胞外液の浸透圧が上昇すると，細胞内の水が細胞外液に移動し，この高浸透圧を希釈するように働く。その際に細胞内外を移動しないNaに対して水が過剰となり，見かけ上の低Naを示す。ただし高血糖は尿糖の原因となり，浸透圧利尿の結果，Naよりも多くの水が失われるようになる。その結果，高Na血症になってしまう。このような見かけ上の低Na血症に対して，補正Na濃度という概念が存在する。人ではNa濃度を2〜4 mmol/L上乗せして考えるのがよいといわれているが，犬や猫では正確な数字は明らかになっていない。

Naは浸透圧に貢献する重要なイオンであるため，その異常が急性に起こったものか，慢性のものであるかを常に意識する。経過によって臨床徴候の激しさ，治療方法が異なり，判断を誤ると危険な事態も起こりうる。

急性の低Na血症では，水は細胞外液から脳の神経細胞内へと移動し，急激な脳細胞水腫が起こる。それに対して，慢性の低Na血症では，脳細胞は細胞外液の低浸透圧に対応して細胞内の電解質や浸透圧物質を徐々に放出することで，細胞外液とのあいだに浸透圧的な平衡を作る時間がある。そのため神経徴候もあまり重度なものは発現しない。にもかかわらず急に細胞外液のNaを補正してしまうと，今度は急激に脳の細胞内が低浸透圧状態になってしまい，水が細胞内から細胞外に移動する結果，脳細胞の脱水が起こる。これが脳全体に起これば血管の破綻が起こってしまい，激しい神経徴候につながる。それだけではなく，遅れて浸透圧性脱髄症候群 osmotic demyelination syndrome（ODS）または橋中心髄鞘崩壊症 central pontine myelinolysis（CPM）とよばれる永続的な傷害を引き起こし，嚥下障害，運動失調，不全麻痺，昏睡などの原因となることもある。

(2)治療

①治療の原則

急性の低Na血症であると完全に確信できるならば，1時間あたり1～2 mmol/LでNaを補正してよい。さらに，発作のような激しい臨床徴候を伴う重度の低Na血症（115～120 mmol/L）であれば，Na濃度を3～7 mmol/L上昇させて臨床徴候を止めるところまでであれば，急いで治療してよい。しかし，臨床徴候が収まったならば急激なNa濃度の上昇は止めるべきである。

通常の慢性低Na血症の治療ガイドラインは，1時間あたり0.5 mmol/Lの上昇に留め，1日での補正量を最大10～12 mmol/Lにしておくことである。

また，目の前のNa異常は細胞外液量の減少を伴うもの，すなわち体内のNaが失われている状態が最も多く，通常はLRや生理食塩液といった等張液で細胞外液量の回復を促す治療が多く行われる。しかし，常に真の原因は何かを考えつつ治療を行わなくてはならない。

② Na必要量の計算

Naの欠乏量をもとに投与量を決める。以下の式で計算できる。

Na欠乏量(mmol) =
(Naの基準値－現在のNa濃度)×0.6×体重

Na基準値は，高Na血症の治療の項に記載したもので考えればよい。得られた欠乏量をもとに，何時間で投与するのか，たとえば1時間あたり平均で0.5 mmol/L上昇させるというように計算すればよい。生理食塩液（0.9%NaCl）以外にも，状況により高張液（3%NaCl，7.5%NaCl）などを使用することもある。

無症候性の低Na血症では，Na濃度を急激に上げることによって，むしろ脳の神経細胞の脱水を引き起こし，神経徴候を発現させてしまうこともある。Na濃度を頻繁にモニターし，必要に応じて低張液に切り替えるなどの対応も必要に応じて行う。

6．クロール(Cl)の異常

Clは通常はNaClとして動くため，Naの変動に左右される。Naと一緒に動いているかどうかを評価するためには，Naの基準値範囲を参照し，その中央値を計算する。そのうえでNaが基準値範囲の中央値からどれだけ離れているか（中央値＋αまたは中央値－α）を計算する。その後Clの基準値範囲から同様に中央値を算出し，Clが基準値範囲の中央値からどれだけ離れているかを計算する。このとき，Clの変化がNa変動(α)の±3以内ならNaと一緒に変動していると評価し，Clだけの変動ではないと考える。それ以上の変動ならばClが有意に変動していると評価する。

真の低Cl血症では，胃性嘔吐が考えられる。そのため，酸すなわち水素イオン(H^+)の喪失による代謝性アルカローシスの存在も予想される。真のCl増加は，腸液の喪失によるマイナスイオンすなわちHCO_3^-の欠乏（分泌性代謝性アシドーシス）への代償が考えられる。

通常，Clだけの上昇はないはずである。アーチファクトとして激しい運動，検査材料の不適（溶血，黄疸），抗痙攣薬としてのハロゲンの使用（KBr）を考えるべきである。

酸塩基平衡

1．アシドーシスとアルカローシスの定義

血液ガスの正確な判定のためには動脈血採血が必要であるが，酸素以外は静脈血を利用しても評価が可能である（酸素分圧〔pO_2〕の動脈血基準値範囲 90～100 mmHg は静脈血では得られない）。すなわち，呼吸性アシドーシス・アルカローシス，代謝性アシドーシス・アルカローシスに関する評価，そして治療への反応は評価できる。電解質に加えて，血液ガスパラメータ，ヘモグロビン濃度やイオン化カルシウムも同時に測定できる機器を用いることで救急時にも十分な対応が可能となる。静脈血血液ガス基準値範囲の一例を表７に示す。pO_2 以外，動脈血と大きな変わりはない。

pH が<7.35 では酸血症と，>7.45 ではアルカリ血症と判定する。酸血症，アルカリ血症は検査所見であり，それらを引き起こす病態をそれぞれアシドーシス，アルカローシスと定義する。またそれぞれに代謝性と呼吸性の要因がある。

表７　静脈血血液ガス基準値範囲の一例

pH	7.35～7.45
pO_2	30～42
pCO_2	45（mmHg）
HCO_3^-	20～24（mmol/L）
TCO	19～22（mmol/L）
BE（塩基過剰）	−4～+4

pO_2：酸素分圧，pCO_2：二酸化炭素分圧，
HCO_3^-：重炭酸，TCO_2：総 CO_2

2．アシドーシスとアルカローシスの診断アプローチ

代謝性アシドーシスは，酸の増加，あるいは塩基（HCO_3^-）の喪失により起こる。有機酸の産生増加（乳酸アシドーシス，ケトアシドーシス，エチレングリコール・サリチル酸中毒など），あるいは排泄低下（慢性腎臓病）により体内に H^+ が増加すると，HCO_3^- はバッファーの役割として H^+ と結合して弱酸の炭酸となり，血液 pH の変動を最小にしようとする。そのため HCO_3^- は消費され，HCO_3^-，TCO_2（HCO_3^- のもうひとつの測定値）ともに低下する。この状態を中和性代謝性アシドーシスとよぶ。

血液化学検査の電解質の項目に，陰イオンとして HCO_3^- または TCO_2 を加えておくと，アニオンギャップ（AG）の計算が可能になる。AG＝（Na+K）−（Cl+TCO_2）で得られる。HCO_3^- の場合は TCO_2 の部分に代入する。基準値範囲は犬で 9～18 mmol/L，猫で 10～23 mmol/L である。本来，体内では陽イオンと陰イオンに差はないはずであるが，検査においては陰イオン系で測定していないものがあるのでこのような差が認められる。

中和性代謝性アシドーシスの場合はこの AG が増加することが特徴である。すなわち，測定できない有機酸の陰イオン成分が多量に増加していると推測される。分泌性代謝性アシドーシスは十二指腸からの嘔吐や下痢などによる HCO_3^- の喪失が原因であり，AG が基準値範囲であることが特徴である。

代謝性アルカローシスは，胃からの嘔吐による H^+ の喪失で起こる。この場合 AG は正常で，Cl の有意な低下が特徴である。

呼吸性アシドーシスは，肺における換気が体内での二酸化炭素（CO_2）産生に追いついていない状態で，体内の CO_2 が多くなる。呼吸性アルカローシスはその反対の状態で，CO_2 排泄がその産生を上回り，体内の CO_2 が少なくなっている状態である。

代謝性アシドーシスの診断にも，その治療のひとつとして投与される重炭酸ナトリウムの投与量の決定にも使用される項目として，塩基過剰（BE），または塩基欠乏（BD）がある。BE とは酸素で飽和され，一定の CO_2 濃度の条件下で，血液を基準値範囲の pH に戻すために必要な酸の量である。基準値範囲以上の BE は血液 pH を正常化するためにより多くの酸が必要な状態，すなわちアルカローシスを示す。BE がマ

イナスで大きな数値となった場合は塩基欠乏の状態，すなわちアシドーシスを示す。

臨床的なアプローチとしては，まずpHを読み，酸血症ならばアシドーシスが呼吸性か代謝性かを鑑別する。pCO_2>45であれば呼吸性，HCO_3^-<20またはBE<−4であれば代謝性を考える。アルカリ血症の場合はpCO_2<35であれば呼吸性アルカローシス，HCO_3^->26またはBE>+4であれば代謝性アルカローシスを考える。

3．アシドーシスとアルカローシスの治療

アシドーシスやアルカローシスでは，単にpHの補正を試みるのではなく，原因に対する治療を行うことが大切である。また脱水の補正，心肺機能および腎機能の評価などが重要である。アシドーシスの場合は，重炭酸ナトリウムの投与を考える前に，必ず脱水の補正を行い，組織灌流を高め，乳酸の産生を抑える。慢性腎臓病における酸の貯留も，腎臓における血流の問題が第一にあるので，輸液が重要である。pHが7を下回る場合，HCO_3^-が非常に低い場合で重炭酸ナトリウムの投与が正当化されるなら投与を考慮する。重篤なアシドーシスでは心筋の収縮性，血管のカテコールアミンへの反応性に障害が起こり，さらに心室性不整脈の原因にもなるため，治療が正当化される。重炭酸ナトリウム欠乏量は以下の式でBDと体重をもとに欠乏量を計算する。

重炭酸ナトリウム欠乏量(mmol)＝BD×0.3×体重

通常の投与法では，得られた欠乏量の1/3を20〜30分かけて投与する。そして残りの量の投与速度は患者を評価することで決めていく。

電解質異常を起こす内分泌疾患

1．副腎皮質機能低下症

副腎皮質機能低下症(アジソン病)については，すでに「14　副腎疾患の検査」で述べた。副腎皮質が破壊されることにより，副腎皮質が産生する2つのホルモン，すなわちグルココルチコイドとミネラルコルチコイドが欠乏して起こる疾患である。副腎皮質の球状帯で産生されるミネラルコルチコイドのアルドステロンは，尿細管におけるNaおよび水の再吸収を促進し，KやH^+の排泄を促進するホルモンである。これが欠乏することによりNaおよび水が大量に失われ，Kの貯留が起こる。その結果，低Na血症，低Cl血症，高K血症が起こり，Na/K比が下がる。Na/K比は正常では27以上であるが，副腎皮質機能低下症では通常25を下回り，激しいものでは15程度まで下がる。脱水に伴う腎前性窒素血症がみられるが，通常は多尿になっているため尿比重は低下している。このことから，Kの高値は無尿性あるいは乏尿性の腎不全によるものではなく，排泄の低下に加え，アシドーシス(H^+が細胞内に入る際にK^+が出される)，副腎皮質機能低下症による消化器疾患が増悪因子と思われる。本症は，ミネラルコルチコイド製剤を補給することでコントロールされる。また，二次性副腎皮質機能低下症では，ACTHが欠乏することで副腎皮質が萎縮するが，影響を受けるのは束状帯と網状帯が主体であるため，グルココルチコイドの欠乏だけが起こりミネラルコルチコイドは影響されない。そのため電解質異常はみられない。

2．高アルドステロン症

(1)病理発生

高アルドステロン症hyperaldosteronism，アルドステロン症aldosteronism，Conn症候群Conn's syndromeとよばれる疾患がある。これらはすべて同一の疾患，すなわちアルドステロン過剰による臨床徴候の発現を示している。

原発性疾患と続発性疾患があり，原発性は副腎病変

(腺腫，腺癌，過形成)によるアルドステロンの過剰産生が原因である。犬よりも猫で発生が多く，おそらく猫の副腎腫瘍としては最も多いのではないかと思われる。病変は腫瘍であれば片側性であるが，両側性に過形成がみられる場合もある。腫瘍のうち，約半分は腺腫で半分は腺癌である。続発性は，うっ血性心不全，肝不全，慢性腎臓病，低蛋白血症による浮腫などが原因で，腎臓の血液灌流が減少し，レニン-アンギオテンシン-アルドステロン系(RAAS)が活性化して，反応性にアルドステロンが過剰分泌される。

本来，生理的には腎臓の血液循環，電解質濃度に反応して，RAASおよび血中K濃度が上昇することでアルドステロン分泌を制御し，遠位曲尿細管でのNa再吸収，K排泄を促進して，血圧および細胞外液量を調節している。アルドステロンは血液量を増加させるだけでなく，血管収縮，血圧上昇作用もある。さらに炎症促進作用や線維化増進作用もあるため，血栓形成と線維化により腎臓病を進行させる因子となる。同時にアンギオテンシンⅡも血管収縮作用，炎症促進サイトカイン作用で腎臓病を進行させる。そのため，高アルドステロン症が起こることが腎臓病を進行させる要因になる。

高アルドステロン症の臨床所見は多岐にわたる(**表8**)。このうち，頚部腹側屈曲は，低K血症により起こる臨床徴候である。これがみられた場合の鑑別疾患は，低K，チアミン欠乏，ビタミンA中毒，タウリン欠乏であるため，食事歴がしっかり把握できている場合には，低K血症にかなり特異的な臨床所見となる。副腎皮質球状帯過形成の症例では臨床徴候は軽く，腫瘍性のものではより臨床徴候が強い傾向にある。

表8　高アルドステロン血症の臨床徴候

多飲多尿
食欲不振
体重減少
元気消失
腹痛
腹腔内マス(副腎腫瘍など)
腹部下垂
心雑音
ギャロップ音
虚弱
頚部腹側屈曲
筋肉減少
かかとをつけた歩行
ジャンプ不能
虚脱
散瞳
失明
前房出血
網膜剥離・出血

(2)検査および診断

血液化学スクリーニング検査での診断的所見は，血液尿素窒素(BUN)上昇，クレアチニン(Cre)上昇，クレアチンキナーゼ(CK)上昇(低Kによる筋肉融解)，高血糖，高Na，高Cl，低K(＜3 mmol/L)である。ただし，Kが基準値内でも本症を否定できない，その他，低マグネシウム(Mg)，低Pがみられる。高血圧がみられることも多いが，これは必発所見ではない。画像検査では副腎のマスがみえることも，心陰影拡大がみえることもある。心電図検査では，不整脈，房室ブロック，第Ⅱ誘導でのP波増高(＞0.3 mV)，P-R間隔延長(＞0.1秒)，Q-T間隔延長(＞0.2秒)，S-T低下(＞0.1 mV)，T波低下がみられる。高血圧は標的組織障害を起こすもので，眼科検査で前房出血，網膜剥離・出血がみられる。

特殊検査として血漿中アルドステロンを測定すると，腫瘍症例では高値，過形成ではやや高値がみられる。Kが低いのにアルドステロンが少しでも高い場合，異常であると考える材料となる。レニンを測定できる検査センターは限られているが，測定できた場合，原発性では低値，続発性では高値がみられる。アルドステロン／レニン比(AAR)をみると，腫瘍性ではアルドステロンが高値でレニンは低値であるため比が増加している。両側性過形成ではアルドステロンはやや高値か基準値上限で，レニンは低値である。続発性ではアルドステロンは高値か基準値上限でレニンが高値であることから，原発性とは区別される。

尿中アルドステロン／Cre比(UACR)は高値を示す。この値は正常であればフルドロコルチゾン投与後には低下するのに対し，高アルドステロン症では低下しない。UACRを調べる試験では，フルドロコルチゾンを0.05 mg/kg po bidで投与し，投与開始前，投与中(毎日)，4日間投与後に，朝の尿でUACRをとる。正常ではフルドロコルチゾン投与後には50%以上の抑制がみられるため，UACRが7.5×10^{-9}未満であれば疾患は否定される。それに対して，UACRが$>45.9\times10^{-9}$であれば疾患が確認される。プロゲステロンがアルドステロンの前駆物質であるため，一部の症例では血中濃度の高値がみられる。

(3)治療

治療としては，副腎腫瘍の場合，手術可能な片側性のものでは副腎を摘出すればよい。後大静脈内に侵入しているものではその部分の手術も必要である。ただし，副腎手術に伴う合併症は多く，敗血症，出血，血栓症，急性腎障害が知られている。両側性疾患や外科的摘出不能の症例では内科療法を行う。ミネラルコルチコイド(アルドステロン)レセプター阻害薬であるスピロノラクトンを，犬では2 mg/kg po bid，猫では1頭あたり1日量12.5 mg poで投与する。スピロノラクトンは高用量で食欲不振，下痢，嘔吐が起こる。また，低K血症の治療として，グルコン酸カリウムを0.5 mEq/kg po bidで投与する。補助療法として，術前などに一時的にフルドロコルチゾンを使用することもある。全身性高血圧に対しては，猫であればアムロジピンを使用する。

3．抗利尿ホルモン分泌異常症(SIADH)

(1)病理発生

抗利尿ホルモン分泌異常症syndrome of inappropriate secretion of antidiuretic hormone (SIADH)は，ADHに対する生理的な分泌刺激なしにADHの持続的な異常分泌が起こり，水貯留と低Na血症が起こる病態である。医学領域ではその原因として，異所性ADH産生腫瘍と，各種原因に続発する内因性ADH分泌異常があるとしている。異所性ADH産生腫瘍のうち頻度が高いものとしては，肺小細胞癌によるものがある。内因性ADHの分泌異常の原因には中枢神経疾患，肺疾患，薬剤によるものが知られている。

獣医領域ではSIADHの報告はきわめてまれで，これまで犬では神経疾患3例，特発性2例，フィラリア症1例，肝疾患1例，誤嚥性肺炎1例，そして組織球性肉腫1例(Barrot AC, et al. *Can Vet J.* 58: 713-715, 2017)の報告があるだけで，猫ではラトケ嚢胞1例，麻酔後の発症1例，ビンブラスチン過剰投与による医原性1例がある程度である。

正常なADHの生理的分泌刺激としては，血漿浸透圧の上昇，動脈血圧の上昇，血液量の減少がある。分泌されたADHは腎臓の集合管による水の再吸収を促進し，集合管の尿素に対する透過性も増加させる。それに対してSIADHでは，血漿浸透圧にかかわらずADHが分泌される。

SIADHの診断基準にADHの血中濃度上昇は含まれないが，低Na血症，低浸透圧，循環血液量正常，尿の高浸透圧(>150 mOsm/kg・H_2O)，尿中Na >20 mEq/L，腎機能・副腎機能・甲状腺機能正常，酸塩基およびK濃度正常を証明する必要がある。

(2)診断および治療

診断アプローチは，低Na血症，血漿浸透圧低値，循環血液量正常という所見から考える。鑑別診断として重度の甲状腺機能低下症，麻酔の組み合わせによる粘液水腫昏睡，抗利尿性薬物投与，低張液投与，心因性多渇症を否定して残るものがSIADHである。次にその原発性，続発性の原因を探すことで診断する。

原因の除去が治療につながり，原因が除去できない場合には治療は難しく，安楽死された症例もある。原因不明の軽症の症例は，水の制限により回復しているものもある(Cameron K, et al. *J Am Anim Hosp Assoc.* 46: 425-432, 2010)。

付録

1 国際単位(SI)について

近年，文献などでは国際単位として認められている単位を使う動きがよくみられる。これまでに一般的に使用されてきた標準値などが，単位の変更によって桁が変わったり，あるいは重量からモルへの変更で数値が全く異なってしまったりするので多少の混乱は避けられないものの，慣用単位と国際単位を併記するような方法で，徐々に移行していこうとする動きがみられる。

国際単位(SI)の原則は，単位をできるだけ単純にするというものである。基本的に使用される単位は，長さがm（メートル），質量がkg（キログラム），時間がs（秒），物質の量がmol（モル）などで，それから誘導される単位が，面積がm^2（平方メートル），体積がm^3（立方メートル），濃度がmol/m^3（モル／立方メートル）などである。そのほか，暫定的に併用される単位として，min（分），hr（時），day（日），L（リットル：小文字でもよいが，混乱を避けるためLが使われることが多い），t（トン）などがある。これらの単位に対する接頭語はこれまでにも使われてきたもので，たとえば10^3がK（キロ），10^6がM（メガ），10^9がG（ギガ），10^{-1}がd（デシ），10^{-2}がc（センチ），10^{-3}がm（ミリ），10^{-6}がμ（マイクロ），10^{-9}がn（ナノ），10^{-12}がp（ピコ），10^{-15}がf（フェムト）など親しみ深いものである。しかし，単位にはkgのkを除いて接頭語を付けないことが原則となった。ただしmmol，μmol，nmolなどは使われている。もともと10^{-1}と10^{-2}は10^3ずつの区切りにあわないのでこれからは一切使われなくなる。したがってdLやcmなどの単位は原則として国際単位では使えないことになる。国際単位を使い，分母分子が必要な場合には組み合わせて使ってよいが，とくに分母には接頭語をつけないという決まりがあるので，分母は非常に単純になる。すなわち分母は体積ならばL（リットル）で統一し，mLやdLは決して使わないということである。また国際単位とは直接関係はないが，通常，印字の際には数値と単位のあいだに1/4角ないし半角のスペースをあける。

数字の表記をするうえでは小数点は“.”でも“,”でもよい。また10^3単位によく使われていた“3,000”のカンマは使用しないことになった。ただし，そこで半角あけて350 000のように表記するのは問題ない。なお，0の省略は許されないため，.0012のように書かれていたものは0.0012と表記しなければならない。大きな数字を表記する際は指数を使うが，必ず10^3，10^6，10^9と3桁ごとのものを使用する。臨床病理学に関係する各種単位を表に示す。血球数はL（リットル）単位で示し，濃度はg/Lまたは分子量のわかっているものはmol/Lで表記することが基本である。酵素はU/Lで表記する。

表　従来の表記法と国際単位表記法の関係

項目	従来法	数値の換算	国際単位
RBC	$\times 10^6/\mu L$	数字は同じ	$\times 10^{12}/L$
Hb	g/dL	0.6206をかける	mol/L
PCV	%	少数のまま表示	少数表示
MCV	fL	従来のまま表示	fL
MCHC	g/dL	0.6206をかける	mmol/L
WBC	$\times 10^3/\mu L$	数字は同じ	$\times 10^9/L$
Plat	$\times 10^3/\mu L$	数字は同じ	$\times 10^9/L$
TP	g/dL	10をかける	g/L
Alb	g/dL	10をかける	g/L
Glob	g/dL	10をかける	g/L
ALT	IU/L	数字は同じ	U/L
ALP	IU/L	数字は同じ	U/L
GGT	IU/L	数字は同じ	U/L
Amy	IU/L	数字は同じ	U/L
Lip	IU/L	数字は同じ	U/L
TBil	mg/dL	17.1をかける	μmol/L
BUN	mg/dL	0.357をかける	mmol/L
Cre	mg/dL	88.4をかける	μmol/L
TBA	μg/mL	2.45をかける	μmol/L
Glu	mg/dL	0.055をかける	mmol/L
TCho	mg/dL	0.026をかける	mmol/L
Ca	mg/dL	0.25をかける	mmol/L
P	mg/dL	0.323をかける	mmol/L
Na	mEq/L	数字は同じ	mmol/L
K	mEq/L	数字は同じ	mmol/L
Cl	mEq/L	数字は同じ	mmol/L
NH_3	g/dL	0.5872をかける	μmol/L

2 血液検査(CBC)基準値の例

表 血液検査(CBC)基準値の例

検査項目名	略号	犬	猫	単位
赤血球数	RBC	5.39 ~ 8.70	7.12 ~ 11.46	$\times 10^6/\mu L$
ヘモグロビン濃度	HGB	13.4 ~ 20.7	10.3 ~ 16.2	g/dL
ヘマトクリット	HCT	38.3 ~ 56.5	28.2 ~ 52.7	%
平均赤血球容積	MCV	59 ~ 76	39 ~ 56	fL
平均赤血球ヘモグロビン量	MCH	21.9 ~ 26.1	12.6 ~ 16.5	pg
平均赤血球ヘモグロビン濃度	MCHC	32.6 ~ 39.2	28.5 ~ 37.8	g/dL
網赤血球数	RET	10 ~ 110	3 ~ 50	$\times 10^3/\mu L$
白血球数	WBC	4.9 ~ 17.6	3.9 ~ 19.0	$\times 10^3/\mu L$
好中球数	Neu	2.94 ~ 12.67	2.62 ~ 15.17	$\times 10^3/\mu L$
リンパ球数	Lym	1.06 ~ 4.95	0.85 ~ 5.85	$\times 10^3/\mu L$
単球数	Mon	0.13 ~ 1.15	0.04 ~ 0.53	$\times 10^3/\mu L$
好酸球数	Eos	0.07 ~ 1.49	0.09 ~ 2.18	$\times 10^3/\mu L$
好塩基球数	Bas	0 ~ 0.1	0 ~ 0.1	$\times 10^3/\mu L$

(アイデックス ラボラトリーズ，IDEXX プロサイト Dx™ の基準値をもとに作成)

3 血液化学スクリーニング検査基準値の例

表　血液化学スクリーニング検査基準値の例

検査項目名	略号	犬	猫	単位
総蛋白	TP	5.1 ～ 7.5	5.7 ～ 8.7	g/dL
アルブミン	Alb	2.6 ～ 3.9	2.6 ～ 4.0	g/dL
グロブリン	Glob	2.1 ～ 4.3	2.8 ～ 5.0	g/dL
アラニンアミノトランスフェラーゼ	ALT	18 ～ 93	34 ～ 120	U/L
アスパラギン酸アミノトランスフェラーゼ	AST	17 ～ 45	16 ～ 36	U/L
アルカリホスファターゼ	ALP	15 ～ 162	13 ～ 119	U/L
ガンマグルタミルトランスフェラーゼ	GGT	～ 9	～ 2.5	U/L
総コレステロール	TCho	132 ～ 344	80 ～ 290	mg/dL
トリグリセリド	TG	31 ～ 92	25 ～ 110	mg/dL
総ビリルビン	Tbil	～ 0.4	～ 0.8	mg/dL
グルコース	Glu	60 ～ 123	74 ～ 150	mg/dL
アミラーゼ	Amy	401 ～ 1395	—	U/L
リパーゼ	Lip	137 ～ 721	—	U/L
血液尿素窒素	BUN	9 ～ 30	15 ～ 33	mg/dL
クレアチニン	Cre	0.5 ～ 1.4	0.8 ～ 2.1	mg/dL
リン	P	2.2 ～ 5.9	2.8 ～ 6.9	mg/dL
カルシウム	Ca	9.0 ～ 11.4	8.3 ～ 10.7	mg/dL
クレアチンキナーゼ	CK	43 ～ 290	53 ～ 251	U/L
ナトリウム	Na	141 ～ 156	146 ～ 159	mmol/L
カリウム	K	3.9 ～ 5.5	3.2 ～ 5.4	mmol/L
クロール	Cl	109 ～ 121	113 ～ 124	mmol/L
C 反応性蛋白（犬）	CRP	～ 1	—	mg/dL
対称性ジメチルアルギニン	SDMA	0 ～ 14 （子犬：0 ～ 16）	0 ～ 14	μg/dL

その他の追加検査項目	略号	犬	猫	単位
フルクトサミン	FRT	177 ～ 314	191 ～ 349	μmol/L
犬トリプシン様免疫反応物質	c-TLI	5 ～	—	ng/mL
猫トリプシン様免疫反応物質	f-TLI	—	12 ～ 82	μmol/L
犬膵特異的リパーゼ	Spec cPL	～ 200	—	μmol/L
猫膵特異的リパーゼ	Spec fPL	—	～ 3.5	μmol/L
総胆汁酸（食前）	TBA pre	～ 9	～ 8.2	μmol/L
総胆汁酸（食後）	TBA post	～ 14.9	～ 14.9	μmol/L

（アイデックス ラボラトリーズ外注検査基準値をもとに作成）

付録

4 血液化学検査の検体とアーチファクト

血液化学検査のための検体

一般に，血液化学検査のための検体には血漿または血清が適しているが，血漿を準備する場合には抗凝固剤の選択に注意する必要がある。ヘパリンナトリウムは広く使用可能であるが，Na の測定には不適である。リチウムヘパリンは電解質測定にも応用可能で優れている。一方，EDTA-2K は K や Ca の測定に不向きなだけではなく，多くの酵素で金属イオンを活性のために必要とする場合など，EDTA がキレート作用によってそれらを取り去ってしまうために，活性の測定が阻害されることがある。したがって，通常は EDTA 血漿は使用しない。

血清は何にでも応用できるものであるが，血清分離のために検体を長く放置すると値が低下する項目(たとえばグルコース〔Glu〕)もある。外注検査での電解質測定はウェットケミストリーのイオン電極間接法により行われ，ヘパリンの影響で数値が低下することがあるので，血清を使用するように指定されている。また検体の取り扱いによっては溶血も起こり，さまざまなアーチファクトの原因となる。最近では，血清分離促進剤の入った試験管や，遠心分離後の血清採取を簡便にする試験管も市販されている。

アーチファクト

1．溶血

溶血によるアーチファクトで上昇がみられる可能性のある検査項目は，AST，ALT，LDH，CK，Lip，ALP（測定法によっては減少もあり），TP，Alb，Ca（測定法による），P，K（秋田犬，牛，馬でみられる）である。減少がみられる項目として，Amy，Cre（測定法による），ALP（測定法による）がある。これだけ多くの項目が影響を受けるということを考慮し，溶血検体の使用は避けなければならない。

2．脂血症

脂血症には一般に，食後にみられる脂血症と，病的な空腹時脂血症がある。検査の際には 8 ～ 12 時間の絶食を指示して，食後脂血症を避けるようにする。脂血症では Ca，P，Glu，TBil が上昇することが知られている。また，Amy をはじめ多くの酵素は減少することが知られている。

3．食事の影響

食後には一過性の脂血症と高血糖がみられる。また BUN，Cre の上昇も認められる。したがって，糖尿病の治療モニターや低血糖の診断などの特殊な場合を除いて，血液化学スクリーニング検査用の採血は 8 ～ 12 時間の絶食後に行われる。

4．検体保存の影響

通常は血漿または血清は 20 分以内に分離し，ただちに測定するか，4℃または凍結させて保存する。ほとんどの検査項目値は，凍結した検体であれば 3 ～ 4 日間は安定していると考えられる。

注意すべき項目として代表的なものは Glu である。24℃で細胞成分と一緒に放置すると 1 時間で 7% ずつ減少する。また赤血球増加症，白血球増加症ではさらに顕著な Glu の消費が起こる。これはフッ化 Na の使用により防止できるが，グルコースオキシダーゼ法で Glu の定量を行う場合には低値となるので注意が必要である。また血漿分離を行っても，室温に放置して菌が増殖すると急速に低下する。

K は溶血がない場合でも検体を放置することにより細胞から放出されることがある。とくに秋田犬では注意が必要である。

CK は通常のスクリーニング検査項目には含まれないものの，室温では 2 ～ 4 時間で急激に低下するので注意が必要である。

アンモニアは不適当な放置により逆に高値がみられるので注意する。リチウムヘパリンで血漿分離するのが最もよい。そのうえで氷冷し，2 時間以内に測定する。高窒素血症の検体ではアンモニアは高値を示す。

TBil は光で分解されるので，蛍光灯の下でも長い時間放置すると低下する。

付録 5 除外リスト集

項　目　目　次

病理発生別の分類

参考文献：
Lorenz and Cornelius, Small Animal Medical Diagnosis, 2nd Ed, J. B. Lippincott, 1993.
Ford, Clinical Signs and Diagnosis in Small Animal Practice, Churchill Livingstone, 1988.

1．臨床徴候関連

(1)全身性の徴候

①食欲廃絶

1)真性食欲廃絶
- 原発性
  - 神経学的疾患
    - 頭蓋内圧亢進
      - 脳浮腫
      - 水頭症
    - 頭蓋内の痛み
    - 視床下部疾患
      - 腫瘍
      - 感染
      - 創傷
  - 心因性
    - 神経性食欲欠乏
    - 嗜好性の低い食事
    - ストレス
    - 環境変化
  - 嗅覚の消失
- 続発性
  - 痛み
    - 腹部
    - 胸部
    - 筋骨格
    - 泌尿生殖器
  - 腹部臓器の疾患
    - 臓器腫大
    - 炎症
    - 腫瘍
  - 中毒性
    - 外因性
    - 内因性
      - 代謝性毒物
      - 内毒素
      - 発熱物質
  - 内分泌性
    - 副腎機能不全
    - 高Ca血症
  - 腫瘍
  - 感染
  - その他
    - 心疾患
    - ケトーシス(エネルギー不足)
    - 車酔い
    - 高温(環境温度)
    - 自己免疫疾患

2)偽性食欲廃絶
- 口腔内疾患
  - 歯根膿瘍・歯牙疾患
  - 異物
  - 口内炎・扁桃炎・咽頭炎
- 舌麻痺
- 下顎麻痺
- 顎骨骨折・関節脱臼
- 眼球後疾患
  - 膿瘍
  - 炎症
  - 腫瘍
- 失明
- 食道炎
- 持続性筋強直
- 側頭下顎筋炎

②多食

- 原発性
  - 満腹中枢の破壊(まれ)
    - 腫瘍
    - 炎症
    - 感染
  - 心因性
    - 過剰給与
- 続発性
  - 代謝率亢進
    - 甲状腺機能亢進症
    - 低温環境
  - 異化亢進
    - クッシング症候群
    - 糖尿病
    - 膵外分泌不全
    - 吸収不良症候群
    - 低血糖
    - 低カロリー食
  - 医原性
    - グルココルチコイド
    - 抗痙攣薬

③多飲多尿
- クッシング症候群
- 子宮蓄膿症
- 糖尿病
- 慢性腎臓病
- 初期の急性腎障害
- 腎盂腎炎
- 高Ca血症
- 肝不全
- 甲状腺機能亢進症
- 副腎皮質機能低下症
- 尿崩症
- 心因性多渇症

④原因不明発熱（犬）
- 全身感染症
  - 細菌性心内膜炎
  - 全身性真菌感染
  - エーリッヒア症
  - ロッキー山紅斑熱
  - ライム病
  - トキソプラズマ症
- 局所性感染症
  - 膿胸
  - 慢性肝疾患
  - 慢性腎盂腎炎
  - 慢性前立腺炎
- 自己免疫疾患
  - 全身性エリテマトーデス（SLE）
  - リウマチ様関節炎
- 腫瘍性疾患
  - リンパ腫
  - 白血病
- 薬物性
  - テトラサイクリン

⑤原因不明発熱（猫）
- 全身感染症
  - 猫白血病ウイルス（FeLV）
  - 猫伝染性腹膜炎ウイルス（FIPV）
  - 猫免疫不全ウイルス（FIV）
  - トキソプラズマ症
  - 全身性エリテマトーデス（SLE）
  - 多発性関節炎（FeLV/FeSFV感染の雄猫）

⑥一時的な虚脱
- 代謝性疾患
  - 低血糖
    - 膵島β細胞癌
    - 副腎皮質機能低下症
  - 高K血症
    - 副腎皮質機能低下症
  - 低Ca血症
    - 副甲状腺機能低下症
- 心血管の疾患
  - 不整脈
  - 神経刺激伝導異常
  - うっ血性心不全
  - フィラリア症
- 神経筋の疾患
  - 重症筋無力症
  - 多発性筋炎

（2）行動異常

①食糞症
- 正常行動
  - 泌乳中に子供の便をなめて始末する
- 異常行動
  - 環境の変化
  - ストレス
- 病的
  - 消化不良症候群
  - 消化管内寄生虫
  - 非特異的な栄養素欠乏
  - 膵外分泌不全
  - 糖尿病
  - 甲状腺機能亢進症
  - クッシング症候群
  - グルココルチコイド投与

②自己損傷
- 神経疾患
  - 創傷性
  - 腫瘍性
    - 神経腫・神経線維腫
  - 圧迫
    - 骨折・亜脱臼
    - 腰部脊柱管狭窄症
  - 炎症
    - 三叉神経炎
    - オーエスキー病
    - ジステンパー
  - 先天性知覚神経病
    - イングリッシュ・ポインター
    - ダックスフンド
- 行動学的(心因性)
  - 肢端の瘙痒性結節
  - 過敏症候群(猫，神経皮膚炎)
- 精神運動癲癇
- 脳炎
  - オーエスキー病
  - ジステンパー
- 軟部組織または骨の炎症

③不適切な排尿行動(猫：病的要因)
- 排尿困難
  - 猫下部尿路疾患
  - 尿石症
  - 細菌性膀胱炎
  - 下部尿路系腫瘍
- 多尿・頻尿
  - 慢性膵島β細胞癌
  - 糖尿病
  - 肝不全
  - 甲状腺機能亢進症
  - その他の多飲多尿疾患

④不適切な排尿行動(猫：行動学的要因)
- マーキング行動
  - 尿スプレー・尿マーキング
    - ストレス
    - ほかの猫の存在
    - 繁殖期
    - 環境変化(引っ越し，新しい人)
    - 縄張りの主張
- 便所が嫌い
  - 便器の砂が気に入らない
  - ほかの動物などにいじめられる
  - 便器の汚れ
  - 落ちつかない環境
- 新しい場所が気に入った

(3)全身状態

①腹部膨満
- 妊娠
- 胃腸の拡張
- 内部臓器の腫大
  - 肝臓
  - 脾臓
  - 腎臓
  - 子宮
- クッシング症候群
  - 腹筋の緊張低下
  - 脂肪蓄積
- 腹腔内腫瘤
- 腹水

②浮腫
- 毛細血管の障害
  - 炎症
  - 血管炎
  - 創傷
  - 火傷
- 粘液水腫
- 低アルブミン
- リンパ管の障害
  - 外科的損傷
  - 腫瘍
  - リンパ管炎
  - 先天性
- 高血圧
  - 静脈性
    - 閉塞
    - 右心不全
    - 水過剰
    - 動静脈(AV)シャント
  - 動脈性
    - 甲状腺機能亢進症
    - 抗利尿ホルモン(ADH)分泌異常
    - 急性腎不全

③腹水または胸水
- 漏出液
- 変性漏出液
- 滲出液

④腹水
- 漏出液
  - 低アルブミン
  - 門脈高血圧
- 変性漏出液
  - 心臓性
    - 右心不全
    - 心臓腫瘍
    - 心筋症(犬)
  - 肝静脈または胸部大静脈の閉塞
  - 血行に変化をきたす肝疾患
  - 腹腔内腫瘍
- 滲出液
  - 炎症性
    - 細菌性
      - 腸の穿孔
      - 貫通創
      - 腫瘍破綻
    - ウイルス・免疫性
      - 猫伝染性腹膜炎
      - その他の血管炎
    - 化学性
      - 胆汁性腹膜炎
      - 出血・炎症を伴う尿の漏出
      - 膵炎
      - 乳びによる炎症
    - 循環障害
      - 血栓
      - 腸重積
      - ヘルニア
    - 創傷・術後

⑤胸水
- 膿胸
- 乳び胸
- 猫伝染性腹膜炎
- 前縦隔リンパ腫
- 肺炎
- 心疾患
- その他の腫瘍
- 低アルブミン
- 横隔膜ヘルニア

⑥発育不良
- 内分泌疾患
  - 成長ホルモン欠乏
    - 下垂体性こびと症
      - ジャーマン・シェパード・ドッグ
  - 先天性甲状腺機能低下症
  - 糖尿病
    - ロットワイラー
    - ゴールデン・レトリーバー
    - キースホンド
- 遺伝性骨疾患
  - 軟骨形成不全
    - アラスカン・マラミュート
  - ムコ多糖症
    - シャム猫
  - 軟骨異栄養症
    - バセット・ハウンド
    - コリー
    - ミニチュア・プードル
    - スコッチ・テリア
- 栄養欠乏
  - 主要栄養素欠乏
    - 蛋白
    - 脂肪
    - 炭水化物
  - ミネラル
    - 亜鉛
    - カルシウム
  - ビタミン
    - A
    - D
  - 酵素
    - 先天性心疾患
    - 慢性肺疾患
- 細胞代謝の先天的障害
  - ライソゾーム貯蔵病
  - グリコーゲン貯蔵病
- 慢性疾患
  - 免疫不全症
  - 消化管内寄生虫感染
- 先天性または後天性の主要臓器の障害
  - 先天性心不全
  - 肝不全
    - 門脈体循環シャント
  - 腎不全
    - 先天性腎形成不全
      - シー・ズー
      - ラサ・アプソ
      - ノルウェジアン・エルクハウンド
    - 多発性嚢胞腎
      - ファンコーニ症候群
  - 消化器疾患
    - 巨大食道
    - 膵外分泌不全

付録

⑦体重減少

- 食事摂取不足
  - 食事の問題
    - 量が不十分
    - 消化性が悪い
    - 蛋白-カロリーアンバランス
  - 口腔内疾患
    - 採食困難
  - 嘔吐
  - 吐出
  - 食欲不振
- 同化不良
  - 消化不良
    - 膵外分泌不全
    - 胆汁酸塩欠乏
  - 吸収不良
    - 腸絨毛萎縮
    - リンパ管拡張症
    - 細胞浸潤
      - 炎症性腸疾患
      - リンパ腫
      - ヒストプラズマ症
    - 下痢
- カロリー消費亢進
  - 代謝率増大
    - 甲状腺機能亢進症
    - 発熱
    - 感染
    - 悪性腫瘍
    - 心不全
    - 創傷
  - カロリー栄養素損失
    - 糖尿病
    - 蛋白喪失性腎症
    - 火傷
    - 激しい膿皮症
    - 蛋白喪失性腸症
    - 消化管内寄生虫
    - 慢性出血
  - 生理的
    - 妊娠
    - 泌乳
    - 過剰な運動
    - 低温下での熱産生亢進

(4)皮膚

①皮膚病変-皮疹(原発疹のみアプローチすること)

- 原発疹
  - 斑
  - 丘疹
  - 膿疱
  - 小水疱
  - 膨疹
  - 結節
  - 腫瘍
- 原発疹または続発疹
  - 脱毛
  - 鱗屑
  - 痂皮
  - 毛包内角栓
  - 色素増強
  - 面皰
- その他の続発疹
  - 表皮小環
  - びらん
  - 潰瘍
  - 苔癬化
  - 瘢痕
  - 表皮剥離
  - 角質増強
  - 亀裂

②皮疹(瘙痒症)

- 丘疹性
- 膿疱性
- 斑性
- 瘙痒性プラーク
- 瘙痒性結節
- 紅皮症
- 原発疹なし

③丘疹性皮膚炎
- 感染性
  - 毛包炎
    - 細菌
    - 皮膚糸状菌
    - ニキビダニ
- 寄生虫性
  - 疥癬
  - ツメダニ
  - シラミ
  - ノミ
  - 耳ダニ
  - 桿虫
- マラセチア皮膚炎
- 血管炎性
  - ロッキー山紅斑熱
  - エーリッヒア症
- アレルギー性
  - ノミアレルギー
  - 食物アレルギー
  - 接触性皮膚炎
  - アトピー(丘疹はまれ)
  - じんま疹
  - 薬疹
- 自己免疫性
  - 落葉状天疱瘡
  - 全身性エリテマトーデス(SLE)
- 特発性

④膿疱性発疹
- 膿痂疹(子犬，クッシング症候群)
- ニキビダニ
- 皮膚糸状菌
- ブドウ球菌毛包炎
- 薬疹
- 落葉状天疱瘡
- 角質下膿疱症
- 好酸球性膿疱症
- 急性接触性皮膚炎

⑤紅斑性皮膚炎
- 斑状出血
  - 血小板減少症
  - 血小板凝集不全
- 血管炎
  - 免疫介在性
  - 感染性
  - その他
- 薬疹
- 全身性エリテマトーデス(SLE)
- ブドウ球菌過敏症

⑥瘙痒性プラーク
- 感染性
  - 急性湿性皮膚炎
  - 脂漏性皮膚炎
  - 皮膚糸状菌症
  - 細菌過敏症
- 免疫介在性および特発性
  - アトピー(皮疹はまれ)
  - 好酸球性肉芽腫群(猫)
  - 全身性エリテマトーデス(SLE)
  - 円板状エリテマトーデス(DLE)
  - 薬疹
  - 特発性類苔癬
  - 皮膚組織球症
  - 脂腺炎

⑦瘙痒性結節
- 単発性
  - 肢端舐性皮膚炎
  - 好酸球性肉芽腫群(猫)
  - 悪性好酸球増加症候群(犬)
  - 圧迫部膿皮症
  - 肉芽腫性疾患
  - 肥満細胞腫
  - 皮膚型リンパ腫
- 多発性
  - 好酸球性肉芽腫群
  - 深部膿皮症
  - 肉芽腫性疾患
  - 肥満細胞腫
  - 皮膚型リンパ腫

⑧紅皮症
- ニキビダニ
- 皮膚糸状菌症
- アトピー
- 食物アレルギー
- 脂漏性皮膚炎
- マラセチア皮膚炎
- 接触過敏症
- 薬疹
- 全身性エリテマトーデス(SLE)
- 日光皮膚炎

⑨皮疹を伴わない瘙痒のみ
- アトピー
- 心因性
- 神経性
- 代謝性

付録

⑩瘙痒症（猫）
- 粟粒性皮膚炎
  - ノミアレルギー（最も多い）
  - 蚊アレルギー
  - 感染症
  - 自己免疫疾患
  - 栄養性疾患
- 好酸球性肉芽腫群
  - 好酸球性プラーク
  - 好酸球性潰瘍
  - 線状肉芽腫
- 対称性脱毛症
  - アレルギー
  - 感染症
  - 代謝性疾患
  - 心因性
- 顔瘙痒症
  - 食物アレルギー
  - 耳疥癬
  - 自己免疫疾患
  - 腫瘍

⑪脱毛全般
- 毛包の炎症
  - 感染症
  - ニキビダニ
  - 皮膚糸状菌
- 毛周期の変化
  - 休止期脱毛
  - 内分泌疾患
- その他
  - 先天的異常
  - 自己免疫疾患

⑫左右対称性脱毛
- 脱毛症 X
- クッシング症候群
- 甲状腺機能低下症
- 対称性脱毛症（猫）

⑬後躯体幹脱毛症
- ノミアレルギー皮膚炎
- 対称性脱毛症（猫）
- 雌性化症候群
  - セルトリ細胞腫
- エストロゲン欠乏症
- 脱毛症 X

⑭顔面の脱毛症
- ニキビダニ
- 皮膚糸状菌症
- アクネ
- 食物アレルギー（猫）
- 全身性エリテマトーデス（SLE）
- 円板状エリテマトーデス（DLE）
- 紅斑性天疱瘡
- 落葉状天疱瘡
- 日光皮膚炎
- アトピー性皮膚炎
- 単純型表皮水疱症
- 皮膚筋炎
- 若年性膿皮症
- 口唇皺襞皮膚炎
- 角質下膿疱症
- ノトエドレス疥癬
- 薬疹

⑮耳介脱毛症
- ニキビダニ
- 皮膚糸状菌症
- 疥癬
- 落葉状天疱瘡
- 紅斑性天疱瘡
- 脂漏症
- 耳介脱毛症（ミニチュア・プードル）
- 角質下膿疱症
- 日光皮膚炎（猫）
- 寒冷凝集素病
- 蚊刺アレルギー
- 細菌性外耳炎
- 耳ダニ
- アトピー性皮膚炎

⑯肢端脱毛症
- アトピー性皮膚炎
- 接触皮膚炎
- 円板状エリテマトーデス（DLE）
- ニキビダニ
- 天疱瘡
- 類天疱瘡
- 趾間膿皮症
- タリウム中毒

(5)心血管系・血液・リンパ系

①徐脈

- インパルス生成の障害
  - 洞性徐脈
    - 生理的
      - 迷走神経緊張
        - 内因性
        - 外因性
          - 迷走神経に触れて刺激
          - 外科手術
          - 薬物
      - 大型犬での発生
    - 病的
      - 全身性疾患
        - 尿毒症
        - 中毒血症
        - 腹膜炎
      - 心停止
      - 低酸素血症
      - 低体温
      - 脳脊髄液圧上昇
      - 高 K 血症
    - 薬物性
      - 麻薬
      - 精神安定薬
      - 麻酔薬
      - 抗不整脈薬
      - β-アドレナリン遮断薬
- 刺激伝導障害
  - 房室伝導
    - 高 K 血症
      - 副腎皮質機能低下症
      - 乏尿性腎不全
  - 高度の房室ブロック
    - 後天性
      - 特発性心筋線維症
      - 心筋症
        - 拡張型(猫)
        - 肥大型(犬・猫)
      - 腫瘍細胞浸潤
      - His 束狭窄
      - 細菌性心内膜炎
      - 高 K 血症
    - 薬物性
      - ジゴキシン
      - キシラジン
      - β-アドレナリン遮断薬
      - 麻薬
      - 精神安定薬
      - ドキソルビシン
      - 抗不整脈薬

②頻脈

- 洞性頻脈
- 心房性頻脈
- 心房細動
- 心室性頻脈

③洞性頻脈

- 生理的
  - 運動
  - 興奮
  - 痛み
- 病的
  - うっ血性心不全
  - 全身性疾患
    - 発熱
    - ショック
    - 出血
    - 貧血
    - 低血圧
    - 甲状腺機能亢進症
    - 感染
  - 低酸素
  - 薬物
    - アトロピン
    - カテコールアミン
    - ヒドララジン
  - 中毒
    - ヘキサクロロフェン
    - 細菌内毒素

④心房性頻脈

- 左心房拡大
  - 僧帽弁不全
  - 心筋症
    - 拡張型(犬)
    - 肥大型(猫)
- 低酸素
  - うっ血性心不全
  - 肺疾患
- 腫瘍
  - 右心耳の血管肉腫
- 薬物
  - ジギタリス
  - 麻酔薬
- 低 K 血症
  - 利尿薬使用
- 特発性

⑤心房細動

- 左心房拡大
  - 僧房弁不全
  - 心筋症
    - 拡張型(犬)
    - 肥大型(猫)
- 高K血症
  - 副腎皮質機能低下症
- 低体温

⑥心室性頻脈

- 心筋の障害
  - 心筋症
  - 挫傷
  - 心筋炎
    - パルボウイルス
    - 菌血症
  - 腫瘍
- 特発性心筋症
- うっ血性心不全
- 毒素血症
  - 胃捻転
  - 菌血症
  - 膵炎
  - 腹膜炎
- 低酸素
  - 貧血
  - うっ血性心不全
  - 肺疾患
- 薬物
  - ジギタリス
  - アドリアマイシン
  - 麻酔薬
  - ケタミン
  - 抗不整脈薬
- 代謝障害
  - 尿毒症
  - 低K血症
  - 甲状腺機能亢進症

⑦頚静脈圧上昇と頚静脈拍動

- うっ血性右心不全
  - 肺動脈狭窄(先天性)
  - 三尖弁閉鎖不全(先天性, 後天性)
  - 心筋症
  - 肺性心
  - 肺高血圧
    - フィラリア症
    - 慢性僧帽弁閉鎖不全
- 右心室流入障害
  - 心膜滲出貯留
  - 心膜収縮(腫瘍性)
  - 心基部腫瘍
  - 心臓内腫瘍
    - 右心房粘液腫
    - 肉腫

⑧心雑音(まず考えるべきもの)

- 幼若動物
  - 先天性心疾患
- 大型犬
  - 拡張型心筋症
  - 僧帽弁閉鎖不全
  - 三尖弁閉鎖不全
  - 細菌性心内膜炎
- 小型犬
  - 僧帽弁閉鎖不全
  - 三尖弁閉鎖不全
  - 細菌性心内膜炎
- 猫
  - 心筋症
  - 甲状腺機能亢進症

⑨可視粘膜蒼白

- 貧血
- 低血液量性ショック
  - 体液体外喪失
    - 脱水
    - 血漿喪失
    - 出血
  - 体内での液体移動
    - 液体貯留
- 副腎皮質機能低下症
- 心原性ショック
  - 心筋収縮不全
    - 拡張型心筋症
    - 末期のボリュームオーバーロード
      - 僧帽弁閉鎖不全
      - 大動脈弁閉鎖不全
      - 先天性障害
  - 頻不整脈
  - 心タンポナーデ
  - 肺血栓症
- 血管運動ショック
  - 敗血症
  - 神経性
  - 創傷
  - 痛み
  - アナフィラキシー

⑩チアノーゼ
- 中心性（全身性）
  - 動脈血酸素飽和度の低下
    - 肺胞での換気低下
    - 換気血流不均衡（VP ミスマッチ）
    - 肺胞から血管への酸素の移行障害
    - シャント
  - ヘモグロビン異常
    - メトヘモグロビン血症
    - スルフヘモグロビン血症
- 末梢性
  - 心拍出量低下
  - 血管収縮（寒冷）
  - 静脈閉塞
  - 動脈閉塞

⑪リンパ節腫大
- リンパ節炎
- リンパ節過形成
- リンパ腫
- 腫瘍の転移
- 髄外造血（猫）

（6）呼吸器系

①咳
- 上部気道疾患
  - 咽頭炎
  - 扁桃炎
  - 気管炎
  - 気管虚脱（犬）
  - 腫瘍
- 下部気道疾患
  - 気管支炎
  - 気管支拡張
  - 肺炎
  - 繊毛機能不全
  - 肺線維症・膿瘍
  - 肺門リンパ節腫脹
    - 腫瘍
    - 真菌感染
  - アレルギー性気管支炎
  - 好酸球性肺炎
  - 真菌感染
  - 物理的損傷
    - 気管支内異物
    - 煙吸引
    - 気管支虚脱
  - 肺・縦隔・気管支の腫瘍
- 心血管疾患
  - 左心不全
  - 左心房拡大
  - フィラリア症
  - 肺栓塞症
  - 肺水腫

②長い吸気性呼吸困難（しばしば音を伴う）
- 上部気道の異常
  - 鼻腔狭窄
  - 鼻炎・副鼻腔炎
  - 軟口蓋腫脹
  - 喉頭疾患
    - 喉頭炎
    - 喉頭浮腫
    - 喉頭麻痺
    - 喉頭痙攣
    - 外傷による損傷
    - 虚脱
  - 気管・気管支内異物または腫瘤
  - 気管気管支の外側からの圧迫
    - 前縦隔腫瘤
    - 気管気管支虚脱
    - 肺門リンパ節腫脹

付録

③浅速呼吸困難(吸気・呼気性)
- 下部気道と肺実質の障害
  - 気管支疾患
    - 慢性気管支炎
    - アレルギー性気管支炎
      - 好酸球性肺炎
      - 喘息
    - 肺虫症
    - 肺炎
    - 肺水腫
      - 左心不全
      - 低アルブミン血症
      - その他
    - 肺血栓症
      - フィラリア症
      - クッシング症候群
      - その他
    - 肺の創傷
    - 膝線維症
    - 肉芽腫性肺炎
    - 深部真菌症
    - 肺腫瘍
- 拘束性
  - 気胸
  - 胸水
  - 心膜滲出貯留
  - 横隔膜ヘルニア
  - 縦隔・胸壁の腫瘍
  - 胸壁の損傷(フレイルチェスト)
  - 過度の肥満
  - 重度の肝腫大
  - 過度の腹水貯留
  - 大型の腹腔内腫瘤
  - 重度の胃拡張
- その他の浅速呼吸の原因
  - 貧血
  - メトヘモグロビン血症
  - 代謝性アシドーシス
  - 熱射病
  - 呼吸中枢の損傷
    - 頭部外傷
    - 脳炎
    - 脳腫瘍
  - 神経筋の障害
    - 多発神経根炎
    - 横隔膜麻痺
    - その他
  - 痛み
    - 肋骨・脊椎の骨折
    - 胸膜炎
    - その他
  - パラコート中毒
  - 感電

④喀血
- 心血管性
  - 肺血栓症
    - フィラリア症
    - クッシング症候群
    - 糸球体腎炎
    - 急性膵炎
    - 腫瘍
    - 敗血症
    - 播種性血管内凝固症候群
  - 肺水腫
    - 左心不全
    - 先天性心疾患
- 炎症性
  - 気管支炎
  - 細菌性気管支肺炎
  - 真菌性肺炎
  - 肺膿瘍
- 腫瘍性
  - 気管支原発
  - 転移性
- その他
  - 創傷
  - 凝固障害
  - 気道内異物
  - 内視鏡などによる損傷
  - 肺の針吸引生検
  - 肺の空洞性病変

⑤くしゃみと鼻汁
- 漿液性
  - 猫ウイルス性鼻気管炎初期(猫)
  - 猫カリシウイルス感染症(猫)
  - クラミジア(猫)
  - 鼻腔内寄生虫
  - 口鼻瘻孔
  - ライノスポリジウム(犬)
- 化膿性
  - 鼻腔内
    - ウイルス性上部気道感染症と細菌感染の合併
    - 真菌感染
    - 異物
    - 創傷性鼻炎・副鼻腔炎
    - 口蓋裂
    - 腫瘍
    - 鼻咽頭ポリープ
    - 口鼻瘻管
  - 鼻腔外
    - 細菌性肺炎
    - 巨大食道(誤嚥性肺炎)
    - アカラシア(食物逆流)
    - 後天性食道狭窄
- 粘液性・粘液膿性
  - 真菌感染
  - 腫瘍

⑥鼻出血
- 鼻腔内の問題
  - 急性創傷
  - 口鼻瘻管
- 鼻腔外の問題
  - von Willebrand 病
  - 第Ⅷ因子欠損(血友病)
  - ほかの凝固因子欠損症
  - 血小板減少症
    - 感染性
    - 免疫介在性
  - 播種性血管内凝固症候群
  - 過粘稠度症候群
    - 多発性骨髄腫・マクログロブリン血症

(7)消化器系

①黄疸
- 肝前性
  - 溶血性貧血
- 肝性
  - 肝細胞障害
- 肝後性
  - 胆管閉塞

②急性小腸性下痢(全身症状なし)
- 食事性
- 感染性(寄生虫・原虫)
- ごみあさり
- 医原性

③急性小腸性下痢(全身症状あり)
- 細菌性
  - サルモネラ
  - 大腸菌
  - クロストリジウム
  - カンピロバクター
- ウイルス性
  - ジステンパー
  - パルボ
  - コロナ
- 毒素
- 急性出血性下痢症候群
- 急性膵炎

④慢性小腸性下痢
- 小腸疾患
  - 炎症性
    - 好酸球性腸炎
    - リンパ球プラズマ細胞性腸炎
    - 肉芽腫性腸炎
  - 腫瘍性
    - リンパ腫
    - 小腸癌
  - 食事性
    - グルテン腸症
    - ラクトース不耐
  - 感染性
    - 細菌異常増殖
      - ループ形成
      - 抗生物質医原性
    - ヒストプラズマ症
    - ジアルジア
  - 構造的
    - 腸閉塞
    - リンパ管拡張症
- 膵外分泌疾患
  - 再発性膵炎に続発
  - 若年性腺房萎縮(ジャーマン・シェパード・ドッグ)
  - 特発性
- その他
  - 肝胆道系疾患
  - 甲状腺機能亢進症(猫)

⑤急性大腸性下痢
- 鞭虫
- 過敏性腸症候群
- 細菌性大腸炎

⑥慢性大腸性下痢
- 鞭虫
- 好酸球性大腸炎
- 潰瘍性大腸炎
- ヒストプラズマ症
- プロトセカ症
- ポリープ
- 腫瘍
- 腸重積・盲腸反転
- アレルギー性大腸炎
- 異物
- 過敏性腸症候群

⑦便秘

- 食事性
  - 異物
  - 食物線維不足
- 環境
  - 運動不足
  - 排便時間や場所の問題
- 大腸の閉塞
  - 内腔から
    - 異物
    - 腫瘍
    - 会陰ヘルニア
  - 外側から
    - 骨盤骨折
    - 前立腺腫大
    - 骨盤腔内腫瘤・腫瘍
- 神経学的疾患
  - L4-S3 疾患
  - 両側性骨盤神経損傷
  - 巨大結腸
- 直腸周囲の問題
  - 肛門嚢炎
  - 膿瘍
  - 瘻管
  - 肛門狭窄
  - 直腸異物
- 代謝・内分泌疾患
  - 甲状腺機能低下症
  - 副甲状腺機能亢進症
  - 発熱
  - 消耗性疾患
- 薬物性
  - 抗コリン作動薬
  - 抗ヒスタミン薬
  - 抗痙攣薬
  - バリウム

⑧慢性嘔吐

- 消化器系・腹部臓器
  - 反射性
    - 胃炎
    - 胃癌
    - 十二指腸潰瘍
    - 腸炎
    - 肝炎
    - 膵炎
    - 腎炎
    - 腹膜炎
    - 咽頭炎・扁桃炎
    - 子宮筋層炎
  - 閉塞性
    - 胃幽門部閉塞・異物
    - 小腸閉塞
      - 小腸上部
      - 小腸下部
      - 腔内の異常
      - 外部からの圧迫
- 全身性疾患
  - 急性感染
  - うっ血性心不全
  - 胃以外の悪性腫瘍
  - 体液電解質異常
- 内分泌疾患
  - 副腎皮質機能低下症
  - 糖尿病
  - 妊娠・子宮蓄膿症
- 神経疾患
  - 腫瘍
  - 感染・炎症
  - 水頭症
  - 前庭疾患
- 薬物・中毒物質
  - アポモルヒネ・モルヒネ
  - 硫酸銅
  - ジギタリス
- 心理性・痛み・創傷

⑨腹痛

- 膵臓
  - 急性膵炎
  - 腫瘍*
- 胃
  - 胃拡張
  - 胃捻転
  - 胃炎
  - 胃潰瘍
  - 異物*
  - 毒素*
  - 腫瘍*
- 小腸
  - 感染
  - 異物
  - 寄生虫
  - 重積
  - 腫瘍*
  - 毒素*
  - 捻転*
- 大腸
  - 炎症
  - 寄生虫
  - 閉塞*
  - 腫瘍*
  - 異物*
- 肝臓
  - 特発性
  - 感染
  - うっ血*
  - 腫瘍*
  - 創傷*
- 脾臓
  - 腫瘍
  - 感染*
  - 捻転*
- 腎臓・尿管
  - 感染
  - 急性腎不全
    - 毒素
    - 閉塞
    - 血管性*
    - 創傷性*
- 膀胱
  - 感染
  - 結石
  - 腫瘍
  - 炎症
- 卵巣・子宮
  - 子宮蓄膿症
  - 子宮内膜炎
  - 肉芽腫*
  - 腫瘍*
- 精巣
  - 腫瘍
  - 捻転*
  - 膿瘍*
  - 肉芽腫*
- 前立腺
  - 感染
  - 膿瘍
  - 嚢胞*
  - 腫瘍*

＊：まれな原因

⑩腹痛の部位特定
- 腹痛と間違えやすい痛みを最初に除外
  - 胸膜炎
  - 劇症の肺炎
  - 脊髄と周囲の痛み
  - 多発性関節炎
  - 筋炎
  - 血管炎
  - 不安
- 腹痛の部位
  - 頭背側
    - 副腎
    - 腎臓
    - 肝臓
    - リンパ節
    - 卵巣
    - 膵臓
    - 胃
    - 潜在精巣
  - 頭腹側
    - 胆嚢
    - 肝臓
    - 膵臓
    - 脾臓
    - 胃
  - 腹部中央
    - 腸
    - 腎臓
    - リンパ節
    - 卵巣(猫)
    - 脾臓
    - 潜在精巣
    - 子宮
  - 尾側
    - 大腸
    - リンパ節
    - 前立腺
    - 潜在精巣
    - 膀胱
    - 子宮

(8)泌尿器系

①排尿困難(頻尿の原因もこれに準じる)
- 感染
  - 細菌性膀胱炎
  - 尿道炎
  - 細菌性前立腺炎
  - 前立腺膿瘍
  - 膣炎
- 結石
  - 膀胱内
  - 尿道
- 腫瘍
  - 膀胱
    - 移行上皮癌
    - 横紋筋腫または肉腫
  - 前立腺
    - 前立腺癌
    - 移行上皮癌
    - 扁平上皮癌
  - 尿道
    - 移行上皮癌
    - 可移植性性器肉腫
  - 膣・ペニス
    - 可移植性性器肉腫
    - 線維腫
    - 肉腫
- 創傷
  - 膀胱破裂
  - 尿道狭窄
- 炎症
  - 前立腺過形成
  - 猫の泌尿器症候群(FUS)
- 神経性

②赤色尿
- 尿路系における出血
  - 感染
  - 腫瘍
  - 創傷
- 急性溶血性疾患
- ミオグロビン尿

③失禁
- 神経性
  - 大脳病変
  - 脳幹病変
  - 脊髄病変
- 非神経性
  - 膀胱膨満あり
    - 尿道閉塞
    - 膀胱頚の腫瘤
    - 利尿筋尿道不協調
  - 膀胱膨満なし
    - 尿道機能不全
    - 異所性尿管
    - 膀胱頚の腫瘤
    - 尿膜管開存症
    - 膀胱容積の減少

④無尿
- 乏尿・無尿を伴う腎疾患
  - 急性腎障害
    - 腎前性
    - 腎性
    - 腎後性
  - 慢性腎臓病の末期
- 膀胱破裂
- 尿路閉塞

(9)神経系
①発作
- 変性性疾患
  - 貯蔵病
- 代謝性疾患
  - 低血糖
  - 低Ca血症
  - 尿毒症
  - 肝不全
- 腫瘍性疾患
  - 脳腫瘍
- 栄養障害
  - チアミン欠乏
  - 寄生虫感染
- 特発性
- 炎症性疾患
  - ウイルス脳炎
    - ジステンパー
    - 狂犬病
    - 猫伝染性腹膜炎
  - 細菌
  - 真菌
  - 原虫
    - トキソプラズマ
- 中毒
  - 鉛
  - 有機リン
  - 有機塩素
  - ストリキニーネ
  - テタヌス毒素
- 創傷
  - 頭部外傷
  - 外傷後(手術後数週～数カ月)
- 血管性
  - 梗塞
  - 不整脈

②昏睡
- 両側性のび漫性大脳疾患
- 代謝性または中毒性の脳症
- 中脳・橋の圧迫(テントヘルニア)
- 中脳・橋の破壊(出血)

③シンコピー
（脳内の酸素あるいは糖濃度低下に起因する
急性の意識喪失）

- 大脳循環の低下
  - 血栓
  - 動脈硬化
  - 腫瘍
  - 創傷
- 心拍出量低下
  - 不整脈
  - 先天性・後天性心疾患
- 血圧低下
  - 出血
  - 血管抵抗の変化
- 代謝性
  - 酸素不足
    - 肺機能不全
    - 貧血
    - ヘモグロビン異常
  - 血糖値低下
    - インスリン過剰
    - インスリン分泌腫瘍
    - グリコーゲン貯蔵病
    - トイ種の新生子低血糖症（犬）

2．血液検査(CBC)関連

①大球性低色素性貧血(再生性 RPI＞２)
- 出血所見→失血性貧血
  - (TP の低下を伴うことが多い。出血から４日以上経過しないと再生性にならないことに注意)
- 出血が除外されたら残るのは溶血
  - ヘモプラズマ(猫)・バベシア(犬)
  - ハインツ小体
    - タマネギ
    - メチレンブルー
    - アセトアミノフェンなど
  - IHA (犬で通常は球状赤血球＞50％)
  - VCS (犬，フィラリア感染)
  - レプトスピラ症
  - 中毒(銅・鉛・植物など非常にまれ，ハインツ小体性以外の中毒は反応性貧血とは限らない)

②正球性正色素性貧血(非再生性 RPI＜２)
- 慢性炎症あり貧血は当初重度ではない→慢性疾患による貧血
- 腎疾患あり→腎疾患による貧血
- これら以外で貧血は重度かつ進行→骨髄生検
  - 腫瘍細胞浸潤
    - 急性骨髄性白血病・骨髄異形成症候群
    - リンパ性白血病
  - 赤芽球系低形成または赤芽球系分化障害
    - 薬物・ホルモン・ウイルスなど

③小球性低(正)色素性貧血(非再生性 RPI＜２)
- ノミダニの濃厚寄生による鉄欠乏
- 慢性出血(消化管・体内の腫瘍など)による鉄欠乏

④大球性正色素性貧血(非再生性 RPI＜２，猫)
- 骨髄生検で巨赤芽球検出→赤血病または骨髄異形成症候群(B_{12}・葉酸欠乏は動物では発見されていない)

⑤ PCV 上昇
- TP の上昇を伴う高 PCV-脱水
- 急性下痢症候群(犬，臨床的な脱水所見なし)
- これら以外が赤血球増加症
  - 真性赤血球増加症
  - 二次性多血症
    - 心疾患
    - 呼吸器疾患
    - 腎のエリスロポエチン産生腫瘍

⑥好中球増加症
- 生理的
  - 筋肉運動の亢進
  - アドレナリンによる血圧上昇
  - ストレス
  - グルココルチコイド投与
  - クッシング症候群(機構的には生理的)
- 病的
  - 局所性・慢性炎症でとくに増加
  - 細菌性炎症
  - 自己免疫疾患
  - 非細菌性炎症
- 腫瘍性
  - 骨髄の増殖性疾患
  - リンパ腫
  - 肺癌

⑦リンパ球増加症
- 免疫反応(ワクチン後など)
- 生理的(とくに猫)
- 慢性炎症
- リンパ性白血病
- リンパ腫(ステージ V)
- 猫白血病ウイルス(FeLV)感染

⑧単球増加症
- ストレス
- 慢性炎症
- 体内出血
- 溶血性疾患
- 持続性好中球減少症
- 好中球機能障害
- 肉芽腫性疾患

⑨好塩基球増加症
- 慢性炎症
- 粘膜，皮膚の炎症
- 慢性高脂血症
- クッシング症候群
- 甲状腺機能低下症
- 好酸球増加症
- 肥満細胞腫(全身性・肺転移)

⑩好酸球増加症

- 即時型過敏症(アトピーでは通常増加せず)
- 寄生虫疾患
  - 消化器
    - 鉤虫
    - 回虫
    - 鞭虫
  - 肺
    - 肺虫
  - 循環器
    - フィラリア
  - 皮膚
    - ノミ
    - デモデックス
- 好酸球増多症候群(悪性)
  - 好酸球性胃腸炎
  - 好酸球性肺炎
  - 好酸球性筋炎
- 皮膚疾患(猫)
  - 好酸球肉芽腫群
  - 粟粒性皮膚炎
- 腫瘍
  - リンパ腫
  - 肥満細胞腫
  - 腫瘍
    - 卵巣
    - 骨
    - 漿膜
- その他
  - 発情
  - 好酸球性白血病
  - 自己免疫疾患

⑪リンパ球減少症

- グルココルチコイド(循環からの消失)
  - 内因性
    - クッシング症候群
    - ストレス
  - 外因性
    - 投薬
- 消耗性疾患
  - 慢性感染症
  - 腫瘍転移
  - 進行した腎臓病
  - アミロイドーシス
- 消費亢進
  - 乳び吸引
  - 腸リンパ管拡張症
- 破壊
  - ジステンパー
  - 猫白血病ウイルス
  - 猫免疫不全ウイルス
  - 豚コレラ
  - 犬伝染性肝炎
  - グルココルチコイド
  - 放射線
  - 免疫抑制剤
- 産生減少
  - 化学療法
  - 先天性Ｔ細胞欠損症
  - 猫白血病ウイルス
  - 猫免疫不全ウイルス

⑫好酸球減少症

- グルココルチコイド
  - 内因性
    - クッシング症候群
    - ストレス
  - 外因性
    - 投薬

⑬好中球減少症

- 消費亢進
  - 過急性細菌感染
  - 蜂窩織炎
  - 誤嚥性肺炎
  - 腹膜炎
  - 急性ウイルス感染
  - エンドトキシン（分布異常）
- 産生減少
  - 感染性
    - 汎白血球減少症
    - 犬パルボウイルス
    - エーリッヒア
    - 猫白血病ウイルス
  - 化学薬品など
    - 真菌毒素
    - エストロゲン
    - 抗生物質
      - クロラムフェニコール
      - ストレプトマイシン
      - ペニシリン
    - 抗真菌薬
      - グリセオフルビン
    - 鎮痛薬
      - アスピリン
      - フェナセチン
      - フェニルブタゾン
      - アンチピリン
    - 抗ヒスタミン薬
      - ピリベンザミン
    - 抗痙攣薬
      - プリミドン
      - ディランチン
    - 抗甲状腺薬
      - チアマゾール
    - 細胞障害性薬物
      - シクロホスファミド
      - 6-メルカプトプリン
      - 塩酸ドキソルビシン
    - 金属
      - 鉛
      - タリウム
      - 水銀
      - ひ素
    - 遺伝性
      - 周期性造血
      - 骨髄癆
      - 骨髄の増殖性疾患

⑭血小板減少症

- 産生減少
  - 遺伝性
  - 後天性
    - 薬物中毒
    - マイコトキシン中毒
    - エストロゲン中毒（セルトリ細胞腫など）
    - X線障害
    - ウイルス感染
    - リケッチア・原虫感染
    - ビタミンB_{12}・葉酸欠乏
    - 尿毒症
    - 骨髄癆（白血病）
    - 骨髄線維症
    - 再生不良性貧血
    - 激しい鉄欠乏
- 破壊・消費の亢進
  - 免疫介在性
    - 自己免疫疾患，ほかの免疫疾患との複合，薬物，感染，その他を含む
  - 非免疫学的破壊
    - アナフィラキシー
    - 播種性血管内凝固症候群
    - 微小血管障害
    - 急性感染
    - エンドトキシン
  - 先天性血小板構造障害
- 分布の異常
  - 脾腫
  - 高体温
  - 門脈高血圧
- 体外への喪失
  - 大出血
  - 瀉血

⑮血小板増加症

- 反応性
  - 脾臓摘出
  - 急性出血
  - 創傷
  - 骨折
  - 慢性感染症
  - 悪性腫瘍
  - 鉄欠乏
  - ビンクリスチン投与
  - 糖尿病
- 腫瘍性
  - 巨核芽球性白血病

付録

3．血液化学検査関連

①低アルブミン血症
- 産生低下
  - 肝不全
  - 吸収不良
  - 消化不良
  - 飢餓
  - 高γグロブリン血症
- 喪失
  - 出血
  - 蛋白喪失性腸症
  - 広範な皮膚の滲出性病変
  - 腎性喪失
    - 糸球体腎炎
    - アミロイド症
  - 敗血症
    - 異化亢進
- 隔離
  - 腹水・胸水の貯留
  - 血管炎
- 希釈
  - 過剰輸液

②TP上昇
1）Alb上昇＋Glob正常または上昇
- 脱水
- 高脂血症

2）Alb正常または低下
- Glob上昇
  - ポリクローナルガンモパチー
    - 抗原刺激・感染
  - モノクローナルガンモパチー
    - 多発性骨髄腫
    - リンパ腫
    - エーリッヒア症

③TP正常
1）Alb正常
- Glob低下
  - 初乳摂取不足
  - 免疫不全

2）Alb低下
- Glob上昇
  - ポリクローナルガンモパチー
    - 抗原刺激・感染
  - モノクローナルガンモパチー
    - 多発性骨髄腫
    - リンパ腫
- Glob正常
  - 肝不全
  - 吸収・消化不良
  - 腎臓からの喪失

④TP低下
1）Alb正常
- Glob低下
  - 免疫不全
  - 初乳摂取不足
  - 幼若動物（＜4カ月齢）

2）Alb低下
- Glob正常（A/G比低下）
  - 腎からの喪失
  - 蛋白喪失性腸症
  - 産生低下
    - 肝不全
    - 飢餓
- Glob低下（A/G比正常）
  - 出血
  - 過剰輸液
  - 蛋白喪失性腸症

⑤ BUN 上昇
- 腎機能(GFR)低下
  - 腎前性→血流の低下
  - 腎性→腎組織障害
  - 腎後性→尿路閉塞，破裂
- 腎以外の原因
  - 食後
  - 高蛋白食
  - 消化管内出血
  - 組織異化亢進
    - 飢餓
    - 発熱
    - 筋肉損傷
    - グルココルチコイド投与
    - テトラサイクリン投与

⑥ BUN 低下
- 産生低下
  - 肝不全
    - 門脈体循環シャント(PSS)
    - 肝硬変
  - 蛋白制限食
- 排泄の増加
  - 多飲多尿(クッシング症候群・糖尿病など)
  - 水過剰
  - 妊娠末期

⑦ BUN ↑，Cre →
- 腎前性窒素血症初期
- BUN の偽の高値(産生増加)
  - 食後
  - 高蛋白食
  - 消化管内出血
  - 組織異化亢進
    - 飢餓状態
    - 発熱
    - 筋肉損傷
    - グルココルチコイド投与
    - テトラサイクリン投与
- Cre の偽の低値→筋肉の減少(悪液質)

⑧ Cre ↑，BUN →
- 腎疾患
- BUN の偽の低値
  - 肝不全
  - 多飲多尿(PU/PD)
  - 低蛋白食
- Cre の偽の高値
  - 筋炎
  - 調理肉食

⑨ Cre 上昇
- GFR の低下
  - 腎前性・腎性・腎後性
- アーチファクト
  - 溶血
  - 高脂血症
  - 質の悪いキャットフード
  - 薬物
    - アスコルビン酸
    - セファロスポリン
    - バルビツール酸
    - アセト酢酸
    - フラクトース
    - グルコースなど

⑩ Cre 低下
- 筋肉の減少
- 妊娠
- アーチファクト
  - TBil>10 mg/dL

⑪ ALT 上昇
- 肝細胞壊死
- または肝細胞膜透過性亢進
  - 低酸素症
  - 肝細胞壊死
  - 肝血液潅流の低下
  - 急性膵炎
  - 創傷
  - 腫瘍
  - 犬伝染性肝炎
  - 敗血症
  - 肝硬変
  - 薬物性
  - 胆管肝炎

⑫ ALP 上昇
- ステロイド誘発アイソザイム(犬)
  - ストレス
  - クッシング症候群
  - グルココルチコイド投与
- 骨の成長期
- 胆汁うっ滞，胆管炎
- 抗痙攣薬誘発アイソザイム
- バルビタール酸投与
- 腫瘍(骨肉腫・乳腺混合腫瘍など)

⑬ Glu 上昇
- 医原性
  - グルコース
  - グルココルチコイド
  - プロゲステロン
- ストレス
- 糖尿病
- プロゲステロン過剰
- 成長ホルモン過剰(先端巨大症)
- クッシング症候群
- クロム親性細胞腫(副腎髄質の腫瘍)

⑭ Glu 低下
- 測定エラー
- 医原性(インスリン)
- 肝不全
- 敗血症
- トイ種の新生子低血糖症(犬)
- 狩猟犬の低血糖症(犬)
- 副腎皮質機能低下症
- 飢餓
- 腫瘍(β細胞癌・肝癌など)
- グリコーゲン貯蔵病

⑮ TCho 上昇
- 食事性
- クッシング症候群
- 甲状腺機能低下症
- 糖尿病
- 胆汁うっ滞
- 急性膵炎
- ネフローゼ症候群
- 遺伝性(シュナウザー)

⑯ Amy 上昇
- 膵炎・膵組織壊死・膵臓の腫瘍
- 膵管閉塞
- 腎疾患
- 前立腺炎
- 小腸炎
- 糖尿病性ケトアシドーシス
- 肝障害
- 肝癌

⑰ Lip 上昇
- 膵炎・膵組織壊死・膵臓の腫瘍
- 腎疾患
- 腸疾患

⑱ CK 上昇
- 筋肉損傷
- 筋炎
- 口腔内病変
- 栄養性・変性性筋疾患
- 心筋梗塞

⑲ LDH 上昇
- アーチファクト(溶血・分離遅延)
- 肝臓・腎臓・筋肉・その他の細胞壊死
- 腫瘍

⑳ Ca 上昇
- 腫瘍
- 肉芽腫性疾患
- 腎不全
- 副甲状腺機能亢進症
- 血液濃縮
- ビタミン D 過剰症
- 骨吸収
- 副腎皮質機能低下症
- 先天性甲状腺機能低下症

㉑ Ca 上昇を伴う腫瘍性疾患
- 血液腫瘍
  - リンパ腫
  - リンパ性白血病
  - 骨髄の増殖性疾患
  - 多発性骨髄腫
- 骨転移を伴う固形腫瘍
  - 乳腺癌
  - 鼻腺癌
  - 膵臓癌
  - 肺癌
  - その他の上皮性腫瘍
- 骨原発腫瘍
  - 骨肉腫
- 骨転移を伴わない固形腫瘍
  - 肛門嚢腺癌
  - 間細胞腫
  - 扁平上皮癌
  - 甲状腺癌
  - 肺癌
  - 膵臓癌
  - 線維肉腫
  - 乳腺混合腫瘍

㉒ Ca 低下
- 低 Alb 血症
- 腎不全
- 子癇
- 膵炎
- エチレングリコール中毒
- 食事性欠乏
- Ca・ビタミン D 吸収不良
- 副甲状腺機能低下症
- 骨への Ca 沈着亢進
- 高 P 血痕
- 低 Mg 血症
- EDTA の影響

㉓ P 上昇
- アーチファクト
  - 分離遅延(RBC からの脱出)
  - 溶血
- 幼若動物
- 腎不全
- 食事性
- 医原性
  - ビタミン D 過剰症
  - リン過剰の製剤
- 副甲状腺機能低下症
- 組織損傷または壊死
- 骨吸収
- 食欲不振・嘔吐動物での特発性

㉔ P 低下
- 食事性
  - 食事成分
  - 吸収不良
- 原発性副甲状腺機能亢進症
- 高インスリン
  - 医原性
  - インスリン分泌腫瘍
- 糖尿病
- ビタミン D 欠乏症
- 細胞内への移動
- グルコース投与
- アルカローシス
- 子癇
- 高カルシトニン

㉕ K 上昇
- アーチファクト
  - EDTA-2K
  - カテーテル汚染
  - 材料放置(脱水)
  - 激しい溶血・高 Na*
  - 白血球(>20 万/μL)・血小板増加(>100 万/μL)
  - 赤血球溶血(秋田犬)
  - 採血直前の激しい運動
- 摂取過剰(まれ)
- 医原性(塩化カリウムの過剰投与)
- 排泄低下
  - 無尿・乏尿
  - 尿路系破裂
  - 副腎皮質機能低下症
  - 腎髄質障害
- 細胞外への移動
  - ミネラルアシドーシス(高 Cl あり)
  - 組織の広範な破壊
  - 血漿高浸透圧(高血糖)

㉖ K 低下
- アーチファクト
  - 高脂血症(乳び)
  - 高蛋白血症(>11 g/dL)
  - カテーテル汚染
  - 白血球増加と血清分離遅延
  - 高 BUN (115 mg/dL)*
  - 高血糖(>1000 mg/dL)*
- K の喪失
  - 嘔吐
  - 下痢
  - 腎からの喪失(猫の慢性腎臓病)
  - 尿細管アシドーシス(まれ)
  - ミネラルコルチコイド過剰
    - アルドステロン過剰症(まれ)
    - クッシング症候群
- K の細胞内移動
  - 急性アルカローシス
    - 呼吸性
    - 重炭酸塩投与
  - 低体温
- 希釈
- 摂取低下(まれ)
- 医原性
  - 重炭酸ナトリウム
  - インスリン
  - 輸液による希釈
  - 利尿薬投与

＊：ドライケミストリー方式での測定

付録

㉗ Na 上昇

- アーチファクト
  - カテーテル汚染
  - 材料放置(脱水)
- 水喪失(水補給なしに水だけ喪失)
  - 不感蒸泄
    - 昏睡
    - 高体温
    - 飲水不足
  - 腎からの喪失
    - 尿崩症
    - 浸透圧利尿
    - 糖尿病
  - 腸からの喪失
    - 浸透圧性瀉下薬
- Na 蓄積
  - 高アルドステロン(まれ)
- Na 摂取過剰
- 医原性
  - ミネラルコルチコイド
  - 水なしの濃厚飼料
  - Na を含む輸液
  - 水補給なしの浸透圧利尿

㉘ Na 低下

- アーチファクト
  - 高脂血症(乳び)
  - 高蛋白血症(>11 g/dL)
  - カテーテル汚染
- 水過剰
  - 飲水過剰
  - 電解質を含まない輸液
  - 循環血液量低下
    - ネフローゼ症候群
    - 右心不全
    - 肝硬変(腹水)
  - 抗利尿ホルモン(ADH)分泌
    - 近位尿細管での水再吸収増加
    - 遠位尿細管からの水排泄低下
  - ADH 異常分泌(抗利尿ホルモン分泌異常症：SIADH)
    - 特発性
    - 中枢神経系疾患
    - 肺疾患
- Na または水の移動
  - 高 K (細胞内への Na 移動)
  - 血漿浸透圧上昇(細胞から水が出る)
- Na 喪失過剰
  - 以下の場合に Na を含まない輸液
    - 多尿(とくに浸透圧利尿)
    - 嘔吐(とくに胃性嘔吐)
    - 下痢
  - 副腎皮質機能低下症
    - ミネラルコルチコイド不足
    - 尿中への Na 排泄増加
- Na 摂取不足(まれ)

㉙ Cl 上昇

- アーチファクト
  - 激しい運動
  - Hb
  - Bil
- 高 Na と同様の原因
  - 脱水
  - 高 Cl 性代謝性アシドーシス
- Cl 過剰輸液

㉚ Cl 低下

- アーチファクト
  - 低値
    - 高脂血症
    - 高蛋白血症
    - 溶血(RBC 中の水による希釈)
- Na 喪失と同様の原因
  - 胃性嘔吐
  - 副腎皮質機能低下症
  - 利尿薬投与

索　引

【A to Z】

【α to ω】

【あ】

【い】

【う】

【え】

【お】

【か】

【き】

【く】

【け】

【こ】

索引

【さ】

【し】

【す】

【せ】

【そ】

【た】

索引

著者プロフィール

石田　卓夫（いしだ　たくお）

1950年東京生まれ。農学博士。
国際基督教大学卒，日本獣医畜産大学（現・日本獣医生命科学大学）獣医学科卒，東京大学大学院農学系研究科博士課程修了。米国カリフォルニア大学獣医学部外科腫瘍学部門研究員を経て，1998年まで日本獣医畜産大学助教授。1998年～2021年まで一般社団法人日本臨床獣医学フォーラム（JBVP）会長。現在はアジア小動物獣医師会（FASAVA）会長，日本獣医がん学会（JVCS）会長，ねこ医学会（JSFM）会長，JBVP名誉会長，日本獣医病理学専門家協会会員および赤坂動物病院医療ディレクター。
研究専門分野は，小動物の臨床病理学，臨床免疫学，臨床腫瘍学と猫のウイルス感染症。今後の研究課題として，培養幹細胞移入による免疫疾患および慢性炎症性疾患の治療がある。

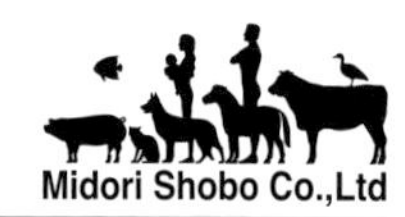

伴侶動物の臨床病理学 第3版

2008年10月1日　初版第1刷発行
2014年3月30日　第2版第1刷発行
2019年7月20日　第3版第1刷発行
2024年9月10日　第3版第2刷発行

著　者　石田卓夫
発行者　森田浩平
発行所　株式会社 緑書房
〒103-0004
東京都中央区東日本橋3丁目4番14号
TEL 03-6833-0560
https://www.midorishobo.co.jp
カバーデザイン　メルシング
印刷所　アイワード

ISBN978-4-89531-377-3 Printed in Japan